O que estão falando sobre
BIPOLARIDADE – *TRANSTORNO BIPOLAR*

"Eu costumava gastar tempo demais na internet procurando dicas sobre como lidar com meu transtorno bipolar. Agora, sempre que preciso de ideias para me sentir melhor, simplesmente abro o *Bipolaridade*. É um recurso incrível, em que encontro inúmeras estratégias novas e eficazes que posso testar para lidar com o transtorno. Ao lê-lo, você sente como se um especialista estivesse realmente dispondo de tempo para falar com você – fica claro que é essa a intenção do Dr. Miklowitz."

CHRISTINE S.,
Houston, Texas

"Um livro prático, direto ao ponto, que será de grande ajuda para quem tem transtorno bipolar, assim como para sua família. Recomendo-o enfaticamente."

DRA. KAY REDFIELD JAMISON,
autora de *An Unquiet Mind* e
Robert Lowell, Setting the River on Fire

"Este livro é um verdadeiro presente. Como pais, ver o transtorno de nossa filha evoluir foi terrível e consternador. Teria sido ótimo se o livro do Dr. Miklowitz já estivesse disponível, naquela época, para nos guiar nessa jornada cheia de altos e baixos. Ele não só dá aos que são acometidos e às suas famílias uma melhor compreensão do transtorno bipolar, como mostra de que maneira podemos alcançar estados de humor mais estáveis e levar uma vida plena."

VICKY G.,
Santa Monica, Califórnia

"O Dr. Miklowitz é um terapeuta experiente e um pesquisador competente, cujas décadas de trabalho com pessoas afetadas pelo transtorno bipolar transparecem em seu livro de fácil leitura. Se você ou um ente querido tem transtorno bipolar, recomendo enfaticamente esta edição atualizada."

DRA. MARY A. FRISTAD,
ABPP Departamento de Psiquiatria e Saúde Comportamental
do Centro Médico Wexner da Universidade Estadual de Ohio

"A *expertise* do autor, sua compaixão e experiência ficam evidentes ao longo do livro. Vale muito a pena ler e rememorar."

Defensor do National Alliance on Mental Illness (NAMI)

"Recomendado para bibliotecas de educação de pacientes e para bibliotecas públicas de médio e grande porte."

Library Journal

Outros livros do Dr. David J. Miklowitz, PhD

PARA LEITORES EM GERAL
*The Bipolar Teen: What You Can Do
to Help Your Child and Your Family*

PARA PROFISSIONAIS
*Bipolar Disorder: A Family-Focused T
reatment Approach* (2. ed.)

*Clinician's Guide to Bipolar Disorder
Integrating Pharmacology
and Psychotherapy*
(coautoria com Michael J. Gitlin)

*Understanding Bipolar Disorder:
A Developmental Psychopathology Perspective*
(coorganização com Dante Cicchetti)

BIPOLARIDADE

TRANSTORNO BIPOLAR

Copyright © 2015 The Guilford Press. Uma divisão da Guilford Publications, Inc.
Copyright desta edição © 2024 Autêntica Editora

Tradução publicada mediante acordo com The Guilford Press. Todos os direitos reservados.

Título original: *The Bipolar Disorder Survival Guide: What You and Your Family Need to Know*

Todos os direitos reservados pela Autêntica Editora Ltda. Nenhuma parte desta publicação poderá ser reproduzida, seja por meios mecânicos, eletrônicos, seja via cópia xerográfica, sem a autorização prévia da Editora.

A editora não se responsabiliza pelo conteúdo, funcionamento, manutenção ou atualização de links ou outros recursos apresentados pelo autor neste livro.

EDITOR
Marcelo Amaral de Moraes

REVISÃO TÉCNICA
Dra. Rosilda Antonio
Dr. Volnei Vinicius Ribeiro da Costa

REVISÃO
Lívia Martins

PROJETO GRÁFICO DE CAPA E MIOLO
Diogo Droschi

CAPA
Alberto Bittencourt
(sobre imagem de Igor Link/Shutterstock)

DIAGRAMAÇÃO
Guilherme Fagundes

Dados Internacionais de Catalogação na Publicação (CIP)
(Câmara Brasileira do Livro, SP, Brasil)

Miklowitz, David J.
  Bipolaridade : transtorno bipolar / David J. Miklowitz ; [tradução Luis Reyes Gil]. -- 1. ed. -- São Paulo : Autêntica Editora, 2024. -- (Aprendendo a viver / coordenação Marcelo Amaral de Moraes).

  Título original: The Bipolar Disorder Survival Guide: What You and Your Family Need to Know

  ISBN 978-65-5928-351-4

  1. Transtorno Bipolar 2. Bipolaridade 3. Saúde mental 4. Transtornos mentais 5. Psiquiatria 6. Psicologia I. Gil, Luis Reyes. II. Moraes, Marcelo Amaral de. III. Título. IV. Série.

23-177675   CDD-616.895

Índices para catálogo sistemático:
1. Transtorno bipolar : Psiquiatria : Medicina   616.895
Aline Graziele Benitez - Bibliotecária - CRB-1/3129

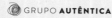

São Paulo
Av. Paulista, 2.073 . Conjunto Nacional
Horsa I . Sala 309 . Bela Vista
01311-940 . São Paulo . SP
Tel.: (55 11) 3034 4468

Belo Horizonte
Rua Carlos Turner, 420
Silveira . 31140-520
Belo Horizonte . MG
Tel.: (55 31) 3465 4500

www.grupoautentica.com.br
SAC: atendimentoleitor@grupoautentica.com.br

Dr. David J. Miklowitz, PhD

BIPOLARIDADE

TRANSTORNO BIPOLAR

- O que é o **transtorno bipolar**? Obtendo o **diagnóstico**
- **Orientações** para lidar com o transtorno **em casa** e **no trabalho**
- **Medicações**, **psicoterapia** e **tratamentos** para uma vida plena

TRADUÇÃO: Luis Reyes Gil

APRENDENDO A VIVER

autêntica

SUMÁRIO

Sobre a coleção "Aprendendo a viver" 9

Prefácio 11

Introdução – Transtorno bipolar: em que pé estamos? 17

PARTE I
A EXPERIÊNCIA E O DIAGNÓSTICO DO TRANSTORNO BIPOLAR 35

Capítulo 1. Como este livro pode ajudar
você a sobreviver – e a prosperar 37

Capítulo 2. Compreender a experiência
do transtorno bipolar 55

Capítulo 3. No tribunal do médico:
obter um diagnóstico preciso 83

Capítulo 4. "É a doença ou sou eu?":
como lidar com o diagnóstico 125

PARTE II

CONSTRUIR OS ALICERCES
DE UM TRATAMENTO EFICAZ 149

Capítulo 5. De onde vem o transtorno bipolar:
genética, biologia e estresse 151

Capítulo 6. O que medicações e psicoterapia
podem fazer por você 195

Capítulo 7. Entrar em acordo com suas medicações 257

PARTE III

ESTRATÉGIAS PRÁTICAS
PARA FICAR BEM 287

Capítulo 8. Dicas para ajudar você a lidar com seus humores ... 289

Capítulo 9. Evitar a progressão da mania 339

Capítulo 10. Deter a espiral da depressão 389

Capítulo 11. Superar pensamentos e sentimentos suicidas 433

Capítulo 12. Para mulheres: o que você precisa
saber sobre seu transtorno bipolar e sua saúde 459

Capítulo 13. Como funcionar bem em casa e no trabalho:
comunicação, habilidades para resolver problemas e
como lidar de modo eficaz com o estigma 495

Capítulo 14. "Será que meu filho tem transtorno bipolar?":
como você pode saber e o que deve fazer 553

Recursos para pessoas com transtorno bipolar 619

Referências 629

Índice remissivo 669

Sobre o autor 701

Quem comprar este livro poderá baixar e imprimir versões estendidas de ferramentas práticas selecionadas em www.guilford.com/miklowitz2-forms, para uso pessoal ou com clientes. (Material em inglês.)

SOBRE A COLEÇÃO "APRENDENDO A VIVER"

Todos nós sonhamos, fazemos planos e, de repente, somos interpelados pelo imperativo da realidade da vida, que nos revela surpresas diversas. Então somos impactados, ficamos atônitos e muitas vezes nos imobilizamos diante do desconhecido.

Os transtornos e as doenças mentais são elementos que mudam definitivamente as nossas vidas e a de todos que estão por perto. Pode ser uma filha com TDAH, o amigo com depressão, a avó com doença de Alzheimer, o tio com esquizofrenia, o colega autista, o cônjuge bipolar, o pai alcoólatra ou o neto viciado em drogas. Não importa onde você nasceu, sua classe social, etnia ou gênero; fatalmente você ou alguém próximo será acometido por algum desses (ou outros) transtornos, e isso o afetará.

Diante de fatos como esses, cada pessoa reage de uma forma. Muitas simplesmente ignoram ou negam o problema, postergando a intervenção, o que contribui para o aumento dos desafios e do sofrimento. Outras se afastam, rejeitam ou discriminam, se recusando a ajudar ou a participar dos cuidados e da promoção de uma convivência social mais harmônica. Algumas, mesmo bem-intencionadas e sensíveis em relação ao outro, se imobilizam por não saberem o que está acontecendo e como podem ajudar. E, claro, há aquelas que, diante dos desafios, arregaçam as mangas e dão o melhor de si para aliviar a dor e o sofrimento, tanto daqueles que sofrem do transtorno quanto dos que fazem parte do contexto em que o portador está inserido.

Foi pensando em tornar a vida mais leve e mais equilibrada para todas as pessoas que sofrem, direta ou indiretamente, com transtornos e doenças mentais que nós, do Grupo Editorial Autêntica, idealizamos a coleção "Aprendendo a Viver". Acreditamos que os conhecimentos e as informações que você encontrará nas publicações dessa coleção o ajudarão a lidar com as surpresas da vida de uma maneira mais assertiva e produtiva. Cremos que é possível ter qualidade de vida e satisfação, apesar das dificuldades, limitações e decorrências que cada um desses transtornos traz para seus portadores, seus familiares e outras pessoas com as quais convivem.

A coleção "Aprendendo a Viver" tem a pretensão de aliviar o sofrimento e a dor causados pela falta de conhecimento, pela ignorância, pelo preconceito e pela segregação que quase sempre acompanham aqueles que já sofrem demasiadamente com seu próprio transtorno ou doença. "Aprendendo a Viver" é um soro de lucidez para que você aprenda a lidar com todos os desafios que um transtorno acarreta e a ter a maior qualidade de vida possível.

Leia, aprenda, aplique e compartilhe.

Marcelo Amaral de Moraes
Editor

PREFÁCIO

> O transtorno bipolar pode ser um grande mestre. Ele é um desafio, mas pode torná-lo capaz de fazer qualquer coisa na vida.

Carrie Fisher

Meu interesse pelo transtorno bipolar começou em 1982, quando era residente e doutorando no Centro Médico da Universidade da Califórnia, Los Angeles (UCLA). Eu supervisionava um grupo de apoio a pessoas com transtorno bipolar junto a um colega residente. A tarefa era um desafio, mas logo me impressionou a maneira como os membros do grupo – homens e mulheres com idades entre 19 e 50 anos – haviam descoberto de modo muito independente como lidar com a sua doença. Haviam aprendido a solicitar apoio médico e social quando surgiam os primeiros sinais de recorrência, a confiar no apoio emocional de outras pessoas próximas e amigos, a estabelecer uma diferenciação entre eles e o transtorno e a combater seu estigma. Todos compreenderam que levar uma vida satisfatória exigia mais que simplesmente tomar medicação.

A experiência me inspirou a escolher o transtorno bipolar como tema da minha tese de doutorado, especificamente no que diz respeito aos relacionamentos familiares de jovens na fase final da adolescência e jovens adultos que acabavam de sair do hospital. Nas décadas seguintes, cuidei ou supervisionei os cuidados de centenas de pessoas com transtorno bipolar – tanto jovens quanto idosos – e de suas famílias, no contexto de meus estudos de pesquisa e da prática clínica. Pessoas vêm ao meu consultório com condições clínicas diversas, com expressões do transtorno peculiares e crenças de todo tipo a respeito de como deveria ser tratado; com fatores específicos em seu histórico genético, biológico ou familiar que contribuíram para o transtorno; e com diferentes entendimentos do que ele significava para seu futuro. Muitos têm uma relação de amor e ódio com a doença: veem com bons olhos a intensidade das experiências emocionais que a mania provê, mas detestam os períodos de baixa, a imprevisibilidade do transtorno e os danos emocionais, práticos e financeiros que acarreta às suas vidas.

Minha longa colaboração (1979-1997) com o falecido Dr. Michael Goldstein, da UCLA, resultou no desenvolvimento da terapia focada na família (TFF), uma intervenção que auxilia pessoas com transtorno bipolar e suas famílias a lidarem com a doença nos períodos posteriores a um de seus episódios. Meus estudos experimentais na Universidade do Colorado e aqueles com meus colegas da UCLA demonstraram que pessoas que recebem TFF e medicação têm uma taxa menor de recaída e apresentam sintomas menos graves do que aquelas que recebem cuidados de apoio individuais e medicação. Sua melhora pode ser observada por até 2 anos após o início do tratamento da família. Nosso trabalho mais recente mostra que adolescentes com transtorno bipolar também se beneficiam da TTF e da medicação, tendo sintomas mais leves e melhor funcionamento após os episódios do transtorno. Esses estudos, financiados pelo National Institute of Mental Health, pela Brain and Behavior Research Foundation e por várias fundações familiares, abrangem mais de 1.000 pessoas. Os participantes variam em idade, etnia, raça e condição socioeconômica, e entre eles há não só pessoas que experimentam seu primeiro episódio maníaco ou depressivo como as que têm estado doentes a maior parte da vida; tanto pessoas às quais o transtorno cria apenas problemas ocasionais como as que vivem cronicamente entrando e saindo de hospitais; e são pessoas com situações de vida e contextos familiares bem variados.

Escrevi este livro atendendo a uma necessidade verbalizada por praticamente todos aqueles com quem trabalhei e pelos membros de suas famílias. Quem tem o transtorno deseja contar com maior compreensão de seu cônjuge/parceiro(a), pais, irmãos e colegas de trabalho. Seus familiares, por sua vez, querem saber qual é a melhor maneira de ajudar seu parente, para evitarem ficar com raiva, controlarem demais ou se mostrarem superprotetores. Tanto pacientes quanto membros familiares fazem a pergunta central que este livro tenta responder: de que maneira pessoas com o transtorno podem alcançar um humor estável e levar vidas mais satisfatórias enquanto tomam medicação e lidam com as limitações que a condição impõe?

O QUE VOCÊ PODE ESPERAR OBTER COM A LEITURA DESTE LIVRO?

Este é um livro sobre empoderamento individual – reconhecer as realidades de sua condição e tomar medidas para evitar que seus episódios ocorram. Estou convencido de que as pessoas que se saem melhor com o transtorno são aquelas que aprenderam a identificar os gatilhos de seus ciclos de humor e a minimizar o impacto desses gatilhos. São pessoas que seguem à risca seus regimes de medicação prescritos e têm uma relação de confiança com seus médicos. Visitam terapeutas regularmente ou frequentam grupos de apoio. Conseguiram se relacionar bem com seus familiares, que com frequência são os únicos que lhes deram apoio durante e depois dos episódios. Aprenderam o máximo possível a respeito de sua doença por meio de livros, artigos ou palestras e regularmente conversam e auxiliam outros que também têm a condição. Aprenderam a aceitar o transtorno sem restringirem suas metas pessoais por causa dele.

Anos atrás, no grupo de apoio a pessoas com transtorno bipolar, fiquei impressionado com a capacidade e a disposição dos membros de cuidarem uns dos outros, assim como de si próprios. Um deles fazia idas regulares à unidade de internação do hospital local para relatar aos outros pacientes as vantagens de obter tratamento médico e psicossocial na Clínica de Transtornos do Humor da UCLA.

Quando um membro começava a ciclar em um episódio, os outros eram logo capazes de reconhecer os sinais precoces de alerta e oferecer assistência. Muitas vezes eram rudes uns com os outros, mas diziam coisas que precisavam ser ditas.

Gostaria de pensar que esta obra tem a mesma função daquele grupo de apoio. Espero sinceramente que após a leitura você se sinta menos sozinho em sua batalha, compreenda que existem tratamentos eficazes à disposição e tenha na ponta dos dedos estratégias para evitar que sua vida seja comandada pelas oscilações de humor. Espero que este livro lhe diga as coisas que precisam ser ditas e que você as utilize em benefício próprio, mesmo que nem sempre se disponha a ouvi-las. Acima de tudo, espero que você e sua família se convençam de que você pode levar uma vida plena e alcançar muitas de suas metas pessoais apesar de ter o transtorno. Desejo-lhe muito sucesso em sua jornada pessoal ao longo dos altos e baixos do transtorno bipolar.

UMA PALAVRA DE AGRADECIMENTO

Muitas pessoas merecem meus sinceros agradecimentos por me apoiarem na escrita deste livro, e por sua amizade e orientação ao longo das últimas décadas. Sinto-me especialmente grato aos meus colaboradores Ellen Frank, David Kupfer e Boris Birmaher, da Escola de Medicina da Universidade de Pittsburgh; e a Michael Gitlin, do Departamento de Psiquiatria da UCLA, por seu saber clínico e seu incentivo à minha pesquisa. As ferramentas para administrar a doença descritas aqui – educação, prevenção de recaídas, comunicação efetiva e solução de problemas, confiando em apoios sociais e em estabilização do ritmo social – emergiram de nossas muitas colaborações. Vários professores e colegas mais próximos foram fonte de inspiração ao longo da minha carreira e influenciaram fortemente minha maneira de encarar o trabalho clínico, entre eles, Michael Goldstein, Ian Falloon, Keith Nuechterlein, Raymond Knight, W. Edward Craighead, Gary Sachs, Michael Thase, Steve Carter, Lyman Wynne, Robert Liberman, Angus Strachan, David Wellisch, Shirley Glynn e Kay Jamison. Meus alunos de graduação e colegas de pós-doutorado na Universidade do Colorado e na UCLA, com frequência, foram os primeiros a sugerir estratégias clínicas para trabalhar com indivíduos ou famílias, e suas pesquisas muitas vezes influenciaram os rumos da minha. Entre eles, cito Eunice Kim, Tina Goldstein, Elizabeth George, Teri Simoneau, Dawn Taylor, Jeff Richards, Vicky Cosgrove, Kim Mullen, Jed Bopp, Chris Hawkey, Aimee Sullivan, Natalie Sachs-Ericsson, Jennifer Wendel, Kristin Powell, Aparna Kalbag, Patty Walshaw, Sarah Marvin, Lisa O'Donnell, Alissa Ellis, Danielle Keenan-Miller, Danielle Denenny e muitos outros. Sou também grato a Brittany Matkevich, Margaret Van de Loo, Nadia Takla, Natalie Witt e Dana Elkun, por sua assistência em minha pesquisa e em meu trabalho clínico. Colegas com os quais colaborei na UCLA no final da década de 1980 ocupam um lugar especial em meu coração, entre eles estão Margaret Rea, Martha Tompson, Jim Mintz, Jeff Ball, Robin Kissell e Amy Weisman.

Tive imenso prazer em contar com a amizade e a colaboração de pesquisa dos psiquiatras David Axelson, Ben Goldstein, Kiki Chang, Manpreet Singh, Melissa DelBello, Robert Post e Robert Kowatch. Agradeço especialmente aos meus colaboradores Chris Schneck, Alisha Brosse e Aimee Sullivan, por manterem a chama acesa no Colorado. Sinto-me muito grato aos meus amigos e colaboradores do Departamento de Psiquiatria da Universidade de Oxford, no Reino Unido: Guy Goodwin, John Geddes, Andrea Cipriani, Chris Fairburn e Mark Williams. Cada um deles me ensinou algo único a respeito de transtornos do humor e de seu tratamento.

Gostaria de estender especial gratidão a vários amigos e colegas que comentaram o manuscrito: Michael Gitlin, Melissa DelBello, Cheryl Chessick, Richard Suddath, Joseph Goldberg, Sheri Johnson, Amy West e Sona Dimidjian. Tive a sorte de fazer amizade e trabalhar com o Dr. Lori Altshuler (1957-2015), primeiramente durante nosso treinamento na UCLA, e, depois, como colegas de corpo docente.

Agradeço muito também aos membros da minha família – minha esposa, Mary Yaeger; minha filha, Ariana; e meu irmão, Paul Miklowitz, e sua família, Marija e Sabina –, todos eles me proporcionaram grande alegria e me fizeram lembrar de que a vida não é só trabalho. À minha falecida mãe, Gloria Miklowitz, escritora de livros infantis que publicou mais de 70 títulos, que continua sendo uma fonte de inspiração durante o difícil, porém gratificante, processo de escrever. À memória de meu pai, Julius Miklowitz, professor do Caltech que me ensinou o valor da pesquisa, do trabalho árduo e de uma vida de aprendizagem, que tem me guiado ao longo da vida.

Por fim, quero expressar minha sincera gratidão a dois dos mais talentosos, pacientes e bem-informados editores do universo – Kitty Moore e Chris Benton, da The Guilford Press. Sua influência perpassa todo o livro, inclusive esta última edição. Sem seu incentivo, tenacidade, apoio e grande senso de humor, esta obra nunca teria vindo a público.

INTRODUÇÃO
Transtorno bipolar: em que pé estamos?

Este livro sempre foi sobre o transtorno bipolar, destinado a pessoas que lidam com o transtorno nelas mesmas ou em um parente próximo afetado. Meu propósito fundamental nesta terceira edição é atualizar os leitores sobre os vários avanços na área – e sobre novas maneiras de se pensar o tratamento e a autogestão – que ocorreram desde a segunda edição, de 2010. Embora algumas dessas mudanças sejam essenciais e outras não, a maioria dos médicos concorda que pessoas com transtorno bipolar podem esperar hoje um desfecho melhor do que há 10-20 anos. Há mais caminhos de tratamento à disposição do que jamais houve. A psicoterapia é cada vez mais aceita como adjuvante às medicações convencionais, os dados de testes randomizados têm demonstrado que os novos tratamentos médicos são eficazes e os médicos se mostram mais abertos a medicamentos complementares e alternativos.

INDIVÍDUOS ÚNICOS E CUIDADOS PERSONALIZADOS

Fato importante é a mudança gradual que tem ocorrido na maneira com que os médicos abordam pessoas com problemas de saúde mental. Há uma consciência cada vez maior da *singularidade do indivíduo*, que pode ser observada no modo como diagnosticamos o transtorno bipolar, no nível e tipo de informação que solicitamos de pacientes e familiares ao planejar o tratamento e na tendência de ministrar cuidados específicos a cada pessoa, isto é, cuidados "personalizados" – compatibilizados com as características individuais, para maior eficácia do tratamento. Considera-se agora boa prática clínica fazer as pessoas com transtorno bipolar (ou seus parentes) avaliarem as grandes decisões a respeito de seu tratamento. A disposição da área em obter mais informações sobre o paciente reflete-se de várias maneiras: pessoas com transtorno bipolar e seus familiares agora participam de conselhos de revisão ligados a universidades, que tratam dos direitos e do bem-estar de sujeitos humanos de pesquisa, e fazem parte de comissões de monitoramento de segurança de dados, de painéis de revisão de subvenções e de grupos de foco que decidem os tipos de cuidados oferecidos em ambientes de saúde mental.

O cuidado personalizado é um desenvolvimento que quase certamente melhora os resultados individuais a longo prazo. Minha opinião pessoal sempre foi de que as pessoas com transtorno bipolar têm o direito (e talvez a responsabilidade) de decidir o que é melhor para elas, em vez de aceitarem a posição paternalista de que o médico é sempre quem sabe das coisas. Eu incentivo as pessoas a levarem em conta os vários fatores que podem influenciar o quanto irão reagir bem ao tratamento – por exemplo, se alguém mais na família tem transtorno bipolar ou se os episódios de humor têm sido maníacos e depressivos ou apenas depressivos. Sempre defendi que pessoas com experiência vivida desempenhem um papel central na gestão da própria doença, mas, nas duas primeiras edições deste livro, a ênfase era assegurar que elas – e suas famílias – contassem com informação atualizada a respeito de pesquisas, a partir das quais pudessem basear suas decisões. Agora, nesta edição, destaco o que sabemos a respeito dos preditores de reação nas várias opções de tratamento que você pode estar avaliando, e como individualizar o uso dos tratamentos disponíveis para que combinem com seus hábitos de saúde, estilo de vida ou sistema de crenças. À medida que for lendo os capítulos, você encontrará várias dicas de saúde sobre a personalização de seus cuidados.

TRANSTORNO BIPOLAR COMO UM *CONTINUUM*

A importância de diagnosticar e tratar cada pessoa como um indivíduo único emergiu quando se passou a ter uma visão dos transtornos psiquiátricos à luz de *modelos dimensionais*. O National Institute of Mental Health publicou uma série de artigos de posicionamento e de orientações para o sistema Research Domain Criteria (RDoC), que caracteriza transtornos específicas em termos das dimensões subjacentes compartilhadas, como vulnerabilidade genética, desregulação emocional ou comprometimento cognitivo (Insel, 2009). Em vez de classificar as pessoas em categorias rígidas, como ser bipolar ou não, estamos abordando-as como estando em um *continuum* de sintomas, funcionamento e vulnerabilidade biológica. Consequentemente, os pacientes vêm tendo maior probabilidade de serem tratados pelos problemas específicos com os quais estejam lidando, mesmo quando não atendem a todos os critérios para transtorno bipolar.

Vamos tomar o transtorno bipolar e a esquizofrenia como exemplos. À primeira vista, esses dois transtornos parecem ser condições completamente diferentes – a primeira caracterizada por intensas oscilações de humor e a segunda por delírios e alucinações. Mas o RDoC enfatiza que esses transtornos compartilham cerca de 40% de seus genes (por exemplo, Berrettini, 2003). Afirmar que alguém é esquizofrênico e não bipolar pode levar os médicos a deixarem de lado áreas importantes que se sobrepõem, como depressão, tendência ao suicídio, problemas em consciência social ou cognitivos, perturbações do sono ou ansiedade, todos passíveis de ocorrer em ambos os transtornos. Ao contrário, se dizemos que uma pessoa tem comprometimento em três dimensões – na dimensão do humor, na dimensão psicótica e na dimensão de funcionamento –, aumentamos a probabilidade de que ela venha a receber tratamentos que sejam mais direcionados ao seu perfil clínico.

De modo similar, não devemos supor que todos os que foram diagnosticados com transtorno bipolar tenham chegado a isso pela mesma via. Uma pessoa pode ter herdado transtorno bipolar de um dos pais; outra pode ter tido uma lesão na cabeça; ou pode haver um histórico de abuso infantil e de experiências de perda que contribuíram para sua dificuldade em regular o humor e as emoções. Essas variáveis devem ser consideradas no diagnóstico e no tratamento, a fim de produzirem o melhor cuidado possível para cada indivíduo único.

Em razão da ênfase que confere a categorias e à presença ou ausência de comportamentos bem definidos e observáveis, a quinta edição do *Diagnostic and Statistical Manual of Mental Disorders* (*DSM-5*; American Psychiatric Association, 2013) ainda não incorporou as visões dimensionais do diagnóstico. Mesmo assim, o manual mostra sinais de progresso. Por exemplo, o *DSM-5* reconhece que pacientes com transtornos depressivos importantes podem ter sintomas concorrentes de hipomania ou mania, e que pacientes com mania/hipomania podem ter sintomas concorrentes de depressão. Agora é possível identificar episódios mistos "abaixo do limiar" tanto em pessoas com depressão grave como nas que têm transtorno bipolar; ao passo que, nas edições anteriores do *DSM*, o fato de alguém apresentar qualquer episódio misto automaticamente significava transtorno bipolar I.

Como se pode ver, diagnósticos que incorporam dimensões podem levar a percepções mais refinadas de como um transtorno ganha forma em diferentes pessoas. Por exemplo, se você tem depressão grave com apenas um ou dois sintomas maníacos, seu médico pode achar que você tem transtorno do espectro bipolar. Talvez você não concorde, mas esse é um debate que vale a pena ter com ele, porque pode afetar a escolha da medicação e levá-lo a tomar apenas antidepressivos ou então a tomá-los junto com um estabilizador do humor.

Diagnósticos dimensionais têm também algumas implicações negativas nos cuidados. Grande parte da medicina se apoia em categorias distintas; isto é, os diagnósticos não costumam ser feitos medindo em um exame de sangue as anormalidades genéticas que você tem ou não. Nem todos concordam que seja uma boa ideia acrescentar formas leves ou subliminares de uma doença a formas mais graves. Na realidade, nas duas últimas décadas, o transtorno bipolar tem sofrido um *concept creep* ou "diluição de conceito" (Haslan, 2016), com seus limites tornando-se cada vez mais amplos. Condições que imitam os sintomas bipolares, como uma depressão agitada ou surtos explosivos recorrentes em crianças (agora chamados de Transtorno Disruptivo da Desregulação do Humor [TDDH]), têm sido atribuídos de maneira precipitada ao transtorno bipolar. A classificação psiquiátrica tem sido afetada por outras situações de diluição do conceito, como a expansão dos limites dos transtornos do espectro autista. O risco da dimensionalização é de que as pessoas excluam um diagnóstico como o de transtorno do espectro bipolar por julgá-lo "incorreto" ou que os médicos supertratem pessoas levemente doentes com medicações antipsicóticas que na realidade se destinam a quem tem sintomas mais acentuados.

Mesmo quando os médicos pensam dimensionalmente, precisam identificar um ponto de corte acima do qual irão oferecer tratamento para um transtorno específico e adotar as suposições de tratamento que acompanham esse diagnóstico (por exemplo, usar estabilizadores do humor ou antipsicóticos de segunda geração – ou ASGs – antes de antidepressivos ou psicoestimulantes). No entanto, é preciso ter certeza de que seu psiquiatra ou terapeuta não está colocando você junto com pessoas cujos transtornos têm uma semelhança apenas superficial com o seu.

Nesta edição, minha intenção é ajudá-lo a examinar os novos achados que consideram o transtorno bipolar como um *continuum*, de modo que você possa abordar o processo diagnóstico (ou um novo diagnóstico) com a bagagem de informações de que precisa. No longo prazo, pensar não só em categorias, mas *também* em dimensões, pode ser a melhor opção quando você e seu médico estiverem tentando encontrar o tratamento mais adequado.

MAIOR ÊNFASE NA RESILIÊNCIA

A abordagem centrada na pessoa também fica visível nas nossas novas definições da reação ao tratamento. Muitas pessoas com transtorno bipolar, e seus familiares, dizem que a *qualidade de vida* ou o *grau de recuperação* (capacidade de funcionar em um nível ótimo apesar do transtorno) são o resultado que consideram mais importante, mais até do que ficar livre de recorrências. A abordagem centrada na pessoa põe grande foco nos *fatores de resiliência* – os atributos individuais ou do ambiente que ajudam você a atravessar os momentos mais difíceis e ainda alcançar suas metas – em vez de focar apenas nos fatores de risco. Esse modo de pensar é a base da *psicologia positiva*, uma abordagem de saúde psicológica centrada na pessoa, que enfatiza fatores que promovam o bom funcionamento e façam com que a vida valha a pena ser vivida (Seligman, 2002).

Vamos considerar a ênfase em manter um estilo de vida saudável. Nas edições anteriores, enfatizei a importância de ritmos regulares de sono-vigília, mas manter um estilo de vida saudável também implica uma rotina regular de exercício, uma dieta balanceada, vitaminas e um equilíbrio entre as demandas de trabalho (convencional ou voluntário) e o tempo dedicado a amigos ou à família. Deve haver espaço para meditar, escrever, tocar ou ouvir música. É claro que esses componentes de uma vida saudável são recomendáveis a todos, mas, para aqueles com transtorno bipolar, manter um estilo de vida saudável pode atenuar os efeitos que o estresse costuma ter no risco de recorrências a que estão expostos. Em outras palavras, a visão de resiliência enfatiza fatores que nos dão sustentação ou que contribuem para a nossa saúde, em vez de nos inclinarem ao transtorno. Minha visão é que um foco maior na resiliência e na recuperação estimula as pessoas e levarem vidas melhores e mais plenas de sentido, com menos limitações, e a sentirem que estão mais no controle do próprio destino. Espera-se que seu médico ou terapeuta ajuste seu plano de tratamento com a sua participação, de maneira a levar em conta os fatores únicos de sua situação individual, seus valores e metas, em vez de optar por uma abordagem do tipo "um tamanho único serve para todos". Se a recuperação significa não ter mais sintomas ou ter apenas sintomas leves enquanto você está em um emprego que não o satisfaz, ou tomar medicações difíceis de tolerar, então precisamos de uma definição diferente de recuperação e adotar tratamentos melhores. Acredito firmemente que pessoas com transtorno bipolar têm uma vida mais feliz quando param de alimentar a expectativa de que a recuperação significará ficar livre de todos os sintomas. Uma definição melhor de recuperação é poder levar uma vida satisfatória e gratificante apesar dos sintomas do transtorno e ser capaz de trabalhar para alcançar suas metas de vida sem precisar sacrificar sua saúde mental ou física. Ao longo da leitura, você irá notar que eu o estimulo a pensar quais são os resultados que mais valoriza, mesmo que possam mudar ao longo do tempo. Os resultados que você mais valoriza podem ir bem além do mero alívio dos sintomas, e incluir, por exemplo, a conclusão da escolaridade, conseguir uma promoção no trabalho, ter filhos ou construir relacionamentos familiares ou românticos mais sólidos. Identificar o que você quer irá ajudá-lo a definir se os tratamentos têm sido eficazes em termos de suas próprias definições de recuperação.

MAIOR RECONHECIMENTO SOCIAL DO TRANSTORNO BIPOLAR

Na década passada, a mídia viu-se inundada por histórias de pessoas com transtorno bipolar. Várias celebridades (como Catherine Zeta-Jones, Demi Lovato, Sinéad O'Connor, Patty Duke e Carrie Fisher) falaram abertamente a respeito de ter o transtorno. Os relatos às vezes são impressionantes. Por exemplo, Suzy Favor Hamilton, uma corredora de nível olímpico, escreve que se tornou prostituta em Las Vegas durante um longo período maníaco (Hamilton, 2016). Carrie Fisher descreveu um longo histórico de abuso de álcool e drogas que se agravava quando ela ficava maníaca. Aprendemos muito com esses indivíduos a respeito de resiliência. Sua coragem em narrar suas histórias – apesar de saberem que a revelação poderia afetar negativamente suas carreiras – tem tido na prática o efeito de diminuir o estigma social associado ao transtorno bipolar.

Essa ampla cobertura da mídia também teve alguns efeitos negativos. O transtorno bipolar às vezes é descrito como um transtorno próprio de pessoas ricas, envolvidas consigo mesmas; uma aflição que afeta apenas artistas; ou uma explicação *post hoc* para o "*acting out*" ou para burlar as leis. A ampliação do espectro bipolar a fim de incluir celebridades que são impulsivas, frívolas ou exageradamente exuberantes, ou que protagonizam explosões emotivas em público, tem o potencial de aumentar essas interpretações equivocadas. Você pode se flagrar irritado ao se comparar com personalidades públicas ("Como posso lidar com tudo isso se não tenho uma babá nem dinheiro sobrando?" ou "Tenho esses mesmos sintomas, mas não possuo talento dramático"). Nesta edição, passo bem mais tempo discutindo a linha divisória entre a doença e uma oscilação de humor corriqueira. Espero que essas discussões o ajudem, e também as pessoas da sua família e seus amigos próximos, a compreender o que significa ter transtorno bipolar (por exemplo, que você nem sempre será capaz de operar com sua plena capacidade) e o que *não* significa que você tenha o transtorno (por exemplo, que todo mundo com transtorno bipolar é criativo e que seus talentos irão aflorar apenas se você parar de tomar sua medicação).

Essa maior consciência do transtorno bipolar infelizmente não se traduziu em uma compreensão mais exata. Hoje há muito mais pessoas que conseguem oferecer um quadro razoável, embora esquemático, do que seja o transtorno bipolar, mas aqueles que têm uma doença mental, incluindo os que têm transtorno bipolar, ainda são estigmatizados, vistos como imprevisíveis, violentos e não confiáveis. Essa percepção equivocada ganha forma na discriminação que vemos atualmente: em um estudo de 2011 com 1.182 pessoas com transtorno bipolar, 72% reportaram ter experimentado algum nível, de moderado a alto, de discriminação social (Brohan; Gauci; Sartorius; Thornicroft; Gamian-Europe Study Group, 2011). A discriminação pode afetar sua capacidade de conseguir um emprego ou uma promoção, levar ao rompimento de relações românticas quando o parceiro descobre que você tem transtorno bipolar ou comprometer seus direitos como pai ou mãe. No Capítulo 13, você irá encontrar uma discussão ampla sobre os prós e contras de permitir que empregadores ou colegas de trabalho fiquem sabendo do seu transtorno e sobre as diferentes maneiras de apresentá-lo.

MAIOR RECONHECIMENTO DO COMPROMETIMENTO COGNITIVO

O funcionamento cognitivo é uma área em que se tem aumentado o reconhecimento da singularidade individual e da necessidade de cuidado personalizado. Sempre soubemos que o transtorno bipolar é acompanhado por problemas no pensamento, na atenção, no planejamento, na vigilância, na memória e na solução de problemas, mas foi apenas na última década que ficou claro que o comprometimento cognitivo está presente mesmo entre os episódios de oscilação de humor, durante os períodos eutímicos "normais". Todos nós temos aspectos cognitivos mais fortes ou mais fracos, como lembrar habitualmente de nomes, relembrar detalhes de certos ambientes ou conversas ou sermos capazes de fazer mais de uma coisa ao mesmo tempo. Mas, para aqueles com transtorno bipolar, o fato de o funcionamento cognitivo poder afetar os humores e os humores poderem afetar o cognitivo é particularmente problemático. Os problemas cognitivos e a depressão são os dois preditores mais fortes de como pessoas com transtorno bipolar funcionam na comunidade – por exemplo, se são capazes de manter um emprego, ter relacionamentos e amizades ou ir bem na escola (Gitlin; Miklowitz, 2017).

Os grandes avanços em nossa compreensão dos comprometimentos cognitivos no transtorno bipolar vieram de estudos de neuroimagem (*scan* cerebral). Por exemplo, quando pessoas com transtorno bipolar realizam tarefas que envolvem percepção ou regulação de fortes emoções, pode haver uma atividade reduzida no córtex pré-frontal (responsável por planejamento, previsão, tomada de decisões e outras funções "executivas" do cérebro) e uma ativação excessiva da amígdala (uma estrutura conhecida por estar envolvida em nossas reações emocionais a ameaças) (Townsend; Altshuler, 2012).

Costuma-se colocar a culpa dos comprometimentos cognitivos nas medicações, e de fato algumas delas (por exemplo, o topiramato) podem causar certo entorpecimento mental em muitos indivíduos. Mas o comprometimento cognitivo também é um aspecto do transtorno, e sua gravidade pode se acentuar e diminuir com as mudanças nos estados de humor. Em nossos esforços de tornar o tratamento mais centrado na pessoa, precisamos levar em conta os vários problemas cognitivos que alguém experimenta nos diferentes estágios do transtorno. Por exemplo, a terapia cognitivo-comportamental (TCC) apoia-se fortemente nas "tarefas de casa", como estar atento aos próprios estados de humor, pensamentos ou autodeclarações; desafiar suas suposições e as substituir por maneiras alternativas de pensar; ou manter tabelas sobre comportamento, sono e humores. Se você tem dificuldades significativas quanto a memória, atenção e planejamento, talvez este não seja o tratamento mais adequado para você.

Como defendi nas edições anteriores, é crucial medir o quanto você é capaz de lidar com as coisas após um episódio do transtorno. Essa capacidade varia consideravelmente conforme a pessoa. O nível de sintomas residuais pode sugerir que você está melhorando, mas talvez mentalmente você não se sinta à altura (veja a história de Martha no Capítulo 1). Além disso, pessoas com transtorno bipolar nem sempre são capazes de dizer quando seu funcionamento cognitivo está fora de prumo. Consequentemente, membros da família podem ficar frustrados e culpá-las por não estarem se esforçando o suficiente.

A boa notícia é que pesquisadores ao redor do mundo estão reconhecendo esses problemas e, na última década, os investigadores desenvolveram programas de reabilitação cognitiva voltados para melhorar pensamento, memória, trabalho e funcionamento social (por exemplo, Torrent *et al.*, 2013). Esses programas assistidos por computador envolvem praticar memória e estratégias de atenção ou de resolução de problemas num ambiente individual ou em grupo (ver Capítulo 6). Há também novas medicações que reforçam o funcionamento cognitivo e podem ser tomadas em segurança junto com estabilizadores do humor.

Os comprometimentos cognitivos são muito assustadores para pessoas com o transtorno e seus familiares. Há o medo de que todos os comprometimentos cognitivos se tornem permanentes, ou que a pessoa esteja ficando demente, ou que, pelo fato de ela estar funcionando assim agora, irá funcionar da mesma forma pelo resto da vida. Não é esse o caso; irei mostrar evidências de que muitas pessoas têm melhora no funcionamento quando seus tratamentos são mudados. Muitas lidam com tarefas de alto nível apesar dos comprometimentos cognitivos associados ao transtorno bipolar.

TRATAMENTOS MÉDICOS PARA O TRANSTORNO BIPOLAR: OS VELHOS, OS NOVOS E OS ALTERNATIVOS

Na última década, a pesquisa médica sobre o transtorno bipolar se concentrou no desenvolvimento de novos tratamentos e em aprimorar os efeitos dos tratamentos já existentes (Geddes; Miklowitz, 2013). Cada vez mais, os tratamentos médicos para o transtorno bipolar são estruturados como combinações de estabilizadores do humor convencionais, como o lítio, ASGs, antidepressivos, agentes ansiolíticos e psicoestimulantes (para um comórbido transtorno do déficit de atenção com hiperatividade, ou TDAH), com tratamentos para o sono. Paralelamente, testes mais experimentais visaram a combinações de medicações e até mesmo alterações na ordem em que elas eram administradas, em vez de simples estudos de "droga A *versus* droga B". Os estudos agora estão incorporando qualidade de vida ou de trabalho e funcionamento social como resultados importantes. Estão em andamento também estudos farmacogenômicos, nos quais medicações são prescritas com base no perfil genético de cada pessoa. A farmacoterapia para transtorno bipolar está muito mais sofisticada e mais centrada na pessoa do que antes.

Vejamos algumas das mudanças que têm ocorrido nas nossas linhas gerais de tratamento. Nas edições anteriores, mencionei a visão frequentemente manifestada de que os antidepressivos conhecidos como inibidores seletivos da recaptação de serotonina (ISRSs) nunca devem ser administrados a pessoas com transtorno bipolar, a não ser que essas drogas estejam acompanhadas de agentes estabilizadores do humor como o lítio ou a lamotrigina. As pesquisas mais recentes sugerem que esse princípio nem sempre se aplica a indivíduos com transtorno bipolar II. Na realidade, pessoas com transtorno bipolar II podem ser tratadas de modo eficaz com antidepressivos apenas, mesmo aquelas que não reagiram bem ao lítio (Amsterdam; Wang;

Shults, 2010). No bipolar II, as taxas de mania (ou hipomania) ao "trocar" de antidepressivos não são mais altas entre as pessoas que tomam apenas antidepressivos do que entre as que tomam um antidepressivo junto a um estabilizador do humor, ou as que tomam um estabilizador do humor apenas (Altshuler *et al.*, 2017). Esses achados terão implicações muito concretas para o seu tratamento: você pode reagir bem a um antidepressivo se você tem transtorno bipolar II e suas depressões são intensas e crônicas.

Há novas drogas no mercado, algumas das quais têm sido "reaproveitadas" após seu uso em outra doença. Muitos dos agentes mais novos se destinam a pessoas com depressão bipolar ou unipolar resistente a tratamento, o que usualmente se refere a estados de humor baixos que não melhoram com antidepressivos convencionais. Um exemplo de medicação reaproveitada é a cetamina, uma droga usada em anestesia e controle da dor. A cetamina – originalmente ministrada por via intravenosa – tem demonstrado ser capaz de tirar rapidamente a pessoa de uma depressão grave (Zarate *et al.*, 2012). Ela agora está disponível como spray nasal em muitos lugares. No entanto, há preocupações em relação à cetamina quanto à duração de seus efeitos e seu potencial de se tornar uma droga passível de ser abusada.

Tratamentos complementares e alternativos – que não são apenas medicamentos, mas podem incluir medicações de ervas ou meditação de atenção plena (*mindfulness*) – estão sendo encarados com uma abertura muito maior do que antes por profissionais e por seus pacientes, sendo consistentes com visões de tratamento centradas na pessoa. Drogas que afetam circuitos cerebrais neuroinflamatórios, como ácidos graxos ômega 3 (óleo de peixe), estão sendo testadas como adjuvantes de estabilizadores do humor; novos dados sobre estimulação magnética transcraniana e terapia de luz branca brilhante parecem promissores. Mas nem todo mundo aceita tomar ervas chinesas, probióticos ou remédios homeopáticos, ou mesmo ficar sentado debaixo de uma lâmpada para tratar problemas de humor. Como podemos saber o que funciona? Investigadores vêm fazendo esforços diligentes para testar tratamentos alternativos em substituição a medicamentos convencionais como o lítio (ou em combinação com eles). A maioria dos tratamentos alternativos têm sido testada em amostras amplas, não selecionadas, de pessoas com depressão (definida em termos amplos) que podem ter também transtorno bipolar, mas os únicos efeitos nessas últimas nem sempre são claros.

As linhas de pensamento médico são diversas, desde aquelas que prescrevem apenas medicamentos e dão pouco crédito a tratamentos complementares àquelas que acreditam que o transtorno bipolar pode ser tratado *apenas* com agentes complementares. A visão dos primeiros costuma estar associada a noções do tipo "remédios homeopáticos são apenas placebos com nomes bonitos", enquanto a visão dos últimos costuma ser acompanhada da crença de que "a indústria farmacêutica é a encarnação do mal" ou a de que "medicações psiquiátricas são um veneno para o cérebro".

Minha opinião é a de que a crescente abertura a tratamentos complementares e alternativos é um desenvolvimento positivo. Certos agentes, como o ômega 3, parecem ter realmente efeitos benéficos sobre a saúde física, o humor e a qualidade de vida de uma pessoa que tenha transtorno bipolar ou depressão comum. Você pode se sentir melhor ao tomá-los, mesmo que isso se deva apenas a um efeito placebo. Mas tampouco devemos fechar os olhos às desvantagens dos tratamentos alternativos, por exemplo; quando as pessoas adotam esses agentes equivocadamente como tratamentos primários ("Eu não preciso tomar lítio, pois estou tomando óleo de peixe") ou acreditam que os tratamentos alternativos não têm efeitos colaterais (eles têm – e, no caso do óleo de peixe, podem ocorrer náuseas e mal-estar estomacal). Muitos tratamentos alternativos anunciados como estabilizadores do humor ou antidepressivos não foram testados em experimentos controlados por placebo, o que aumenta o risco de produzirem resultados piores que os obtidos com tratamentos convencionais. Por fim, os tratamentos complementares são uma grande indústria, e suas companhias fazem pressão por seu uso e lucram com eles do mesmo jeito que as farmacêuticas convencionais.

Ao longo do livro, e especialmente no Capítulo 6, há descrições de vários tratamentos complementares e alternativos. Meu objetivo é que você fique sabendo a verdade sobre essas opções e sobre o que há de evidência atualmente, para que possa escolher entre essa gama cada vez maior de opções de tratamento. Evite pagar por um monte de medicamentos na farmácia e em seguida ir até a loja de produtos naturais e comprar outra batelada de vitaminas e suplementos. Se você se tornar um consumidor bem-informado, conseguirá planos de tratamentos menos onerosos (e provavelmente mais eficazes).

AVANÇOS EM TRATAMENTOS PSICOSSOCIAIS

Se você leu uma edição anterior deste livro, sabe que a psicoterapia para transtorno bipolar é a minha paixão, particularmente a psicoterapia extensiva aos membros da família. A década passada viu um rápido aumento no número de estudos que testam intervenções psicossociais específicas em combinação com medicações, fazendo avaliações em indivíduos, grupos, famílias e até em abordagens pela internet. Pessoas com transtorno bipolar querem psicoterapia, e seus familiares muitas vezes também. De fato, no nosso levantamento com 3 mil membros da organização Depression and Bipolar Support Alliance (DBSA), mais de 50% disseram que (ou seu ente querido) estavam recebendo tanto medicações quanto psicoterapia.

As abordagens atuais de psicoterapia reconhecem a singularidade da história de um indivíduo, assim como as preferências pessoais por diferentes tipos de tratamento. Como mencionado, há um tipo de *expertise* que deriva de a pessoa ter vivido o transtorno e saber que fatores são importantes para a própria estabilidade. Algumas pessoas que tiveram episódios de mania ou depressão tornam-se líderes de grupos de apoio mútuo da DBSA ou da National Alliance on Mental Illness (NAMI) e ajudam outras a lidar com o transtorno.

Com a medicina personalizada, podemos escolher tratamentos que tenham a ver com nossos fatores de risco: se os distúrbios familiares são mais presentes, uma terapia focada na família será mais apropriada; se a pessoa está às voltas com uma irregularidade no seu padrão de sono-vigília, a terapia interpessoal e de ritmo social poderá revelar-se mais adequada. Outro exemplo: ter um histórico de abuso sexual costuma resultar num transtorno de estresse pós-traumático, e nesse caso a terapia cognitivo-comportamental terá importância fundamental. Um estudo sobre depressão grave descobriu que a terapia cognitiva baseada na atenção plena (TCBM) era mais eficaz para reduzir a recorrência entre pessoas com importante trauma de infância do que naquelas sem histórico de trauma (Williams *et al.*, 2014).

O grande inconveniente de psicoterapia baseada em evidências tem sido que esses tratamentos costumam não estar disponíveis na comunidade ou então são caros demais. Esse é um problema grave, e, embora a situação esteja melhorando, você pode descobrir que está limitado a quem esteja disponível para atendê-lo.

TRANSTORNO BIPOLAR EM CRIANÇAS

O movimento em direção aos cuidados personalizados é bem ilustrado pelo reconhecimento de que muitas, se não a maioria, das pessoas com transtorno bipolar têm seus primeiros sintomas na infância ou na adolescência. Sabemos que o transtorno bipolar pode estar presente em crianças de até 5 anos, embora isso seja raro e não haja uma concordância uniforme a respeito de como ele se apresenta nessa faixa de idade. A manifestação precoce de transtorno bipolar está infelizmente associada a um curso do distúrbio mais difícil na fase adulta, com mais períodos de ciclagem rápida, maior tempo doente e com automutilação ou pensamentos suicidas (Post *et al.*, 2010). No lado mais otimista, intervir nos estágios mais precoces do transtorno tem o potencial de alterar os padrões de curso no longo prazo. Esta nova edição tem um capítulo separado sobre crianças (Capítulo 14), que fornece respostas a várias das questões que os pais fazem com frequência a respeito do transtorno bipolar pediátrico. Se há um histórico familiar de transtorno bipolar em parentes de primeiro ou segundo grau (avós, tias, tios) e oscilações de humor na criança – indicados por um sono inconsistente, surtos repentinos de energia, ou crises de choro ou de riso, por exemplo –, uma das melhores coisas a se fazer é obter uma avaliação completa de um psiquiatra ou psicólogo infantil. Nesse novo capítulo, apresento maneiras de encontrar um bom avaliador, falo a respeito do que perguntar e de como você pode comunicar essa avaliação ao seu filho sem deixá-lo assustado.

Se você já leu bastante a respeito de transtorno bipolar na infância ou entrou em contato com pessoas de outros países cujos filhos têm esse transtorno, é quase certo que se deparou com opiniões diversas sobre a validade desse diagnóstico. Há muita imprecisão de diagnóstico ao redor do mundo, e no Brasil também. Isso ocorre em parte porque as categorias de diagnóstico para crianças se sobrepõem consideravelmente (por exemplo, o TDAH pode se parecer muito com mania). Quando as crianças são vistas equivocadamente como bipolares quando na realidade têm outro transtorno, podem ficar anos recebendo tratamentos ou planos educacionais inadequados. Outros jovens são diagnosticados com TDAH, ansiedade ou transtorno opositor desafiador quando na verdade têm transtorno bipolar, o que, de novo, resulta em tratamentos ineficazes.

Muitos médicos aprenderam a distinguir melhor o transtorno bipolar de transtornos similares. Mas, em alguns lugares, a abordagem clínica ainda está um pouco defasada no tempo. Como pai ou mãe, é importante que você também conheça os critérios de sintomas (veja os critérios para adultos no Capítulo 2 e as informações específicas para crianças no Capítulo 14), a fim de não aceitar um diagnóstico aleatório. Insista que seja feita uma avaliação completa por um psiquiatra ou psicólogo infantil que esteja familiarizado com o transtorno bipolar e suas condições de comorbidade – não é necessário que seja a sua especialidade.

Um desenvolvimento encorajador tem sido a observação de que algumas crianças com transtorno bipolar – mesmo aquelas que têm episódios maníacos plenos na infância – parecem estar livres de recorrências quando alcançam o final da adolescência ou os 20 e poucos anos (Birmaher *et al.*, 2014; Geller; Tillman; Bolhofner; Zimerman, 2008). Alguns jovens experimentam grande melhora na clareza mental e no funcionamento conforme vão crescendo. Portanto, se você é um adolescente ou jovem adulto que acabou de ser diagnosticado, ser bipolar não quer dizer que terá necessariamente que tomar pelo resto da vida as medicações que está tomando agora. Ainda não sabemos quantas pessoas têm esse desfecho ou como prevê-lo. O que sabemos é que o curso de longo prazo do transtorno bipolar varia consideravelmente de pessoa para pessoa. Ao longo do livro, vou destacar estratégias que você pode usar para diminuir seu risco de recorrências.

● ● ● ● ● ● ● ● ● ● ● ● ● ● ●

O diagnóstico e tratamento do transtorno bipolar vêm se tornando cada vez mais sofisticados – e, um ponto importante, também mais úteis para indivíduos com a doença –, graças à nova consciência de que cada indivíduo é único e deve ser tratado como tal. Os tratamentos continuam sendo aprimorados para atender a uma ampla variedade de necessidades, além de prevenir recorrências do transtorno e permitir administrar os sintomas. Tenha em mente os temas discutidos nesta introdução conforme for lendo, para aproveitar ao máximo os avanços na área e poder aplicá-los ao seu tratamento. Eu começo explicando de que maneira este livro pode ser útil tanto se você é uma pessoa com o transtorno como se tem um familiar afetado por ele.

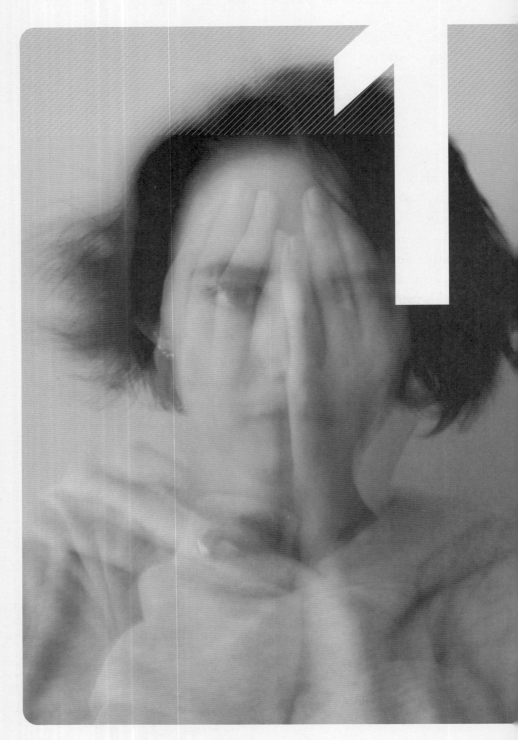

Freepik

PARTE I
A EXPERIÊNCIA E O DIAGNÓSTICO DO TRANSTORNO BIPOLAR

37 Capítulo 1 – Como este livro pode ajudar você a sobreviver – e a prosperar

55 Capítulo 2 – Compreender a experiência do transtorno bipolar

83 Capítulo 3 – No tribunal do médico: obter um diagnóstico preciso

125 Capítulo 4 – "É a doença ou sou eu?": como lidar com o diagnóstico

CAPÍTULO 1
Como este livro pode ajudar você a sobreviver – e a prosperar

● ● ● ● ● ● ● ● ● ● ● ●
Por que você precisa deste livro?

- Para entender os sintomas, o diagnóstico e as causas de seu transtorno bipolar
- Para conhecer os tratamentos médicos e psicológicos eficazes
- Para aprender técnicas de autogestão que o ajudem a lidar com os ciclos de humor
- Para melhorar seu funcionamento no ambiente familiar e de trabalho
- Para saber como tratamentos e estratégias de estilo de vida podem ser personalizados segundo suas características, sintomas e situação de vida únicos

● ● ● ● ● ● ● ● ● ● ● ●

Martha, 34 anos, acabou indo parar no hospital, depois de sair enfurecida da casa em que morava com o marido e duas crianças em idade escolar e passar uma noite desastrosa em uma cidade a duas horas dali. Seus problemas haviam começado duas semanas antes, quando havia ficado irritada com o marido, Eric, de um jeito pouco usual, e passou a "bater as portas pela casa", como ele descreveu, e a ser tirada do sério por mínimas faltas de seus filhos.

Começou então a dormir cada vez menos e a ter uma preocupação crescente com muitas ideias sobre uma start-up de tecnologia que vinha planejando. Apesar desse foco intenso, Martha se dispersava à toa. Também começou a falar muito rápido.

Os problemas dela chegaram ao auge quando saiu de casa furiosa logo após o jantar e impulsivamente pegou um ônibus até um cassino a cerca de 150 quilômetros dali. Segundo seu relato, conheceu um homem em um bar nessa mesma noite e foi para a cama com ele. Na manhã seguinte, ligou para o marido, aos prantos, e explicou o acontecido. Ele, é claro, ficou furioso e foi dirigindo até o cassino para levá-la para casa. Chegou no lugar e na hora combinados, mas Martha já não estava mais lá. Ele voltou para casa e encontrou a esposa transtornada, sem ter dormido e com raiva. Depois de chorar horas seguidas, ela por fim concordou em ir com ele até o hospital local para ser avaliada. Foi internada e recebeu um diagnóstico de transtorno bipolar I, fase maníaca.

O transtorno bipolar é um transtorno do humor que afeta pelo menos 1 em cada 50 pessoas – e segundo algumas estimativas chega a afetar até 1 em cada 25 – e as coloca em alto risco de ter o tipo de problemas familiares, sociais e de desempenho no trabalho que Martha teve. Pessoas com transtorno bipolar também têm alto risco de ter doenças físicas, como as cardiovasculares, transtornos por uso de álcool e outras substâncias, e de suicídio. Felizmente, há esperanças. Com medicações, psicoterapia e técnicas de autogestão, é possível controlar as rápidas oscilações de humor, que vão das altas maníacas às baixas de depressão grave (os chamados *episódios de transtorno do humor*), além de evitar que ocorram futuros episódios, diminuir o impacto de eventos do ambiente gatilhos e se sair bem no trabalho e na vida social. Isso pode soar como promessas utópicas, mas reflete décadas de pesquisa, assim como as histórias ricas e positivas de pessoas com o transtorno.

Se você já foi diagnosticado com transtorno bipolar, se acha que talvez tenha a doença ou está preocupado com um membro da família ou amigo que foi afetado por ela, este livro irá ajudá-lo a compreender o transtorno, aprender como lidar com ele de modo eficaz e ensinar os outros a lidar com ele. Nos capítulos a seguir, você encontrará informação atualizada sobre a natureza do transtorno, suas causas, seus tratamentos médicos e psicológicos, e as mudanças de estilo de vida que você pode fazer para lidar com ele. Também irá aprender como adaptar esse tratamento ou estratégias de autogestão às suas circunstâncias individuais. Essas informações serão relevantes quer você tenha sido tratado em regime de internação, como Martha, ou como paciente ambulatorial, algo que está se tornando cada vez mais comum.

COMPREENDER OS FATOS SOBRE O TRANSTORNO BIPOLAR: SEUS SINTOMAS, CAUSAS, TRATAMENTO E AUTOGESTÃO

O médico que atendeu Martha quando foi internada imediatamente diagnosticou-a como bipolar e recomendou um regime de lítio, que é uma medicação estabilizadora do humor, e risperidona, um antipsicótico de segunda geração (ASG). Depois de poucos dias, ficou claro que ela estava reagindo bem. Mas quando seu médico fez planos de dar-lhe alta, Martha apresentou uma ladainha de perguntas e preocupações a respeito de tudo o que estava acontecendo com ela. Por que estavam lhe dando "essa sentença de morte" (seu diagnóstico) e por que estava sendo "drogada e dispensada tão rapidamente"? Por que estava sendo rotulada como maníaca, quando a maior parte do que havia feito, segundo ela, podia ser atribuído à sua personalidade ou ao seu estilo de se relacionar com os outros? "Sempre fui assertiva e direta", queixava-se ao médico, ao marido e a quase todos os demais que via. "Desde quando tudo o que faço é doença mental?" Seu médico reagiu com empatia, mas ofereceu informação insuficiente para satisfazê-la. Ele estava sob considerável pressão para agilizar os procedimentos de internação e de alta

> *do hospital, e a deixou com uma lista de medicações para tomar, mas sem que ela tivesse boa compreensão do que havia acontecido consigo ou sobre o que podia esperar quando voltasse para casa.*

Se você estivesse no lugar de Martha, é bem provável que achasse a vivência no hospital tão confusa e frustrante quanto ela. Pela minha experiência, pessoas com transtorno bipolar e seus familiares costumam ter sede de informações sobre o transtorno, especialmente durante ou após um episódio maníaco ou depressivo, mesmo que ele não tenha envolvido hospitalização. Claro que as pessoas com o transtorno assimilam melhor a informação depois que superam o pior de seus sintomas. Mas, mesmo durante a hospitalização, Martha e seu marido teriam se beneficiado muito de algumas informações básicas: por que seus médicos haviam suspeitado que ela tinha a doença, como os sintomas são experimentados pela pessoa com o transtorno em relação a todos os demais, qual o curso esperado da doença ao longo do tempo e que tipos de tratamentos podem ser úteis. Eles teriam se beneficiado de saber o que esperar depois que ela teve alta do hospital, incluindo os riscos de ela ciclar em novos episódios. Sem essas informações, ficou difícil para Martha contextualizar suas experiências. Consequentemente, ela começou a duvidar da precisão do diagnóstico e, por extensão, da conveniência de seguir os tratamentos prescritos.

Um dos principais pressupostos deste livro é que compreender os fatos a respeito de seu transtorno irá ajudar você e sua família mais próxima a aceitar, conviver e lidar de modo mais eficaz com ele. A seguir, algumas questões importantes que costumam ficar sem resposta porque os provedores de saúde mental simplesmente não têm tempo para responder ou não sabem as respostas:

- "Quais são os sintomas do transtorno bipolar?"
- "Quem sou eu, à parte do meu transtorno?"
- "Onde termina a variação de humor comum e começa o transtorno bipolar?"

- "De onde vem essa doença?"
- "Como posso saber quando estou ficando doente?"
- "O que dispara meus ciclos de humor? E os gatilhos são diferentes para as fases de alta e para as de baixa?"
- "O que posso fazer para minimizar as chances de ficar doente de novo?"
- "Como posso explicar a doença às outras pessoas?"
- "O que posso esperar do meu futuro?"

Ao final da leitura, espero que você tenha respostas úteis a essas questões, além de uma compreensão mais completa do transtorno bipolar, uma nova noção de quem você é e de como o transtorno se encaixa em sua vida, e que também conte com muitas técnicas para gerir a doença. Espero, ainda, que o livro o faça saber o que fazer quando o futuro trouxer novos desafios e você precisar de informações e orientações adicionais.

> **Prevenção eficaz:** Ser capaz de colocar sua doença em um contexto informativo ajuda a evitar ou pelo menos minimizar os danos associados a futuras recorrências e a definir metas apropriadas para o seu futuro imediato e de longo prazo.

Ajustar-se às consequências de um episódio

Martha deixou o hospital com prescrições de lítio e risperidona e uma consulta marcada com um novo médico dali a duas semanas. Ao receber alta, concordou em seguir as recomendações da equipe de internação, para continuar tomando as medicações, mas sabia pouco sobre o que as medicações estavam fazendo ou o que exatamente estava

sendo medicado. Sentia-se trêmula, agitada, irritável e mentalmente confusa. Queixava-se de dores físicas que não tinham um foco óbvio. Essas sensações de desconforto eram em grande parte resultado da continuidade dos sintomas de seu transtorno, mas, à falta de qualquer informação em contrário, Martha supôs que sua confusão e dor eram inteiramente ocasionadas pelo lítio.

Então notou que seu humor começou a baixar, no início gradualmente. Sentia-se embotada, desinteressada de tudo, cansada e incapaz de dormir, mesmo que estivesse morrendo de sono. Começou a passar mais tempo durante o dia dando curtos cochilos para tentar compensar a noite mal dormida. Acordava à tarde se sentindo pior e tinha dificuldade em cumprir suas responsabilidades de rotina, como preparar o jantar ou ajudar na lição de casa dos filhos. Temia interagir com os vizinhos. A ideia de cometer suicídio surgiu em sua mente pela primeira vez. Sentia-se culpada pelo potencial impacto de seu transtorno sobre as crianças e ficou em dúvida se elas não estariam melhor sem ela.

Martha desenvolveu uma infecção nas vias aéreas superiores, que a mantinha até tarde da noite tossindo. Para agravar seu estresse, os vizinhos estavam reformando a casa, e agora ela era despertada de seus curtos períodos de sono logo de manhã pelos barulhos da reforma. Seu sono ficou cada vez mais inconsistente, e suas rotinas do dia e da noite – quando deitar, quando acordar – começaram a se inverter, trocando o dia pela noite.

Cerca de uma semana após ser dispensada do hospital, o humor de Martha teve uma nova escalada ascendente. Seus pensamentos começaram a se acelerar, e ela voltou a pensar na start-up de tecnologia. Então, naquilo que ela mais tarde descreveu como um flash, decidiu que todos os seus problemas – não apenas a confusão mental, mas também suas oscilações de humor, seu sono perturbado e sua letargia – eram causados pelo lítio. Sem consultar nenhum médico ou contar a ninguém, diminuiu a dose de lítio. Quando viu que isso não produziu resultados negativos imediatos, parou de vez de tomar a medicação. Em seguida, parou também com a risperidona. Martha voltou a ficar intensamente irritada, dormia cada vez menos e acabou voltando ao hospital apenas três semanas após a alta.

A história de Martha é extremamente comum. Como a natureza do transtorno não lhe foi bem explicada, encarou o episódio como uma espécie de "colapso nervoso", que exigia apenas uma medicação temporária. Não sabia que a doença podia ser recorrente. Nos capítulos 2, 3 e 4, você irá se familiarizar com o curso esperado do transtorno bipolar e com as várias formas que as recorrências de humor podem assumir. Esse conhecimento ajudará você a se sentir mais confiante para seguir um tratamento e um plano de autogestão, que podem ajudar a prevenir as recorrências.

Martha também teria se beneficiado de conhecer os fatores que acreditamos ser os causadores dos ciclos do transtorno bipolar: uma interação complexa de bagagem genética, neurofisiologia individual e estresse de vida, como será discutido no Capítulo 5. Muitas pessoas que têm transtorno bipolar ficam sobrecarregadas de culpa e autoacusações por acreditarem que seu transtorno de humor é causado exclusivamente por fatores psicológicos ou mesmo por pura fraqueza de caráter. Martha poderia ter evitado recriminar a si mesma se soubesse que suas dramáticas oscilações de humor estavam associadas a mudanças na função dos receptores de células nervosas ou à atividade do sistema límbico do cérebro. Suas experiências teriam feito mais sentido para ela no contexto de sua árvore familiar: sua mãe tinha depressão grave e seu avô paterno havia sido hospitalizado uma vez por "angústia mental" e "exaustão".

Ter conhecimento das causas biológicas de seu transtorno também esclarece por que manter a medicação é essencial para uma boa estabilidade do humor. Martha sabia que precisava tomar medicação, mas não sabia por que razão. Os capítulos 6 e 7 lidam com tratamentos à base de medicação para transtorno bipolar. Há muitas drogas disponíveis atualmente, em várias combinações e dosagens. Os médicos precisam estar sempre atualizados para saber quais tratamentos recomendar a que pacientes, pois as linhas gerais de tratamento mais aceitas para esse transtorno mudam com muita rapidez.

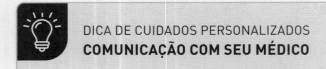

DICA DE CUIDADOS PERSONALIZADOS
COMUNICAÇÃO COM SEU MÉDICO

Você se sentirá mais eficiente na gestão de seu transtorno se puder se comunicar abertamente com seu médico sobre as medicações mais eficazes para o seu caso, seus efeitos colaterais e que emoções você poderá sentir ao tomá-las. Nem todos reagem do mesmo modo às diferentes medicações. Você pode estar tendo reações incomuns a determinado medicamento e elas podem ser corrigidas ajustando a dosagem ou passando a usar outra droga. Talvez você também alimente algum receio de que as medicações possam causar danos a longo prazo aos seus rins ou matar células cerebrais. São preocupações compreensíveis, e seu médico poderá ajudar a lhe tranquilizar.

■ Estratégias de autogestão

Além de tomar medicações e consultar um psiquiatra, existem boas e más maneiras de lidar com seu transtorno. A autogestão requer que você aprenda a reconhecer seus gatilhos individuais de episódios e ajuste sua vida de acordo com eles. Este livro irá ensinar algumas ferramentas de autogestão que provavelmente irão ampliar os períodos em que seus humores permanecem estáveis. Por exemplo, Martha teria se beneficiado de monitorar seu padrão de sono-vigília, ou de manter uma regularidade nas rotinas diurnas e noturnas, por exemplo indo para a cama e acordando sempre na mesma hora, e essas estratégias são descritas no Capítulo 8. Do mesmo modo, manter uma tabela de humores (também descrita no Capítulo 8) teria fornecido a ela uma estrutura para rastrear suas mudanças de humor no dia a dia, além de revelar correspondências entre essas mudanças e flutuações em seu sono, falhas em tomar medicação e eventos estressantes. Vale lembrar que a piora no humor de Martha foi precipitada por uma infecção respiratória e pela ocorrência de barulhos na vizinhança, que causaram estresse e perturbaram seu padrão de sono-vigília. Além de reconhecer esses eventos como gatilhos, Martha e seu marido poderiam ter elaborado uma lista de sinais precoces de alerta, pois isso os avisaria da possibilidade de ocorrer um novo episódio de mania. No caso de Martha, esses sinais eram, entre outros, a irritabilidade e um interesse súbito e não realista em desenvolver uma start-up de tecnologia. O Capítulo 9 oferece uma visão abrangente de possíveis sinais de alerta precoces de mania.

Quando Martha ficou deprimida pela primeira vez, certas estratégias comportamentais poderiam ter evitado que ela mergulhasse mais na depressão – como alguns exercícios de ativação de comportamentos e as técnicas de reestruturação cognitiva, apresentados no Capítulo 10. Também teria sido útil para ela saber que os pensamentos e sentimentos suicidas – um componente comum da síndrome bipolar – podem ser combatidos por meio de estratégias de prevenção que envolvem o apoio de amigos próximos e parentes, além de aconselhamento e medicações, como descrito no Capítulo 11. Teria entendido algumas das diferenças entre homens e mulheres durante a fase depressiva (por exemplo, o papel do ciclo menstrual) e a lidar com algumas das complicações de saúde sofridas pelas mulheres que tomam medicações estabilizadoras do humor, como discutido no Capítulo 12.

Por fim, muitas pessoas com transtorno bipolar preocupam-se que seus filhos possam desenvolver o transtorno. Criar filhos nessas circunstâncias é como viver com uma espada pairando sobre a cabeça. Martha se preocupava muito com Kirsten, sua filha de 14 anos, que havia chegado à adolescência com uma atitude vingativa, horários imprevisíveis, irritabilidade, isolamento, problemas de sono e notas ruins na escola. Seria uma reação à doença da mãe ou o início da sua própria doença? No Capítulo 14, você aprenderá a identificar sinais precoces de alerta de bipolaridade em seus filhos, assim como algumas estratégias úteis para obter um diagnóstico e, caso este se confirme, como intervir o mais cedo possível.

■ Lidar com eficácia no ambiente familiar e de trabalho

Martha passou mais cinco dias no hospital, mas, dessa vez, foi liberada com um plano mais claro a seguir. Ela foi à consulta com o médico que passaria a vê-la como paciente ambulatorial e a monitorar suas medicações e correspondentes níveis séricos. A equipe de assistência social para pacientes internados também a ajudou a marcar uma consulta ambulatorial com um psicólogo especializado no tratamento de transtornos do humor. Dessa vez, ela se sentiu melhor com a experiência de internação, mas estava muito preocupada com o que poderia acontecer quando voltasse para casa.

Após a alta, Martha relatou aos amigos mais próximos o que havia acontecido. Eles se mostraram acolhedores, mas diziam coisas como "Acho que todo mundo é um pouco maníaco-depressivo" e "Talvez você estivesse apenas trabalhando demais". Quando revelou a uma amiga que estava tomando lítio, esta disse: "Não vá ficar dependente, hein?". Martha sentia que seus amigos tentavam apoiá-la, mas essas mensagens a deixavam confusa. Será que estava mesmo doente ou era apenas um momento difícil? Seus problemas eram de fato uma doença ou só uma manifestação extrema de sua personalidade? Afinal, o médico já não a havia alertado de que as medicações estabilizadoras do humor teriam que ser tomadas por muito tempo?

Eric, o marido de Martha, parecia não saber muito bem como se relacionar com ela. Tinha uma preocupação genuína pela esposa e queria ajudá-la, mas muitas vezes mostrava-se invasivo, como quando controlava se ela havia tomado ou não a medicação. Ficava apontando pequenas variações nas reações emocionais dela, em coisas que antes teriam passado despercebidas, mas que agora ele redefinia como "suas rápidas ciclagens". Martha, por sua vez, sentia como se estivessem dizendo a ela que "não tinha mais permissão de expressar reações emocionais normais". Dizia ao marido: "Você não pode ficar me passando o frasco de lítio toda vez que eu rio alto demais ou choro vendo um filme".

Outras vezes Eric ficava irritado e a criticava por estar negligenciando os cuidados com os filhos. De fato, ela não tinha mais energia suficiente para levá-los às suas várias atividades ou pegá-los na escola pontualmente. Não se sentia mais à altura das demandas sociais de ser mãe. "Você não está se esforçando o suficiente", Eric dizia. Ou: "Você precisa reagir e vencer essa coisa". Outras tantas, porém, dizia que ela não deveria assumir responsabilidades demais por causa da doença. Martha ficou confusa a respeito do que seu marido esperava dela. O que nenhum dos dois entendia é que a maioria das pessoas precisa de um período de convalescença mais tranquilo, com poucas demandas, depois de uma hospitalização, para poder se recuperar totalmente de um episódio de transtorno bipolar.

Os filhos olhavam para Martha com desconfiança, já antevendo que ela iria explodir em um de seus acessos de irritação, como vinha fazendo antes de ser hospitalizada. Ela começou a sentir que a família se unia contra ela. Esse estresse familiar após seu episódio contribuiu para agravar sua depressão e seu desejo de se isolar.

Em razão da pressão econômica que a família sofria, Martha decidiu voltar imediatamente ao seu emprego de meio período como programadora de computação, mas não se sentiu capaz de lidar com o longo trajeto de ida e volta ao trabalho. Quando chegava, ficava parada olhando a tela do computador. "Os programas que eu costumava dominar bem agora pareciam ininteligíveis", queixava-se. Por fim, contou ao patrão que havia tido uma hospitalização psiquiátrica. De início, ele pareceu entender, mas logo começou a pressioná-la para que voltasse às tarefas mais simples que fazia antes. Ela se sentia mal com os colegas de trabalho, que pareciam intimidados e esquivos, já que "me tratavam com luvas de pelica". As mudanças de turno de trabalho, que já eram parte da rotina do emprego, passaram a ser vistas como algo que agravava suas oscilações de humor.

Martha teve sérios problemas para se readaptar em casa, no trabalho e na comunidade após a hospitalização. Pessoas que desenvolvem outras condições médicas crônicas, como diabetes, problemas cardíacos, esclerose múltipla ou câncer, também podem ter dificuldades nas relações com parceiro, filhos e outros familiares, amigos e colegas de trabalho. Quando você retoma seu cotidiano após um episódio de humor, mesmo os membros da família mais bem intencionados não sabem como interpretar as mudanças no seu comportamento (por exemplo, sua irritabilidade ou falta de motivação). Costumam achar, equivocadamente, que você age assim de propósito e que poderia controlar esses comportamentos se fizesse um esforço maior. Com isso, mostram-se críticos, fazem avaliações e julgamentos. Também podem achar equivocadamente que você não é capaz de cuidar de si, e então tentam fazer por você aquelas coisas que é mais do que capaz de fazer. Por exemplo, tentam ativamente administrar seu tempo, dirigir suas opções de carreira, telefonar ao seu médico passando informações a seu respeito, ficam o tempo todo perguntando se já tomou o remédio, ou assumem uma atitude vigilante em relação mesmo às mudanças mais sutis de seu estado emocional.

No local de trabalho, você talvez sinta que seu patrão de início se mostra compreensivo, mas impaciente. Seus colegas podem ficar com um pé atrás, com suspeitas, ou mesmo assustados. Além disso, você talvez sinta que não consegue se concentrar tão bem nas suas tarefas como antes de ficar doente. Todas essas dificuldades são parte do período de convalescença que se segue a um episódio. Seus problemas de concentração com toda certeza irão diminuir assim que seu humor ficar estável. Mas pode ser muito perturbador sentir que não está mais funcionando no nível em que sabe que é capaz de funcionar.

Como você provavelmente já sabe, o transtorno bipolar carrega um estigma social que não costuma ser associado às demais condições médicas. Embora o transtorno bipolar seja claramente um transtorno do cérebro, com bases genéticas e biológicas bem documentadas, ainda é tratado como "doença mental". Muitas pessoas ainda acreditam erroneamente que se relaciona com suas escolhas pessoais ou com sua moral. Como resultado, você pode se sentir segregado pelos outros quando descobrem que você tem o transtorno.

No lado positivo, você pode fazer muito para educar sua família, colegas de trabalho e amigos sobre a natureza de sua doença. Claro que as pessoas reagirão ao seu transtorno de maneiras que você achará desconfortáveis, mas as reações delas irão variar, ao menos em parte, em função de como você relata o transtorno. O Capítulo 13 mostra como lidar com eficácia na família e no local de trabalho. Você vai aprender a falar com sua família, amigos e colegas de trabalho a respeito de seu transtorno, de modo que eles saibam qual é a melhor maneira de ajudar você e parem de impor suas concepções equivocadas (como ocorreu com Martha). Você aprenderá estratégias específicas para se comunicar de modo eficaz e resolver problemas com sua família, a fim de que as divergências em relação ao seu transtorno não se agravem e acabem virando discussões improdutivas e estressantes.

> **Prevenção eficaz:** Um objetivo deste livro é familiarizar você com o papel da família e de outros fatores sociais em contribuir para ou em melhorar as oscilações de seu transtorno bipolar.

MARTHA: EPÍLOGO

O primeiro ano de Martha após suas duas hospitalizações foi muito difícil, mas agora, vários anos depois, ela está se saindo bem melhor. Encontrou um psiquiatra com quem se sente à vontade. Está tomando lítio, lamotrigina e suplemento para tiroide. Seu humor e comportamento ainda têm altos e baixos – por exemplo, ela reage com muita intensidade nas divergências com o marido e ainda tem períodos em que se sente em baixa e desmotivada –, mas seus sintomas não são mais incapacitantes. Em parte, graças à sua disposição de se comprometer com um programa de medicações estabilizadoras do humor, ela

não tem precisado mais do tratamento intensivo com internação que recebeu no início.

Martha e Eric têm melhorado seu relacionamento. Vão regularmente a um terapeuta de casais, e isso ajuda os dois a distinguir de que maneira o transtorno afeta seu relacionamento, a ver como os conflitos em seu relacionamento afetam o transtorno e quais problemas em sua vida familiar não têm qualquer relação com a doença dela. Juntos elaboraram uma lista de sinais que indicam a iminência de episódios, com as medidas a tomar quando esses sinais aparecem (por exemplo, ligar para o médico e marcar uma consulta para ajustar as medicações dela e, se possível, evitar a hospitalização). Os filhos passaram a aceitar melhor suas variações de humor, e ela ficou mais motivada a exercer seu papel de mãe. Para Kirsten, sua filha de 14 anos, Martha conseguiu uma avaliação com um psiquiatra infantil no mesmo local em que ela recebeu seu tratamento. O psiquiatra concluiu que Kirsten desenvolveu uma depressão leve, talvez relacionada a eventos em sua vida familiar e a um namorado com o qual as coisas não deram certo. Foi recomendada terapia individual, que funcionou bem.

Martha teve frustrações em seu local de trabalho e finalmente chegou à conclusão de que: "Eu simplesmente não fui feita para trabalhar das nove às cinco". Decidiu então pegar um trabalho como freelancer que, mesmo não sendo tão compensador financeiramente, reduziu seu estresse e lhe permitiu organizar melhor seus horários.

Martha agora tem uma boa compreensão do transtorno e de como lidar com ele. Por exemplo, ao manter uma tabela sobre seus humores, ela aprendeu a distinguir — nela e em outras pessoas — quais são as oscilações cotidianas normais e quais são as oscilações de humor mais dramáticas de sua doença bipolar. Aprendeu a manter um ciclo regular de sono-vigília. Reconhece que manter seu transtorno bem controlado é a chave para atender às suas expectativas em relação a si mesma. Sente-se agora mais confortável em confiar e em aceitar o apoio do marido e, especialmente, o de uma amiga próxima, toda vez que se sente deprimida ou com inclinações suicidas.

Martha reconhece que seu transtorno é recorrente, mas também constata que tem maior controle sobre seu destino. Ao resumir sua

> *maior capacidade de lidar com a bipolaridade, afirmou: "Aprendi a aceitar que tenho algo bioquímico que fica caótico, mas isso não é a soma total de quem eu sou. Se eu pudesse mudar uma coisa a meu respeito, seria os humores das outras pessoas e como eles me afetam, mesmo sabendo que isso é problema delas e não meu".*

Acima de tudo, este livro é sobre esperança. Se você acabou de ser diagnosticado com transtorno bipolar, ou mesmo que já tenha tido vários episódios, provavelmente tem receios a respeito do que o futuro lhe reserva. A história de Martha – embora talvez represente apenas uma forma do transtorno e um tipo de situação de vida – capta algumas das maneiras pelas quais as pessoas aprendem a viver com a doença bipolar. ***Um diagnóstico de transtorno bipolar não precisa significar que você tem que abrir mão de suas esperanças e de suas aspirações.*** Como você verá a seguir, é possível entrar em acordo com o transtorno e desenvolver aptidões para lidar com ele e experimentar a vida de maneira plena.

COMO ESTE LIVRO ESTÁ ORGANIZADO

Este livro está dividido em três seções. Nos capítulos remanescentes desta seção (Capítulos 2 a 4), sobre a experiência e o diagnóstico do transtorno bipolar, você vai conhecer os sintomas e a natureza recorrente do transtorno a partir do seu ponto de vista privilegiado, assim como da visão de seus parentes e do médico que faz o diagnóstico. Irá se familiarizar com os comportamentos considerados próprios do espectro bipolar e aprender o que esperar do processo diagnóstico. O Capítulo 4 oferece dicas sobre como lidar com o diagnóstico e trata da pergunta que muitas pessoas fazem a si mesmas: "É uma doença ou sou eu?".

Na Parte II, sobre os alicerces de um tratamento eficaz, o Capítulo 5 fornece uma visão geral das determinantes genéticas, biológicas e ambientais do transtorno. Você verá que ele não é algo ligado *apenas* à biologia, nem *apenas* ao ambiente, mas uma interação dos dois.

O Capítulo 6 discute as medicações que tratam dos aspectos biológicos do transtorno (estabilizadores do humor, ASGs, antidepressivos) e as abordagens de tratamento mais novas, alternativas, sua eficácia, como pensamos que agem e quais são seus efeitos colaterais; e aborda também o papel da psicoterapia em ajudar você a lidar de modo mais eficiente com as oscilações de humor e seus gatilhos. O Capítulo 7 é sobre a questão de aceitar e entrar em acordo com um regime de medicação de longo prazo. Para pessoas com transtorno bipolar – e em muitas outras doenças recorrentes – tomar medicação regularmente e por longo período impõe vários desafios emocionais e práticos. Neste capítulo você saberá por que tomar medicação de maneira consistente é tão importante e por que alguns dos argumentos comuns para justificar interromper a medicação (por exemplo, "Não preciso tomar comprimidos quando estou me sentindo bem") são equivocados.

A Parte III, "Estratégias práticas para ficar bem", começa com dicas para ajudar você a lidar com seus humores e a melhorar sua vida cotidiana (Capítulo 8), segue com estratégias para evitar que o ciclo ascendente vire mania (Capítulo 9) e com maneiras de reconhecer e de lidar com a depressão (Capítulo 10). Dedico um capítulo especial sobre lidar com pensamentos e emoções suicidas (Capítulo 11), algo que para muitas pessoas com transtorno bipolar é uma fonte constante de tensão. Você aprenderá maneiras de obter ajuda dos outros quando estiver nesse clima suicida e verá o que pode fazer para administrar esses sentimentos você mesmo.

O Capítulo 12 contém muitas informações atualizadas e conselhos específicos para mulheres; por exemplo, como o transtorno bipolar afeta e é afetado pelo ciclo reprodutivo, como fazer para ter uma gravidez e um período pós-parto saudáveis no contexto de sintomas de humor e medicações, e como o transtorno bipolar e seus tratamentos afetam a saúde das mulheres de maneiras únicas. O Capítulo 13, "Como funcionar bem em casa e no trabalho: comunicação, aptidões para resolver problemas e como lidar de modo eficaz com o estigma", propõe ajudá-lo a lidar com a família, com a vida social e com o estresse de trabalho que costuma acompanhar o transtorno e a educar os outros a respeito dos desafios que você enfrenta. Finalmente, o Capítulo 14, "'Meu filho tem transtorno bipolar?': como você pode saber e o que deve fazer", é um acréscimo totalmente novo a esta edição. Explica como obter uma boa avaliação psiquiátrica para seu filho e o que fazer com a informação recebida. Nesse capítulo, você conhecerá as atuais opções de tratamento (que não são apenas medicinais), e o que fazemos e o que não sabemos a respeito do curso futuro para crianças que obtêm diagnósticos precoces. Minha esperança é que você saia desse capítulo com um conjunto claro de passos a seguir para conseguir ajuda para o seu filho.

CAPÍTULO 2
Compreender a experiência do transtorno bipolar

Embora o transtorno bipolar seja muito difícil de diagnosticar, as descrições que os manuais oferecem dão a impressão de que talvez isso não seja assim tão difícil. Afinal, o que poderia ser mais evidente do que ter um comportamento extraordinariamente maníaco, sentindo-se no topo do mundo, transbordando de energia, e de uma hora para outra se sentir deprimido, isolado e com inclinações suicidas?

Fato surpreendente é que há um intervalo de oito anos, em média, entre um primeiro episódio de depressão ou de sintomas maníacos/hipomaníacos e a primeira vez que o transtorno é diagnosticado e tratado (Post; Leverich, 2006). Por que uma pessoa com o transtorno demora tanto para receber atenção de profissionais de saúde mental? Em parte, a resposta é que os comportamentos que associamos à expressão *transtorno bipolar* podem se manifestar de maneiras muito diferentes, conforme o ponto de vista assumido. Mas, mesmo quando todos concordam que o comportamento de alguém se desvia da norma, pode haver crenças muito diferentes a respeito do que está levando a pessoa a agir daquele modo. Vejamos o caso de Lauren, uma mãe separada, de 28 anos de idade, com três filhos:

Lauren descreve a si mesma como uma "viciada em exercício". Nas últimas três semanas, seu dia típico foi assim: Depois de deixar os filhos na escola, ela corre para a academia e pedala uma bicicleta ergométrica por até duas horas. Então toma um pote de 170 gramas de iogurte e passa a maior parte da tarde fazendo caminhadas. Pega os filhos na escola, dá janta para eles e passa a maior parte da noite no aparelho simulador de escada. Ela só foi consultar seu psiquiatra quando, no final da segunda semana, constatou que estava exausta e incapaz de funcionar. Então deixou os filhos com os avós e passou vários dias dormindo. Ela admitiu ter cumprido ciclos como esse várias vezes.

Agora vejamos de que modo Lauren, a mãe dela e o médico descrevem seu comportamento. Lauren diz que seus problemas têm a ver com o fato de ser muito atarefada. "É incrivelmente difícil cuidar de três crianças, manter a casa e tentar permanecer saudável", argumenta. "Meu ex-marido ajuda pouco, e não tenho muitos amigos que possam me dar uma força. Às vezes exijo demais de mim, mas sempre me recupero." A mãe de Lauren acha que ela é "irresponsável e autocentrada", que "prefere ficar malhando do que cuidar dos filhos", e duvida de que as crianças estejam tendo suficiente orientação e estrutura. O médico de Lauren diagnosticou-a com transtorno bipolar II.

Quem tem razão? Lauren acha que seu comportamento é consequência de seu ambiente. A mãe descreve os mesmos comportamentos como movidos pelos atributos de personalidade da filha. E seu psiquiatra acha que ela tem um transtorno de humor de base biológica. Esses diferentes pontos de vista criam um problema para Lauren, porque levam a soluções diferentes para a situação. Lauren sente que os outros – particularmente sua mãe – teriam que ser mais solícitos e ajudá-la mais. A mãe acha que Lauren precisa ser mais responsável. E o médico acha que Lauren deve tomar medicação estabilizadora do humor.

Quase todo paciente com que trabalhei descreve seu comportamento de maneira diferente em comparação com o que fazem seu médico e seus familiares. Vejamos o exemplo de Brent, que vem tendo dificuldade em se manter em seus empregos. Ele diz que está deprimido, e sente que isso se deve à sua incapacidade de lidar com patrões excessivamente críticos. Portanto, acredita que precisa ir mudando de emprego até encontrar um ambiente de trabalho mais permissivo. Sua mulher, Alice, diz que ele é maníaco e irritável, e não deprimido, e que precisa de uma psicoterapia de longo prazo para lidar com seus problemas em relação a figuras masculinas de autoridade. Ela também acha que ele bebe demais e que teria que frequentar as reuniões da Alcoólicos Anônimos. O médico de Brent afirma que ele está tendo um episódio depressivo pós-maníaco e que seria bom ele adotar uma combinação de medicações e fazer terapia de casal.

Psiquiatras e psicólogos veem o transtorno bipolar como um conjunto de sintomas, que se apresentam em agregados (isto é, mais de um por vez) e devem durar certa extensão de tempo, geralmente definida como "episódio", que tem uma fase inicial, depois uma fase na qual os sintomas estão na sua pior expressão e uma fase final de recuperação (ver quadro "O que é um episódio de humor bipolar?", adiante). A abordagem tradicional ao diagnóstico psiquiátrico descrita no Capítulo 3 segue essa linha de raciocínio. Já as pessoas com a doença geralmente preferem encarar o transtorno bipolar como uma série de experiências de vida, e conferem aos sintomas reais uma importância secundária em relação aos fatores que os provocam. E os membros da família ou demais pessoas relevantes podem ter um ponto de vista totalmente diverso, talvez com ênfase na personalidade do paciente ou encarando o comportamento desviante sob uma perspectiva histórica (por exemplo, "Ela sempre foi instável"). Embora esses pontos de vista sejam muito diferentes, todos têm certo grau de validade.

Neste capítulo, você terá uma noção das diferentes perspectivas que as pessoas assumem na compreensão das oscilações de humor bipolares e de como esses diferentes pontos de vista podem levar a crenças muito diversas a respeito dos tratamentos a serem empreendidos. Essas perspectivas abrangem o ponto de vista pessoal, conforme descrito pelos pacientes afetados pelo transtorno; o ponto de vista dos observadores, geralmente os parentes, o cônjuge/parceiro(a) ou amigos próximos; e o ponto de vista do médico. Claro que há também o ponto de vista da sociedade como um todo, que pode se basear no estigma da doença mental ou em noções parciais do que significa estar mentalmente doente. Qualquer um desses pontos de vista pode influenciar o seu. As perguntas que você deve fazer a si mesmo ao ler este capítulo são:

- "De que modo eu experimento as oscilações no meu humor?"
- "Elas são similares às oscilações que outras pessoas com transtorno bipolar experimentam?"
- "De que maneira compreendo as causas do meu comportamento?"
- "De que modo minha compreensão difere da maneira como os outros me percebem?"
- "De que maneira o modo em que me vejo difere do modo em que meu médico me vê?"
- "Essas diferentes compreensões implicam divergências em relação aos tratamentos?"
- "Será que minhas escolhas são movidas por expectativas do ambiente social, fazendo-me sentir que não posso falar com ninguém a respeito?"

Compreender esses pontos de vista variados será muito útil, tanto se você está no seu primeiro episódio como se já teve vários, pois dará alguma clareza a respeito de como suas experiências diferem daquelas de pessoas que não têm transtorno bipolar. Também podem fazer você entender por que sua família ou seu ambiente de trabalho ou social parecem estar tão certos de que você irá se beneficiar de medicações, mesmo que não concorde com isso.

NA PRÁTICA: O QUE É O TRANSTORNO BIPOLAR?

Vamos começar definindo a síndrome do transtorno bipolar. Sua principal característica são as extremas oscilações de humor, das altas maníacas às graves depressões. É chamado de transtorno do humor porque tem influência profunda nas experiências emocionais e nas demonstrações de *afeto* (a maneira pela qual a pessoa expressa emoções aos outros). É chamado de *bipolar* porque as oscilações de humor ocorrem entre dois polos, o alto e o baixo, em oposição ao transtorno unipolar, no qual as oscilações de humor ocorrem em apenas um polo – o baixo. Algumas pessoas preferem o termo mais amplo *transtorno do espectro bipolar*, que inclui condições similares às bipolares, mas menos graves que as dos tradicionais transtornos bipolares I ou II (por exemplo, "o transtorno bipolar não específico"), mas que de qualquer modo causam sofrimento e interferem no funcionamento.

No estado maníaco alto, as pessoas experimentam diferentes combinações dos seguinte aspectos: humor exultante ou eufórico (excessiva alegria ou expansividade); humor irritável (raiva e suscetibilidade aumentadas); uma elevação nos níveis de atividade e energia; diminuição na necessidade de sono; grandiosidade (um senso exaltado de si e das próprias aptidões); maior loquacidade; pensamento acelerado, pulando de uma ideia a outra; alterações no pensamento, na percepção e na atenção (por exemplo, maior dispersão); e comportamentos impulsivos, imprudentes. Episódios maníacos causam comprometimentos importantes no trabalho e na vida social e familiar da pessoa (por exemplo, levando a detenções ou a acidentes de trânsito). Se alguém tem muitos desses sintomas, mas sem ter seu funcionamento comprometido, usamos o termo *hipomaníaco*. Episódios maníacos ou hipomaníacos alternam-se com intervalos de depressão, nos quais a pessoa fica intensamente triste, melancólica ou desanimada, perde o interesse em coisas que normalmente curte, perde peso e apetite, sente-se cansada, tem dificuldades para dormir, sente-se culpada e mal consigo, tem problemas para se concentrar ou tomar decisões, e com frequência pensa em suicídio.

O QUE É UM EPISÓDIO DE HUMOR BIPOLAR?

- Um conjunto de sintomas que aparecem ao mesmo tempo, com uma fase inicial *prodrômica*, uma fase intermediária *aguda*, e uma fase final de *recuperação*.
- A *polaridade* de um episódio de humor pode ser depressiva, maníaca, hipomaníaca ou mista.
- Episódios podem durar de poucos dias a vários meses.
- Algumas pessoas mudam de polaridade no decorrer de um episódio (por exemplo, de depressivo a maníaco ou de maníaco a misto).

Episódios tanto de mania quanto de depressão podem durar de dias a meses. Além disso, muitas pessoas com depressão bipolar (cerca de 34%; Mcintyre *et al.*, 2015) experimentam ao mesmo tempo sintomas depressivos e maníacos, naquilo que chamamos de *episódios mistos*, dos quais irei tratar no próximo capítulo. É importante ter consciência dos episódios mistos porque eles costumam ser mais longos e mais intensos do que os episódios maníacos ou depressivos e estão muitas vezes associados ao uso de álcool e drogas (Mcintyre *et al.*, 2015).

Episódios de transtorno bipolar não surgem da noite para o dia, e a gravidade de manias ou depressões varia muito conforme o indivíduo. Muitas pessoas aceleram e adentram estágios de mania. Em 1973, dois líderes em nossa área, os doutores Gabrielle Carlson e Frederick Goodwin, observaram que nos estágios iniciais da mania, as pessoas se sentem "ligadas" ou a todo vapor, e seus pensamentos se aceleram, com fartura de ideias (Carlson; Goodwin, 1973). Começam a precisar menos de sono e se sentem excitadas ou levemente irritadas (*hipomania*). Em seguida, aceleram e exibem manias plenamente desenvolvidas, marcadas por euforia, raiva, comportamentos impulsivos, como realizar gastos extravagantes, e entrar em períodos de atividade intensa, frenética. Nos estágios mais avançados de mania, a pessoa pode ter confusão mental, delírios (crenças irracionais), alucinações (ouvir vozes ou ver coisas) e uma ansiedade intensa, incapacitante. Nem todo mundo experimenta esses estágios, e muitas pessoas recebem tratamento antes de chegar ao estágio mais avançado.

As pessoas também caem gradualmente numa espiral depressiva, embora nesse caso os estágios sejam menos definidos. Para algumas, as depressões graves parecem chegar do nada, em épocas em que eles, não fosse isso, sentem-se bem. Outras têm episódios depressivos provocados por eventos da vida, como rompimento de relacionamentos. Em outras, uma grande depressão se desenvolve como coroação de um período de depressão contínua, crônica, na chamada *distimia* ou *transtorno depressivo persistente* (ver Capítulo 10).

Em muitos, os períodos entre os episódios maníaco e depressivo são livres de sintomas. Em outros, há resquícios de sintomas de episódios prévios, como perturbações do sono, irritabilidade contínua ou dificuldade para se concentrar. Um estudo de 13 anos revelou que pessoas com transtorno bipolar gastam em média um terço das semanas de suas vidas em estados de depressão, cerca de 9% em estados de mania, cerca de 6% em estados mistos ou de rápida ciclagem, e cerca de 53% em estados *eutímicos* ou de humor normal (Judd *et al.*, 2002). A maioria das pessoas experimenta problemas no ambiente social e de trabalho em razão da doença.

Cerca de 1% da população em geral tem transtorno bipolar I, caracterizado por oscilações entre depressão profunda e mania plenamente expressa. Outro 1% tem transtorno bipolar II, no qual a pessoa varia de depressão grave a hipomania, uma forma mais leve de mania. Novos casos de transtorno bipolar têm sido identificados em crianças novas e em idosos, mas a idade média da primeira manifestação é por volta dos 18 anos, com uma grande proporção de pessoas sendo diagnosticada entre os 15 e os 19 anos (Merikangas *et al.*, 2007). O transtorno bipolar é geralmente tratado com inúmeras alternativas farmacológicas, idealmente ministradas em combinação com uma psicoterapia baseada em evidências (ver Capítulo 6):

- Estabilizadores do humor como carbonato de lítio, valproato ou lamotrigina.
- ASGs (também chamados de antipsicóticos de segunda geração) como quetiapina, risperidona, ziprasidona, aripiprazol, olanzapina ou lurasidona.
- Agentes ansiolíticos como clonazepam ou lorazepam.
- Antidepressivos como escitalopram, citalopram, sertralina, paroxetina, bupropiona, venlafaxina, e, mais recentemente, cetamina (ver Capítulo 6 para uma discussão sobre os riscos associados aos antidepressivos).

DIFERENTES PONTOS DE VISTA SOBRE MANIA E DEPRESSÃO

Como observado, os sintomas associados ao transtorno de humor bipolar podem ser experimentados de modo bem diferente por quem tem o transtorno, por um observador e por um médico. O transtorno afeta *humores*, *comportamento* e *pensamento*. Embora seus humores possam ser claros para você, nem sempre podem ser observados pelos outros. Similarmente, você nem sempre consegue ter consciência de seu comportamento ou do impacto dele sobre os outros, enquanto os outros (família, amigos ou médicos) podem ter uma clara consciência disso. Quando pessoas olham para o mesmo conjunto de comportamentos ou experiências através de lentes diferentes, você já pode imaginar o quanto há de espaço para interpretações errôneas.

Você pode ser muito articulado quando descreve o que está pensando e sentindo. Em uma fase maníaca, seus pensamentos podem fluir rapidamente e a vida pode lhe parecer exótica e maravilhosa. Você talvez fale mais do que o usual e revele com maior liberdade seus pensamentos íntimos. Os observadores, como os membros da sua família, costumam se concentrar na sua fala, que eles talvez descrevam como muito franca, impetuosa, em tom de voz alto ou agressivo; ou então se concentram em seu comportamento, que talvez descrevam como perigoso para você ou para os outros, ou impulsivo, de maneiras que afetem negativamente os membros da família (por exemplo, gastando ou investindo seu dinheiro sem pensar). Seu médico geralmente ficará mais focado em avaliar se o seu humor, seu sono e seu comportamento estão se afastando significativamente do seu estado normal, levando em conta por quanto tempo se estendem, o quanto se mostram intensos e se estão ou não causando uma deficiência em seu funcionamento (ver o quadro "O que o médico pode perguntar para distinguir as oscilações de humor bipolares das variações normais", adiante).

Nas seções a seguir, descrevo mania e depressão em termos de alterações no humor, no sono e no comportamento. Vou focar nas experiências pessoais que realmente definem os episódios de transtorno bipolar, resumidas no quadro "Experiências de episódios maníacos e depressivos", adiante.

DICA DE CUIDADOS PERSONALIZADOS
AS OUTRAS PESSOAS NÃO VEEM SEUS HUMORES E COMPORTAMENTOS DO MESMO JEITO QUE VOCÊ

Família e amigos reagem às suas alterações de comportamento; você talvez ponha foco nas mudanças em seus humores, pensamentos, níveis de energia ou sono; e os médicos talvez comparem seu humor e comportamento com o que é normal em você ou em outros pacientes. Isso não significa que estejam certos e você errado, mas entender diferentes pontos de vista evita divergências que podem levar a atrasos em seu diagnóstico e tratamento.

Você pode concordar que seus estados de humor estão variando, mas suas explicações para o que causa tais estados talvez sejam bem diferentes das de seu médico, familiares ou amigos. Pessoas com transtorno bipolar costumam ficar com raiva quando seus médicos apresentam uma lista de sintomas para que digam quantos deles vêm tendo e por quanto tempo. Relutam em concordar que estejam sofrendo de humores irritáveis, mas também sabem quais são os gatilhos desses humores, algo que os outros podem não estar vendo.

EXPERIÊNCIAS DE EPISÓDIOS MANÍACOS E DEPRESSIVOS

- Estados de humor tipo montanha-russa (euforia, irritabilidade, depressão);
- Mudanças nos níveis de energia ou atividade;
- Alterações no pensamento e na percepção;
- Pensamentos suicidas;
- Problemas com o sono;
- Comportamento impulsivo ou autodestrutivo.

Estados de humor do tipo montanha-russa

"Como posso pensar em fazer planos ou contar com alguma coisa ou com alguém? Nunca sei como vou me sentir. Posso estar animada e feliz e cheia de ideias, mas então uma coisinha de nada me tira do prumo. Tomo uma xícara de chá e se ela não bate com a minha expectativa do quanto deveria estar quente, simplesmente reajo – grito, xingo – sou instável demais... Tenho medo dos meus próprios humores."

– Mulher de 30 anos com transtorno bipolar I

A maioria das pessoas com transtorno bipolar descreve seus humores como instáveis, imprevisíveis, "arbitrários" ou "como uma gangorra". Estados de humor podem ser irritáveis (tanto durante a depressão como na mania), eufóricos, exaltados ou excessivamente frívolos (mania), ou extremamente tristes ou mesmo apáticos (depressão).

Como suas oscilações de humor são vistas pelos outros

"Quando fico com raiva, é melhor ninguém chegar perto. Tenho vontade de acabar com tudo e com todos. Uma coisinha de nada já

me provoca. Eu odeio todo mundo, odeio a minha vida e quero me matar de algum jeito bem dramático. É como uma raiva cortante, pontiaguda, como uma emoção queimando."
— Mulher de 23 anos com transtorno bipolar II

Familiares, quando descrevem a volatilidade emocional de seu parente bipolar, seja filho, pai ou mãe, tendem a enfatizar o quanto se sentem intimidados diante dos repentinos surtos de raiva, que sentem não terem sido eles que provocaram. Vamos examinar o diálogo entre Janelle, 21 anos, e sua mãe, depois de Janelle ter brigado com ela minutos antes.

Janelle: Eu quero voltar e viver com você. Posso dar conta disso.

Mãe: Mas você ainda não está bem agora. Veja só o quanto ficou com raiva.

Janelle: Mas você disse que eu ainda não estava pronta para tomar conta de mim mesma! É claro que eu explodi!

Mãe: E não está pronta mesmo. Sei disso porque você reage de um jeito exagerado comigo, e isso me diz que talvez ainda não tenha melhorado.

É duro encarar suas oscilações de humor como evidência de uma doença, especialmente quando toda reação emocional que você tem parece perfeitamente justificada, tendo em conta o que acabou de acontecer com você. Para Janelle, sua explosão de raiva pareceu-lhe uma reação adequada à atitude da mãe, que acabara de questionar sua competência. A mãe sabe como sua filha é quando está bem e vê a sua irritabilidade como um desvio evidente da norma.

Já os períodos exaltados, eufóricos, da experiência maníaca podem ser sentidos como algo excepcionalmente bom pela pessoa que tem o transtorno. A Dra. Kay Jamison escreveu extensamente sobre a "exuberância", os sentimentos magníficos que podem acompanhar os episódios e estados maníacos de criatividade exacerbada, e o quanto o desejo de sustentar esses sentimentos pode levar uma pessoa a parar de tomar medicações (Jamison, 2005). Mas não são todas as pessoas com transtorno bipolar que sentem esses humores altos como euforia. Por exemplo, Beth, 42 anos, descreveu seu humor nos episódios maníacos como "a súbita consciência de que não estou mais deprimida". Seth, 27 anos, descreveu os estados maníacos dele como "cansado, mas ligado". Para alguns, os humores maníacos são apenas estados extremos de irritabilidade.

Para as demais pessoas que são relevantes para o indivíduo afetado, sua euforia ou humores exaltados podem parecer estranhos ou cômicos, e elas podem não compartilhar do seu entusiasmo, mas é improvável que fiquem tão perturbadas com isso quanto ficam com sua irritabilidade. Para os parentes, especialmente aqueles que já acompanharam um ou mais de seus episódios anteriores, o humor eufórico é preocupante no sentido de que anuncia o desenvolvimento de um episódio maníaco pleno. A irritabilidade é mais problemática, especialmente quando exercida sobre eles ou quando desperta neles o receio de conflitos ou mesmo de violência.

Agora examine de que modo experimenta a depressão. Você a descreveria como uma tristeza intensa, um sentimento de embotamento, uma sensação de estar sendo afastado dos outros, uma falta de interesse pelas coisas que você antes curtia? Um homem descreveu como: "Minha depressão me come vivo. Sinto-me como se estivesse num aquário de peixes que me separasse das outras pessoas. Tudo me parece simplesmente desalentador, e não vejo nenhum futuro para mim". Já um membro da família, um amigo ou um namorado ou namorada pode ver sua depressão como algo que você mesmo se infligiu. Pessoas próximas de você talvez sintam compaixão de início, mas depois ficam irritadas ou incomodadas. Às vezes acham que você não está se esforçando o suficiente ou que poderia se livrar disso tudo se tivesse "a atitude mental correta". Você provavelmente irá experimentar essas reações como algo desagradável, invalidante e desprovido de empatia.

O que o médico procura? Ao determinar se o diagnóstico está correto (caso você esteja sendo diagnosticado pela primeira vez) ou se você está tendo uma recorrência do transtorno (caso já tenha sido diagnosticado antes), seu médico irá avaliar se seus estados de humor diferem, em grau ou intensidade, daqueles das pessoas saudáveis e dos seus próprios humores quando você se sente bem. Vai querer saber se seus humores – eufóricos, irritáveis ou depressivos – fogem ao seu controle e ficam assim durante dias, e se suas oscilações de humor causam problemas na sua vida social, profissional e/ou familiar. As questões listadas no quadro a seguir são exemplos de perguntas que seu médico pode fazer ao avaliar se seus estados de humor são diagnosticáveis de um ponto de vista clínico.

Alterações na energia e nos níveis de atividade

Se alguém lhe pedisse para descrever seus sintomas, talvez você não se concentrasse em suas oscilações de humor. De fato, muitas pessoas ao serem questionadas sobre seus estados de humor respondem com descrições de seus níveis de energia e de atividade. São mais conscientes daquilo que fazem ou deixam de fazer do que de como se sentem emocionalmente. Colocam o foco no grande aumento de energia que experimentam durante as fases maníaca ou mista ou nas baixas de energia das fases depressivas. Na realidade, o *DSM-5* lista os aumentos de atividade como um dos principais critérios de um episódio maníaco, junto com o humor exaltado ou irritável.

Uma maneira de compreender essas oscilações é pensar o transtorno bipolar como uma desregulação dos estados motivacionais assim como dos humores. Mudanças nos impulsos motivacionais normais, como os que governam comer, dormir, fazer sexo, interagir com os outros e realizar coisas, são parte integrante do pêndulo bipolar. A motivação normal que guia nosso comportamento se intensifica na mania e diminui na depressão.

O QUE O MÉDICO PODE PERGUNTAR PARA DISTINGUIR AS OSCILAÇÕES DE HUMOR BIPOLARES DAS VARIAÇÕES NORMAIS

- "Suas oscilações de humor causam problemas na vida social ou familiar?"
- "Diminuem sua produtividade no trabalho por mais de alguns dias?"
- "Seus estados de humor duram apenas alguns dias, com pouco alívio, ou mudam quando algo de bom acontece?"
- "As outras pessoas notam e comentam quando seu humor oscila?"
- "As suas alterações de humor vêm junto com mudanças perceptíveis no pensamento, no sono ou nos seus níveis de energia e de atividade?"
- "Suas oscilações de humor sempre vão ao ponto de ser necessário chamar a polícia ou providenciar hospitalização?"

Se sua resposta à maioria dessas questões for "sim", então é provável que suas oscilações de humor estejam além da faixa de normalidade.

Por exemplo, pessoas em episódios maníacos são movidas por recompensas e muitas vezes não conseguem evitar de se envolver em artimanhas para alcançar essas recompensas. Quando deprimidas, esses impulsos são substituídos por isolamento, falta de motivação ou por um estado de apatia, com pouco prazer não importa qual seja a atividade. Mudanças nos estados motivacionais obviamente podem ter um grande impacto na vida diária e na produtividade.

Aceleração na energia

"Sinto como se tivesse um motor acoplado. Todo o resto se move devagar demais, e o que eu quero é ir, ir, ir. Sinto-me como um daqueles brinquedos em que a gente dá corda e eles saem girando ou dando cambalhotas ou o que for... e ter que parar me faz sentir como se estivesse enjaulada."

– Mulher de 38 anos com transtorno bipolar I

Examine os aumentos do nível de energia que acompanham os episódios maníacos. Para Lauren, esse surto assumia a forma de uma intensa motivação para cumprir uma determinada atividade (exercitar-se e manter-se em forma). Para Cynthia, assumia a forma de um forte desejo de contato social e estímulo. Quando maníaca, ela ligava para pessoas de todo o país com as quais fazia anos que não falava, assumia duas ou três vezes mais compromissos sociais e ficava logo entediada com a companhia dos outros. No caso de Janelle, assumia uma qualidade sexual: sentia uma necessidade física de acumular o maior número de parceiros possível. Neil tinha um forte impulso em relação a comida: "Não parava de enfiar comida na boca. Eles [a equipe de enfermagem do hospital] colocaram um frango inteiro na minha frente e eu praticamente o engoli".

Comportamentos grandiosos

Com muita frequência, o aumento de atividade é acompanhado por pensamentos ou comportamentos grandiosos. É a grandiosidade daqueles comportamentos que a maioria consideraria "exagerados", perigosos, e não realistas. Costumam estar associados a uma autoestima inflada (às vezes delirante) ou a crenças exageradas a respeito dos próprios poderes ou aptidões.

"Entrei num restaurante superchique com minha mãe e comecei a saltar e correr por ali, e havia aqueles lustres no teto. Eu me

*imaginei o Super-Homem ou algo assim, e dei um salto e me de-
pendurei num dos lustres e fiquei balançando."*

— Homem de 21 anos descrevendo seu
comportamento maníaco bipolar I

Comportamentos grandiosos costumam vir acompanhados de sentimentos exaltados ou eufóricos, mas nem sempre. Você pode experimentar uma sensação aumentada de autoconfiança e então sentir impaciência ou irritação porque os outros parecem lentos para acompanhar suas ideias ou planos. O comportamento grandioso é prejudicial não só porque está associado a riscos à saúde, mas também porque leva a sentimentos de vergonha, que podem agravar sua depressão após um episódio maníaco. No caso do jovem citado, a polícia foi chamada ao restaurante, houve um confronto e o rapaz foi hospitalizado. Embora mais tarde ele relatasse o incidente vangloriando-se um pouco, admitiu que na hora se sentiu bastante constrangido com aquele seu comportamento em público.

Em episódios hipomaníacos, que podem ocorrer tanto no transtorno bipolar I como no II, a pessoa pode ter pensamentos grandiosos mais discretos do que nos episódios plenamente maníacos. Pessoas em hipomania acreditam que são mais inteligentes, bonitas, habilidosas e criativas, e menos passíveis de tomar más decisões do que as demais, mas isso não chega ao nível do pensamento delirante (por exemplo, o de ter poderes especiais). Elas podem acreditar que suas ações sempre trarão recompensas e nunca terão outras consequências.

Desaceleração depressiva

Para cada exemplo que demos agora, você pode imaginar como seria uma contrapartida dele na fase depressiva. Na depressão, você pode ficar muito desacelerado, como se estivesse "movendo-se no melaço". A mais prosaica das tarefas parece exigir um esforço tremendo. Seu apetite fica anormalmente diminuído, e tomar banho ou escovar os dentes parece algo muito trabalhoso. Tipicamente, a última coisa que uma pessoa deprimida quer fazer é sexo, e exercitar-se tem apelo ainda menor. Socializar parece uma obrigação desagradável, que requer excessiva concentração e energia mental. E pode também soar ameaçador, mesmo que aqueles com quem você tem contato sejam amigos ou vizinhos. Na depressão, pode parecer quase impossível iniciar essas coisas mesmo que você queira desesperadamente. Em outras palavras, a depressão é muito diferente de ter preguiça.

Quando na hipomania e na mania há uma exacerbação dos estados motivacionais, é possível realizar coisas importantes, e conceber planos significativos para seu avanço pessoal. Infelizmente, a fase depressiva que se segue a esses estados motivacionais exacerbados pode fazer com que esses planos pareçam difíceis ou mesmo impossíveis de realizar. A incapacidade de levar adiante planos que foram concebidos na fase maníaca podem se tornar uma fonte de desespero na fase depressiva. Um rapaz de 19 anos com transtorno bipolar descreveu a passagem da mania à depressão nos seguintes termos: "Sou como um golfinho. Eu voo alto no ar e então grito, 'Vou descer de novo!'. E então mergulho fundo na água, e nessa hora todo o ar, o brilho do sol e a brisa do oceano simplesmente desaparecem".

O que os outros veem?

Stephanie, 20 anos, teve vários episódios de transtorno bipolar. Sua irmã mais velha descreveu seu comportamento maníaco, enérgico, da seguinte maneira:

"Ela se envolve nesses projetos criativos que todos nós apoiamos, como pintar pratos à mão ou fazer esculturas em sabão e tentar vendê-las. Mas então ela parece levar isso longe demais. Tenta vendê-los pelo Instagram e então fica irritada e frenética e passa a noite inteira no computador – e então entra em colapso e todos os projetos vão para o ralo."

As rápidas mudanças em energia e atividade que acompanham os altos e baixos costumam ser uma fonte de conflitos familiares. Para os observadores, seu comportamento ativado na fase hipomaníaca pode parecer atraente ou encorajador num primeiro momento, ainda mais se você está saindo de uma depressão. Mas ele perde seu charme à medida que você se torna mais e mais maníaco e seu comportamento começa a parecer frenético e despropositado. Observadores (notadamente os familiares) geralmente não têm noção da sensação que você pode estar experimentando, de ser animado por um propósito. Podem se irritar ao vê-lo agitado, muito motivado e com uma aparente falta de preocupação com os outros. Em estados maníacos extremos, os membros da família ficam preocupados achando que você pode se machucar ou ferir alguém. Paralelamente, podem se sentir frustrados com sua inatividade nas fases depressivas e insistir em fazer-lhe preleções "motivacionais" que contribuem para agravar seus sentimentos de culpa ou inadequação.

Para um médico, seus aumentos de atividade são a dica mais segura de que a hipomania ou a mania se instalaram, mas ele ou ela provavelmente irão buscar evidências de que seu comportamento está sendo ativado de modo consistente em diferentes situações. O simples fato de você ter assumido mais projetos de trabalho não é suficiente para indicar mania. Portanto, seu médico pode lhe perguntar quantas ligações telefônicas você fez, quantas horas ficou trabalhando, o quanto de sono tem tido, quanto dinheiro andou gastando, quantos compromissos sociais arrumou, ou quanta atividade sexual teve ou qual é a intensidade de sua motivação. Ele ou ela podem também basear a avaliação de seu estado na maneira de você se portar durante a consulta: se você consegue permanecer sentado quieto, se responde às perguntas prontamente ou interrompe muito, se suas respostas se mostram evasivas e você sai pela tangente para se desviar da questão. Ele ou ela podem procurar se há *agitação psicomotora*, como você torcer os dedos, pegar coisas, levantar e dar uns passos e voltar a sentar, ou não parar quieto um minuto. Seu médico também irá procurar, durante as depressões, sinais de *retardo psicomotor* (desaceleração nos seus movimentos físicos) e de expressões faciais ausentes ou "embotadas".

Um ponto crucial a ser lembrado aqui é que, para você, os aumentos de energia e atividade que acompanham os episódios maníacos ou mesmo os hipomaníacos podem ser encarados como produtivos, criativos e com sentido. Para outros, incluindo seu médico, podem parecer fúteis, pouco realistas ou sinalizar uma doença em desenvolvimento. Nas depressões, você pode se sentir incapaz de fazer mesmo as coisas mais básicas, mas os outros podem acusá-lo injustamente de ser preguiçoso. Essas diferentes percepções criam conflitos entre você e os outros, mas é importante conhecer os pontos de vista deles e também expor o seu (ver tópico sobre escuta ativa no Capítulo 13).

Alterações no pensamento e na percepção

> *"Minha mente dá a sensação de estar num daqueles cartões-postais da cidade fotografados à noite, com a câmera em movimento. As luzes parecem ter caudas, o mundo inteiro está em zoom – adoro isso. Minha mente está tão cheia de pensamentos que sinto como se fosse explodir."*
>
> – Mulher de 26 anos com transtorno bipolar I

Humores maníacos e depressivos quase sempre envolvem alterações no seu pensamento. Durante a mania, há a aceleração das funções mentais (pensamentos rápidos) e a pessoa expressa verbalmente um pensamento atrás do outro, como se fossem disparados (turbilhão de ideias). Muitos experimentam o mundo de maneira diferente: as cores se tornam mais vivas e os sons ganham um volume intoleravelmente alto. A confusão mental pode acompanhar os estágios mais avançados de mania: o mundo começa a ser sentido como uma roda gigante rodando descontrolada.

Durante a mania, sua memória pode parecer bem mais instantânea e clara. É provável que você se sinta brilhante, capaz de associar ideias com facilidade e de relembrar eventos com riqueza de detalhes. No entanto, essa aparente melhora da memória muitas vezes é ilusória; as pessoas que experimentam a mania imaginam que estão relembrando melhor do que estão de fato. De fato, a atenção e a concentração podem ficar muito comprometidas durante a mania. Você não consegue manter a mente focada em uma coisa só, porque está tentando processar coisas demais ao mesmo tempo. Sua atenção se dispersa facilmente por coisas mundanas, como ruídos aleatórios, as expressões faciais dos outros ou a sensação da roupa sobre a sua pele.

Conforme a mania entra em espiral ascendente, seus pensamentos podem se tornar cada vez mais bagunçados e até incoerentes. As pessoas com as quais você fala não são capazes de entender o que você diz. Podem tentar mantê-lo focado e pedir que desacelere. Você talvez ache essas interações muito chatas e reaja tachando os outros de lentos, burros e desinteressantes.

Algumas pessoas com transtorno bipolar I têm durante a mania alucinações (experiências de percepção que não são reais) e delírios (crenças ilusórias, equivocadas). *Delírios de grandeza* são especialmente comuns, como achar que você tem um talento excepcional em uma área na qual nunca recebeu treinamento formal, que tem uma inteligência muito acima da média ou que é capaz de se comunicar por telepatia (a capacidade de transmitir e receber pensamentos diretamente, sem falar). Em estados delirantes mais graves, as pessoas acreditam que têm poderes especiais, ou que são alguma figura pública de destaque, ou que recebem mensagens de Deus, como relata esta mulher de 19 anos.

"*[Conforme eu ciclava na mania]*, surgiu na minha cabeça essa ideia de que eu deveria promover uma festa com todo mundo que conheço. Conforme os dias foram passando, acreditei que todos os meus médicos — cada um que havia tratado de mim — viriam à minha festa. Logo depois, passei a achar que o Bruce Springsteen viria, e a Beyoncé também, e então ouvi a voz de Deus me dizendo, 'Volte para o Dennis [ex-namorado]; ele ama você'."

Delírios e alucinações são particularmente assustadores para as pessoas relevantes em sua vida, que os encaram como o sinal mais concreto de "loucura". Os médicos estão especialmente familiarizados com esses sintomas e também estarão atentos a detectar sinais menos dramáticos de pensamento distorcido. Vamos examinar o seguinte diálogo entre um psicólogo e um rapaz de 20 anos que estava entrando no auge de seu estado maníaco. O rapaz estava sentado com um livro de leis no colo, argumentando que seria capaz de ser aprovado no exame da ordem dos advogados sem frequentar faculdade e que iria processar quem quer que o desafiasse:

Médico: Teve pensamentos ou experiências incomuns na semana passada?

Paciente: Não, não tive.

Médico: Alguma sensação de que você tem poderes especiais ou que é uma pessoa famosa? Na semana passada você pensou bastante a respeito de Deus e de ter...

Paciente: (interrompendo) Bem, isso foi na semana passada! (risos) Não, não penso em mim desse jeito, vejo-me mais como um jovem deus, como um mestre (risadinhas). Acho que tenho muito a oferecer aos outros.

Esse cliente continuava delirante. Seu pensamento muitas vezes ainda o fazia enfrentar problemas com os outros, especialmente seus pais, que viviam muito preocupados com a incapacidade do filho em arrumar emprego. Ficavam desgostosos com as crenças irreais dele a respeito de si e com seus elaborados argumentos contra o sistema educacional.

Já na depressão, é difícil focar mesmo que seja em uma única coisa. Você irá experimentar uma desaceleração das funções mentais, como a dificuldade de se concentrar ou de tomar decisões simples.

As cores parecem sem graça. São comuns as perturbações da memória: você pode ter problemas para se lembrar de números de telefone que usa sempre, lembrar-se de compromissos ou acompanhar uma série de televisão pela dificuldade de manter na memória eventos anteriores do enredo.

Ficar ruminando, isto é, pensando em certo evento repetidamente, é algo que costuma acompanhar a depressão. As ruminações durante a fase depressiva costumam ser de autorrecriminação. Por exemplo, quando Margie ficou deprimida, preocupava-se com o pensamento: "Será que Paul [seu chefe] ficou ofendido por eu não sentar perto dele na reunião?". Similarmente, Cameron relembrou: "Quando estava maníaca perguntei de brincadeira ao meu amigo se a mulher dele era boa de cama, e quando entrei em depressão eu não conseguia parar de pensar no quanto isso havia sido estúpido". Ruminações depressivas muitas vezes envolvem culpa ou vergonha a respeito de ações passadas, ou sentir-se imprestável, sem perspectivas de melhorar, ou então desamparado. Isso pode ganhar muito espaço e afetar o funcionamento da pessoa no dia a dia. Quando Patrice ficou depressiva, viu-se "repetindo como se fosse um mantra" declarações como: "Eu não presto... Eu me odeio... Sou uma inútil".

Pensamentos suicidas

As ruminações costumam assumir a forma de preocupações suicidas – pensamentos a respeito das várias maneiras em que alguém pode se matar. Essas ruminações são mais comuns nos episódios depressivos ou mistos, mas podem aparecer também durante a mania. Dependendo do grau de desespero da pessoa, ela pode chegar a agir a partir desses pensamentos ou impulsos, com consequências muitas vezes trágicas.

Amigos e familiares ficarão particularmente perturbados e assustados com os seus pensamentos suicidas se você os verbalizar, e na maioria das vezes farão o melhor possível para ajudá-lo a lidar com isso, mesmo que não saibam muito bem o que dizer ou fazer. É provável que seu terapeuta ou médico também lhe faça perguntas a respeito (por exemplo, "Tem tido algum pensamento de se machucar ou de se matar, como acontece com muitas pessoas quando estão deprimidas?"). Se você nunca teve pensamentos suicidas antes e está tendo agora, pode ficar com medo de expressá-los. Talvez tenha receio de que se o fizer o médico mande interná-lo imediatamente. Claro que essa é uma das opções de tratamento, mas não a única. Entre as outras, temos psicoterapia, modificações do seu regime de medicação e/ou várias formas de apoio da comunidade ou da família.

Aproveite a oportunidade para discutir pensamentos suicidas com seu médico ou terapeuta – você talvez constate que alguns deles se dissipam depois que você consegue compartilhá-los com alguém. Talvez aprenda também que os profissionais de saúde mental são mais úteis nessas horas do que você imaginava. Vou discutir sentimentos e ações suicidas com maior detalhe no Capítulo 11.

> **Prevenção eficaz:** Relatar ao médico – ou a algum amigo de confiança ou familiar – quaisquer pensamentos suicidas que você tenha tido pode aliviar tais pensamentos. E pode também trazer-lhe sugestões que você ainda não tenha considerado.

Perturbações do sono

Quase todo mundo que tem transtorno bipolar experimenta perturbações do sono no período ascendente e durante seus episódios. Quando você está na fase maníaca, pode não sentir necessidade de dormir. Dormir soa como um desperdício de tempo, especialmente quando é possível realizar tantas coisas no meio da noite! Se você está em hipomania, pode achar que consegue funcionar bem com apenas 4 horas de sono e não se sentir cansado com isso. Já na depressão, dormir pode ser a única coisa que você tem vontade de fazer. Quando deprimido, você pode ficar com sonolência excessiva, dormindo muito mais que o usual (por exemplo, 16 horas por dia) e também improdutivo e incapaz de funcionar fora de sua casa. Ou então pode ter insônia e achar que dormir é uma fuga. Talvez fique acordado à noite revirando na cama, ruminando os mesmos problemas sem parar, e então se sentir exausto no dia seguinte. Dormir pode dar a impressão de ser algo frustrante, fora de seu alcance.

Os problemas de sono são um sintoma de transtorno bipolar, ou são eles que na realidade causam problemas de humor? Ao que parece, são ao mesmo tempo sintoma e causa. A maioria das pessoas sofre alterações de humor quando tem problemas para pegar no sono, mas pessoas com transtorno bipolar se tornam particularmente vulneráveis a mudanças em seu ciclo de sono-vigília (Harvey, 2011). Falarei mais sobre perturbações do sono e estados de humor no Capítulo 5.

É provável que seu médico lhe pergunte a respeito de perturbações do sono, e queira saber também se a ênfase do problema está em pegar no sono, em acordar no meio da noite ou em despertar cedo demais. Uma pergunta-chave é se você tem *insônia* (incapacidade de adormecer ou continuar dormindo, o que costuma ser indício de depressão) ou *diminuição da necessidade de sono*, o que significa que você não dorme muito porque acha que não precisa (sinal de mania ou hipomania). Ele talvez peça para você manter um registro do seu sono se tiver dificuldades em definir a natureza de suas perturbações. Seu cônjuge ou parceiro pode ser afetado pelos seus padrões de sono — quando uma pessoa não consegue dormir, a outra muitas vezes também tem dificuldade. Sua própria irritabilidade, assim como a dos membros da sua família, pode ter a ver com a falta de sono ou com hábitos de sono inconsistentes.

Comportamentos impulsivos, autodestrutivos ou de abuso de substâncias

O que você costuma fazer quando começa a se sentir maníaco? Quando você está transbordando de energia, talvez sinta como se precisasse de uma válvula de escape. A vida comum desenrola-se de maneira muito lenta. Assim, quando as pessoas estão na fase de mania, costumam perder suas inibições e se comportar de modo impulsivo.

Muitos desses comportamentos impulsivos podem ser uma ameaça à vida ou à saúde da pessoa, como dirigir de maneira imprudente na estrada, cometer atos temerários, ou fazer sexo sem proteção com diferentes parceiros. O comportamento impulsivo de Martha (ver Capítulo 1) foi uma causa importante dos problemas conjugais que ela teve após seu episódio maníaco.

Algumas pessoas tomam decisões insensatas, como gastar uma grande quantia de dinheiro de modo indiscriminado. Kevin tinha 34 anos e morava com o pai. Quando ficou em mania, convenceu o pai a sacar parte de seu fundo de aposentadoria e gastou de maneira desenfreada comprando vários itens desnecessários. A maior parte do dinheiro foi embora. Sua família, compreensivelmente, ficou furiosa; os irmãos mais velhos se recusaram a falar com ele. Antes do incidente, Kevin havia feito planos de ir morar sozinho. Mas o pai insistiu que ele restituísse o dinheiro antes de concordar em bancar as tentativas do filho em se tornar independente.

Carl, 40 anos, tinha transtorno bipolar II e, quando em hipomania, gastou grandes quantias em dinheiro em melhorias na casa. Mandou instalar lareiras muito sofisticadas, acessórios de banheiro de pouca praticidade, e quadros muito chamativos, mas de escasso valor artístico. Sua parceira, Roberta, com quem ele vivia, estava cada vez mais frustrada vendo suas finanças em declínio, e os conflitos entre os dois aumentaram. No entender de Roberta, Carl não se dispunha a reconhecer sua hipomania como a fonte dos problemas.

O comportamento autodestrutivo pode assumir várias formas. Muitas pessoas recorrem a álcool ou drogas durante os episódios maníacos ou hipomaníacos. O abuso de substâncias não é um sintoma essencial de transtorno bipolar, mas pode se entrelaçar com os sintomas de humor de uma maneira que um agrave o outro. O álcool é visto muitas vezes como um meio de fazer a pessoa baixar seu estado exaltado e aplacar a ansiedade, a confusão e as perturbações do sono que geralmente o acompanham. Alguns usam cocaína, anfetaminas ou maconha para acentuar as experiências eufóricas de mania. Na depressão, pode haver o desejo de usar álcool e drogas como um meio de atenuar o sofrimento, ou como uma espécie de automedicação.

Mais do que qualquer outra condição associada, o abuso de álcool e drogas piora muito o curso do transtorno bipolar (Yen *et al.*, 2016). Mark, 36 anos, tinha transtorno bipolar II complicado por dependência de álcool. Ele descreveu da seguinte maneira o papel desempenhado pela bebida em sua depressão:

"Quando estou deprimido, beber funciona como um cobertor de proteção para mim. Nos meus momentos piores, sei que a garrafa está ali no armário, como um velho amigo. Não penso no dano que a bebida promove no meu corpo, só penso que preciso me anestesiar. Às vezes, o simples fato de saber que tenho uma garrafa no armário da cozinha é suficiente para fazer me sentir melhor. Eu simplesmente não consigo me controlar. Continuo detonando."

Outra pessoa com transtorno bipolar, Thad, 27 anos, foi menos claro a respeito da razão de beber quando está em mania. No hospital, resumiu isso da seguinte forma: "Não sei o que acontece comigo e com a bebida. Sei que não é engraçado, mas toda vez que fico assim [exaltado, maníaco], parece que simplesmente preciso de um gole".

Os membros da família podem ficar mais incomodados se você usar bebida e drogas do que com suas oscilações de humor. Podem até definir que seus problemas estão relacionados ao uso de álcool e drogas e rejeitar o diagnóstico bipolar, achando que é apenas uma maneira de você justificar o fato de continuar bebendo. Talvez estejam equivocados a respeito disso, mas você precisa passar por um meticuloso processo diagnóstico e de avaliação de seu histórico de vida para saber ao certo se de fato as duas coisas estão envolvidas (ver Capítulo 3).

Seu médico provavelmente será cético em relação ao diagnóstico bipolar a não ser que haja evidência concreta de que suas oscilações de humor ocorrem sem que você esteja usando drogas ou álcool. Jeff, por exemplo, havia tido vários episódios maníacos antes de desenvolver problemas com álcool, e o diagnóstico de bipolaridade parecia justificado. Por outro lado, os problemas de Kate com o álcool se desenvolveram bem antes que houvesse qualquer evidência de oscilações de humor, e seus episódios de humor – apesar de caracterizados por irritabilidade, perturbações do sono, letargia, inclinações suicidas e impulsividade – acabaram sendo atribuídos aos efeitos do excesso de álcool.

RESUMO: OS DIFERENTES PONTOS DE VISTA

Como você já sabe ou acabou de ver, pessoas com transtorno bipolar têm experiências muito diferentes. São vários os estados emocionais e alterações na energia, no julgamento, no pensamento e no sono que caracterizam as oscilações entre os polos de humor. Os familiares ou outras pessoas relevantes geralmente não compreendem essas grandes flutuações do humor (a não ser que também tenham transtorno bipolar), e o mais provável é que se concentrem em como seu comportamento os afeta e impacta as demais pessoas em sua vida. A maioria dos psiquiatras estará menos interessada no sentido que essas experiências têm para você do que nos sintomas que você vem tendo, e se eles são consistentes ou inconsistentes com o diagnóstico bipolar, ou apontam para tratamentos específicos (ver Capítulo 6).

Esses pontos de vista diferentes podem ser uma fonte de frustração para você, ao sentir que os outros não o entendem ou não estão interessados em sua vida interior. Do mesmo modo, seus familiares, e talvez seu médico, ficam frustrados quando você se mostra insensível ou indiferente em relação aos efeitos que seu comportamento tem sobre as demais pessoas. Essas percepções divergentes podem ser fonte de conflitos na hora de definir o plano de tratamento: você talvez sinta que teve experiências profundas, mas os outros parecem interessados apenas em rotular você como uma pessoa doente e pedir que tome comprimidos. Muitos com transtorno bipolar, ao se sentirem frustrados com essas questões, negam que estejam tendo sintomas e rejeitam igualmente o diagnóstico e os tratamentos a ele associados (ver capítulos 3 e 4). Outros têm a sorte de conseguir se comunicar de modo eficiente com seu médico e familiares, os quais, por sua vez, tentam compreender um ponto de vista que difere do deles. A expectativa, obviamente, é que você encontre um regime de tratamento que estabilize seu humor sem minimizar a importância que essas experiências pessoais tiveram para você.

Quer você esteja tendo seu primeiro episódio ou já tenha tido vários, o primeiro passo para obter um tratamento eficaz é ter um diagnóstico correto. O Capítulo 3 lida com essa questão fundamental respondendo às seguintes perguntas:

- De que modo o transtorno é diagnosticado por profissionais de saúde mental?
- Quais são os sintomas e comportamentos que os médicos buscam encontrar?
- O que você deve esperar que aconteça durante o processo diagnóstico?
- De que modo o médico irá extrair de você as informações de que precisa para definir o diagnóstico?

Ao descrever os critérios de diagnóstico, vou abordar a importante questão das *condições limítrofes* e das *comorbidades*:

- Como você sabe que tem transtorno bipolar e não outras doenças psiquiátricas?
- O diagnóstico dá uma explicação razoável para o seu comportamento?
- Se não, existem outros diagnósticos que poderiam se encaixar melhor com o seu caso?
- Será que você tem transtorno bipolar e algum outro transtorno "comórbido"?

CAPÍTULO 3
No tribunal do médico
Obter um diagnóstico preciso

Aquele questionamento interminável finalmente foi concluído. Meu psiquiatra olhou para mim, não havia hesitação em sua voz. "Doença maníaco-depressiva", afirmou. Admirei sua franqueza. Desejei que suas terras se enchessem de gafanhotos e sua casa se infestasse de pragas. Uma raiva silenciosa, inacreditável. Sorri afavelmente. Ele sorriu de volta. A guerra mal começara.

Kay Redfield Jamison, *An Unquiet Mind* (1995, p. 104)

Você não é o único que sente a mania e a depressão como experiências muito pessoais e intensas. Nem é o único que duvida da capacidade de qualquer estranho em compreender o que você está passando, não importa o quanto ele seja altamente qualificado como profissional médico. Muitas pessoas que experimentam sintomas bipolares adiam a visita a um médico pelo maior tempo possível, pois já se sentem profundamente incompreendidas. Outras receberam múltiplos diagnósticos de um ou mais profissionais e rejeitaram essas explicações de suas experiências por julgá-las inadequadas. E há também as que aceitam a contragosto um diagnóstico de transtorno bipolar, mas depois expressam sua resistência se recusando a cumprir seu regime de tratamento. Se você se enquadra em qualquer dessas categorias, espero que reconsidere os benefícios de um diagnóstico profissional.

Nenhum rótulo de diagnóstico consegue capturar inteiramente sua situação única. Na realidade, você talvez se sinta ofendido com o rótulo, por ser incompleto, impessoal ou simplesmente por não fazer jus às suas experiências de vida. Mas eles têm um propósito. Primeiro, o uso de rótulos padronizados permite aos clínicos se comunicarem entre si. Se eu encaminho uma paciente minha a outro profissional de saúde mental e digo que "ela tem transtorno bipolar I, com um presente episódio depressivo e aspectos psicóticos de humor incongruente", posso ter razoável certeza de que esse outro médico saberá o que esperar. Essa linguagem comum é útil a você caso troque de médico, como muitos de nós fazemos hoje.

Em segundo lugar, ter um diagnóstico preciso é importante para selecionar o tratamento correto. Se você for mal diagnosticado, por exemplo, como se tivesse apenas depressão, seu médico pode recomendar uma medicação antidepressiva padrão como a fluoxetina, a sertralina ou a bupropiona, sem um estabilizador do humor como o lítio (ver Capítulo 6). Mas se você na verdade tem transtorno bipolar I, esse regime de tratamento pode fazê-lo oscilar para a mania ou hipomania. Similarmente, se for diagnosticado como tendo bipolar II quando seu problema real é TDAH, talvez não se beneficie dos ASGs prescritos. Um diagnóstico preciso ajuda os médicos a tratarem da sua síndrome como um todo, em vez de agirem apenas sobre os sintomas que você estiver reportando no momento.

Os diagnósticos também o ajudam a se preparar para os desafios que o futuro pode lhe reservar. É provável que você tenha outro episódio? Você poderá voltar a trabalhar logo? Como saber se está ficando doente de novo? Se você confia no diagnóstico, isso aumenta a probabilidade de se beneficiar do volume de informação que os pesquisadores e clínicos têm extraído dos milhares de pessoas com transtorno bipolar. Você ficará mais convencido da importância de tomar estabilizadores do humor ou medicações antipsicóticas ou antidepressivas para evitar futuros episódios, mas pode também aprender que essas medicações precisam ser escolhidas com cuidado, e em uma determinada sequência, com dosagens aumentadas segundo uma programação que seja a melhor para o seu caso. Se você acabou de ter seu primeiro episódio de depressão ou de mania, talvez se sinta capaz de voltar ao trabalho logo, mas as experiências de muitas pessoas que precisaram de um período de convalescença antes de voltar a trabalhar podem lhe fornecer uma importante orientação.

> **Prevenção eficaz:** Um diagnóstico preciso – que diga se você tem de fato transtorno bipolar, de que tipo, e se tem quaisquer transtornos comórbidos – leva a um prognóstico mais claro (a capacidade de prever o provável curso que seu transtorno irá seguir), o que pode ajudar a minimizar os problemas em sua vida associados aos episódios de transtorno de humor.

OS CRITÉRIOS PARA UM DIAGNÓSTICO DE TRANSTORNO BIPOLAR

Psiquiatras e psicólogos apoiam-se no *Manual diagnóstico e estatístico de transtornos mentais* para fazer seus diagnósticos. Note o termo *manual* no título: um clínico deve ser capaz de consultar o manual e decidir se um paciente atende aos critérios para uma doença psiquiátrica específica. Aplicar esses critérios diagnósticos de modo confiável (isto é, ser capaz de distinguir um transtorno de outro) não é algo que possa ser feito às pressas ou de modo aleatório: requer um treino considerável, experiência e competência por parte do profissional de saúde mental.

A primeira edição do *DSM* foi publicada em 1952; outras edições foram publicadas em 1968, 1980 e 1994 (com revisões do texto em 1987 e 2000). O *DSM-5* foi publicado em 2013. Cada versão foi enriquecida pela pesquisa e por observações de muitos investigadores e clínicos, bem como pelas experiências extraídas de numerosos pacientes com transtornos psiquiátricos. Nenhum manual de diagnóstico é perfeito, e nem todo mundo concorda com as premissas do *DSM*. Na minha opinião, o *DSM-5* é um manual crítico e útil, e ninguém criou outro sistema diagnóstico que ofereça uma alternativa razoável.

Tenha em mente, porém, que os transtornos e sintomas do *DSM-5* (por exemplo, se você tem insônia ou não) são na realidade dimensões, e as pessoas se encaixam em algum lugar do *continuum* de bipolaridade ou perturbação do sono. Vou explicar isso melhor um pouco mais adiante.

Seu médico primeiro irá identificar que sintomas você tem (por exemplo, irritabilidade, aumento de atividade), qual a gravidade desses sintomas e quanto tempo eles duraram. A partir do seu conjunto particular de sintomas, ele ou ela irão determinar se você nesse momento está em algum episódio de depressão, hipomania ou mania, e nesse caso se o diagnóstico de transtorno bipolar – como delineado no *DSM-5* – se encaixa em você. Se for esse o caso, seu médico irá se preocupar então em definir que tipo de transtorno bipolar você tem: é um bipolar do tipo I ou II? Ou um transtorno bipolar não específico? Trata-se de aspectos mistos? Seu episódio é leve, moderado ou grave? No momento, você está em remissão plena ou parcial?

Transtorno bipolar I

O quadro a seguir descreve os principais subtipos de transtorno bipolar listados no *DSM-5*. Para o diagnóstico de transtorno bipolar I, você precisa ter tido pelo menos um episódio maníaco caracterizado por um período sustentado de humor exaltado, eufórico ou irritável, aumento da atividade e do nível de energia, e três outros sintomas maníacos associados (pensamento grandioso; diminuição da necessidade de sono; fala acelerada; frenesi de pensamentos ou ideias fluindo em rápida sucessão; aumento das atividades, voltadas para alguma meta ou simplesmente agitadas ou sem propósito; dispersão ou comportamento impulsivo), que durem uma semana ou mais ou tenham sido interrompidos por tratamento emergencial. Os sintomas têm que causar comprometimento no funcionamento, como problemas no trabalho, na escola ou em casa. Se há ocorrência de sintomas maníacos concomitante com três ou mais sintomas de depressão, o episódio é referido como "misto". Note que esses sintomas captam a essência das experiências subjetivas de mania descritas no Capítulo 2:

os estados de humor tipo montanha-russa, aumento na atividade e na motivação, alterações no pensamento e na percepção e comportamentos impulsivos ou autodestrutivos.

Se essa é a primeira vez que você depara com esses critérios, talvez reaja negativamente ao ver o quanto esses rótulos dos sintomas são reducionistas: o que você vê como um vislumbre claro e como a energia que lhe permite realizar coisas importantes pode ser rotulado pelo *DSM-5*, por exemplo, como grandiosidade. Essas reações certamente são compreensíveis. Tais rótulos dos sintomas são uma espécie de taquigrafia, uma síntese de experiências de vida e estados de humor muito complexos, como os próprios rótulos diagnósticos.

Na maioria dos casos, uma pessoa com transtorno bipolar I também terá tido, em algum ponto da vida, um *episódio depressivo maior*: isto é, um período de no mínimo 2 semanas com pelo menos cinco sintomas de uma doença depressiva grave (ânimo em baixa, perda de interesse, perda de peso ou alteração no apetite, falta de energia, fadiga, movimentos agitados ou lentos, dificuldade de concentração, baixa autoestima, perturbações do sono, pensamentos ou ações suicidas), com significativa dificuldade para funcionar bem no dia a dia.

OS SUBTIPOS DE TRANSTORNO BIPOLAR DO DSM-5

Transtorno bipolar I

- Pelo menos um episódio de mania na vida.
- Embora não exigido para o diagnóstico, pelo menos um episódio na vida de transtorno depressivo grave.

Transtorno bipolar II

- Pelo menos um episódio na vida de transtorno hipomaníaco.
- Pelo menos um episódio na vida de transtorno depressivo grave.

Transtorno bipolar não especificado

- Rápida alternância entre sintomas maníacos e depressivos que atendam aos critérios de gravidade para mania ou depressão, mas fiquem aquém dos critérios de duração (4 dias para episódios de hipomania; 2 semanas para episódios depressivos). Esta categoria abrange pessoas com múltiplos episódios maníacos (com comprometimento do funcionamento) que fiquem um sintoma aquém do número de sintomas requeridos.

Designações dos episódios

- O diagnóstico completo requer uma designação de "polaridade" do seu atual episódio (maníaco, hipomaníaco, depressivo), mais dois "especificadores". O primeiro é se há aspectos mistos (isto é, pelo menos três sintomas da polaridade oposta, como pensamentos acelerados junto com um episódio depressivo). O segundo especificador é um aspecto de *ansiedade/aflição*: isto é, se você tem uma apreensão subjetiva intensa, nervosismo ou ansiedade em conjunção com sua depressão ou mania. Pessoas com ansiedade comórbida às vezes não reagem a estabilizadores do humor apenas, e exigem outras medicações ou terapias para se estabilizarem plenamente.

Se você nunca teve um episódio depressivo maior, mas teve mania, seu médico ainda irá diagnosticá-lo com transtorno bipolar I, com base na suposição de que uma depressão acabará acontecendo se o seu transtorno não for tratado adequadamente. Na realidade, há pessoas que tiveram apenas episódios maníacos ou mistos ("mania unipolar"), mas é algo raro: em um estudo de acompanhamento durante 20 anos, de 27 pessoas que tiveram um episódio maníaco, mas sem períodos de depressão, 20 desenvolveram um episódio depressivo nesse ínterim, sugerindo que a maioria das pessoas com mania unipolar simplesmente não teve ainda um episódio depressivo (Solomon *et al.*, 2003).

Bipolar I: aspectos do curso

Pessoas com transtorno bipolar I podem experimentar episódios de mania e depressão em sequências diferentes. Algumas pessoas têm manias seguidas por depressões, seguidas por períodos nos quais seu humor volta ao normal (humor *eutímico*). Outras têm depressões seguidas por manias, que são então seguidas por humor eutímico. Algumas com bipolar I têm episódios hipomaníacos recorrentes, mas, em contraste com o transtorno bipolar II, esses episódios hipomaníacos podem escalar para episódios maníacos plenos se não forem tratados. Já outras com transtorno bipolar I ou II têm estados cíclicos rápidos, que serão discutidos mais adiante.

No *DSM-5*, aspectos mistos não constituem um tipo de episódio como ocorria nas edições anteriores (*DSM-IV-TR*; American Psychiatric Association, 2000). São uma dimensão com a qual pessoas deprimidas que têm diferentes reiterações de mania ou hipomania podem ser comparadas. O que isso significa é que, mesmo que seu diagnóstico acabe sendo de transtorno depressivo grave, você pode atender aos critérios para um especificador de aspectos mistos se tiver três ou mais sintomas de mania ou hipomania.

Pode ser difícil dizer se você tem apenas depressão grave ou depressão grave com aspectos mistos. Irritabilidade, dispersão e agitação psicomotora podem ocorrer nos dois estados. Alguns descrevem a depressão com aspectos mistos como uma sensação de estar "cansado, mas ligado". Você pode se sentir extraordinariamente pessimista e sem expectativas, fatigado e incapaz de se concentrar, mas ainda assim ficar "acelerado", ansioso, irritável, motivado, e privado de sono, com seus pensamentos movendo-se muito rapidamente. Outros sentem-se maníacos, exaltados e cheios de ideias e energia, mas também ficam preocupados com a morte e com sentimentos de inutilidade, perdem o apetite e queixam-se de dificuldades terríveis para cair no sono e mantê-lo.

Transtorno bipolar II

Na introdução a esta edição, observei que alguns escritores encaram os transtornos bipolares como um espectro ou dimensão, no qual o bipolar I apresenta os sintomas maníacos mais graves, seguido pelo bipolar II e pelo transtorno bipolar não específico, que tem os sintomas mais leves. Segundo essa visão, o bipolar II é um ponto dentro de um *continuum* de bipolaridade, mais do que uma categoria à parte, como definido no *DSM-5* (Phelps, 2012). A conceitualização do espectro ajudaria a identificar formas subliminares de transtorno bipolar que poderiam não reagir bem a antidepressivos, mas não fica claro se esses subtipos têm paralelo direto com a gravidade ou grau de comprometimento da doença. Na realidade, um estudo revelou que crianças com transtorno bipolar não específico tinham maior comprometimento ao longo do tempo em comparação com as de bipolar I ou II (Birmaher *et al.*, 2006).

No bipolar II, uma pessoa alterna episódios depressivos graves e episódios hipomaníacos. As hipomanias são formas mais brandas de mania que podem não durar tanto tempo quanto as manias plenas (o requisito mínimo para o diagnóstico é de quatro dias), mas o número de sintomas exigidos é o mesmo (isto é, humor exaltado ou irritável, atividade aumentada e três outros sintomas). Pessoas com hipomania experimentam o primeiro dos três estágios de mania descritos no Capítulo 2, mas não vão além disso: têm problemas com o sono, irritabilidade, aumento da atividade e um senso inflado de si mesmos, mas não nos níveis perigosos ou psicóticos da pessoa plenamente maníaca. Em geral, episódios hipomaníacos não causam grandes problemas no trabalho, na família ou na vida social, mas você pode ainda assim experimentar algumas dificuldades interpessoais vivenciando esse estado (por exemplo, mais discussões com seu parceiro ou filhos ou mais confrontos com colegas de trabalho). As hipomanias não exigem hospitalização.

Episódios hipomaníacos podem ser bastante agradáveis para a pessoa que os experimenta. Em geral os outros ficarão perplexos e desconcertados com sua qualidade enérgica, hipersexual, intrusiva e motivada quando você está hipomaníaco (por exemplo, podem dizer para você relaxar). Membros da sua família ou seus amigos também podem ficar aliviados ao interpretarem isso como o desaparecimento dos estados depressivos que com frequência precedem esse estado energizado. Vejamos o caso de Heather, que tinha transtorno bipolar II:

Heather, 36 anos, era uma coordenadora de conferências. Descrevia a si mesma como estando quase sempre deprimida. Ao se divorciar, o contato com aquele que logo seria seu ex-marido "parecia uma droga da qual eu precisava – era a única coisa que me mantinha viva". Nessa época, começou a pensar em suicídio. Logo depois, foi planejar uma conferência de um grupo de arquitetos e passou a namorar um deles. O trabalho e o novo relacionamento "me deixaram ligada... Recuperei minha energia. Parei de ficar tanto tempo dormindo e sem sair de casa... saía para levar o cachorro para passear às 2 da madrugada, enviava e-mails a qualquer hora da noite. As pessoas comentavam que eu parecia muito melhor, como se tivesse resgatado meu eu, mas eu sabia que estava passando dos limites".

As decisões de tratamento que você define com seu médico provavelmente serão diferentes para bipolar II e I. As linhas gerais mais frequentes sugerem que você tome um estabilizador do humor ou ASGs para qualquer dessas condições. No entanto, há evidência de que algumas pessoas com depressão bipolar podem ser tratadas com um antidepressivo apenas (Amsterdam; Wang; Shults, 2010). Dez anos atrás, a maioria dos médicos considerava isso impensável em razão do potencial que os antidepressivos têm de causar uma rápida ciclagem dos humores. A pesquisa mais recente, no entanto, indica que os resultados de curto prazo de pessoas com depressões bipolares II que recebem apenas antidepressivos não diferem daqueles das pessoas que receberam lítio apenas ou antidepressivos mais lítio (Altshuler *et al.*, 2017; ver Capítulo 6).

Pessoas com transtorno bipolar II têm maior probabilidade de desenvolver humores de rápida alternância do que aquelas com transtorno bipolar I, indicando que pode ser mais difícil para elas encontrar um regime de medicação ideal (Schneck *et al.*, 2008). A principal dificuldade experimentada por pessoas com transtorno bipolar II parecem ser os períodos de depressão crônica, e um estudo revelou que pacientes passam 37 semanas deprimidos para cada semana em que ficam hipo-maníacos (Judd *et al.*, 2003).

Tenha em mente o que os diferentes subtipos bipolares podem significar para o seu tratamento. Se você tem transtorno bipolar II, precisará ter cuidado com seus períodos de alta: as hipomanias, embora divertidas e estimulantes, talvez anunciem o desenvolvimento de graves depressões ou ciclos de humor mais rápidos. As estratégias que recomendo para manter bem-estar e reconhecer o início de novos episódios (capítulos 8 e 9) também serão relevantes para sua saúde.

Transtorno bipolar não específico

O *DSM-5* tem uma categoria "à parte" chamada transtorno bipolar não específico. Essa categoria costuma ser reservada a pessoas que tiveram vários episódios maníacos que não atendem totalmente aos critérios de duração. Algumas definições requerem que você tenha tido também um episódio depressivo maior. Por exemplo, Shelley, 31 anos, havia tido três episódios hipomaníacos com irritabilidade, menor necessidade de sono, dispersão e necessidade premente de falar, cada um deles durando 1 a 2 dias; seu único episódio depressivo manifestou-se após o nascimento de seu primeiro filho.

Estevan, 46 anos, tinha períodos de depressão longos e sem remissão que seu médico de início rotulou como transtorno distímico. Seu diagnóstico foi alterado para transtorno bipolar não específico quando ele teve dois breves (dois dias) episódios maníacos, marcados por humor irritável, grandiosidade e menor necessidade de sono, junto com uma súbita deterioração de seu funcionamento. Ambos os episódios tiveram remissão rápida, mas, infelizmente, foram seguidos por um retorno de seu estado depressivo.

O transtorno bipolar não específico é usado com maior frequência para descrever crianças ou adolescentes cujo padrão de ciclagem é mais similar ao ciclo bipolar I adulto, só que com episódios frequentes e muito curtos (durando, por exemplo, um dia). Embora esse padrão de sintomas possa dar a impressão de caracterizar quase todas as crianças, na realidade é bastante raro: a criança precisa atender a todos os critérios de mania ou hipomania e exibir claras alterações de funcionamento nesse único dia. Crianças também precisam ter tido vários episódios como esse, e não apenas um. Cerca de 58% das que têm diagnóstico de bipolar não específico e são geneticamente suscetíveis de transtorno bipolar (isto é, têm algum parente de primeiro ou segundo grau com transtorno bipolar), fazem a "conversão" para transtorno bipolar I ou II em 4-5 anos. Também experimentam substancial comprometimento no desempenho escolar e no funcionamento social, mesmo antes que ocorra a conversão (Birmaher *et al.*, 2009). Portanto, o transtorno bipolar não específico pode ser usado para ajudar a identificar pessoas que estão em risco de desenvolver a síndrome plena com os problemas de funcionamento associados.

Ciclagem rápida

A ciclagem rápida é um "especificador de curso" no sistema do *DSM-5*, significando que pode acompanhar o bipolar I, o II, ou os subtipos não específicos. Na ciclagem rápida, as pessoas ficam indo e voltando da mania ou hipomania para a depressão ou mania mista/depressão, com quatro ou mais episódios distintos num único ano. Em outras palavras, você tem vários episódios num curto período de tempo. Algumas pessoas chegam a ter ciclagem ultrarrápida, quando têm pelo menos um episódio por mês, ou ciclagem ultradiana, quando passam de um polo de humor a outro várias vezes em 1 semana, ou mesmo em um único período de 24 horas.

Se você tem ciclagem rápida, pode ter sintomas que não se enquadram claramente nos critérios de um transtorno de humor – por exemplo, ansiedade grave ou enxaqueca (Gordon-Smith *et al.*, 2015). Consequentemente, talvez tenha que superar uma série de tentativas e erros com seu médico até encontrar a combinação correta de medicações. Ele deve ajudá-lo a excluir outros fatores que poderiam contribuir para suas frequentes mudanças de humor, como anormalidades da tiroide. A boa notícia é que a ciclagem rápida parece ser um fenômeno limitado no tempo, isto é, as pessoas não ciclam rapidamente a vida inteira (Coryell, 2009; Schneck *et al.*, 2008). Vou falar mais sobre ciclagem frequente no Capítulo 6, a respeito de tratamentos com drogas.

A PROGRESSÃO DOS EPISÓDIOS BIPOLARES

Muitas pessoas – entre elas as que não foram ainda diagnosticadas com transtorno bipolar e aquelas que o foram, mas estão em dúvida em relação à validade do diagnóstico – acham os critérios de avaliação muito confusos. Muitos clínicos também! Você talvez questione se ter apenas um ou dois sintomas maníacos ou depressivos o qualifica para o diagnóstico ou se pergunte o que significa ter tido um sintoma em janeiro, nenhum em fevereiro e março, e um sintoma diferente em abril. Você e outros ao seu redor podem achar que suas rápidas oscilações de humor talvez sejam apenas aspectos de sua personalidade.

Uma das chaves para se fazer o diagnóstico de transtorno bipolar é pensar em termos de agregados de sintomas ciclando juntos em episódios discretos. É preciso haver evidência de que você tem tido episódios de humor limitados no tempo, que se alternaram com períodos de funcionamento saudável ou com intervalos do polo oposto da doença (por exemplo, episódios maníacos seguidos por episódios depressivos). Como mencionei no Capítulo 2, episódios são intervalos em que seu humor, nível de atividade e padrões de pensamento e de sono mudam todos ao mesmo tempo (ver o gráfico a seguir). Além disso, episódios costumam ter uma fase prodrômica de incremento, uma fase ativa ou aguda e uma fase residual ou de recuperação. Vejamos o caso de Tom, 46 anos, que tem transtorno bipolar I:

Fases de um episódio maníaco

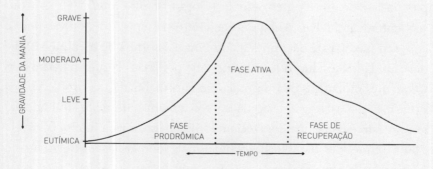

Tom descreveu um episódio depressivo de seis meses de duração que progrediu para um episódio misto. Conforme sua depressão evoluiu ao longo de várias semanas (período prodrômico), experimentou crescente tristeza e perda de interesse pelas atividades usuais, mas também viu se desenvolver uma paranoia leve com ansiedade. Começou a sentir que ninguém em sua família o apoiava e que comentavam a respeito dele pelas costas. Ao progredir para um episódio misto pleno, sua depressão piorou, assim como a ansiedade e a paranoia, mas ele também desenvolveu irritabilidade e raiva, expressas de modo inadequado. Certa ocasião, quebrou alguns pratos; em outra, chutou uma porta. Teve altercação com os vizinhos e se retirou xingando. Os familiares ficaram assustados. Seu sono deteriorou-se e seus pensamentos adquiriram uma qualidade frenética, de ruminação ("Penso na morte e que não há futuro – não parece haver nada que eu ou alguém possa fazer"). Ao se recuperar desse episódio – processo que levou vários meses e exigiu um aumento na sua dosagem de lamotrigina e a adição de um ASG –, passou a se sentir menos desesperançado, seus pensamentos desaceleraram e sua comunicação com os demais melhorou. Não obstante, continuou ansioso, triste e facilmente irritável pelos outros. Nas sessões com seu terapeuta, começou a ver que seu comportamento afetava sua família e que pelo menos algum de seus sentimentos paranoides era infundado.

Note que, no caso de Tom, um único episódio progrediu por estágios. Alguns sintomas (desesperança e paranoia) mudaram mais rápido que outros (a tristeza e a raiva). A extensão dos episódios bipolares muda conforme a pessoa.

Nem sempre você será capaz de dizer quando um episódio terminou (isto é, se você já está na fase de recuperação) ou quando começa outro. Se já teve vários episódios, talvez saiba melhor que a maioria qual é a sensação de estar doente em comparação com a de estar bem.

Mas se for seu primeiro episódio, talvez não saiba distinguir quando está de volta ao normal ou identificar a sensação de que está voltando a ficar doente. Como você verá ao discutirmos técnicas de autogestão, conhecer sua fase prodrômica de sintomas (os sinais de que um episódio de mania, hipomania ou depressão está se iniciando) e obter tratamento para esses sintomas ajuda a protegê-lo contra outras escaladas do transtorno.

AUTOAVALIAÇÃO DIAGNÓSTICA COMO PONTO DE PARTIDA OU CHECAGEM DE APOIO

A lista de checagem a seguir é um ponto de partida para ver se seu diagnóstico está correto. Se você nunca consultou um psiquiatra, mas acha que vai precisar fazê-lo, essa lista o orientará quanto aos tipos de sintomas de mania ou hipomania que seu médico irá averiguar. Se já recebeu o diagnóstico de transtorno bipolar, mas sente que talvez não esteja correto, essa lista servirá como uma checagem de apoio para você e seu médico. O Questionário sobre Transtornos do Humor não é um instrumento de diagnóstico: o simples fato de você checar os itens não significa que tem o transtorno, apenas que teve sintomas de mania que será bom discutir com seu médico. Similarmente, mesmo que nenhum sintoma lhe soe familiar, é provável que tenha o transtorno, e é bom dialogar com seu médico para chegar a outro diagnóstico.

A lista não inclui o polo depressivo da doença (os sintomas de transtorno depressivo grave descritos antes, como humor intensamente triste, perda de interesse, insônia ou fadiga), porque, tecnicamente, para ser diagnosticado com transtorno bipolar I você não precisa ter sofrido um episódio depressivo, se já teve um episódio maníaco (ou misto).

Ao preencher a lista, e ao discutir os sintomas com seu médico, tenha em mente que esses sintomas precisam ter ocorrido de modo concomitante, no mesmo período de tempo. Ter tido um frenesi de pensamentos uma vez na vida e uma menor necessidade de sono durante outro período não é a mesma coisa que ter um episódio maníaco ou hipomaníaco.

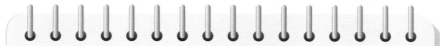

QUESTIONÁRIO SOBRE TRANSTORNOS DO HUMOR: LISTA DE CHECAGEM PARA A AUTOGESTÃO

Houve um período de tempo em que você não foi como costuma ser e então:

	SIM	NÃO
Sentiu-se tão bem e tão animado que os outros acharam que não estava no seu normal, ou então se animou a ponto de criar problemas?	___	___
Ficou tão irritável que gritou com algumas pessoas ou arrumou brigas ou discussões?	___	___
Sentiu-se muito mais autoconfiante que o habitual?	___	___
Sentiu menos sono que o usual e achou que não lhe fez falta?	___	___
Falava muito mais ou bem mais rápido que o usual?	___	___
Sentia um frenesi de pensamentos na cabeça ou não conseguia desacelerar sua mente?	___	___
Era tão facilmente dispersado pelas coisas à sua volta que tinha dificuldade para se concentrar ou continuar fazendo a mesma coisa?	___	___
Tinha muito mais energia que o usual?	___	___
Esteve muito mais ativo ou fazendo muito mais coisas?	___	___
Ficou mais sociável ou desinibido, por exemplo, ligando para amigos no meio da noite?	___	___
Teve interesse bem maior em sexo do que o habitual?	___	___
Fez coisas fora da rotina ou que outras pessoas acharam extravagantes, tolas ou arriscadas?	___	___
Gastou dinheiro demais e criou problemas para você ou sua família?	___	___
Se respondeu sim a mais de uma pergunta, diga se várias dessas coisas aconteceram no mesmo período de tempo.	___	___

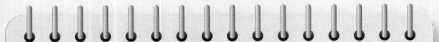

O quanto algumas dessas coisas lhe causaram problemas (impediram você de trabalhar; criaram problemas legais, familiares ou financeiros; discussões ou brigas; etc.)? Por favor, assinale apenas uma das seguintes alternativas.

Nenhum problema _____   Problemas menores _____
Problemas moderados _____   Sérios problemas _____

Adaptado com permissão de Hirschfeld *et al.* (2000). Copyright © 2000 Robert M. A. Hirschfeld, MD.

O QUE O MÉDICO VAI QUERER SABER: PASSOS PARA DIAGNÓSTICO E TRATAMENTO

Muitos pacientes me procuraram dizendo achar que seu primeiro diagnóstico havia sido precipitado. Talvez tivessem sido vítimas da urgência em chegar a um diagnóstico e de definir o tratamento a adotar, ou então nunca tivessem sido questionados sobre aspectos de seu histórico de vida que para eles pareciam importantes para uma compreensão de seus problemas de humor.

Quer você já tenha sido diagnosticado e queira confirmar se o seu caso foi conduzido corretamente, quer esteja se preparando para sua primeira avaliação, compreender a sequência de passos no processo de diagnóstico e tratamento será muito útil. Esses passos incluem o encaminhamento para diagnóstico, a revisão de seus registros médicos anteriores e a entrevista de diagnóstico.

Ao revisar as etapas do processo de diagnóstico, lembre-se de que seu médico baseará seu diagnóstico principalmente nos sintomas que você experimentou recentemente. Uma questão diferente é como você desenvolveu esses sintomas (a *etiologia* do seu transtorno). Você pode sentir que não são fruto de desequilíbrios no cérebro causados por muitos dos atuais estressores (por exemplo, ter acabado de romper um relacionamento) ou de problemas da infância (eventos traumáticos, como abuso físico ou sexual ou experiências prolongadas de separação). Se seu médico está fazendo um bom trabalho, tais questões psicológicas serão examinadas em etapa posterior do tratamento, após o diagnóstico ter sido estabelecido e vocês dois tiverem chegado a um acordo quanto ao plano de medicação para o tratamento. Se ele não trabalha com psicoterapia, peça que lhe indique alguém, para receber tratamento simultâneo com um terapeuta. No Capítulo 6, falo mais sobre os tipos de psicoterapia que podem ser mais úteis após um episódio.

1 Passo 1: o encaminhamento para diagnóstico

O primeiro passo para se obter um diagnóstico apropriado é encontrar o médico certo. Se você tem plano de saúde, talvez consiga consulta com alguém especializado em transtornos do humor. Se não ficar claro se o médico é um especialista, sinta-se à vontade para perguntar. Também é possível obter informações a respeito de médicos e psicólogos que tratam de pessoas com transtornos do humor por meio da Associação Brasileira de Familiares, Amigos e Portadores de Transtornos Afetivos (ABRATA).

Se você não tem plano de saúde ou seu plano não cobre essa possibilidade, talvez não lhe reste muita escolha a respeito de com quem se consultar. Na melhor das hipóteses, será encaminhado a um profissional de saúde mental que tenha pelo menos alguma experiência com transtornos do humor. Mas isso pode exigir algum trabalho de detetive da sua parte. Nancy, por exemplo, achava que tinha transtorno bipolar e quis consultar um psiquiatra, mas ficou desorientada com o número de médicos anunciados na internet, que alegavam tratar de problemas do humor. Ligou para vários, mas só conseguia falar com as recepcionistas, que lhe davam informações genéricas, como "O Dr. Rosen atende principalmente adultos" ou "A doutora tem uma experiência em psiquiatria em geral". Ela por fim levou a questão ao seu clínico geral, que a encaminhou a um psiquiatra da cidade, filiado ao plano de saúde dela e que, embora não fosse especialista, era conhecido por ter experiência no tratamento de transtornos do humor.

Nas seções a seguir, "seu médico" refere-se ao profissional de saúde mental que está conduzindo sua avaliação diagnóstica, quer ele ou ela seja um médico ou um profissional de saúde especializado. No atual ambiente de cuidados médicos gerenciados, talvez sua avaliação inicial não seja feita por um psiquiatra. Muitos planos de saúde têm um funcionário encarregado de uma triagem inicial, que determina se há necessidade de acompanhamento psiquiátrico. Isso, porém, não significa que seu cuidado será de qualidade inferior. Profissionais de saúde mental de outras disciplinas (por exemplo, psicologia, assistência social, enfermagem) costumam ser bem treinados em métodos de diagnóstico. Há uma boa chance de que esse funcionário encaminhe você a um psiquiatra se houver alguma suspeita de que você tem transtorno bipolar, e, se você já teve episódios maníacos, é o que ele ou ela quase certamente irá fazer. Mas se você sente que essa avaliação inicial não foi adequada nem levou a um cuidado de acompanhamento adequado, seja assertivo com seu plano de saúde e peça outras consultas ou requisite uma segunda opinião.

2 Passo 2: revisão de seus registros

O médico que o atender provavelmente vai querer revisar qualquer histórico médico que outros médicos tenham elaborado. Esses registros costumam conter diagnósticos prévios (que podem ser ou não de transtorno bipolar), além das medicações que você já tomou (incluindo o quanto reagiu bem e se experimentou algum efeito colateral), exames de sangue relevantes e informações sobre seu histórico médico, social e familiar.

Seu médico vai pedir que você assine um formulário HIPAA (no caso dos Estados Unidos) de "liberação de informações", para que ele tenha acesso aos seus registros. Claro que você pode se recusar a assinar essa liberação, mas essa recusa não irá ajudá-lo. Mesmo que ache que seu psiquiatra anterior falhou no diagnóstico, será útil para o seu médico atual ter informações sobre isso, assim como sobre os tratamentos que já foram tentados e por que foram descontinuados. Seu novo médico não irá necessariamente recomendar os mesmos tratamentos que você já adotou no passado.

Se essa é sua primeira visita a um profissional de saúde mental, você talvez não tenha registros médicos anteriores. Se já foi a outras consultas psiquiátricas antes, é provável que você questione por que seu novo médico precisa realizar uma nova avaliação diagnóstica em vez de simplesmente revisar seus registros médicos. Há várias razões pelas quais esses registros médicos por si sós são inadequados para definir seu diagnóstico, tratamento ou prognóstico. Em primeiro lugar, registros médicos geralmente são bem resumidos. Eles contêm comentários do tipo "paciente se queixa de depressão" sem especificar a gravidade dessa depressão, se há outros sintomas concorrentes, ou se a depressão se estendeu por um período de tempo ou foram episódios isolados. Essas anotações costumam ser feitas por profissionais focados em outros aspectos de seu cuidado médico ou psiquiátrico (por exemplo, um endocrinologista avaliando o funcionamento da tiroide), e não em seu transtorno bipolar. Portanto, pense nos seus registros médicos anteriores como uma informação suplementar que pode ajudar seu médico a esclarecer o diagnóstico e o plano de tratamento. A maioria dos julgamentos que ele ou ela fizer virão de sua entrevista de diagnóstico presencial.

3 Passo 3: o que esperar da entrevista de diagnóstico

O diagnóstico de transtorno bipolar é estabelecido por meio de uma entrevista clínica, na qual o profissional de saúde irá perguntar se você já experimentou certos sintomas por um dado período de tempo e ao longo da vida. Se ele ou ela realizar uma entrevista abrangente, irá perguntar não só a respeito dos sintomas de seu transtorno de humor, mas também se você já teve sintomas psicóticos (por exemplo, alucinações), se abusa de álcool e/ou drogas, se tem sintomas de ansiedade, de TDAH ou outros problemas.

Preencher o "Questionário sobre transtornos do humor: lista de checagem para a autogestão" (disposto nas páginas anteriores) pode ajudar seu médico a obter algumas informações de modo mais eficiente. Como se baseia no *DSM*, a lista pode complementar algumas das perguntas que ele ou ela irá fazer. Você pode entregá-la no início da primeira entrevista como uma maneira de assegurar o acompanhamento de certos sintomas com os quais você esteja preocupado.

Durante a entrevista, é provável que seu médico queira saber não só quais sintomas você tem experimentado, mas também que outros sintomas têm aparecido junto com outros (quer dizer, em episódios distintos), a gravidade desses sintomas e sua duração. Ele ou ela tem em mente identificar um limiar, ou seja, o quanto um sintoma deve ser grave e o quanto deve comprometer seu funcionamento para que possa ser considerado parte da síndrome bipolar. Por exemplo, quando pergunta a respeito de "perda de energia ou fadiga", seu médico quer saber, por exemplo, se você ficou incapacitado de trabalhar em razão da fadiga ou se tem dificuldade de se concentrar nas aulas ou de realizar as tarefas de casa. Ao perguntar a respeito de insônia, ele ou ela pode querer saber quantas noites por semana você tem dificuldade para pegar no sono e se sua falta de sono afeta sua capacidade de dirigir, de se concentrar no trabalho, praticar esportes, ou realizar alguma das suas atividades usuais. De muitas maneiras os sintomas bipolares são apenas exacerbações de seus processos normais, sejam mentais, comportamentais ou emocionais, e algum grau de variabilidade no humor, no sono ou no nível de atividade faz parte da condição humana. Seu médico tem que estabelecer se seus sintomas atendem a critérios aceitos de gravidade e comprometimento.

As entrevistas podem ser muito subjetivas, e há sempre a possibilidade de que a maneira pela qual o médico faz as perguntas e a maneira de você respondê-las afetem o diagnóstico final. Examine o seguinte diálogo entre um médico e Rego, um homem de 30 anos com transtorno bipolar. Note que esse médico investiga meticulosamente certos sintomas, e Rego, por sua vez, fornece exemplos úteis de suas experiências e comportamento.

Médico: Alguma vez você teve um período de uma semana de duração em que se sentiu muito feliz ou muito irritável?

Rego: Não que eu lembre.

Médico: Ou no qual se sentiu muito mal-humorado ou facilmente provocado?

Rego: Não.

Médico: E uma semana em que se sentiu com a corda toda, cheio de energia?

Rego: Sim.

Médico: E como foi isso?

Rego: Bem, em março eu andava a todo vapor, sabe, cheio de todo tipo de ideias. Pensei que poderia desenvolver um sistema de monitoramento do tempo, o qual eu seria capaz de operar desde o porão de casa.

Médico: Como você dormia na época?

Rego: Não dormia quase nada! Não sentia sono, e ficava chateado quando as pessoas diziam que eu precisava dormir.

Médico: Chateado? Conte mais sobre isso.

Rego: Bem, é que ninguém dava valor para o que eu estava tentando fazer. Tinha a impressão de que todo mundo se movia devagar demais. Uma vez, dei a maior bronca num cara por ter me ligado quando eu estava no meio de um projeto. E gritei com meus filhos um monte de vezes porque ficavam me interrompendo.

Nesse exemplo, o médico encontrou evidência de humor irritável e de outros sintomas maníacos na história do paciente. Se o médico não tivesse feito essa investigação, a evidência de uma síndrome maníaca talvez não tivesse emergido.

A entrevista de diagnóstico demora de uma a duas horas pelo menos. Se você tem um conjunto de sintomas particularmente complicado, seu médico pode solicitar várias sessões para poder ficar razoavelmente seguro de seu diagnóstico. Uma entrevista muito longa pode ser maçante, especialmente se você já passou por outra antes, mas na maioria dos casos você vai sentir que o seu tempo e o do médico foram bem aproveitados. As informações que você fornecer permitirão formular um diagnóstico cuidadoso, que quase sempre se traduz em um melhor tratamento.

O DIAGNÓSTICO PARECE ADEQUADO?
OU SERÁ QUE VOCÊ TEM OUTRO TIPO DE TRANSTORNO?

Se você está tendo seus primeiros problemas com depressão ou mania, e possivelmente mesmo que você já tenha tido vários episódios de transtorno do humor, é provável que queira discutir a precisão do diagnóstico com seu médico. As questões envolvidas são: o diagnóstico fornece uma explicação razoável para os tipos de problemas que você vem tendo com seus estados de humor, comportamento e relacionamento com as demais pessoas? Será que é esse mesmo o tipo de transtorno que você tem? Talvez você ache que as oscilações de humor que experimenta na realidade fazem parte de sua personalidade (ver Capítulo 4). Pode achar que tem outro tipo de transtorno psiquiátrico ou que não tenha nenhum. Ou acreditar, com razão, que tem outra condição além do transtorno bipolar.

O transtorno bipolar pode ser difícil de distinguir de outros transtornos que compartilhem aspectos com ele. Nessa seção, discuti o problema do diagnóstico incorreto. Também vou discutir os transtornos que costumam ser confundidos com o transtorno bipolar e como diferem dele. Às vezes, tais transtornos são diagnosticados junto com o transtorno bipolar (*comorbidades*).

O que você pode fazer quando suspeita que foi mal diagnosticado?

São muitas as razões pelas quais o transtorno bipolar pode ser difícil de distinguir de outros transtornos. Em primeiro lugar, os humores podem variar por uma série de razões, entre elas hormônios, estresse pessoal, problemas de sono, perturbações de personalidade, doenças do cérebro ou ingestão de drogas ou álcool. Em segundo lugar, pessoas com o transtorno muitas vezes têm dificuldade para descrever seus estados de humor aos outros e relatar um histórico preciso de seu transtorno. Em terceiro lugar, os profissionais de saúde mental nem sempre foram adequadamente treinados para identificar formas sutis do transtorno (por exemplo, estados mistos, ciclagem rápida, mania com ansiedade, hipomania).

Também pode ocorrer confusão na avaliação em razão dos próprios critérios de diagnóstico. Certos sintomas são característicos de mais de um transtorno. Experiências psicóticas (por exemplo, delírios de grandeza) podem ocorrer em outros transtornos além do bipolar, como na esquizofrenia. Problemas de dispersão ocorrem na mania e também no TDAH. Perturbações do sono e irritabilidade podem ocorrer na depressão, nos transtornos de ansiedade ou nos transtornos psicóticos. As variações de humor – alterações do humor rápidas e de curta duração – são o aspecto-chave do transtorno de personalidade borderline tanto quanto do transtorno bipolar.

Tente ser o mais paciente possível em relação ao processo diagnóstico. O uso disseminado do *DSM-5* e a melhora no treinamento oferecido para reconhecimento dos transtornos do humor tornam os diagnósticos mais confiáveis do que costumavam ser. Mesmo assim, é inevitável que ocorram erros. Seu médico pode precisar observar você durante um episódio e também depois que você se recupera, para ter certeza do diagnóstico. Se você tem dúvidas consistentes a respeito do diagnóstico que lhe foi dado, é uma boa ideia procurar uma segunda opinião.

DICA DE CUIDADOS PERSONALIZADOS
ENTREVISTA COM SEU MÉDICO

Se você não ficou convencido de que o diagnóstico está correto, aborde com seu médico as seguintes questões:
- Qual a lógica que sustenta a opinião do médico?
- Que critérios de diagnóstico ele ou ela pretende usar com você?

- O médico considera outros possíveis diagnósticos? Se não, por quê?
- Você acha que tem um transtorno de humor (depressivo ou bipolar)? Se não, explique a ele por quê.

Se você for procurar uma segunda opinião, esteja preparado para ouvir de novo algumas das perguntas sobre seus sintomas que lhe foram feitas da primeira vez. Conte ao seu novo psiquiatra por que você acha que tem outro transtorno e não o bipolar e, especificamente, por que acha que os critérios de diagnóstico para transtorno bipolar não estão se encaixando. Alternativamente, se você acha que o diagnóstico bipolar está correto, mas teve um diagnóstico diferente, diga ao novo médico por que acredita nisso. Vá acompanhado por um membro da família, alguém relevante ou um amigo de confiança. Essa pessoa pode ter outro ponto de vista sobre seus sintomas e experiências de vida, e isso às vezes é útil para o profissional de saúde mental que faz o diagnóstico.

Acima de tudo, é importante trabalhar de maneira cooperativa com seu médico. Revele tudo o que for possível sobre seu histórico e relate os eventos e sintomas da maneira mais exata possível, mesmo quando seja algo embaraçoso ou doloroso de expor. Tente ver as coisas do ponto de vista do médico, mesmo que as perguntas dele ou dela às vezes pareçam despropositadas.

Transtornos comórbidos

O termo *comorbidade* refere-se à ocorrência de dois ou mais transtornos psiquiátricos no mesmo paciente (usualmente ao mesmo tempo). Muitas pessoas têm mais de um transtorno psiquiátrico, daqueles que constam do *DSM-5*. Na prática clínica, é comum receber diagnósticos múltiplos, às vezes porque a pessoa tem mais de um transtorno e, outras vezes, porque o clínico não está muito seguro a respeito de qual diagnóstico se aplica melhor, e então diagnostica mais de um transtorno. Um grande levantamento, cuidadosamente concebido, a respeito de transtornos psiquiátricos na população em geral – o *National Comorbidity Survey Replication* – concluiu que 45% das pessoas com transtorno psiquiátrico reportam dois ou mais transtornos (Kessler *et al.* 2005). Pessoas com transtorno bipolar muitas vezes reportaram TDAH comórbido, transtornos de ansiedade ou transtornos por abuso de álcool e drogas.

Qual é o quadro de uma pessoa com dois ou mais transtornos comórbidos? Vejamos o caso de Elena, uma mulher de 49 anos com transtorno bipolar II e TDAH.

Elena teve vários episódios depressivos de longa duração, nos quais mostrava dificuldade para manter um emprego. Seus períodos hipomaníacos eram caracterizados por irritabilidade, frenesi de pensamentos, aumento de energia e perturbações do sono. Seu marido, Chris, era compreensivo em relação à depressão dela, mas ficava irritado quando tentava conversar com ela a respeito da sua situação no emprego e Elena revirava os olhos e parecia não lhe dar ouvidos. Chris também reclamava dos muitos erros que Elena cometia por descuido: quando ela mandava um currículo para um possível empregador, muitas vezes faltava uma página ou a impressão saía torta. Com frequência também esquecia das consultas marcadas com médicos e possíveis empregadores. Esses esquecimentos e desatenções pareciam caracterizar seu comportamento a maior parte do tempo, mesmo quando ela não estava em depressão.

No caso de Elena, o diagnóstico comórbido de transtorno bipolar com TDAH levou seu médico a recomendar um regime à base de estabilizador do humor e dextroanfetamina, uma droga voltada para melhorar a atenção e a concentração.

O quadro "Transtornos psiquiátricos que costumam ser confundidos com transtorno bipolar", a seguir, lista transtornos que muitas vezes são comórbidos com o transtorno bipolar ou confundidos com ele no diagnóstico. TDAH, transtorno de personalidade borderline, transtornos de ansiedade e transtorno ciclotímico podem todos ser codiagnosticados com o transtorno bipolar. Os outros requerem que o clínico tome uma decisão entre esses diagnósticos e o transtorno bipolar.

Transtorno do Déficit de Atenção com Hiperatividade (TDAH)

Você sente dificuldades atualmente em relação a...

- Prestar atenção a detalhes?
- Comete erros por descuido, no trabalho e em outras atividades?
- Tem dificuldades em ouvir os outros?
- Organização?
- Dispersão?
- Esquecer coisas?

O TDAH geralmente é um transtorno manifestado na infância, caracterizado por dificuldades em cumprir tarefas. Uma criança que tenha TDAH e apresente hiperatividade ou impulsividade irá se mostrar inquieta, responder sem pensar, não conseguirá ficar sentada muito tempo, e falará de modo excessivo. Note o quanto esses sintomas são similares aos de mania! Pode ser extremamente difícil distinguir o TDAH do transtorno bipolar de manifestação na infância, ou distinguir o transtorno bipolar adulto da continuidade do TDAH diagnosticado pela primeira vez na infância. E é possível que a pessoa tenha os dois. Estudos colocam a estimativa de TDAH comórbido entre 9,5 e 48% nos adultos bipolares, uma gama ampla que nos indica que a localização geográfica, os métodos de avaliação e as diferenças nas amostras dos estudos (por exemplo, se foram incluídos pacientes de todas as classes sociais) provavelmente são aspectos importantes (Harmanci; Çam; Etikan, 2016; Kessler *et al.*, 2006).

Mesmo entre adultos, é importante distinguir transtorno bipolar de TDAH, porque as principais drogas para tratar o TDAH são estimulantes como metilfenidato ou anfetaminas/dextroanfetaminas. Essas drogas não costumam ser ministradas a pessoas com transtorno bipolar, exceto quando acompanhadas por um agente estabilizador do humor como o lítio ou o valproato. Há um debate em andamento a respeito de se os estimulantes podem causar mania em uma pessoa vulnerável ao transtorno bipolar. Você verá mais a respeito dessas medicações no Capítulo 6.

Estudos pediátricos estimam que nada menos que 90% das crianças e 30% dos adolescentes com transtorno bipolar têm também TDAH, embora nem todos concordem com esses valores (Pavuluri; Birmaher; NayloR, 2005). Profissionais de saúde mental têm por hábito codiagnosticar transtorno bipolar e TDAH, particularmente em crianças, mesmo quando usam os mesmos sintomas para justificar cada um desses transtornos. Infelizmente, esse hábito leva a imprecisões. É possível ter transtorno bipolar e TDAH, e é esse o caso de muitas pessoas, mas também há maneiras de diferenciá-los.

Em primeiro lugar, os problemas cognitivos associados ao TDAH não mudam muito de um dia para outro ou de semana a semana, a não ser que a pessoa esteja tomando metilfenidato ou uma medicação psicoestimulante similar. Pessoas com TDAH têm problemas relativamente constantes com atenção, dispersão e organização, independentemente de seu estado de humor. Já as pessoas com transtorno bipolar podem se tornar impulsivas e ter dificuldades para manter a atenção, mas principalmente quando estão no meio de um episódio maníaco, misto ou depressivo. Por exemplo, Teri, 37 anos, tinha transtorno bipolar II e era bem-sucedida em seu trabalho como artista gráfica nos seus períodos de humor estável. Somente quando estava deprimida é que ficava incapaz de se concentrar em seus projetos. Nick, 52 anos, com transtorno bipolar I, era um programador de computação bem-sucedido, conhecido pelos colegas por sua capacidade de se concentrar em problemas difíceis e conseguir resolvê-los. Mas quando tinha episódios mistos, perdia o foco e se dispersava, pulando de uma tarefa para outra sem concluir nenhuma.

O TDAH não é acompanhado pelos estados extremos de altos e baixos que são a marca do transtorno bipolar. Não é típico que pessoas com TDAH experimentem humores exaltados, comportamentos orientados a metas, hipersexualidade, menor necessidade de sono ou grandiosidade (Geller *et al.*, 1998), ou que tenham depressões profundas com pensamentos suicidas, sentimentos de inutilidade, fadiga e perda de interesse, alternados com períodos de humor estável. Pessoas com transtorno bipolar e TDAH têm risco aumentado de suicídio, talvez em razão da maior impulsividade associada às duas condições (Lan *et al.*, 2015).

TRANSTORNOS PSIQUIÁTRICOS QUE COSTUMAM SER CONFUNDIDOS COM TRANSTORNO BIPOLAR

- Transtorno do Déficit de Atenção com Hiperatividade (TDAH);
- Transtorno de personalidade borderline;
- Transtorno ciclotímico;
- Esquizofrenia ou transtorno esquizoafetivo;
- Transtorno depressivo maior recorrente;
- Transtornos de ansiedade;
- Transtorno de humor induzido por substância.

O TDAH é usualmente associado a dificuldades no ambiente escolar. Quando você frequentava escola, costumava ser capaz de manter sua mente nas atividades da classe? Tem funcionado bem desde então em tarefas que exigem concentração e esforço sustentado? Se a resposta a essas duas perguntas for sim, é improvável que você tenha TDAH, embora uma resposta conclusiva exija um teste cognitivo. Se você acha que talvez tenha TDAH, levante essa possibilidade com seu médico e peça uma avaliação neurológica em separado dessa condição. Há evidências de que o TDAH também pode se manifestar pela primeira vez na fase adulta, mas em apenas 7% das pessoas; as outras 93% já têm desde crianças ou adolescentes (Lopez *et al.*, 2017).

Além de tomar medicações para TDAH, você pode se inscrever em programas de "reabilitação cognitiva" na sua região para ajudá-lo a desenvolver estratégias que melhorem a atenção e a concentração (ver "Recursos para pessoas com transtorno bipolar"). Se quiser mais informações sobre o TDAH, visite o site da Associação Brasileira do Déficit de Atenção (ABDA): tdah.org.br.

Transtorno de personalidade borderline

Você tem...

- Dificuldades para definir por si quem você é ou quem quer ser?
- Um histórico de relacionamentos muito intensos e instáveis?
- Um histórico de grandes esforços para impedir que as pessoas o abandonem ou se afastem de você?
- Períodos frequentes sentindo-se vazio ou entediado?
- Dificuldade em controlar explosões de raiva?
- Um histórico de comportamentos impulsivos ou imprudentes envolvendo sexo, gasto de dinheiro, abuso de substância ou de comida?
- Um histórico de atos autodestrutivos (por exemplo, cortar-se)?

Transtornos de personalidade são padrões de perturbações de longa duração no que se refere a pensar, perceber, reagir emocionalmente, relacionar-se e controlar impulsos. As marcas do transtorno de personalidade borderline são a instabilidade do humor e dos relacionamentos e também da própria noção do eu ou da identidade. Pessoas com transtorno de personalidade borderline sentem-se cronicamente vazias e entediadas, têm dificuldades terríveis em ficar sozinhas, e com frequência cometem atos suicidas ou ameaçam fazê-lo. Tendem a apresentar humores muito reativos e por qualquer ninharia entram em profunda tristeza, ansiedade ou irritabilidade em razão de eventos que envolvem relacionamentos íntimos. Esses estados de humor duram poucas horas ou, no máximo, poucos dias. O transtorno de personalidade borderline geralmente persiste ao longo da vida adulta, a não ser que o indivíduo procure tratamento.

Carla, 27 anos, ligava para o namorado até 10 vezes por dia. Quando fazia isso, muitas vezes reclamava que ele "não estava nem aí para ela", e, se não conseguisse falar com ele, acusava-o de estar com outra mulher. Quando ficava sozinha, sentia como se estivesse desaparecendo, e tinha um desejo incontrolável de fumar, comer sem parar, beber, vomitar, ou se cortar com vidro. Ela tentou se ferir várias vezes, mas não de maneiras muito graves que chegassem a ameaçar sua vida. Esses problemas estenderam-se por vários anos, apesar de ela estar em psicoterapia e ter tentado várias formas de medicação antidepressiva.

Há vários paralelos entre o transtorno de personalidade borderline e o transtorno bipolar, particularmente o transtorno bipolar II e suas formas de rápida ciclagem, mas também há diferenças discerníveis. No transtorno de personalidade borderline, os estados de variação de humor costumam ser muito curtos e constituem uma reação a ser rejeitado ou mesmo apenas desconsiderado por alguém com quem a pessoa tenha proximidade. Na realidade, as perturbações em pessoas com personalidade borderline são geralmente visíveis apenas quando observamos seus relacionamentos românticos. Elas tendem a idealizar e depois a desvalorizar aqueles de quem se tornam íntimas, e vão a extremos para evitar o que experimentam como abandono.

Pessoas com transtorno de personalidade borderline ficam deprimidas, sim, e muitas vezes se encaixam nos critérios para um episódio depressivo maior em algum ponto de sua vida. Essa é uma das razões pelas quais é tão difícil distingui-lo do transtorno bipolar II – a pessoa pode ter tido momentos de excessiva raiva, agitação, ansiedade e depressão, que às vezes têm a aparência de um episódio misto. Mas quem tem de fato transtorno de personalidade borderline não se torna maníaco e muito raramente fica hipomaníaco, com um período de ativação de quatro dias ou pouco mais. Se você acha que se encaixa em alguns dos aspectos que acabamos de mencionar, é possível que tenha transtorno bipolar comórbido com transtorno de personalidade borderline.

Por que é importante você saber se tem personalidade borderline junto com (ou em vez de) transtorno bipolar? Atualmente, não há consenso quanto às linhas gerais de tratamento por medicação para pessoas com personalidade borderline ou para aqueles que têm tanto borderline quanto transtornos bipolares. Pessoas com ambos os transtornos geralmente têm maior dificuldade para encontrar a combinação certa de medicações do que as pessoas com transtorno bipolar apenas. Isso decorre, em parte, de uma avaliação diagnóstica pouco cuidadosa por parte dos médicos. Por outo lado, se você foi mal diagnosticado com transtorno de personalidade borderline quando o seu real diagnóstico é de transtorno bipolar II, pode reagir melhor a medicações como a lamotrigina ou quetiapina do que às medicações que lhe foram prescritas – tipicamente, antidepressivos como fluoxetina (John; Sharma, 2009).

Se você acredita que pode ter transtorno de personalidade borderline, é especialmente importante considerar o recurso a certas formas estruturadas de psicoterapia, em conjunto com as medicações. Vários tratamentos têm suporte de pesquisa para transtorno de personalidade borderline, especialmente a terapia comportamental dialética, TCD, que combina estratégias cognitivas e comportamentais com práticas zen budistas de atenção plena (Linehan; Wilks, 2015); ou a terapia baseada em mentalização, que explora nossa tendência de interpretar mal as próprias emoções e as dos outros (Bateman; Fonagy, 2010).

Transtorno ciclotímico

Você tem...

- Períodos curtos em que se sente ativo, irritável e excitado?
- Períodos curtos em que se sente levemente deprimido?
- Tendência a alternar esses dois estados?

Para complicar ainda mais as coisas, você pode ter uma forma flutuante de transtorno do humor marcada por curtos períodos de hipomania alternados com períodos curtos, leves ou moderados de depressão. Para ter transtorno ciclotímico, você precisa alternar esses períodos de alta e baixa por pelo menos dois anos consecutivos e nunca ter ficado livre de sintomas de transtorno do humor por mais de dois meses a cada vez (American Psychiatric Association, 2013). De que modo isso difere do transtorno bipolar II ou do transtorno bipolar não específico? Vejamos a seguinte descrição:

Katherine era uma mulher de 30 anos que, desde a adolescência, havia experimentado um padrão de alternância entre períodos de dois a três dias por semana nos quais chorava muito e se sentia triste e menos interessada pelas coisas, e fins de semana em que se sentia irritável, energizada e falante. Nunca havia sido hospitalizada por seus sintomas maníacos ou hipomaníacos, nem tivera inclinações suicidas ou se sentira incapaz de se concentrar, nem perdera peso significativamente. Seu namorado às vezes se queixava de suas variações de humor e da sua raiva. Embora ela tivesse maior dificuldade para trabalhar quando estava deprimida, nunca perdera um emprego por causa disso.

Katherine recebeu um diagnóstico de ciclotimia em vez de transtorno bipolar. Se suas depressões tivessem sido piores e/ou tivessem exigido hospitalização, seu diagnóstico poderia ter sido alterado para transtorno bipolar II com transtorno ciclotímico. Sim, é possível ser diagnosticado com os dois!

O psiquiatra Hagop Akiskal, da Universidade da Califórnia, San Diego, encara a ciclotimia como uma perturbação do temperamento que predispõe as pessoas ao transtorno bipolar (Akiskal *et al.*, 2006; ver também Capítulo 4). Na realidade, a ciclotimia tem muito em comum com os transtornos bipolar I e II em termos de seu padrão hereditário e de sua suposta biologia. A ciclotimia é listada no *DSM-5* como uma forma leve de transtorno bipolar. Cerca de 1 em cada 4 crianças e adultos com ciclotimia progride para transtorno bipolar I ou II (isto é, desenvolve episódios maníacos plenos, hipomanias de duração mais longa ou episódios depressivos maiores) ao longo de períodos de 2 a 4 anos (Kochman *et al.*, 2005; Axelson *et al.*, 2011).

Por que os psiquiatras dão importância a essas distinções entre formas leves e moderadas de transtorno bipolar? Vamos retomar a ideia de que o transtorno bipolar pode existir ao longo de um *continuum* (Phelps, 2012). O transtorno ciclotímico e o transtorno bipolar não específico são ambos fatores que predispõem a uma manifestação mais grave dos transtornos bipolares I ou II (Van Meter; Youngstrom, 2012). A presença do transtorno ciclotímico, especialmente se a pessoas também tem um histórico familiar de transtorno bipolar, pode indicar a necessidade de uma intervenção precoce (por exemplo, tomando uma pequena dose de medicações estabilizadoras do humor ou aprendendo estratégias para regular as reações ao estresse), a fim de reduzir a probabilidade de manifestação plena da mania.

Há poucos estudos sobre os tratamentos ideais para ciclotimia. Por isso, os psiquiatras tendem a tratar pessoas com esse transtorno de modo similar ao que fazem com indivíduos com bipolar I ou II, isto é, recorrendo a estabilizadores do humor como lítio, lamotrigina ou valproato. Não obstante, pessoas com ciclotimia muitas vezes funcionam sem medicação, pois seu transtorno costuma ser menos grave e menos prejudicial. Para alguns, o rótulo *ciclotimia* soa menos assustador do que *transtorno bipolar II*, embora ambos tenham vários aspectos similares.

Esquizofrenia

Se você é uma pessoa com esquizofrenia, irá experimentar alguns dos seguintes sintomas:

- Delírios, como acreditar que está sendo seguido, que seus pensamentos são controlados por uma força exterior, ou que estão sendo roubados ou alterados de algum modo, ou que alguém (ou alguma organização) quer agredi-lo.
- Alucinações, nas quais você ouve vozes ou tem visões (ou, em casos mais raros, tem sensações de gosto ou cheiro que os demais não têm).
- Falta de motivação, apatia e desinteresse em ter contato com quem quer que seja.
- Perda ou "embotamento" das emoções.
- Comunicação e pensamento atravancados ou confusos.

Pode ser muito difícil distinguir transtorno bipolar de esquizofrenia, especialmente quando a pessoa procura tratamento pela primeira vez ou tem uma primeira hospitalização. Pessoas com esquizofrenia não têm múltiplas personalidades, como se costuma acreditar. Em vez disso, têm delírios (crenças equivocadas, não realistas) ou alucinações (experiências sensoriais, como ouvir vozes, sem que haja um estímulo real). Podem experimentar depressões graves, mas, em geral, seu maior problema é perder o contato com as próprias emoções (redução ou embotamento do afeto). Pessoas com transtorno bipolar também têm às vezes delírios e alucinações, que são típicos (mas não sempre) de um tipo maníaco, grandioso (por exemplo, "Entrei em ótima sintonia com percepções extrassensoriais") ou então depressivo (por exemplo, "Mereço ser punido pelas minhas más ações").

De acordo com os critérios do *DSM-5*, você tem transtorno bipolar em vez de esquizofrenia se, durante seus episódios, sua experiência intensa de oscilações de emoção e energia ou de níveis de atividade, e seus delírios e alucinações (se é que chegam a ocorrer) só aparecem depois da manifestação de suas oscilações de humor. Se seus delírios e alucinações se desenvolvem antes que seu humor oscile e/ou persistem depois que seus sintomas depressivos ou maníacos desaparecem, você mais provavelmente será diagnosticado com esquizofrenia ou com *transtorno esquizoafetivo*, uma combinação das categorias de esquizofrenia e transtorno do humor. Essas distinções são importantes para o seu prognóstico. O desfecho de longo prazo da esquizofrenia – em termos de gravidade dos sintomas, número de hospitalizações, aptidão para o trabalho e outros indicadores de qualidade de vida – é pior que o do transtorno esquizoafetivo ou do transtorno bipolar (Goghari; Harrow, 2016; Harrow *et al.* 2000). Também tem implicações no tratamento. Se o seu diagnóstico é de esquizofrenia ou de transtorno esquizoafetivo, é provável que seu médico coloque você em drogas como a ziprasidona ou risperidona antes de introduzir o lítio ou outros estabilizadores do humor (ver também o Capítulo 6). Estes são ASGs s com propriedades de estabilização do humor. Se o médico sente que seu diagnóstico bipolar é exato, mas você tem sintomas psicóticos ou agitação intensa, ele ou ela pode recomendar uma dessas drogas junto com um agente estabilizador do humor. Vejamos a experiência de Kurt, 19 anos:

Kurt acreditava que havia uma "gangue de nove" que vagava pelo planeta e que estava à sua procura. Descrevia o seu "eu" como uma concha que estava aos poucos se deteriorando e que acabaria sendo levada embora por essa gangue. Quando ele ficava preocupado com essa gangue de nove, sentia-se acelerado, irritável, facilmente caía no choro, falava a cem por hora e parava de dormir. Ele foi hospitalizado porque seu pensamento tornou-se cada vez mais bizarro e os pais ficaram com medo dele. Quando seu irmão mais velho foi visitá-lo no hospital, Kurt correu até ele, abraçou-o, começou a chorar e gritou: "Obrigado por me salvar!". Após o tratamento no hospital com risperidona, ele se acalmou bastante e voltou a dormir. Mas continuou achando que uma gangue estava atrás dele e que seus membros só estavam aguardando que tivesse alta do hospital.

Note que a principal perturbação de Kurt é em seus processos de pensamento e não no seu humor. Ele continuou a se preocupar com suas crenças mesmo depois que seu humor e sono melhoraram. Teve diagnóstico de transtorno esquizoafetivo em vez de transtorno bipolar. Essas distinções de diagnóstico estão entre as mais difíceis de tornar confiáveis. Com frequência, pessoas com padrões pouco claros de sintomas precisam ser observadas ao longo de vários episódios e experimentar medicações diferentes até que seu diagnóstico fique claro.

Transtorno depressivo maior recorrente

Você teve períodos de depressão maior, grave, que iam e voltavam, mas sem sinais óbvios de mania ou hipomania? Pode parecer simples distinguir pessoas que têm apenas depressões recorrentes (depressão unipolar) daquelas que têm depressões e manias, mas na realidade é bem difícil. Na situação mais comum, uma pessoa tem repetidos episódios de depressão maior e então passa por um breve período (poucos dias) sentindo-se "ligada", "para cima" e "pronta para ganhar o mundo". Trata-se de transtorno bipolar II? Ou simplesmente de uma animação que a maioria de nós sentiria depois de sair de uma longa depressão?

Um verdadeiro episódio hipomaníaco envolve uma mudança observável no comportamento da pessoa. O hipomaníaco dorme menos, sente uma exaltação leve ou moderada ou irritável, e tem um frenesi de pensamentos ou se torna muito falante. Se esse estado dura vários dias de cada vez, e os outros comentam a respeito, a suspeita é de que houve um episódio hipomaníaco (e transtorno bipolar). Em contraste, alguém que simplesmente se sente bem e com mais energia depois de sair de uma depressão, mas que tem poucos ou nenhum dos demais sintomas do agregado hipomaníaco, provavelmente tem *transtorno depressivo maior.*

Algumas pessoas têm episódios depressivos maiores com agitação, e isso pode se parecer muito com um episódio bipolar misto. Bethany, 37 anos, teve episódios depressivos maiores nos quais ficava ansiosa, inquieta e incapaz de permanecer sentada. Sua emoção principal era de medo, não tanto daquele otimismo ou confiança que costumam caracterizar a hipomania ou a mania. Seu médico diagnosticou-a com transtorno depressivo maior.

Se você tem episódios depressivos maiores que se alternam com curtos períodos hipomaníacos, e há um histórico de transtorno bipolar na sua família, talvez *transtorno bipolar não específico* seja o diagnóstico apropriado, em vez de depressão maior com agitação. Como mencionado, se seu médico não tem certeza se você está com depressão unipolar ou transtorno bipolar, e especialmente se o transtorno bipolar transita pela sua família, ele ou ela provavelmente irá recomendar que você tome um estabilizador do humor antes de tomar um antidepressivo.

Transtornos de ansiedade

Transtornos de ansiedade podem ocorrer em até 75% dos pacientes com transtorno bipolar I ou II, e o que há de mais comum em seu histórico de vida são os surtos de pânico (Merikangas *et al.*, 2011). Transtornos de ansiedade são uma categoria ampla, que inclui transtorno de estresse pós-traumático (ansiedade, embotamento emocional e memórias invasivas relacionadas a evento traumático), transtorno de ansiedade generalizado (um estado constante de preocupação e apreensão, acompanhado por sinais físicos de ansiedade), transtorno de pânico (surtos repentinos de ansiedade e terror e sentimentos de uma catástrofe iminente, com forte desejo de fugir), transtorno obsessivo-compulsivo (pensamentos invasivos que são neutralizados ao desempenhar uma atividade ritualística, como limpar, enxaguar ou checar alguma coisa repetidamente), transtorno de ansiedade social (ansiedade grave quando a pessoa é foco da atenção dos outros), e outras condições.

Pode parecer estranho que os médicos confundam mania ou depressão com surtos de ansiedade, mas acontece o tempo todo.

Fiona, 33 anos, tinha transtorno bipolar II e transtorno de ansiedade generalizado. Entre seus episódios de humor, apresentava sintomas de depressão leve, como um sentimento de lentidão, irritabilidade e pensamentos suicidas ocasionais. Sua ansiedade era praticamente constante. Preocupava-se em não estar indo bem no trabalho, e previa catástrofes: os pequenos erros que cometia seriam a causa de seu fracasso e provocariam sua demissão e, em última instância, ela acabaria virando uma sem-teto. Suas ruminações ansiosas podiam tomá-la no meio da noite. Ela constatava sentir-se apreensiva a maior parte do dia, mesmo sem que houvesse nenhuma ameaça direta a ela. Nos episódios depressivos agudos, suas preocupações pioravam, mas também estavam presentes quando ela não estava particularmente deprimida, e podiam ter um efeito incapacitante. Tinha algum alívio de suas ansiedades durante seus breves períodos hipomaníacos, quando se sentia produtiva, orientada por metas, energizada e com um humor exaltado.

Fiona não teria sido diagnosticada com uma ansiedade comórbida se suas ansiedades ocorressem apenas durante seus episódios de humor. Como observado antes, há um especificador de curso – a tensão ansiosa – que é diagnosticado junto com os episódios de humor. Fiona, ao contrário, sentia ansiedade mesmo quando estava relativamente livre de sintomas de humor. Se, igual a Fiona, você tem um transtorno de ansiedade comórbido pleno, ou se tanto você quanto seu médico concordam que o transtorno de ansiedade é um diagnóstico mais adequado que o de transtorno bipolar, o médico provavelmente irá recomendar-lhe um antidepressivo ISRS. Ele ou ela pode também recomendar terapia cognitivo-comportamental (TCC), que tem um sólido registro de pesquisa no tratamento da ansiedade. No Capítulo 6, vou discutir os prós e contras dos antidepressivos no transtorno bipolar.

Transtorno bipolar induzido por substância ou medicação

Todos os aspectos relacionados a seguir se aplicam ao seu caso?

- Você tem tido episódios de depressão e mania.
- Esses sintomas se desenvolvem depois que você consome alguma droga ilícita, bebe muito por vários dias ou semanas, ou começa a tomar um antidepressivo, um estimulante ou alguma outra medicação prescrita que afeta os humores.
- Seus sintomas de humor desapareceram logo depois que você parou de beber ou de tomar medicação.
- Você não tem tido outros episódios maníacos ou depressivos, exceto aqueles provocados pelo álcool ou drogas.

Sintomas maníacos e depressivos podem ser emulados pelo abuso de certas drogas. É sabido que cocaína, anfetaminas ("bola" ou "rebite"), metanfetaminas, heroína, ecstasy e LSD criam estados maníacos, com frequência acompanhados de psicose. A anfetamina, particularmente, é conhecida por produzir estados irritáveis, hiperativados, paranoides e delirantes. É improvável que o abuso ou dependência de bebida alcoólica sejam a causa direta de um episódio maníaco, mas com certeza podem contribuir para uma espiral depressiva.

O *DSM-5* usa o rótulo *transtornos mentais induzidos por substância/medicação* para distinguir transtornos do humor provocados por substâncias externas daqueles decorrentes da fisiologia inerente da pessoa. Transtornos do humor que são em função direta de drogas, álcool ou medicações costumam ter duração curta, desaparecendo mais rapidamente (em geral em 4 semanas ou menos) que os transtornos de humor não relacionados a substâncias, e costumam ser tratados por meio de programas de desintoxicação de dependência química (ou interrompendo a medicação envolvida). Às vezes, os transtornos de humor relacionados a substâncias se atenuam sem tratamento. No entanto, as substâncias podem contribuir para a manifestação do primeiro episódio de transtorno bipolar, que então assume curso próprio. Não é incomum que pessoas com transtorno bipolar relatem que seu primeiro episódio maníaco teve início logo após começarem a experimentar drogas ilícitas.

Como discuti no Capítulo 2, você pode ter tanto um transtorno de humor quanto um transtorno por abuso de substância, um influenciando o curso do outro. As oscilações de humor também deixam você mais propenso a usar drogas ou álcool, e drogas e álcool podem agravar suas oscilações de humor. Cerca de 50% das pessoas com transtorno bipolar I e cerca de 37% daquelas com transtorno bipolar II tiveram algum transtorno por uso de álcool ou substâncias em algum momento da vida – uma taxa muito mais elevada que a da população em geral, que é de 10-20% (Kessler *et al.*, 2005; Merikangas *et al.*, 2011). Portanto, mesmo que você originalmente tenha procurado tratamento para depressão, seu médico pode diagnosticar uma depressão induzida por substância/medicação e recomendar que participe de um programa de 12 passos (por exemplo, o dos Alcoólicos Anônimos) ou de uma terapia individual focada em ajudá-lo a superar seus problemas de dependência.

Idealmente, seu médico irá ajudá-lo a avaliar a sequência de seus sintomas de humor e de uso de bebida e drogas: você na maioria das vezes fica deprimido e então bebe? Alguma vez acontece de você beber e então ficar deprimido? Usa cocaína ou maconha e então fica maníaco ou hipomaníaco, ou é o oposto? Em geral, o médico não será capaz de dizer com certeza se você tem transtorno bipolar até que você permaneça sóbrio e sem usar drogas por um certo tempo. De novo, seus parentes próximos e pessoas relevantes na sua vida podem ajudar nisso. Por exemplo, seu parceiro pode ser capaz de lembrar como e quando seu comportamento começou a mudar e se isso teve relação com o consumo de certas substâncias.

Uma consideração importante é se os seus estados maníacos, hipomaníacos, mistos ou de ciclagem rápida se desenvolveram depois que você tomou um antidepressivo. Karine, no exemplo a seguir, mostrou sintomas que emulavam fortemente um episódio misto, mas esses sintomas pararam assim que o antidepressivo foi interrompido. Se você de fato se torna maníaco ou hipomaníaco por causa de antidepressivos, deve ter realmente transtorno bipolar, mas serão necessárias outras evidências.

Karine, 48 anos, ficou gravemente deprimida e ansiosa durante cerca de um mês após a morte do pai. Nunca havia tido um episódio maníaco ou hipomaníaco. Seu médico prescreveu-lhe um antidepressivo, mas ele não melhorou sua depressão; na verdade, a ansiedade piorou. O médico então deu-lhe outro tipo de antidepressivo.

"No começo, me senti ótima. Era capaz de focar em coisas como nunca havia sido antes. Não precisava mais de cigarro para manter minha mente no trabalho. Mas então meu humor começou a oscilar para cima e para baixo, como uma gangorra. Meu sono piorava cada vez mais – acordava praticamente de hora em hora. Sentia-me ligada, mas aí a depressão voltou. Comecei a me sentir realmente irritável e preocupada, e não conseguia deter minhas ruminações, que eram como um DVD passando em velocidade rápida. Precisei tomar zolpidem (medicação para o sono) quase toda noite. Era insuportável."

Seu médico foi retirando o antidepressivo aos poucos. O humor continuou oscilando por algumas semanas, mas depois voltou a um estado mais brando de depressão. Em seguida, foi tratada com sucesso, à base de lamotrigina e terapia cognitivo-comportamental (TCC). Sua ciclagem rápida foi interpretada como um indício de transtorno depressivo induzido por substância, embora também se acreditasse que ela sofria de "luto não complicado", uma forma de depressão maior que constitui uma reação à experiência de perda. Ela nunca teve diagnóstico de transtorno bipolar.

O *DSM-5* difere das edições anteriores ao afirmar que, se o uso de substância precipita um episódio maníaco ou hipomaníaco, mas este dura mais tempo do que se poderia esperar apenas com o uso da substância, o diagnóstico de transtorno bipolar ainda é o apropriado. Assim, se você tomou um antidepressivo e começou a ciclar rapidamente por vários meses, a posição do *DSM-5* é que o antidepressivo pode ter disparado uma vulnerabilidade às oscilações de humor bipolares, mas que não foi a causa essencial da síndrome. Falarei mais sobre o que entendemos por uma vulnerabilidade ao transtorno bipolar no Capítulo 5.

● ● ● ● ● ● ● ● ● ● ● ● ● ● ●

Espero que agora você entenda o quanto é importante obter um diagnóstico correto e descartar diagnósticos que se confundem. Conhecer os critérios diagnósticos para o transtorno bipolar e compreender de que maneira esses sintomas se manifestam, tanto em você quanto nos outros, é empoderador. Como você verá adiante, ter consciência dos sintomas que você experimenta tipicamente durante os episódios de humor ajuda muito a evitar que esses episódios entrem em uma espiral fora de controle.

No próximo capítulo, vou discutir os problemas que as pessoas enfrentam para se ajustar ou para lidar com um diagnóstico de transtorno bipolar. Algumas negam a realidade do transtorno e acreditam que seus sintomas são apenas uma exacerbação de sua personalidade. Outras se prendem demais ao diagnóstico e tentam desnecessariamente limitar sua carreira e suas aspirações pessoais; e há também aquelas que aceitam com relutância o diagnóstico, mas continuam a viver sua vida como se estivessem livres da doença. Ninguém gosta de acreditar que tem um transtorno psiquiátrico, e que requer um tratamento de longo prazo. Chegar a aceitar o diagnóstico é um processo emocional difícil.

CAPÍTULO 4
"É a doença ou sou eu?"
Como lidar com o diagnóstico

No capítulo anterior, discutimos os critérios de diagnóstico do *DSM-5*, que são um tanto áridos (apesar de úteis). O que esses critérios não abordam ou transmitem é o impacto emocional de saber que você tem transtorno bipolar, ao reconhecer sua realidade. A maioria dos pacientes trava uma batalha dolorosa até chegar a um acordo com o diagnóstico. De início, experimenta raiva, medo, tristeza, culpa, decepção e desesperança. Não são ciclos maníaco-depressivos, e sim um processo saudável de formar uma noção do eu que incorpore o fato de ter desregulações biológicas e perturbações do humor. Posso dar a impressão de estar falando de pessoas que tiveram apenas um ou dois episódios maníacos ou depressivos e se surpreenderam com o diagnóstico, mas também vi essas reações em pessoas que foram hospitalizadas várias vezes em razão do transtorno.

Por que o processo de aceitação é tão doloroso? Entrar em acordo com o transtorno pode significar que você aceita um novo papel dentro da família, no ambiente de trabalho ou em seus relacionamentos pessoais. Isso pode exigir que você tome decisões para reestruturar sua vida e suas prioridades, o que talvez implique encarar a si mesmo de outro modo. Por exemplo, Luiz, 25 anos, abriu mão de seu apartamento e voltou a morar com os pais após a hospitalização. Teve então que lidar com a hipervigilância deles e tentativas cada vez mais frequentes de controlar seu comportamento, fazendo-o se sentir como se fosse uma criança de novo. Rob, 38 anos, vinha sendo muito bem-sucedido em seu trabalho como engenheiro civil. Após a revelação de seu diagnóstico de bipolar I, viu que as pessoas no trabalho pareciam ter medo dele. Atribuiu a perda do seu emprego ao fato de ter revelado que tinha a doença. Nancy, 44 anos, notou que depois que ela soube do seu diagnóstico de bipolar II e de ter contado isso a vários amigos, pelo menos um deles "me descartou porque eu tinha uma 'taxa de manutenção muito alta'".

Você já pode imaginar a dor e a confusão que uma pessoa sente quando percebe esses custos gerados pela admissão do transtorno.

O QUE HÁ DE ÚNICO NO TRANSTORNO BIPOLAR?

Pessoas que têm que viver com diagnósticos médicos, como o de diabetes ou doença cardíaca, passam por emoções similares ao terem que lidar com seus diagnósticos. Ninguém gosta de acreditar que tem uma doença que requer tratamento por um longo prazo. Mas aceitar que você tem uma pressão anormalmente alta em razão de uma condição biológica hereditária é bem mais fácil do que aceitar suas mudanças de humor. Como mencionei no Capítulo 2, o transtorno bipolar pode ser difícil de distinguir dos altos e baixos normais da vida humana. Talvez você sempre tenha sido irritadiço ou temperamental e acredite que seus períodos altos e baixos são apenas exacerbações de sua inconstância natural. Como saber o que é realmente próprio da sua doença e o que é do próprio do seu "eu" ou da sua personalidade (seus hábitos, atitudes e estilo de se relacionar com os outros – enfim, o jeito de você ser na maior parte do tempo)? De que maneira você pode se treinar para saber a diferença entre estar bem e estar doente em vez de se enganar e reagir às suas mudanças de humor, de energia ou de atividade dizendo "eu sempre fui assim"?

No nível prático, a capacidade de identificar diferenças entre traços de personalidade e sintomas de transtorno é importante para você e os outros saberem quando é que os procedimentos de emergência precisam ser acionados. Em um nível emocional, compreender essas distinções pode contribuir para uma noção mais estável de quem você é. Maureen, por exemplo, sabia que sempre havia sido extrovertida, mas percebeu que precisava consultar seu médico quando começou a ficar acordada até tarde ligando para pessoas – de todo o país –, com quem ela não falava há anos. O fato de ela precisar aumentar sua dose de lítio não diminuiu a consideração que tinha pelos outros.

A reação de muitos de meus clientes quando ficam sabendo do seu diagnóstico é de descrença ou negação, e que é muito natural. Afinal, é algo que os obriga a rever a imagem que têm de si mesmos, o que é doloroso e difícil de fazer. Outros, especialmente aqueles que foram diagnosticados há algum tempo, acreditam que têm o transtorno, mas continuam a levar a vida como se não tivessem. Você já pode imaginar por que as pessoas reagem desse modo; na realidade, talvez você reconheça esse tipo de reação em você mesmo. Seja como for, esses estilos de lidar com a questão podem causar-lhe problemas, especialmente se você se recusa a tomar medicações, que o ajudariam, ou então se regularmente se envolve em atividades de alto risco (por exemplo, ficar acordado a noite toda, beber de-mais ou tomar alguma droga com frequência), que podem agravar sua doença.

Antonio, 35 anos, comportava-se de maneiras autodestrutivas para conseguir lidar com sua confusão e sua dor. Interrompia as me-dicações tentando provar aos outros que não estava doente, mas en-tão tinha uma recaída e acabava precisando voltar ao consultório do psiquiatra, que lhe recomendava mais medicações. Rosa, que recebera seu diagnóstico há anos, muitas vezes recorria a álcool quando experi-mentava a vergonha, o estigma social e a desesperança que sentia em decorrência do diagnóstico.

Algumas pessoas, depois de viverem um tempo com o transtor-no, começam se encarar como se não fossem nada além de um rótu-lo de diagnóstico ou de um cérebro combalido ou de um conjunto de moléculas disfuncionais. Passam a atribuir automaticamente to-dos os seus problemas pessoais à doença, mesmo aqueles problemas que as pessoas sem o transtorno bipolar experimentam como roti-neiros. Costumam aceitar a necessidade de medicações, mas limitam desnecessariamente a si mesmas, deixando de agarrar algumas oportunidades que poderiam muito bem aproveitar.

Ao final deste capítulo, você terá uma boa noção das várias reações emocionais que as pessoas têm ao conhecerem seu diagnóstico. Irá se sentir empoderado por saber que suas próprias reações emocionais são compartilhadas por muitos outros e que o fato de reconhecer o diagnóstico não significa abrir mão de suas esperanças e aspirações. O capítulo termina com sugestões para lidar com o difícil processo de fazer as pazes com a doença.

A REPERCUSSÃO EMOCIONAL DO DIAGNÓSTICO

A maioria das pessoas que vêm ao meu consultório já foram informadas por alguém em algum momento que têm transtorno bipolar, mesmo quando não acreditam nisso. Na hora em que sentamos e começamos a discutir o transtorno, elas experimentam uma ampla gama de emoções – por exemplo, perplexidade, ansiedade e raiva. Algumas sentem alívio: saber que você tem um transtorno psiquiátrico que tem um nome e que explica grande parte do que vem acontecendo com você pode ajudar a aliviar suas sensações de culpa e de autorrecriminação. Com maior frequência, porém, o diagnóstico traz mais questões do que respostas – e a maioria delas diz respeito ao que o futuro pode reservar a você e aos que lhe são próximos.

Quando você descobriu que tinha o transtorno, talvez tenha feito a si mesmo perguntas como as seguintes:

"Por que eu?"

"Por que isso está acontecendo agora?"

"Agora sou 'só bipolar'? Ou ainda tenho uma identidade separada?"

"Onde é que minha identidade cessa e começa o transtorno?"

"Meus períodos de alta energia, criatividade e realizações não foram nada além de sinais de uma doença?"

"Quanta oscilação de humor estou 'autorizado' a ter antes que as pessoas achem que estou ficando doente de novo?"

"O quanto sou responsável pelo meu comportamento?"

"Como posso ficar mais convencido de que é isso o que de fato tenho?"

"Conseguirei ter uma vida normal e alcançar minhas metas?"

> **Prevenção eficaz:** *Transtorno bipolar é algo que você tem, e não algo que você é.* Saber essa diferença pode evitar que rejeite o diagnóstico ou, no extremo oposto, que abra mão de sua vida em favor da doença.

Mesmo que você já tenha tido muitos episódios de transtorno bipolar, ainda é possível que faça essas perguntas. Isso é natural, e saudável – pois ficar às voltas com essas questões ajuda você a clarear as emoções, as metas e a sua noção do eu. Infelizmente, a ambivalência em relação ao diagnóstico e a percepção de que os outros o discriminam podem levá-lo a querer rejeitar todos os tratamentos. Algumas pessoas fazem isso para provar aos outros que não têm necessidade de tratamento e que podem funcionar independentemente. Essas escolhas podem levar à recorrência da doença e comprometer sua qualidade de vida.

Se membros próximos da família (por exemplo, cônjuge ou os pais) ficam a par de seu diagnóstico ao mesmo tempo em que você, é provável que também tenham questões, mesmo que não as verbalizem diretamente a você, achando que comunicá-las poderia lhe causar mais sofrimento ou para não criar conflitos na família. Para os pais de Kyana, por exemplo, a preocupação era que ela fosse tachada de doente mental e nunca pudesse ter uma vida normal. Preocupavam-se também em ter que tomar conta dela pelo resto da vida e em ter de abrir mão de suas expectativas e sonhos em relação a ela. A esposa de Greg ficou em dúvida se havia se casado com o homem certo e se devia ou não encerrar o relacionamento. Os familiares de Kyana ou Greg só expressaram suas preocupações quando começaram a falar abertamente sobre o transtorno. No lado positivo, saber mais a respeito da bipolaridade foi reconfortante para Kyana, Greg e seus familiares, pois aprenderam juntos que o prognóstico não era tão ruim como temiam.

"ISSO NÃO É NADA": REJEITAR OU NÃO SE IDENTIFICAR TOTALMENTE COM O DIAGNÓSTICO

> *"Queria voltar ao lugar onde morava em Miami, bem antes de toda essa confusão começar. Quem sabe? Talvez o apartamento em que morei ainda esteja vago. As pessoas ali gostavam de mim. Tinha muitos amigos. Às vezes penso que, se voltasse lá, encontraria meu velho eu tomando sol sob alguma daquelas altas palmeiras."*
>
> – Mulher de 26 anos recém-hospitalizada após o segundo episódio maníaco

É provável que você se lembre da primeira vez que lhe disseram que tinha transtorno bipolar. Será que algumas das "reações comuns" no quadro a seguir descrevem como você se sentiu naquela hora ou como se sente agora?

Examine a primeira reação, de rejeitar totalmente o diagnóstico. Será que naquele momento (ou mesmo agora) você achou que o diagnóstico era apenas uma falta de compreensão a respeito do seu comportamento? Por acaso pensou que os outros estavam só querendo controlar você, sem qualquer consideração por suas experiências interiores? Ficou em dúvida se a medicação tratava de suas oscilações de humor ou se era justamente a medicação que provocava sua manifestação? Acabou se convencendo de que o diagnóstico estava equivocado e que os tratamentos alternativos (por exemplo, acupuntura) eram a solução?

Carter, 49 anos, discordou do diagnóstico e se recusava a ir ao médico e a tomar medicações, apesar de ter tido episódios maníacos, mistos e depressivos (até com hospitalizações) durante quase 15 anos. Essa sua recusa obstinada geralmente vinha à tona quando estava maníaco, mas também se fazia presente quando tinha poucos sintomas ou nenhum.

Quanto mais tempo ele permanecia bem, mais duvidava que tivesse qualquer tipo de transtorno do humor. Acreditava que quaisquer que fossem os problemas que viessem a surgir poderiam ser controlados por uma dieta (em particular, reduzindo a ingestão de açúcar) e pela medicina chinesa. Argumentava que seu comportamento – não importa o quanto fosse perigoso ou bizarro – estava simplesmente sendo mal compreendido e mal interpretado. Colocava a culpa de suas ações agressivas nas outras pessoas que, segundo ele, as teriam provocado – quase sempre familiares, patrões ou parceiros românticos. Nos poucos períodos em que concordava em tomar medicações, concluía erradamente que eram elas que causavam sua doença: "Meu humor estava ótimo até me darem depakote, e depois disso não parou mais de oscilar".

REAÇÕES COMUNS AO SABER QUE VOCÊ TEM TRANSTORNO BIPOLAR

Rejeitar o diagnóstico:
- "O diagnóstico está errado; é apenas uma maneira que as outras pessoas arrumaram para explicar minhas experiências."

Não se identificar totalmente com o diagnóstico:
- "Sou uma pessoa temperamental, só isso."
- "Eles querem me colocar nessa camisa de força das drogas para me fazer parar de ter experiências que ninguém mais compreende."

Identificar-se demais com o diagnóstico:
- "Minha doença e meus humores, é só isso o que eu sou, e não tenho controle sobre isso."
- "Quero ir a festas, viajar e trabalhar, mas tenho medo de desencadear outro episódio, por isso raramente saio de casa."

Como vimos no Capítulo 3, você certamente vai querer explorar com seu médico por que ele ou ela acha que o diagnóstico se aplica a você e por que outros diagnósticos possíveis estão sendo descartados. Recorrer a segundas opiniões costuma ser útil, e não há o que substitua conhecer o máximo possível sobre os sintomas do transtorno, o propósito das várias medicações e as estratégias eficazes de autogestão. Já rejeitar totalmente o diagnóstico é uma posição perigosa, pois, como no caso de Carter, pode levar à recusa de tratamentos que às vezes são o que salva sua vida. Pessoas que adotam essa atitude costumam ter vários episódios e hospitalizações até admitirem que há algo de errado, e mesmo então desconfiam do diagnóstico, dos médicos e das medicações.

Vamos considerar agora a segunda reação, que eu chamo de não se identificar totalmente com o diagnóstico. Trata-se de um estilo comum de reação – para muitas pessoas, um estágio no processo de aceitar o fato de ter a doença. É similar a negá-la, que não é bem a mesma coisa que rejeitar o diagnóstico. *Negação* ou *supressão do pensamento* refere-se ao processo de evitar emocionalmente problemas dolorosos os empurrando para fora do campo de consciência. Ser informado de que você tem uma doença que é recorrente e que requer que você repense as metas de sua vida é algo extraordinariamente doloroso. Quem é que não gostaria de se livrar dessa reação emocional e tentar continuar vivendo como se o diagnóstico não fosse correto?

Pessoas que recebem diagnósticos de outras condições médicas também reagem com essa subidentificação. Por exemplo, pessoas que tiveram um infarto podem admitir para os outros que precisam fazer ajustes em seu estilo de vida e mesmo assim continuar fumando, fazendo pouco exercício ou nenhum, assumindo um monte de trabalho ou não se preocupando em ter um sono regular. Pessoas com diabetes ou hipertensão às vezes admitem superficialmente seu diagnóstico, mas continuam comendo coisas muito doces ou muito salgadas.

Ellen Frank, professora de psiquiatria na Universidade de Pittsburgh, nomeou essas questões emocionais subjacentes à negação do transtorno bipolar como "estar de luto pelo eu saudável perdido" (Frank, 2007). Muitos com transtorno bipolar eram energéticos, populares, brilhantes e criativos antes de adoecer. Então, depois que a doença foi diagnosticada e seus familiares ou amigos começaram a tratá-los como um "paciente mental", ficaram ressentidos e começaram a sentir nostalgia pela pessoa que eram antes. Talvez achem que se continuarem agindo como se nada tivesse mudado seu velho eu irá voltar, como se fosse um amigo que não viam há tempos – do jeito que a mulher que mencionamos no início do capítulo sonhava em reencontrar seu velho eu em Miami. O que está implícito nessas reações são profundos sentimentos de perda pelas dramáticas mudanças de vida que a doença promove. Para alguns, mesmo o rótulo "bipolar" pode trazer à mente memórias dolorosas de esperanças perdidas, de decepções e de expectativas descartadas. É compreensível que essas memórias dolorosas inclinem as pessoas a negar a doença quando são confrontadas com as suas evidências.

Na minha experiência, quem tem transtorno bipolar têm sentimentos muito fortes em relação à importância da realização e da independência pessoais. O transtorno compromete de certo modo as conquistas, faz a pessoa se sentir fracassada e traz à tona autoavaliações negativas. Em um período sabático na Universidade de Oxford (2006-2007), conduzimos um experimento no qual pedíamos a adultos com transtorno bipolar, depressão maior ou sem histórico psiquiátrico que decifrassem conjuntos de seis palavras (por exemplo: "estou arruinando eu vida minha melhorando") e produzissem sentenças com cinco palavras (Miklowitz *et al.*, 2010). A tarefa requeria que deixassem de fora uma palavra. As sentenças podiam ser completadas de maneira negativa ("Eu estou arruinando minha vida") ou positiva ("Eu estou melhorando minha vida"). Em uma das situações do experimento, na qual os participantes ouviam um sininho de recompensa para cada quatro sentenças completadas, os que tinham transtorno bipolar concluíram mais sentenças na direção negativa do que os participantes com depressão maior ou sem histórico psiquiátrico. Interpretamos esses achados como indicando que, para pessoas com transtorno bipolar, a recompensa traz à mente memórias de fracasso em alcançar realizações e também sentimentos de baixa autoestima.

■ A negação não é saudável?

A negação da doença pode ser uma maneira de lidar com os medos de fracassar ou com as visões pessimistas em relação ao futuro. Infelizmente, só funciona a curto prazo, porque as autoavaliações negativas encontram um jeito de reemergir no desafio de vida seguinte.

Se você está sendo diagnosticado pela primeira vez, é normal que demonstre certo nível de negação. Mas mesmo que já tenha sido diagnosticado há algum tempo e sinta que aceitou essa realidade, talvez esteja se lembrando de épocas em que negou isso. Da última vez em que esteve hipomaníaco ou maníaco, você:

- Duvidou que a doença fosse real ou acreditou que seu diagnóstico fosse um erro o tempo todo?
- "Testou" o diagnóstico passando a noite fora, bebendo muito ou tomando drogas ilícitas?
- Esqueceu de tomar lítio, valproato, quetiapina ou outras medicações para controle do humor?
- Acreditou que podia tomar suas medicações sem qualquer supervisão (ou seja, sem consultas regulares ao médico para discutir os efeitos colaterais e checar seus níveis de medicação no sangue)?

A inconsistência na medicação é um grande problema para pessoas com transtorno bipolar. Elas deixam de tomar entre 20 e 40% das doses prescritas de medicação (Levin *et al.*, 2016). São muitos os fatores que afetam a disposição individual de tomar a medicação da maneira que foi prescrita (por exemplo, o tipo de apoio que o médico dá a isso), mas a negação da doença é um desses fatores. Dedico um capítulo inteiro deste livro (Capítulo 7) aos problemas que envolvem a não adesão à medicação.

"SE EU SOU BIPOLAR, ENTÃO TODO MUNDO É"

"Minha mãe pega no meu pé o tempo todo, se tomei os remédios ou não, se fui me consultar com o médico, quem são os caras com quem estou saindo, se está tudo certo no trabalho, se tenho dormido bem

ou não – enfim, o que você imaginar. Vive perguntando se bebi. Fica me policiando para tentar descobrir. Sempre me critica e não aprova nada do que eu faço. Acho que ela é que é bipolar."
– Mulher de 29 anos com transtorno bipolar II e alcoolismo

Às vezes as pessoas que negam ter o transtorno dizem que é porque não sabem direito onde termina a variação normal de humor e onde começa a doença bipolar. Lembremos da discussão no capítulo introdutório a respeito do *continuum* da gravidade dos sintomas bipolares, que vai de oscilações leves, de altos e baixos, a episódios depressivos e maníacos graves que exigem hospitalização. Talvez você às vezes tenha ficado em dúvida se suas reações emocionais a eventos ou situações são de fato diferentes das de outras pessoas. Você já se flagrou pensando ou dizendo: "As outras pessoas que eu vejo também têm transtorno, elas só ainda não sabem que têm"? É mais provável que você pense assim quando seus parentes ou amigos ficam bravos com você ou controlando demais, ou o acusam de estar doente mesmo quando está indo bem e tendo as oscilações de humor comuns a todo mundo. Essas diferentes percepções são habituais no transtorno bipolar II, no qual os ciclos de hipomania/depressão podem ser muito sutis: a pessoa pode não acreditar que seu humor mudou o tanto que os outros parecem achar.

Talvez você esteja certo em avaliar que as pessoas à sua volta têm um humor inconstante. De fato, sabemos que o transtorno bipolar corre pelas famílias (ver Capítulo 5) e que as pessoas com o transtorno tendem a encontrar parceiros que também têm transtornos do humor (o que é chamado de *acasalamento preferencial*; Smoller; Finn, 2003). Portanto, não é impossível que membros da sua família tenham o transtorno ou formas leves dele. Claro que se você ou eu perguntarmos por que eles têm essas oscilações poderão dizer que estão apenas reagindo ao seu comportamento. Por sua vez, você pode achar que seu comportamento é que ocorre como reação aos humores variáveis deles.

Ter consciência da inconstância dos humores de parentes próximos ou amigos não é necessariamente algo ruim. Você pode aprender a não fazer as coisas que os provocam e, melhor ainda, sugerir fontes adequadas de ajuda (por exemplo, um grupo de apoio). As flutuações de humor deles talvez ocorram por questões que nada têm a ver com você. O Capítulo 13, sobre comunicação com os membros da família, pode ajudá-lo a lidar com algumas dessas questões.

O simples fato de ter oscilações de humor não quer dizer que alguém seja bipolar (lembre-se do papel do sintoma e dos limiares de comprometimento na realização do diagnóstico, que vimos no Capítulo 3). Mas se você percebe que vê transtorno bipolar em todo mundo, a razão pode ser que não queira se sentir sozinho e isolado. Admitir que se está doente e que é diferente dos outros é algo estigmatizante e doloroso. No entanto, como veremos adiante, reconhecer seu transtorno também pode ser empoderador. Não significa que a vida como você a conhece tem que parar.

O PROBLEMA "PERSONALIDADE *VERSUS* TRANSTORNO"

> *"Sinto como se tudo o que faço agora tem a ver de algum modo com o fato de estar doente. Se estou feliz, é porque sou maníaco; se estou triste, é porque estou deprimido. Não quero achar que toda vez que eu tenha uma emoção, toda vez que fico com raiva de alguém, é porque estou doente. Alguns dos meus sentimentos são justificados. Dizem que sou alguém diferente a cada dia, mas é assim que eu sou! Nunca fui uma pessoa estável."*
>
> – Mulher de 25 anos que teve um episódio maníaco grave com psicose, seguido por seis meses de depressão

Ter uma boa noção de como sua personalidade, seus hábitos e atitudes diferem dos sintomas é uma parte importante de aprender a aceitar o transtorno. É compreensível que a maioria das pessoas queira sentir que tem um "self" separado de seus sintomas e de suas vulnerabilidades psicológicas. É comum que se sintam assim quando foram levadas a acreditar, pelo médico ou outra pessoa, que sua doença é como uma "prisão perpétua". Definir a si mesmo em termos de um conjunto de traços de personalidade estáveis que o vêm acompanhando a maior parte da vida pode fazê-lo sentir-se menos vulnerável aos conflitos do que as mulheres jovens que acabamos de citar.

Outra razão para diferenciar sua personalidade de seu transtorno é que isso ajuda você a determinar quando está de fato começando um novo episódio, isto é, que não se trata apenas de estar vivendo um momento difícil. Por exemplo, se você é extrovertido por natureza, o fato de socializar muito num fim de semana pode ser menos significativo para determinar se você está desenvolvendo um episódio maníaco ou hipomaníaco do que as alterações em seu padrão de sono, a maior irritabilidade ou as oscilações em seus níveis de energia. Ao contrário, se você costuma ser introvertido, um aumento repentino de sua socialização pode ser muito útil como sinal de um episódio em curso.

Transtorno bipolar e temperamento

Talvez você acredite – e outras pessoas que interagem com você também – que seus sintomas de mania são apenas decorrentes de seu eu exuberante, otimista, cheio de energia; que sua depressão é apenas a sua tendência de cair em certo pessimismo ou de ter uma reação mais exagerada aos desapontamentos; ou que seus episódios mistos de ciclagem rápida refletem sua tendência natural a ter alterações de humor ou seu temperamento mais irritável. De fato, há evidência de que pessoas com transtorno bipolar têm oscilações de humor ou *perturbações do temperamento* que remontam à infância. Um questionário entregue a membros da Depression and Bipolar Support Alliance (DBSA) revelou que muitas pessoas com transtorno bipolar tinham períodos depressivos e hipomaníacos desde crianças, bem antes de serem diagnosticadas (LISH *et al.*, 1994).

Um dos pensadores mais criativos de nossa área, Hagop Akiskal, tem uma apreciação interessante de toda essa questão. Ele acredita que, no caso de muitas pessoas com transtorno bipolar, os comportamentos, hábitos e atitudes que parecem atributos de personalidade corriqueiros são na realidade formas leves ou "subliminares" de transtorno do humor, ou transtorno bipolar, em seus primeiros estágios de desenvolvimento. Ele descreve quatro perturbações do temperamento que, segundo ele, predispõem as pessoas ao transtorno bipolar (ver quadro a seguir) e apresenta evidência de que pessoas com esses temperamentos, mesmo que nunca tenham tido uma depressão maior, episódios hipomaníacos, mistos ou maníacos, com frequência têm histórico familiar de transtorno bipolar e são vulneráveis a desenvolver a doença (Akiskal *et al.*, 2006).

AS QUATRO PERTURBAÇÕES DE TEMPERAMENTO DE AKISKAL

- *Hipertímico*: cronicamente alegre, superotimista, exuberante, extrovertido, busca estímulos, superconfiante, intrometido.
- *Ciclotímico*: mudanças de humor frequentes (uma hora está chorão, de repente ri à toa), com padrões de sono variáveis e níveis de autoestima oscilantes.
- *Distímico*: cronicamente triste, choroso, sem alegria, tem pouca energia.
- *Depressivo misto*: simultaneamente ansioso, acelerado, irritável, irrequieto e triste, com fadiga e insônia.

Por que é importante você examinar se um desses temperamentos se aplica a você? Porque se tiver um deles, corre o risco de piorar seu transtorno se não estiver sendo adequadamente tratado. Por exemplo, se teve distimia ou ciclotimia na adolescência, corre risco de desenvolver episódios depressivos bipolares mais cedo (Hillegers *et al.*, 2005; Lewinsohn; Seeley; Klein, 2003; Van Meter *et al.*, 2017). Pode-se recorrer ao lítio para tratar a ciclotimia, assim como o transtorno. Se você teve distimia ou hipertimia quando criança ou adolescente, corre risco de desenvolver episódios hipomaníacos, especialmente se toma medicação antidepressiva e não toma também um estabilizador do humor como o lítio (Van Meter; Youngstrom, 2012). Se você tem um desses quatro temperamentos, pode experimentar variações de humor mesmo depois de retornar ao seu nível habitual, após um episódio maníaco ou depressivo. A ideia é a de que esses temperamentos são relativamente constantes e refletem uma vulnerabilidade de base biológica para o seu transtorno. Eles aparecem antes da manifestação de seu transtorno e continuam presentes mesmo depois que os piores sintomas cessam.

Portanto, em certo sentido, quando pessoas com transtorno bipolar dizem que sempre foram temperamentais, talvez tenham razão. Mas o aspecto-chave é que isso pode refletir mudanças no seu cérebro relacionadas ao transtorno bipolar, mais que o seu caráter ou personalidade. Não é dizer que você não tem uma personalidade distinta, marcada por traços como sociabilidade ou extroversão, abertura a novas experiências, ou que não é confiável ou consciencioso. Mas, embora pareçam traços de personalidade, podem ser sintomas subliminares de humor que exijam tratamento mais assertivo.

Comparação entre traços de personalidade e sintomas: uma lista de itens

Pode ser impossível distinguir sua personalidade de seu transtorno, ainda mais se você teve vários episódios e se acostumou a essas grandes oscilações de humor e às mudanças na energia e no comportamento. Mesmo assim, examinar as diferenças entre seus traços de personalidade e os sintomas que estiver tendo nos episódios maníacos e depressivos pode ser revelador.

Na lista abaixo, sobre "traços de personalidade", pense em como você é a maior parte do tempo, não só quando tem ciclos de humor. Sua personalidade consiste de um grupo de traços que "andam juntos" (por exemplo, sociável, otimista, afetivo, aberto)? Veja se consegue detectar os traços que vêm distinguindo você ao longo da vida daqueles que tipificam como você sente, pensa ou age quando está maníaco, hipomaníaco ou deprimido. Como costuma se relacionar com os outros? Isso muda quando entra em estados de humor altos ou baixos? Quando está acelerado, pilhado, você de fato fica "afetuoso e aberto" ou apenas mais assertivo com pessoas diferentes e mais falante o tempo inteiro? Você descreveria a si mesmo como espalhafatoso, assertivo, ou energético mesmo quando não está em um episódio maníaco? Você é pessimista e reservado quando não está se sentindo deprimido?

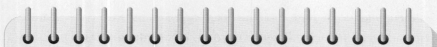

 O QUE SOU EU E O QUE É MINHA DOENÇA?

Marque quais dos seguintes traços se aplicam a você.

Seus traços de personalidade	Seus sintomas maníacos ou depressivos
_____ Confiável	_____ Eufórico
_____ Consciencioso	_____ Grandiloquente
_____ Dependente	_____ Deprimido
_____ Indeciso	_____ Sem interesse
_____ Assertivo	_____ Dormindo muito
_____ Aberto	_____ Dormindo pouco
_____ Otimista	_____ Pensamentos acelerados
_____ Sociável	_____ Cheio de energia
_____ Reservado	_____ Fazendo muitas coisas
_____ Ambicioso	_____ Muito dispersivo
_____ Indiferente	_____ Pensamentos suicidas
_____ Crítico	_____ Cansa-se mais facilmente
_____ Intelectual	_____ Incapaz de se concentrar
_____ Afetuoso	_____ Irritável
_____ Animado	_____ Sente-se sem valor
_____ Passivo	_____ Assumindo riscos grandes ou incomuns
_____ Falante	_____ Ligado
_____ Buscando novidades	_____ Altamente ansioso

Se você não tem muita certeza se tem determinados traços de personalidade, cheque isso com os outros para ver se eles o descreveriam com esses termos. Com frequência, as pessoas próximas têm ideias diferentes a respeito de como é sua personalidade e como ela difere de seus sintomas de humor. Claro que você talvez se sinta desconfortável em abordar alguns de seus parentes com perguntas como essas, ainda mais se sente que esses familiares já têm uma predisposição, por exemplo, a fazer com que você tome mais medicação. De momento, tente escolher alguém que você sinta que não tem nenhum interesse especial no resultado dessa discussão (ou seja, que não torce para você concluir que certos comportamentos seus são expressão de sua doença e não da sua personalidade, ou vice-versa). A melhor escolha talvez seja um amigo próximo em quem você confie muito. Talvez você possa formular a questão assim: "Estou tentando descobrir por que tenho tido tantas mudanças de humor. Quero saber se tenho de fato mudado ou se sempre fui assim. Você me ajudaria com um exercício simples?".

"O TRANSTORNO BIPOLAR NÃO MUDARIA MINHA PERSONALIDADE?"

O outro lado dessa questão "personalidade *versus* transtorno" é se um ou mais episódios de mania ou depressão podem de fato ter alterado sua personalidade ou caráter. É uma questão complexa. Muitas pessoas, especialmente as que tiveram vários episódios de humor, sentem que o transtorno e as experiências de hospitalização, medicações, psicoterapia e eventos dolorosos na vida mudaram muito quem elas são. As recém-diagnosticadas podem não ter tanto essa preocupação de sua personalidade vir a mudar com o diagnóstico. Em vez disso, talvez tenham receio de que as pessoas venham a se relacionar com elas de outro modo por causa disso – e então passam a agir de modo diferente.

Com certeza, um transtorno do humor de longa duração – especialmente se ele não tem sido tratado – pode afetar profundamente atitudes, hábitos e estilos de se relacionar com os outros. Pode também exigir mudanças no estilo de vida, bastante parecidas com mudanças de personalidade. Mas, se você de fato ficou livre dos sintomas de seu transtorno de humor por um longo período, será que voltará a ser do jeito que era antes da doença se manifestar?

Realmente não sabemos se há mudanças fundamentais no caráter da pessoa como resultado de uma doença bipolar de longo prazo. É possível que aquilo que parece ser uma mudança de personalidade (por exemplo, ficar menos sociável, agir de modo mais agressivo) seja apenas a manifestação de *sintomas subliminares* que nunca desapareceram totalmente após o último grande episódio. Mas ninguém duvida de que a experiência de oscilações de humor bipolares é muito profunda e pode mudar seu modo de encarar a si mesmo e aqueles ao seu redor.

"EU SOU MEU TRANSTORNO": SUPERIDENTIFICAÇÃO COMO FORMA DE LIDAR COM A DOENÇA

> *"Fiquei muito preocupada a respeito de ter outro episódio. Vivo achando que até mesmo uma coisa à toa pode me empurrar para o abismo – uma taça de vinho, viajar, comer uma sobremesa especial, o simples fato de ir até uma loja. Fico aterrorizada com qualquer pequena alteração no meu sono. Meu marido quer que eu faça mais coisas, como ir com ele a um restaurante ou a um show, mas tenho medo de sair e que isso me faça ficar maníaca. Acho que atualmente estou levando uma vida muito reclusa."*
>
> – Mulher de 58 anos na fase depressiva de transtorno bipolar I

> *"Eu fui deprimida a maior parte da vida, e então descobri que tinha bipolar II, e isso mudou tudo. Explicou muita coisa, como o fato de não melhorar com antidepressivos, da terapia cognitiva parecer não dar certo, de estar sempre em ciclagem rápida. Explica por que não tenho conseguido arrumar emprego e por que os relacionamentos não estão dando certo. Agora que conheço meu diagnóstico, sei que não devo fazer nada que possa disparar meus altos, incluindo novos relacionamentos! Quando repasso minhas*

metas, tenho que aceitar que a depressão sempre vai fazer parte da minha vida."

– Mulher de 38 anos com transtorno bipolar II

Algumas pessoas lidam com a dor emocional do transtorno cedendo a ele. Se *superidentificam* com ele, e encaram todos os seus problemas, reações emocionais, pontos de vista, atitudes e hábitos como parte do transtorno. Se seu último período de doença foi muito traumático (por exemplo, constituiu uma ameaça à sua vida ou você experimentou um grande vexame em público, desfez várias amizades ou perdeu muito dinheiro ou *status*), você pode ter ficado com medo do poder que o transtorno tem sobre você e colocou graves restrições à sua vida como forma de prevenir futuros danos. Mesmo que esse estilo de lidar não descreva como você está agora, talvez faça se lembrar de períodos em que isso foi assim.

Há várias razões que levam a pessoa a se superidentificar com a doença. Primeiro, você pode ter recebido informação imprecisa de seus médicos ou de outras fontes de saúde mental. Podem ter-lhe dito que sua doença é muito grave, que você não deve ter filhos, não pode esperar ter uma carreira satisfatória, que talvez acabe tendo que passar bastante tempo em hospitais, que seus problemas conjugais vão piorar e que pouco pode fazer para controlar seus desequilíbrios bioquímicos extremos. Se você recebeu informações desse tipo, não admira que tenha entregue o controle das coisas a essa aflição que destrói tudo – ou que tenha se convencido disso a partir do que lhe disseram.

Quando seu médico lhe dá esse tipo de "sentença", é possível que você comece a reinterpretar sua vida no contexto desse rótulo. Talvez passe a rememorar experiências normais do desenvolvimento (por exemplo, quando ficou chateado depois de romper com seu namorado ou namorada do colegial) e rotule isso como seu primeiro episódio depressivo. Pode começar a achar que vai conseguir poucas coisas na vida, acreditando que "Sou apenas uma pessoa bipolar, e não posso mudar isso. É tudo uma doença do cérebro, e não dá mesmo para esperar muito de mim". Essa maneira de pensar pode fazer com que não queira mais voltar ao trabalho, evite contato social e decida ficar cada vez mais sob os cuidados dos seus familiares.

Acredito já ter ficado óbvio que discordo desse modo de caracterizar o transtorno bipolar. Muitos – na verdade a maioria – de meus pacientes são pessoas produtivas, que têm relacionamentos bem-sucedidos. Eles se ajustaram à necessidade de tomar medicação, mas não se sentem controlados por sua doença ou seus tratamentos. Montaram estratégias para lidar com os níveis de estresse, mas não evitam completamente situações desafiadoras. Fico impressionado ao ver muitos de meus clientes mais gravemente doentes ligarem para mim anos mais tarde para me dizer que se casaram, tiveram filhos e/ou arrumaram um novo emprego muito estimulante ou até que abriram a própria empresa. Mas algumas pessoas, sem imaginar como poderia ser seu futuro, defendem-se demais e exageram em tentar se proteger do mundo.

Acho que talvez seja mais provável você se subidentificar com o transtorno quando está no polo maníaco da doença, e se superidentificar com ele ao experimentar o polo depressivo. Isso ocorre, em parte, porque a depressão trava sua motivação de iniciar certas atividades, como trabalhar, socializar ou procurar intimidade sexual. Você pode ter também alguns problemas sutis de memória ou para se concentrar, e então passa a encarar o mundo como um lugar confuso, indistinto, que exige demais de você. A doença pode parecer um fardo incrivelmente pesado, que elimina quaisquer esperanças de um futuro. Quando você se sente assim, é compreensível que comece a misturar a doença com sua noção de quem você é e de quem irá se tornar.

Se você tem sintomas de depressão, é importante não assumir mais do que é capaz de realizar, e se manter dentro das suas possibilidades quanto àquilo que você se sente em condições de fazer (mesmo que os outros o incentivem a fazer mais). Mas lembre-se também de que sua depressão provavelmente irá passar, com a adequada combinação de medicação, psicoterapia, apoio de família e amigos, exercício físico e tempo. Portanto, é uma boa ideia definir algumas metas a respeito do que você pode conseguir mesmo estando deprimido, para ajudá-lo a ficar mais energizado. Manter certo nível de *ativação comportamental* pode proteger você de entrar em um estado de humor pior (ver Capítulo 10).

"QUAL A MELHOR MANEIRA DE ENCARAR O DIAGNÓSTICO?"

Ficar debatendo com você mesmo ou com os outros se seu comportamento tem a ver com a sua personalidade ou com o seu transtorno pode ser muito desestimulante. Talvez você discorde frontalmente de seus familiares a respeito de realmente ter mudado e acredite estar apenas sendo você mesmo e reagindo às circunstâncias. Ou pode discordar dos outros que esperam que você esteja "cem por cento" quando sente que ainda não voltou a funcionar com toda a sua capacidade. Mas se tanto a subidentificação quanto a superidentificação são problemáticas, que tipo de visão pode ser útil então? Existe uma maneira precisa *e* empoderadora de encarar o transtorno? Tenha em mente vários "mantras" em relação ao diagnóstico.

1 *Transtorno bipolar não é uma prisão perpétua.* Como venho dizendo, a subidentificação e a superidentificação são baseadas em experiências dolorosas do passado e em medos e incertezas compreensíveis a respeito do futuro. Mas ter doença bipolar não significa que você deve abrir mão de sua identidade, de suas esperanças e aspirações. Tente encarar o transtorno bipolar da mesma maneira que encararia outra doença crônica que exigisse tomar medicação regularmente (por exemplo, pressão alta ou asma). Tomar medicação por um longo período reduz bastante as probabilidades de que a doença interfira em sua vida. Também há algumas adaptações no estilo de vida que você terá que fazer (como consultar regularmente um psiquiatra ou terapeuta, providenciar exames de sangue, manter ciclos de sono-vigília regulares, moderar sua exposição ao estresse, escolher um trabalho que ajude você a manter uma rotina estável). Mas nenhuma dessas mudanças exige que você abra mão de suas metas, como ter uma carreira bem-sucedida, preservar boas amizades e relacionamentos familiares, manter boa saúde física, relacionamentos amorosos ou casar e ter filhos.

"É A DOENÇA OU SOU EU?" 145

2 **Muitas pessoas criativas e produtivas têm vivido com essa doença.** O transtorno bipolar é uma das doenças de um grupo muito pequeno que pode ter uma vantagem associada a ela: as pessoas afetadas com frequência são altamente produtivas e criativas. Isso ocorre, em parte, porque quando você não está ativamente ciclando, isto é, entrando e saindo de episódios do transtorno, suas capacidades mentais inatas, como imaginação, talento artístico e aspectos fortes de personalidade ficam em primeiro plano. Em seu livro *Touched with Fire* [Tocado pelo fogo], Kay Jamison (1993) discute essa associação entre o transtorno bipolar e a criatividade artística. Lendo o livro dela, você descobrirá que não está sozinho em suas batalhas. Algumas das pessoas mais influentes na área das artes, literatura, negócios e na política conviveram com o transtorno e produziram trabalhos que tiveram efeitos duradouros na sociedade. Um exemplo recente é o do poeta Robert Lowell, cuja vida e luta com o transtorno bipolar estão descritos no livro de Jamison (2017) *Setting the River on Fire* [Tocando fogo no rio].

3 **Tente manter uma noção saudável de quem você é e pense em como os pontos fortes de sua personalidade podem ser usados ao lidar com a sua doença.** Conforme você refletir sobre quem você era antes de ser diagnosticado, e depois de completar a lista "O que sou eu e o que é minha doença?" (disposta anteriormente) você provavelmente vai relembrar muitos dos pontos fortes de sua personalidade. Digamos que você seja alguém assertivo, sociável ou intelectual. De que modo você pode ser adequadamente assertivo em obter o tratamento médico mais adequado? Você consegue usar sua sociabilidade natural para ligar para os seus amigos, familiares e vizinhos e pedir que o ajudem quando estiver passando por maus momentos? Pode usar suas inclinações intelectuais naturais para continuar lendo e aprendendo também o máximo possível a respeito de sua doença? Fazendo isso você pode gerar uma sensação de continuidade entre quem você costumava ser e quem você é agora.

4 *A maneira como você se sente agora não é necessariamente a maneira como vai se sentir daqui a três meses, seis meses ou um ano.* Talvez você esteja se sentindo mal a respeito de seu diagnóstico e incapaz de funcionar no nível em que sabe que é capaz de funcionar. Este período difícil pode fazer você se sentir como se tivesse que abrir mão do controle e passá-lo à sua família, seu médico e, pior de tudo, à própria doença – uma perspectiva que é sentida como altamente desagradável. Mas o mais provável é que, com o tratamento adequado, você volte a um estado muito próximo daquele em que costumava estar, ou pelo menos a um estado mais fácil de administrar. Do mesmo modo que alguém que pegou uma gripe forte precisa ficar de cama por mais alguns dias depois que os piores sintomas vão embora, talvez você precise de um período de *convalescença* antes de voltar às suas rotinas normais.

5 *Há coisas que você pode fazer além de tomar medicações para controlar a ciclagem de seus estados de humor.* Entrar em acordo com o diagnóstico de transtorno bipolar também significa aprender certas estratégias para a regulação dos humores. Os capítulos 8 a 11 descrevem essas estratégias com detalhes. Adquirir essas aptidões práticas para se autogerir impedirá que você se sinta vitimado pelo transtorno.

Espero que esses capítulos iniciais tenham dado uma ideia dos desafios que o transtorno pode trazer para a sua visão de si mesmo, e que mostrem que, ao ser desafiado dessa maneira, é muito natural que você queira reinterpretar os eventos ocorridos de maneiras que fique mais fácil aceitá-los. Suas reações ao rótulo da doença são compartilhadas por outras pessoas que têm o transtorno. Você pode compreender melhor o transtorno bipolar se pensar nas mudanças que ocorrem nos circuitos neurais do cérebro, associadas aos diferentes estados de humor extremos, e em como certas circunstâncias estressantes em sua vida podem disparar essas mudanças. Familiarizar-se com as causas do transtorno bipolar irá ajudar a garantir que você solicite, e obtenha, os tratamentos adequados.

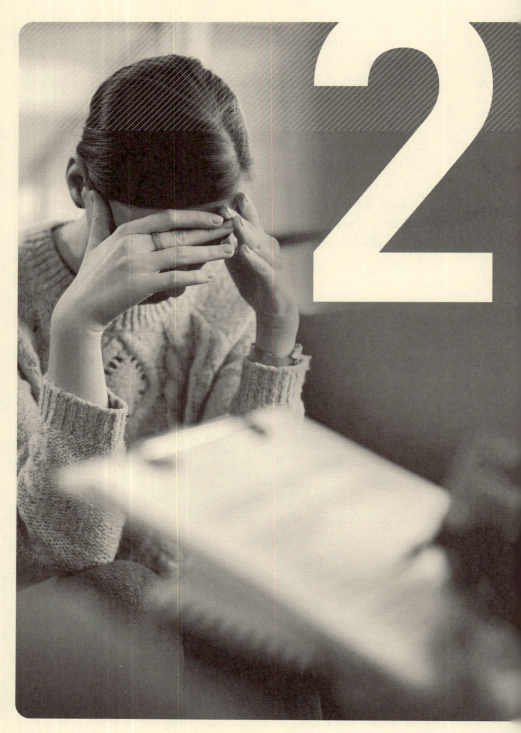

Drazen Zigic/Freepik

PARTE II
CONSTRUIR OS ALICERCES DE UM TRATAMENTO EFICAZ

151 Capítulo 5 – De onde vem o transtorno bipolar: genética, biologia e estresse

195 Capítulo 6 – O que medicações e psicoterapia podem fazer por você

257 Capítulo 7 – Entrar em acordo com suas medicações

CAPÍTULO 5
De onde vem o transtorno bipolar
Genética, biologia e estresse

Stacy, 38, tinha duas filhas e trabalhava meio período em uma empresa de contabilidade. Havia sido diagnosticada com transtorno bipolar I há mais de 15 anos e tomava regularmente valproato e um suplemento para tiroide. Embora reconhecesse que tinha oscilações de humor graves, suas interpretações das suas causas tendiam para o psicológico, não para o biológico. Ela muitas vezes duvidava de que tinha transtorno bipolar: possuía algum conhecimento científico e sentia que a ausência de um teste biológico definitivo significava que o diagnóstico continuava duvidoso. Seu psiquiatra com frequência a lembrava de seu histórico familiar: o tio dela havia sido diagnosticado com doença bipolar e alcoolismo, e a mãe sofria de períodos de depressão maior. Mas Stacy ainda não se convencia e continuava a questionar se de fato precisava de medicação. Afinal, fazia mais de um ano que se sentia bem. Ela flertava com a ideia de parar de tomar valproato, mas foi persuadida seguidas vezes a não fazê-lo por seu psiquiatra. Ao longo de um ano, Stacy passou por uma série de mudanças em sua vida, incluindo o divórcio. Afora uma leve depressão, superou relativamente bem o início da separação. Só começou a apresentar sintomas de mania depois que

ela e os filhos tiveram que passar por uma avaliação referente à guarda dos filhos. Conforme a avaliação seguia adiante, notou que as ligações do seu advogado faziam-na partir para ação: ela corria até a biblioteca para copiar todos os precedentes legais relacionados, mesmo que remotamente, com o caso dela, ligava para amigos de todo o país pedindo que falassem com os advogados que conheciam, e passava fax de muitos documentos para os consultórios do seu advogado e do seu médico. Ligava também para o marido, que já não morava mais com ela, e fazia ameaças por telefone aos berros. O advogado garantiu-lhe que o divórcio e o acordo de guarda dos filhos seriam favoráveis a ela e aos filhos, mas, mesmo quando a tranquilizava, isso pouco contribuía para que parasse de trabalhar tanto e de dormir cada vez menos.

Quando o psiquiatra sugeriu que talvez estivesse ficando maníaca, ela deu de ombros e disse "é bem provável", acrescentando que precisava gastar cada minuto disponível preparando-se para a próxima sessão no tribunal. Conforme sua mania escalou, o médico convenceu-a a acrescentar risperidona, um antipsicótico atípico, ao tratamento. Ela relutou, mas aceitou essa medicação, embora ainda insistisse que seus problemas eram relacionados ao estresse.

O divórcio e os arranjos sobre a guarda acabaram sendo decididos fora do tribunal (e em favor de Stacy). Talvez em razão da medicação adicional e da remoção do estressor de sua vida, sua mania aos poucos cedeu e uma grande crise foi evitada.

Duas grandes perguntas preocupam praticamente todos os diagnosticados com transtorno bipolar: "Como foi que peguei isso?" e "O que dispara um episódio de mania ou depressão?". Algumas pessoas colocam a questão de maneira mais simples: "O que há de errado com meu cérebro?".

Ao longo da leitura deste capítulo, você poderá ir fazendo distinções entre fatores que causam a manifestação do transtorno e fatores que afetam o curso do transtorno depois que ele se instala. Não são necessariamente os mesmos. Especificamente, a causa inicial do transtorno é muito influenciada por fatores genéticos (ter um histórico familiar de transtorno bipolar ou pelo menos de doença depressiva) e por um histórico de adversidades na infância, em geral abuso físico, sexual ou emocional. Já os novos episódios que se desenvolvem após o primeiro (também chamados de recorrências) parecem ser mais fortemente influenciados por estressores, da vida ou da família, perturbações do sono, abuso de álcool e substâncias, inconsistência no uso da medicação, e outros fatores genéticos, biológicos ou ambientais.

Se você vem se informando sobre o transtorno há algum tempo, pode ter lido que as oscilações de humor têm uma forte base biológica ou neural, que costuma ser chamada de "desequilíbrio químico". (Apesar de haver alguma validade nessa ideia, sabemos agora que o que acontece no cérebro envolve muito mais do que um desequilíbrio químico; mais sobre isso no decorrer deste capítulo.) Você deve saber também que o transtorno bipolar percorre as famílias, e que parentes de sua árvore genealógica apresentaram a doença ou alguma versão dela. Também deve ter aprendido que a ciclagem do transtorno é influenciada por perturbações dos *mecanismos regulatórios* no cérebro, e que as medicações destinam-se a corrigir essas perturbações ou desregulações. Conhecer as origens genéticas e biológicas do transtorno o ajudará a aceitar a doença e a educar outras pessoas próximas a respeito daquilo que está sofrendo (ver também o Capítulo 13). Além disso, conhecer as bases biológicas de seu transtorno provavelmente fará você achar mais razoável tomar medicação quando tiver dúvidas.

É claro que a genética e a biologia não contam a história toda. Como o caso de Stacy reflete bem, um grande estressor na vida, como passar pela experiência de um divórcio, pode servir como catalisador para a ciclagem dos estados de humor. Todo mundo fica com raiva, triste ou feliz dependendo da natureza das coisas que acontecem. Pessoas com transtorno bipolar, em razão de suas desregulações biológicas herdadas, podem desenvolver alterações de humor extremas em reação a eventos em seu ambiente. Em primeiro lugar, não achamos que o estresse exterior sozinho possa fazer a pessoa ter transtorno bipolar, mas temos toda a certeza de que ele agrava o curso da doença em pessoas já afetadas por ela.

VULNERABILIDADE E ESTRESSE

Deve-se evitar encarar o transtorno bipolar ou como "uma doença só do cérebro" ou então como "um problema estritamente psicológico". Pode ser essas duas coisas, e cada uma pode influenciar a outra. A maior parte dos profissionais vê a ciclagem do transtorno bipolar – como as idas e vindas da maioria das doenças – como o reflexo de um complexo jogo entre:

- *Vulnerabilidades genéticas* – herdar uma propensão para o transtorno de um ou mais parentes consanguíneos.
- *Processos neurocognitivos* – funcionamento anormal de circuitos cerebrais e de neurotransmissores como a dopamina ou a serotonina.
- *Processos psicológicos* – sua personalidade, suas crenças ou expectativas a respeito de sua aptidão em controlar as coisas ou de fazer coisas positivas acontecerem.
- *Agentes estressores* – eventos que trazem mudanças, tanto positivas quanto negativas (por exemplo, transições em seu emprego ou em sua situação de vida, problemas financeiros ou um novo relacionamento romântico), ou a piora de problemas crônicos (como conflitos habituais ou graves com membros de sua família; viver em ambientes fechados, apertados; ou cuidar de alguém gravemente doente).

Pense nisso da seguinte forma: você tem vulnerabilidades genéticas subjacentes com as quais nasceu. Essencialmente, o vigor dos sinais transmitidos através dos espaços entre as células nervosas de seu cérebro (sinapses) é diferente do das pessoas sem transtorno bipolar. Essa desregulação é chamada de plasticidade sináptica anormal (Schloesser *et al.*, 2008), e pode se mostrar de diferentes formas:

- Seu cérebro talvez esteja produzindo maior ou menor cota de certos neurotransmissores, como dopamina, serotonina, norepinefrina ou GABA (ácido gama-aminobutírico).
- Você pode ter mudanças na estrutura ou na função das células receptoras de seus neurônios.
- Talvez haja também mudanças no funcionamento ou no volume de certas estruturas cerebrais, como o córtex pré-frontal subgenual ou a amígdala. Essas mudanças só são detectáveis por exames de imagem cerebrais.

Se essas perturbações parecem alarmantes, saiba que a maior parte do tempo elas estão adormecidas e têm pouco efeito no seu funcionamento do dia a dia, embora ainda o tornem mais suscetível a experimentar episódios maníacos ou depressivos. Quando os estressores alcançam certo nível, as vulnerabilidades ou predisposições biológicas são expressas como aqueles sintomas com os quais você já está familiarizado – humor irritável ou exaltado, pensamentos acelerados, uma tristeza paralisante e perturbações do sono. Em outras palavras, sua predisposição biológica afeta suas reações psicológicas e emocionais aos eventos (e muito provavelmente vice-versa). Do mesmo modo, quando o agente estressor é removido (por exemplo, se você resolve um relacionamento problemático), suas desregulações biológicas podem voltar a ficar adormecidas (como ocorreu com Stacy).

Alguns psiquiatras e psicólogos usam um modelo de vulnerabilidade ao estresse para explicar os sintomas bipolares de uma pessoa. Esse modelo requer pensar a respeito das interações entre diversos níveis:

- *Fatores moleculares* – genes que tornam a pessoa suscetível ao transtorno bipolar ou, alternativamente, genes que a protegem de ter graves oscilações de humor.
- *Eventos celulares* – por exemplo, a rapidez com que as células crescem ou morrem.
- *Sistemas cerebrais* – os circuitos ou caminhos neuronais envolvidos na regulação do humor.

- *Comportamento* – como você reage emocionalmente e o que faz quando se depara com situações estressantes.
- *Estressores ambientais* – eventos da vida, particularmente aqueles que causam privação do sono; dispêndio excessivo de esforço para alcançar metas (por exemplo, assumir muitas responsabilidades no trabalho), conflitos familiares, pobreza ou condições de vida adversas (Schloesser *et al.*, 2008).

Veja o gráfico a seguir. Se você nasceu com uma alta vulnerabilidade genética ou biológica – por exemplo, se o transtorno está presente em várias gerações de sua família –, um estressor relativamente menor, como uma mudança em seu horário de trabalho e a resultante perda de sono, pode bastar para provocar sintomas de humor. Menor vulnerabilidade genética (apenas um parente mais exterior, como um tio, com transtorno bipolar ou alguns poucos parentes com depressão, mas nenhum deles bipolar) pode significar que os sintomas de humor só serão disparados por estressores mais graves, como a morte de um parente ou um grande acidente de carro ou trauma.

Para tornar as coisas mais complexas, alguns genes podem predispor você a preferir certos ambientes. Alguém que herdou um físico muito forte, por exemplo, pode escolher trabalhos que desenvolvam os músculos, como na construção civil. Uma pessoa socialmente reservada pode escolher atividades que não exijam muita interação com os outros – silvicultura, por exemplo. Do mesmo modo, se você tem vulnerabilidade genética a transtorno bipolar pode sentir-se atraído a atividades altamente estimulantes, criativas e espontâneas ou imprevisíveis, como escrever, pintar e tocar um instrumento musical, ou, para outros, ser corretor da bolsa. Talvez tenha energia para ir bem nessas atividades a maior parte do tempo, mas depois fica emocionalmente desregulado pelo estresse constante e pelas mudanças de estímulo associadas a elas. Pode sentir-se deprimido ao experimentar uma decepção relacionada a essas atividades (por exemplo, se o mercado de ações sofre uma forte "baixa"), e então achar impossível continuar dedicando-se a elas.

Modelo de vulnerabilidade ao estresse para compreender os períodos de doença e bem-estar

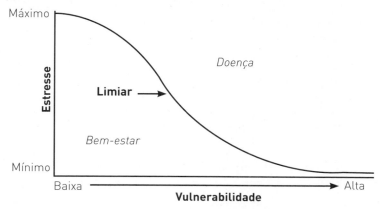

Adaptado com permissão de Zubin e Spring (1977). Copyright © 1977 da American Psychological Association.

Este capítulo dá exemplos do que queremos dizer com vulnerabilidade genética e biológica e de maneiras de determinar se sua árvore genealógica o coloca em um risco alto ou baixo. Você também aprenderá mais a respeito dos tipos de estressores que têm sido apontados pelas pesquisas como gatilhos de ciclos de humor. Reconhecer que você pode ser vulnerável biológica e geneticamente a oscilações de humor e que certos fatores são particularmente estressantes para você pode ser empoderador: são os primeiros passos para aprender a lidar com seu transtorno. Ao final deste capítulo, você terá uma ideia geral de como a genética e a biologia respondem à pergunta "Como foi que peguei isso?" e de como esses fatores combinam-se com o estresse para gerar novos episódios do transtorno bipolar. Capítulos posteriores contêm sugestões práticas para minimizar o impacto de eventos estressantes ou de circunstâncias interpessoais.

"COMO FOI QUE PEGUEI ISSO?": O PAPEL DA GENÉTICA

Sabemos há vários anos que os transtornos do humor são herdados geneticamente. Estudos genéticos de pessoas com transtorno bipolar (revisados na próxima seção) têm dado apoio consistente a essa constatação, embora ninguém ache que a genética forneça todas as respostas.

Como eu disse no Capítulo 3, o histórico da sua família deve fazer parte de sua avaliação diagnóstica inicial. Stacy, como vimos, tinha uma mãe e um tio com sinais de transtornos do humor, embora o único que tinha transtorno bipolar fosse seu tio. Não é incomum que o transtorno bipolar esteja associado às árvores genealógicas da família com outros tipos de transtornos do humor, em especial várias formas de depressão.

Como sabemos que o transtorno bipolar tem um elevado componente hereditário? Os geneticistas costumam estabelecer que uma doença é transmissível hereditariamente ao realizarem estudos da família, de gêmeos e de genética molecular. Se quiser saber mais sobre esses tópicos, você pode consultar algumas grandes revisões de estudos (por exemplo, Ikeda *et al.*, 2017).

Estudos sobre históricos familiares

Estudos sobre históricos familiares examinam pessoas que têm uma doença para tentar descobrir se há outras pessoas na genealogia familiar que também têm o transtorno ou alguma forma dele (vimos em capítulos anteriores que o transtorno bipolar pode assumir aspectos diferentes em pessoas diferentes). Sabemos que quando uma pessoa tem o transtorno é comum que um irmão, irmã, pai ou mãe ou tia ou tio também tenham. Sabemos ainda que alguns parentes de pessoas com transtorno bipolar têm outros transtornos do humor, como transtorno depressivo maior ou transtorno distímico. Podem ser afetados por alcoolismo, abuso de drogas, pânico ou outros sintomas de ansiedade, ou por transtornos alimentares (por exemplo, obesidade, com compulsão alimentar), os quais, embora não sejam transtornos do humor, podem ocorrer junto ou mascarar sintomas maníacos ou depressivos subjacentes. O diagrama abaixo mostra a genealogia de Stacy. Os círculos representam mulheres, os quadrados, homens. Note que alguns parentes dela têm transtornos do humor e outros não.

Genealogia de Stacy

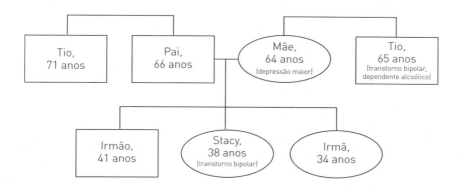

A taxa média de transtornos do humor (depressão maior, distimia ou transtorno bipolar) entre parentes de primeiro grau de pessoas bipolares é de cerca de 25%. Isto é, um de cada quatro irmãos, pais e filhos de uma pessoa com transtorno bipolar terá algum tipo de transtorno do humor. Em média, cerca de 9% dos parentes de primeiro grau da pessoa têm transtorno bipolar I ou II (em comparação com cerca de 1-2% da população em geral), e cerca de 14% têm transtorno depressivo maior de definição estrita (sem mania ou hipomania). Esses números são médias: algumas pessoas têm muitos mais parentes com transtornos do humor, e outras têm bem menos. Não obstante, se você tem transtorno bipolar, as chances de que um de seus parentes de primeiro grau também tenha são 9 a 10 vezes maiores do que na população em geral. Por outro lado, a mesma estatística indica que, se você tem transtorno bipolar, as chances de seu filho desenvolvê-lo é de apenas cerca de 10%.

■ Estudos com gêmeos

Outra maneira de estabelecer a hereditariedade é formular a seguinte pergunta tradicional: quando um dos gêmeos idênticos tem o transtorno, qual é a probabilidade (porcentagem) que o outro tem de manifestá-lo? Gêmeos idênticos, como você talvez saiba, vêm do mesmo óvulo e partilham 100% dos genes. Gêmeos fraternos (de óvulos diferentes) partilham apenas 50% de seus genes (em média), assim como irmãos e irmãs. Se achamos que um transtorno pode ser herdado, a expectativa é de que os pares de gêmeos idênticos tenham taxas de *concordância* mais elevadas – se um gêmeo é bipolar, ou outro deverá ser também – do que ocorre entre gêmeos fraternos.

Os mais recentes estudos com gêmeos mostraram que a taxa de concordância para transtorno bipolar entre gêmeos idênticos é em média de 48% e de 6% entre gêmeos fraternos (Barnett; Smoller, 2009; Ikeda *et al.*, 2017). Dito de outro modo, quando um gêmeo idêntico tem transtorno bipolar, há uma chance entre duas de que o outro também tenha. Quando um gêmeo fraterno tem transtorno bipolar, a chance de que o outro também tenha é de cerca de 1 em 16. Isso significa que o transtorno bipolar tem forte componente genético, mas, se a doença fosse inteiramente genética, a taxa entre gêmeos idênticos teria de ser 100%. Sabemos que deve haver também causas ambientais não genéticas, e elas serão discutidas mais adiante neste capítulo.

Os genes são uma determinante poderosa da probabilidade de uma pessoa desenvolver transtorno bipolar; de fato, o transtorno bipolar é uma das condições psiquiátricas mais herdáveis. Saber disso pode ou não fazer você se sentir melhor a respeito de sua condição. Alguns sentem-se poupados de culpar a si mesmos ao saberem que o transtorno é herdado, ainda mais se antes acreditavam ou lhes foi dito que seus sintomas de depressão ou mania eram expressões de uma fragilidade de caráter. Outros sentem-se "defeituosos" ou ficam com receio de passar genes ruins aos filhos. A seguir, vou falar mais sobre essas questões; mas vamos primeiro examinar o que de fato é transmitido de geração a geração.

O que é herdado exatamente?

Sabemos que herdar transtorno bipolar não é tão simples quanto herdar cabelo castanho ou olhos azuis. São muitas as pessoas com o transtorno que não têm nenhum parente com transtornos do humor, ou que não têm registro de transtornos do humor na família há gerações. Isso quer dizer que a maneira com que o transtorno é transmitido é mais complexa do que, por exemplo, a responsável pela cor do cabelo.

Talvez, o que percorra as famílias seja a tendência a se tornar *emocionalmente desregulado* – extremamente suscetível a mudanças de humor. Pode ser que as pessoas herdem uma forma leve de transtorno bipolar, ou um temperamento instável, mas desenvolvam a condição bipolar plena apenas na presença de outras condições predisponentes, como as seguintes:

- Herdar genes para transtorno bipolar de ambos os lados da família;
- Estar "*in utero*" quando a mãe contraiu um vírus e teve um parto difícil, com complicações;
- Tomar drogas ilícitas quando adolescente;
- Sofrer uma lesão na cabeça;
- Sobreviver a circunstâncias muito adversas na infância.

Algumas pessoas com transtorno bipolar experimentaram abusos altamente traumáticos, sexuais, físicos ou emocionais, na infância, não necessariamente dos pais, mas com frequência de outros parentes, agregados à família, babás ou estranhos. Experiências traumáticas na infância contribuem fortemente para as dificuldades em regular as próprias emoções quando adulto, embora não acreditemos que o abuso por si só possa causar transtorno bipolar. Drogas ilícitas como metanfetaminas podem disparar um episódio maníaco que então é seguido por um ou mais episódios depressivos. No entanto, quando esse padrão ocorre costuma ser em pessoas com um histórico familiar de transtorno bipolar.

A questão é se há evidência direta para a hipótese de a herança genética ou as vulnerabilidades biológicas da pessoa interagirem com condições ambientais específicas para produzir o transtorno bipolar. Os dados a respeito estão apenas começando a aparecer. Por exemplo, um grupo de pesquisadores da Escola de Medicina da Universidade de Pittsburgh concluiu que filhos de pais com transtorno bipolar tinham maior probabilidade de desenvolver o transtorno do que filhos de pais não bipolares, mas que o risco para transtorno bipolar era mais alto quando (1) o pai havia tido uma manifestação da doença quando jovem (menos de 18 anos) e (2) o filho mostrava evidência de depressão, ansiedade ou instabilidade de humor durante a infância (Hafeman *et al.*, 2016). Estudos longitudinais que mostram os efeitos isolados dos efeitos ambientais (como adversidades na infância) e sua interação com fatores genéticos serão de considerável valor para a compreensão dessas relações complexas.

Estudos de genética molecular

Recentes avanços na *genética molecular* permitem que pesquisadores examinem regiões dos cromossomos em busca de genes para o transtorno bipolar. Esses estudos exigem um número imenso de participantes para evitar achados espúrios. Embora já tenham sido encontrados vários genes associados ao transtorno bipolar, nenhum deles provê uma explicação adequada. Em vez disso, os pesquisadores suspeitam que vários genes – cada um com um efeito bem pequeno – contribuam para uma vulnerabilidade genética à doença. Como exemplos desses "genes candidatos" temos:

- Genes para o fator neurotrófico derivado do cérebro [*brain-derived neurotrophic factor*, BDNF], que estimulam o desenvolvimento de novas células cerebrais, as conexões entre células e a plasticidade sináptica; acredita-se que tenham papel também na reação ao estresse.
- O gene SLC6A4, que codifica o transportador de serotonina [*serotonin transporter*, SERT], uma proteína que transporta o neurotransmissor serotonina da fenda sináptica ao neurônio pré-sináptico.
- O gene para o receptor de glutamato NMDA (*N-metil-d-aspartato*).
- Genes que contêm instruções para a síntese de canais de cálcio (CACNA1C), promoção da conectividade neural (TENM4) ou da espessura cortical (NCAN).
- O gene da monoamina oxidase A (MAOA), que quebra a serotonina em metabólitos.
- "Genes clock" que comandam nossos ritmos circadianos (ver o quadro "Nova pesquisa", neste tópico; Barnett; Smoller, 2009).

> **Nova pesquisa:** Pesquisa recente sugere que os genes que controlam nossos ritmos circadianos (por exemplo, os "genes clock") estão envolvidos no risco de transtorno bipolar e em sua recorrência. Por exemplo, ratos de laboratório com mutações nos genes clock comportam-se de maneiras que lembram as de pessoas com mania (por exemplo, maior atividade, diminuição do sono, atitudes de busca de recompensa). Essas mudanças são revertidas quando se dá lítio aos ratos (Roybal *et al.*, 2007).

Estudos quantitativos de traços

Um novo método para os estudos genéticos é determinar que mudanças no pensamento, comportamento ou no cérebro são herdadas com o transtorno bipolar. Um estudo inovador foi realizado em genealogias de pessoas de regiões isoladas da Costa Rica e da Colômbia, onde famílias com altas taxas de transtorno bipolar vivem há gerações. Investigadores descobriram uma variedade de atributos cognitivos, de temperamento e neuroanatômicos influenciados por genes transmitidos por meio de familiares e também associados ao transtorno bipolar, como a diminuição da espessura do córtex pré-frontal e do córtex temporal (Fears *et al.*, 2014). Em outras palavras, uma pessoa que herda transtorno bipolar tem maior probabilidade de herdar com ele mudanças no cérebro que podem ser importantes para regular as emoções.

Um achado particularmente interessante nessas famílias é que as medidas de criatividade foram bem mais elevadas em indivíduos com o transtorno bipolar e seus familiares do que em indivíduos das mesmas comunidades sem transtorno bipolar (Fears *et al.*, 2014). Ou seja, nem todos os genes que contribuem para o transtorno bipolar são "ruins" ou indesejáveis. No entanto, na combinação errada, genes que influenciam traços positivos como a criatividade podem se combinar com genes que influenciam atributos menos desejáveis da doença, como a extrema dificuldade em regular as emoções ou ficar excessivamente orientado por metas. É possível que tais combinações levem ao trabalho compulsivo, a perturbações no sono ou a pensamentos grandiloquentes.

● ● ● ● ● ● ● ● ● ● ● ● ● ● ●

O que podemos concluir de tudo isso? Nesse estágio, pode-se dizer com convicção que o transtorno bipolar é altamente herdável, mas que ainda desconhecemos muita coisa a respeito de como é herdado, dos genes envolvidos, e do que esses genes fazem. Depois que os genes forem identificados (e serão vários, certamente), é provável que tenhamos diagnósticos mais precisos e tratamentos melhores. A meta a longo prazo dessa pesquisa é de *personalizar nossas opções de tratamento*, o que significa prever que medicações ou terapias são mais adequadas a pessoas com formas geneticamente distintas de transtorno bipolar.

"EU TENHO UMA VULNERABILIDADE GENÉTICA?": EXAMINANDO SUA GENEALOGIA

Antes de entrarmos na questão do que os dados genéticos podem significar para a sua vida, verifique se o transtorno bipolar está presente na sua família. Você tem predisposição genética ao transtorno? Para iniciar esse exercício, preencha o formulário a seguir de acordo com o conhecimento que tiver. Limite-se aos filhos, irmãos (anote na tabela se a pessoa é seu irmão ou meio-irmão), pais, avós, tios e tias. Deixe de lado primos, sobrinhos, a não ser que os conheça muito bem – as informações que as pessoas têm sobre esses parentes tendem a não ser muito confiáveis. Consulte seus pais ou irmãos se quiser mais informações. Preenchi as quatro primeiras linhas para a família de Stacy, como exemplo.

A seguir, coloque um asterisco junto àqueles que você imagina que podem ter tido (ou que ainda tenham):

 Transtorno bipolar I ou II plenos, ou mesmo uma forma mais leve de transtorno bipolar, como ciclotimia ou transtorno bipolar não específico.

2 Episódios depressivos graves ou períodos longos de depressão leve a moderada (distimia).

3 Quaisquer outros problemas psiquiátricos que possam estar mascarando perturbações do humor (por exemplo, problemas com bebida ou drogas, ataques de pânico ou distúrbios alimentares).

COLHENDO INFORMAÇÕES PARA MONTAR SUA GENEALOGIA

Nome do parente	Parentesco	Idade atual (ou quando morreu)	Morreu como?
1. Robert	Pai	66	Infarto
2. Isabelle*	Mãe	64	(Vivo ainda)
3. Mark	Irmão	41	(Vivo ainda)
4. Valerie	Irmã	34	(Vivo ainda)
5. _____	_____	_____	_____
6. _____	_____	_____	_____
7. _____	_____	_____	_____
8. _____	_____	_____	_____
9. _____	_____	_____	_____
10. _____	_____	_____	_____

* = depressão maior.

As respostas às questões a seguir indicarão a saúde ou doença de seus parentes:

- Como foi que o falecido parente morreu? Foi acidente, suicídio ou doença?

- Em algum momento a pessoa ficou incapaz de trabalhar por um período de tempo, ou ela mudava de emprego a toda hora?
- Teve múltiplos casamentos ou uma sucessão de relacionamentos breves?
- Há histórias na família sobre a pessoa ficar bêbada, machucar-se ou ferir os outros, ou ter tido um "colapso nervoso"?
- Esse parente era recluso, ficava isolado no quarto dias seguidos?
- Alguma vez ele tomou medicação psiquiátrica? De que tipo?
- Chegou alguma vez a ser internado em hospital psiquiátrico?

Agora reúna suas informações em uma árvore genealógica. De novo, círculos se referem a parentes do sexo feminino e quadrados aos do sexo masculino. Preencha inteiramente o círculo ou quadrado de qualquer parente que você acredita que tinha transtorno bipolar. Preencha apenas metade do círculo ou quadrado se a pessoa teve depressão maior, distimia, ciclotimia ou qualquer outro dos problemas que estamos discutindo, que podem mascarar um transtorno do humor. Coloque um *S* acima de quem tiver cometido suicídio. Coloque um ponto de interrogação nos círculos ou quadrados de quaisquer parentes a respeito dos quais você não tenha informações.

Em seguida, examine a árvore (preste atenção aos círculos ou quadrados preenchidos inteiros ou pela metade) e pergunte-se: quantos de seus parentes provavelmente tiveram transtorno bipolar? Se nenhum, há em sua árvore familiar parentes que estão ou estiveram deprimidos ou tiveram problemas com dependência de álcool ou drogas? Em caso afirmativo, avalie se esses parentes podem ter tido uma condição oculta, depressiva ou bipolar. Por exemplo, se uma pessoa tinha explosões de raiva mesmo não tendo bebido e ficava isolada por períodos de tempo mesmo quando "sóbria", ele ou ela podem ter tido um transtorno de humor subjacente além do alcoolismo.

Transtornos como alcoolismo ou abuso de drogas tendem a afetar mais os homens do que as mulheres, enquanto os grandes episódios depressivos e transtornos alimentares afetam mais as mulheres do que os homens. Pergunto: esse padrão o ajuda a determinar se parentes específicos de sua árvore familiar tiveram condições psiquiátricas? Algum de seus parentes passou um tempo em hospital psiquiátrico ou tomou medicação psiquiátrica por um longo período? Algum deles se suicidou? As tentativas de suicídio ou sua consecução são mais comuns entre pessoas com transtorno bipolar do que entre aquelas com depressão maior, especialmente quando elas também têm um transtorno de dependência de álcool ou substâncias.

Identificando parentes com transtornos do humor em sua família

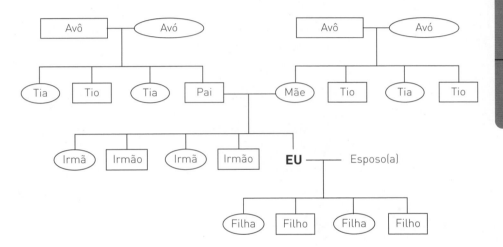

Se você tem filhos, talvez já saiba se um ou mais deles têm transtornos psiquiátricos e poderá preencher esses círculos ou quadrados. Claro, seus filhos podem não ter alcançado ainda a idade em que o transtorno é reconhecível – o transtorno bipolar pode ser diagnosticado em qualquer idade, mas a maioria das pessoas o desenvolve no meio ou no final da adolescência, ou no início da fase adulta (ver Capítulo 14). Não se esqueça de preencher quaisquer informações psiquiátricas relevantes sobre o outro pai ou mãe de seu filho e trace "ramos da árvore" para quaisquer parentes afetados ou não afetados na família de origem dele ou dela. Como você sabe, é possível que seus filhos herdem transtornos do humor do outro lado da família, assim como de ambos os lados.

"O QUE A EVIDÊNCIA GENÉTICA SIGNIFICA PARA MIM?"

■ Implicações práticas da genética

O grau de vulnerabilidade ao transtorno bipolar que a pessoa apresenta costuma ser descrito em termos gerais como *baixo*, *médio* ou *alto*. Um modo de avaliar isso é verificar, na sua árvore, se o número de parentes de primeiro grau no final da adolescência ou adultos que tiveram transtornos do humor supera a média de 25% entre as pessoas que têm transtorno bipolar. Se sua árvore familiar é pontuada por pessoas que tiveram transtorno bipolar ou algum outro transtorno do humor – se há mais pessoas afetadas do que isentas – sua vulnerabilidade é alta. Se o transtorno bipolar ou outros transtornos do humor estão presentes em várias gerações (por exemplo, em seus irmãos, pais e avós), então sua vulnerabilidade genética é mais alta que a de uma pessoa com transtorno bipolar em apenas uma geração. Se apenas um de seus parentes de primeiro grau teve depressão distímica leve e ninguém teve transtorno bipolar, sua vulnerabilidade genética provavelmente está situada na extremidade baixa do *continuum*.

DICA DE CUIDADOS PERSONALIZADOS
CONHECER AS INTERAÇÕES GENE-AMBIENTE

Há uma distinção importante a se fazer entre as causas originais do transtorno bipolar e os gatilhos disparadores de novos episódios (recorrências) e os fatores que afetam o funcionamento ou a qualidade de vida quando se tem a doença. Vimos neste capítulo que fatores ambientais têm um papel crucial nas recorrências. É empoderador entender o papel de fatores genéticos e ambientais em seu padrão individual de recorrências, mas leve em conta que não temos total controle sobre quais gatilhos ambientais iremos encontrar na vida.

> Como se dá com os genes com que nascemos, estressores ambientais ocorrem independentemente de nossas ações. Mais adiante, você aprenderá estratégias para reduzir os efeitos dos eventos da vida na estabilidade de seu humor.

Bem, mas o que você faz com a informação quando conclui que o transtorno bipolar, ou pelo menos a depressão, está presente em sua família? A evidência genética tem implicações práticas para a sua vida. Primeiro, o fato de o transtorno ser hereditário deve fazê-lo se sentir menos constrangido por ter a doença. Nenhum de nós pode controlar os genes com os quais viemos ao mundo. Também não sabemos como ajustar o ambiente de modo a evitar a doença. Como você verá em capítulos posteriores, há coisas que você de fato pode fazer para controlar a ciclagem de sua doença. Mas manifestar o transtorno é algo que antes de mais nada é fortemente influenciado por sua constituição genética. *Em outras palavras, não é culpa sua – fato este que seus familiares também podem precisar aceitar* (ver Capítulo 13). Como o pai de um jovem com transtorno bipolar comentou comigo: "Por muito tempo pensamos que ele fosse apenas baderneiro. Parecia capaz de bagunçar tudo. Mas acabamos percebendo que se tratava de uma doença e que de fato havia algo errado com o cérebro dele. Ele tinha um problema real que era de base química, provavelmente algo que havia pego de mim ou do meu lado da família. Não estava fazendo tudo aquilo para nos agredir. Foi só então que chegamos a alguma compreensão como família".

Ter um histórico familiar de transtorno bipolar também pode ajudar a confirmar seu diagnóstico se você ainda tem dúvidas (ver também Capítulo 3). Se o transtorno bipolar claramente percorre sua família, esse fato deve inclinar seu médico em direção à validade de seu diagnóstico de bipolar, mais do que ao de TDAH ou esquizofrenia, por exemplo.

Um histórico familiar de transtorno bipolar não é uma evidência conclusiva; constitui apenas uma peça do quebra-cabeça do diagnóstico. Mesmo que seu transtorno bipolar seja hereditário, você provavelmente sente que suas oscilações de humor são fruto de mais do que apenas seus genes clock ou de seus circuitos cerebrais que saíram dos trilhos. Stacy com certeza se sentia assim. Por isso, é importante pensar na genética como algo que é apenas um pano de fundo para problemas que você pode estar enfrentando para regular suas emoções, seu pensamento ou seus níveis de atividade. É igual ao que ocorre com o risco de doença cardiovascular (doença cardíaca): ele certamente percorre as famílias, mas nem todo mundo em uma família geneticamente suscetível acaba sofrendo de pressão alta, e com certeza nem todo aquele que tem um histórico familiar de doença cardíaca acaba morrendo de infarto. O que a pessoa come, se ela fuma ou não, seu peso, o quanto se exercita, seus níveis de estresse e toda uma série de outros fatores também entram em jogo.

■ "E se eu não tenho um histórico familiar de transtorno?"

> *"Meu avô é outra história. Duvido que tenha alguma vez ficado deprimido, vivia ocupado demais em torturar a mulher, os filhos e os peões da fazenda. Um dia, simplesmente desapareceu, a cavalo. Provavelmente alguém atirou nele e o matou."*
>
> – Mulher de 60 anos, com transtorno bipolar II revendo sua árvore familiar

Você pode examinar sua genealogia e não encontrar evidência de nenhum transtorno do humor ou outra doença mental. É incomum, mas acontece. O que você deve questionar é se sabe o suficiente sobre as pessoas em sua árvore para afirmar que não têm doença alguma. Será que a "exaustão" que sua mãe descreve na mãe dela não era depressão? Se o seu avô é descrito como "raivoso", "dominador" ou "agressivo", não poderia ele também ter sido maníaco? Será que não houve caso de doença bipolar em alguém durante várias gerações?

Em geral, seus parentes mais velhos saberão mais a respeito de sua família do que você, e, nesse caso, é bom recorrer à ajuda deles para preencher sua árvore. Seus pais, se são vivos, quase com certeza sabem mais a respeito da vida dos pais deles, dos irmãos e outros parentes.

Às vezes, os médicos realizam entrevistas familiares exaustivas com seus parentes como parte de sua avaliação inicial (ver Capítulo 3), mas, na minha experiência, isso é raro.

Mesmo com informações de qualidade, talvez você não consiga identificar nenhum parente com transtorno do humor em sua árvore. Pode haver formas de transtorno bipolar disparadas por fatores ambientais – ou pelo menos não genéticos. Por exemplo, é possível que o abuso prolongado de drogas provoque o transtorno bipolar em algumas pessoas. Uma lesão na cabeça ou uma doença neurológica, como encefalite ou esclerose múltipla, pode levar a oscilações de humor similares às do transtorno bipolar. Podemos descobrir que em algumas pessoas a manifestação do transtorno bipolar se deve a complicações ocorridas durante o parto ou a vírus contraídos pelas mães na gravidez, como temos visto na esquizofrenia, e vimos também que experiências adversas na infância, como abuso físico ou sexual, podem contribuir para o transtorno bipolar.

Mesmo que seu transtorno não tenha uma base genética óbvia, você pode reagir às medicações usadas para tratar o transtorno bipolar (ver Capítulo 6), assim como uma dor de cabeça por estresse ambiental pode ser aliviada com aspirina. Um número crescente de estudos indica que se você tem pessoas com transtorno bipolar na família que reagiram bem ao lítio, você também reagirá bem (Duffy *et al.*, 2014; Grof *et al.*, 2009). Mas a evidência no histórico familiar ainda não é forte o suficiente para guiar nossa escolha de tratamentos, pelo pouco que sabemos sobre quais drogas funcionaram bem em nossos parentes. É provável que, ao prescrever medicações, seu médico dê maior ênfase aos seus sintomas e padrões de humor atuais e passados do que ao seu histórico familiar.

> **Nova pesquisa:** Os percursos dos genes na ocorrência de sintomas maníacos são complexos. Um estudo epidemiológico com 811 pessoas com histórico de mania associou adversidades na infância (maus tratos físicos e sexuais) a maior risco de manifestação de sintomas maníacos e de episódios maníacos

recorrentes na fase adulta. Eventos estressantes ocorridos no ano anterior ao estudo, como problemas financeiros, foram mais associados à manifestação ou recorrência de mania entre indivíduos que tinham tanto histórico familiar de transtorno bipolar quanto de adversidades na infância, em comparação com aqueles sem essas adversidades. Portanto, problemas na infância podem potencializar os efeitos de eventos estressantes posteriores em provocar mania, ainda mais em pessoas geneticamente suscetíveis ao transtorno (Gilman *et al.*, 2015).

"E a respeito de ter filhos?"

Como indicamos acima, se você tem transtorno bipolar, suas chances de transmiti-lo aos filhos é de 9% em média, com uma chance adicional de 14% de que desenvolvam depressão maior. Essas probabilidades são comparáveis às de outros transtornos psiquiátricos – a taxa de esquizofrenia em filhos de mães com esquizofrenia é de cerca de 13%. Portanto, as chances são em seu favor, isto é, na maioria dos casos, seus filhos não irão desenvolver a doença (ver Capítulo 14 para mais informações sobre filhos).

Claro que essa questão sobre ter filhos ou não vai bem além das estatísticas. Quer você seja mulher ou homem, sua resposta a essa questão deverá basear-se em considerações como se você quer filhos, se é clinicamente estável o suficiente para tomar conta de uma criança, se é saudável fisicamente em outros aspectos, e, quando aplicável, se você está satisfeito com seu relacionamento com seu parceiro ou com sua capacidade de cuidar de um filho sozinho. Falarei mais sobre essas preocupações nos Capítulos 12 e 13.

Genes não são destino

Embora a probabilidade de transmissão genética do transtorno bipolar de pais para filhos seja pequena, muitas pessoas sentem como uma ameaça a possibilidade de terem genes de susceptibilidade. Elas supõem que ter genes associados significa que elas e seus filhos terão pela frente apenas oscilações de humor, médicos, medicações e hospitais. Ser geneticamente propenso ou vulnerável a um transtorno significa que, por sua biologia, você tem maiores chances de manifestar uma doença do que alguém não suscetível. Mas ser vulnerável por sua genética *não* indica que ficará necessariamente doente dentro de certo período de tempo; não é uma previsão da probabilidade nem da época de suas recorrências. E também *não* quer dizer que não há nada que possa fazer para controlar seus ciclos. Pressão alta, colesterol alto e diabetes são herdados, mas exercício, dieta e medicação fazem muito para controlá-los. Do mesmo modo, a gestão do estilo de vida e as medicações são cruciais para controlar episódios de doença bipolar (ver Capítulos 6 a 10).

Prevenção eficaz: Se você se preocupa com a possibilidade de seus filhos desenvolverem transtorno bipolar, fique atento a esses sinais precoces (ver Capítulo 14 para mais detalhes):

- Irritabilidade, manifestada em episódios;
- Humores muito reativos, que oscilam rapidamente;
- Agressividade;
- Perturbações do sono;
- Ansiedade;
- Ideias suicidas ou mórbidas;
- Problemas na escola;
- Sexualidade inadequada;
- Abuso de álcool ou drogas;
- Tristeza;
- Letargia e isolamento.

A genética tampouco define um destino para seus parentes de primeiro grau. As doenças saltam gerações ou podem ser transmitidas em formas mais leves. Mesmo que você veja sinais de perturbação que sugiram o início de um transtorno bipolar, há medidas que você pode tomar para obter o tratamento para o seu filho –ver Capítulo 14 e as estratégias que descrevi em *The Bipolar Teen* (Miklowitz; George, 2007). Comece obtendo uma avaliação de diagnóstico meticulosa de um psiquiatra ou psicólogo especializado em transtornos do humor pediátricos. E converse com os professores sobre ajustes que possam ser feitos nos planos educacionais de seu filho (ver www.jbrf.org).

O QUE É UMA DESREGULAÇÃO BIOLÓGICA?

Stacy foi informada de que sua doença era "provavelmente química". Ela compreendia que ter uma desregulação biológica significava que a sua doença não estava totalmente sob seu controle, mas não tinha certeza sobre o que significava o termo "química". Infelizmente, o "desequilíbrio químico" é, sabemos agora, inadequado para descrever a natureza das desregulações que ocorrem no cérebro de quem tem transtorno bipolar. Como vimos, a desregulação biológica afeta mais que a neuroquímica. Stacy quis saber:

- Essa desregulação era algo que poderia ser mensurado?
- Por que não existia exame de sangue ou exame de imagem cerebral para detectá-la?
- As mudanças relevantes no cérebro dela ocorriam apenas quando estava maníaca ou depressiva?
- Quais eram as medicações eficazes para essa desregulação?
- Essas medicações criavam um tipo diferente de desregulação?
- Essas vulnerabilidades podem ser corrigidas por uma dieta?

Stacy ficou frustrada pelo fato de seu médico não lhe fornecer respostas claras a essas questões, embora parecesse de resto ter muito conhecimento. Ela sentiu que estava sendo solicitada a aceitar uma porção de coisas com base na fé, e seu preparo científico fez com que ficasse em dúvida.

Vulnerabilidades biológicas: circuitos neurais e sistemas de segundo mensageiro

Se o histórico genético influencia tão fortemente a manifestação do transtorno bipolar, com certeza fatores anatômicos e/ou fisiológicos têm também um papel. Como discuti nas seções precedentes, uma vulnerabilidade biológica pode estar adormecida e depois ser ativada por um gatilho, como um estresse ambiental ou um abuso de drogas. No entanto, definir a natureza dessa vulnerabilidade biológica é mais complexo. Se você foi informado de que tem um "desequilíbrio bioquímico no cérebro" talvez sinta que essa explicação levanta tantas questões quanto respostas, como no caso de Stacy. É provável que se sinta mais inclinado a adotar um regime de medicação se compreender o que os médicos querem dizer com vulnerabilidade biológica ou desregulação. Eles geralmente estão se referindo a algo que faz parte de você, mesmo quando não está tendo sintomas. Para usar a analogia com a pressão sanguínea, pessoas com hipertensão sempre têm uma vulnerabilidade a um surto de pressão alta, mesmo quando estão bem. O sistema delas funciona de tal modo que sua pressão sanguínea está acima do normal mesmo quando estão relativamente livres de estresse e comendo bem, até que o estresse faz sua pressão sanguínea subir ainda mais. De mesmo modo, achamos que no transtorno bipolar as desregulações biológicas estão presentes também quando você se sente bem.

No transtorno bipolar, as vulnerabilidades biológicas podem ser evocadas por agentes de estresse (por exemplo, uma mudança repentina, como a perda do emprego), álcool e drogas ilícitas, ou, para algumas pessoas, antidepressivos (ver Capítulo 6). Quando um estressor põe em pauta as vulnerabilidades biológicas, os sintomas de transtorno bipolar têm maior probabilidade de aparecer.

Por um longo tempo, os cientistas se referiram ao transtorno bipolar em termos da quantidade de certos neurotransmissores: pessoas com o transtorno tinham pouca serotonina, pouca norepinefrina ou excesso de dopamina. Mas uma grande personalidade de nossa área,

Husseini Manji, incentivou-nos a pensar o transtorno como uma "deficiência na plasticidade sináptica e celular" (Manji, 2009, p. 2, tradução nossa). Isso significa que pessoas com transtorno bipolar têm problemas geneticamente influenciados no processamento de informações nas sinapses (os espaços entre as células nervosas) e nos circuitos (as conexões neuronais entre uma estrutura cerebral e as demais), mais do que pela carência ou excesso de certas substâncias químicas.

Entrando por um momento em questões mais técnicas, suspeitamos que as pessoas com transtorno bipolar têm perturbações nas *cascatas de sinalização intracelulares* que regulam os sistemas neurotransmissores, neuropeptídeos e hormonais, centrais para o sistema límbico. O sistema límbico, que abrange a amígdala e o hipocampo, regula estados emocionais, o sono e o desejo sexual, todos fortemente afetados pelo transtorno bipolar. Além disso, quando as pessoas com transtorno bipolar e depressão maior estão sob estresse, suas glândulas adrenais podem produzir em excesso certos hormônios (por exemplo, glicocorticoides). O estresse continuado e a superprodução de glicocorticoides podem danificar ou destruir células no hipocampo, uma estrutura cerebral que está centralmente envolvida na memória e nas reações condicionadas de medo (Manji, 2009; Schloesser *et al.*, 2008).

Novas pesquisas envolvendo pessoas com transtorno bipolar também apontaram problemas em seus *sistemas de segundo mensageiro* (conhecidos como *transdutores de sinal*), que são moléculas no interior das células nervosas do cérebro. Quando uma célula nervosa é ativada, envia neurotransmissores (os "primeiros mensageiros") à célula nervosa seguinte. Então um sistema de segundo mensageiro informa a segunda célula nervosa que a primeira se acendeu. Em outras palavras, segundos mensageiros ajudam a determinar se uma célula comunica mensagens a outras partes da mesma célula e às células vizinhas. Por exemplo, o lítio e o valproato desaceleram a atividade da *cascata de sinalização da proteína quinase C,* um importante mediador de sinais dentro das células quando seus receptores são estimulados por neurotransmissores (Harrison; Geddes; Tunbridge, 2018; Newberg *et al.*, 2008). Essa estimulante pesquisa sugere que mudanças nos sistemas de segundo mensageiro podem constituir uma forma de vulnerabilidade biológica ao transtorno bipolar – que pode ser parcialmente corrigida por medicações.

Uma teoria alternativa: desregulação imune

Uma nova área de investigação diz respeito ao papel do funcionamento imune de pessoas com transtorno bipolar (Goldstein, B. I. *et al.*, 2015). Quando o corpo está sob estresse biológico ou estresse psicológico, como quando é atacado por um agente infeccioso, produz moléculas chamadas *citocinas inflamatórias*, que criam um estado similar ao da gripe: mudanças no sono, perda do prazer pelas atividades do dia a dia e baixa energia. Assim como os neurônios se comunicam entre si usando moléculas de sinalização (neurotransmissores), as células imunes se comunicam usando citocinas como moléculas sinalizadoras. Esses sintomas são muito similares aos da depressão, e, de fato, estados de depressão e de doença física são coocorrentes em muitas pessoas. Tem havido crescente interesse na relevância da neuroinflamação para a depressão: pessoas com depressão maior têm níveis mais elevados de citocinas pró-inflamatórias do que voluntários saudáveis (Miller; Maletic; Raison, 2009).

Surge a questão: será que pessoas com transtorno bipolar podem também ter irregularidades nos processos imunológicos? A metanálise de 30 estudos concluiu que adultos com transtorno bipolar poderiam ser distinguidos de adultos saudáveis pelas concentrações de várias citocinas, com nomes como IL (interleucina)-2, IL-4 ou IL-6 (Modabbernia *et al.*, 2013). Níveis desses marcadores são mais elevados durante episódios de humor, tanto maníacos quanto depressivos, e podem também permanecer elevados quando a pessoa está livre de sintomas. Achamos que existe um subgrupo de pessoas com transtorno bipolar ou depressão maior que têm altos níveis de citocinas pró-inflamatórias mesmo quando estão entre episódios e se sentindo bem.

Embora se imagine que as medicações psiquiátricas atuem pela modificação de neurotransmissores, o lítio, os antipsicóticos e os antidepressivos são também conhecidos por reduzir a inflamação em pacientes (Boufidou *et al.*, 2004). Além disso, vários estudos têm mostrado que mesmo os anti-inflamatórios vendidos sem receita como a aspirina e o ibuprofeno podem ajudar a reduzir os sintomas de depressão em algumas pessoas. Ainda não sabemos se as drogas imunossupressoras serão efetivas para o transtorno bipolar, mas é uma questão para a qual provavelmente teremos uma resposta na próxima década.

A falta de um teste definitivo

> *"Há anos me dizem que há algo errado com meu cérebro. Gostaria que houvesse um exame de sangue, uma imagem do cérebro, qualquer coisa que eu pudesse olhar e ver minha doença ali. Então ficaria mais convencido de que preciso tomar medicação. Porque: e se eu estiver tomando esse monte de remédios para tratar de uma deficiência química que eu não tenho?"*
>
> – Homem de 57 anos com transtorno bipolar I

Apesar dessa pesquisa promissora, não temos um teste biológico ou genético definitivo para indicar deficiências de plasticidade sináptica ou celular ou para as anormalidades inflamatórias típicas do transtorno bipolar. A maioria dos profissionais, dos pacientes e famílias, gostaria que houvesse, pois isso facilitaria o planejamento do diagnóstico e do tratamento. Sem um teste definitivo, fica mais fácil você se esquecer de que tem uma desregulação biológica, e mais fácil ainda acreditar que nunca teve. Stacy, depois de ficar um bom tempo sem sintomas, começou a achar que não tinha predisposição biológica. É compreensível questionar isso, sem dúvida. Afinal, os episódios maníacos ou depressivos poderiam ter sido ocorrências disparadas por circunstâncias desagradáveis da vida, por que não? Muitas pessoas começam a pensar, "Tive essa doença uma vez, mas agora consigo controlá-la", especialmente quando passam um bom tempo sem sintomas. Mas os sintomas bipolares recorrem quando menos se espera. Acreditamos que é porque as vulnerabilidades genéticas e biológicas ainda estão presentes, mesmo que seus sintomas estejam sendo controlados por medicações e psicoterapia.

Apesar das limitações de nossas atuais tecnologias, acredito que na próxima década teremos reais avanços nos testes de diagnóstico para a doença. Os circuitos neurais mais associados a sintomas de humor estão sendo mapeados por meio de técnicas de imagens cerebrais como a ressonância magnética funcional ou estrutural. Vários estudos mostraram que a amígdala – uma estrutura central para identificar e reagir a ameaças ambientais (reais ou imaginadas) – é mais ativa e maior em volume em pessoas com transtorno bipolar. Áreas do córtex pré-frontal, o "centro executivo" do cérebro que inibe áreas inferiores do cérebro como a amígdala, podem ser correspondentemente menos ativas e menores em volume no transtorno bipolar (Phillips; Swartz, 2014).

Essas não são as únicas estruturas ou circuitos cerebrais envolvidos no transtorno, e também não somos capazes de diagnosticar o transtorno bipolar a partir apenas de exames de imagem do cérebro. Seja cético com os *showmen* que afirmam ser capazes disso. Talvez o diagnóstico por neuroimagem se torne possível no futuro, mas ainda temos muito trabalho preliminar antes disso.

O QUE TRANSFORMA UMA VULNERABILIDADE BIOLÓGICA EM UM EPISÓDIO?

Saber que você tem uma determinada desregulação biológica herdada, embora seja algo desconfortável, pode ajudar a equipá-lo contra recorrências de sua doença. Assim como a pessoa com diabetes sabe que precisa evitar sorvete, ou a pessoa que tem pressão alta evita alimentos muito salgados, você pode exercer um certo controle sobre o transtorno bipolar ao aprender a evitar gatilhos que influenciem a expressão de suas vulnerabilidades biológicas. Quando pessoas que não têm desregulação biológica experimentam esses gatilhos (por exemplo, consomem drogas ou álcool ou aceitam se submeter a altos níveis de estresse), podem ter mudanças de humor, mas não no grau que caracteriza uma pessoa com transtorno bipolar.

Alguns gatilhos podem atingir diretamente as vulnerabilidades biológicas da pessoa e vencer obstáculos, como se derretessem o fusível que isola uma fileira de rojões. Por exemplo, acredita-se que o transtorno bipolar esteja relacionado à diminuição do funcionamento do sistema serotonina. O LSD estimula a ação dos receptores de serotonina no cérebro, o que produz outros eventos bioquímicos que podem aumentar seu risco de desenvolver um episódio maníaco. Outro exemplo: há relatos de que o transtorno bipolar aumenta a sensibilidade aos receptores de dopamina e muda a regulação dos "caminhos de recompensa" do cérebro, ricos em dopamina. Estudos em animais de laboratório assim como em humanos indicam que as anfetaminas ("bolas") estimulam a liberação e prolongam a atividade da dopamina no cérebro, o que pode causar um estado de alta excitação, pensamento paranoide, irritabilidade e aumento na energia ou na atividade motora.

O álcool inibe a atividade do sistema nervoso central (por exemplo, aumenta os efeitos do neurotransmissor inibidor GABA em seus receptores) e, como a cafeína e outras substâncias, interfere em seus ritmos de sono-vigília. Quando você para de beber, seus circuitos cerebrais tornam-se mais excitáveis, de modo bem similar ao que ocorre na mania.

O estresse ambiental pode agravar também suas vulnerabilidades biológicas, mas os mecanismos pelos quais isso acontece não são bem compreendidos pelos cientistas. O estresse não pode ser evitado da mesma maneira que o álcool ou as drogas, mas saber que tipos de mudanças ambientais são particularmente problemáticas para você (por exemplo, o início do horário de verão ou o início do ano escolar) irá ajudá-lo a planejar preventivamente para evitar recorrências (por exemplo, mudando suas rotinas noturnas). Vamos examinar mais de perto como o estresse afeta os episódios de humor.

ESTRESSE E EPISÓDIOS BIPOLARES

Surge a questão: pode o transtorno bipolar ser causado por fatores ambientais, como graves conflitos no casamento, problemas com os pais, mudanças na vida, um emprego difícil ou um histórico de abuso na infância? São questões extremamente importantes. É fato que as pessoas com transtorno bipolar têm uma probabilidade 2,6 vezes maior de ter convivido em um ambiente abusivo na infância do que pessoas saudáveis, e o abuso emocional é a forma mais comum (o fato de ser gravemente criticado ou humilhado ou ameaçado com a perda das seguranças básicas) (Palmier-Claus *et al.*, 2016). A maioria dos cientistas na área duvida que um evento traumático ou uma família emocionalmente abusiva possam *causar* transtorno bipolar por si sós, sem a contribuição de influências genéticas e biológicas. No entanto, temos razoável certeza de que o estresse e o trauma aumentam as chances de você vir a ter recorrências de mania ou depressão. Isso pode também afetar a época de ocorrência de seus primeiros episódios (por exemplo, se a doença tem início na infância). Seu nível e tipo de estresse podem também afetar o tempo que você leva para se recuperar de um episódio ou o risco de ter uma recorrência dentro de certo intervalo de tempo. Os médicos têm interesse em saber o papel do estresse em sua vida porque isso pode ajudá-los a planejar o tratamento, e a decidir o tipo de terapia recomendável.

Que tipos de estressores ambientais são particularmente influentes na doença? Precisar enfrentar uma grande mudança na vida – seja positiva ou negativa – aumenta sua probabilidade de ter uma recorrência maníaca ou depressiva. O divórcio de Stacy teve um efeito imediato relativamente modesto em seu estado de humor, mas a avaliação para definir a guarda do filho teve forte papel em seu episódio maníaco. Outros tipos de estresse são as perturbações no ciclo de sono-vigília e conflitos com outras pessoas relevantes na sua vida. Comentarei e darei agora vários exemplos disso. Falarei também sobre o que pensamos atualmente a respeito dos mecanismos pelos quais as vulnerabilidades biológicas podem ser afetadas pelo estresse.

Mudanças na vida

Mudanças fazem parte da vida, e às vezes são muito bem-vindas. Exemplos de mudanças de vida positivas são casar, ter filhos, comprar uma casa, ganhar um bom dinheiro com algum investimento ou ser promovido no emprego. Mudanças de vida negativas são, entre outras, a morte de um ente querido, o fim de um relacionamento, a perda do emprego, um acidente de carro ou o surgimento de uma doença, em você ou em um membro da família. O estresse pode vir na forma de conflitos ou de interações desagradáveis com pessoas que você conhece bem, particularmente seus familiares.

Episódios maníacos e depressivos costumam acompanhar grandes mudanças de vida, tanto positivas quanto negativas. Sheri Johnson, professora de psicologia na Universidade da Califórnia, Berkeley, escreveu extensamente a respeito do papel dos eventos da vida no transtorno bipolar. Ela destaca que nem sempre fica claro se os eventos da vida são a causa ou o efeito dos episódios de humor. Patrick, 36 anos, ilustra isso. Quando estava ciclando para a mania, ficava superconfiante e muitas vezes discutia com seus chefes. O resultado é que costumava perder os empregos. Ao relatar seu histórico, argumentava que o seu padrão consistia em perder o emprego e *então* ficar maníaco – quando talvez a realidade fosse o oposto. Mas, mesmo quando consideramos apenas eventos que não poderiam ser provocados pela doença (por exemplo, a morte do pai ou da mãe, perder o emprego porque a empresa fechou, ou um evento significativo em escala nacional), os pesquisadores ainda acham que os eventos da vida têm um papel na manifestação de episódios maníacos e depressivos.

Todos somos afetados emocionalmente pelo estresse, mas nem todos temos oscilações de humor tão graves quanto as pessoas com transtorno bipolar. Será que elas de algum modo são mais sensíveis aos eventos da vida? Johnson *et al.* (2008) apontam que os tipos de eventos que precedem episódios maníacos costumam ser os orientados para metas ou realizações – por exemplo, eventos como uma promoção no emprego, um novo relacionamento romântico, bons investimentos financeiros e sucesso no esporte. Os mesmos autores têm defendido essa hipótese em pesquisas mostrando que, entre pessoas com transtorno bipolar I, episódios maníacos costumam ser precedidos por eventos que estimularam essa orientação para metas.

Defenderam que eventos relacionados a alcançar metas ativam um circuito no cérebro conhecido como *sistema de ativação comportamental*, que regula a atividade do cérebro quando estão presentes estímulos que indicam recompensas (por exemplo, investimentos que indicam a possibilidade de grandes ganhos financeiros). Uma teoria é que o córtex pré-frontal, que é importante na previsão, planejamento e controle das emoções e impulsos, fica menos ativo e falha em "atenuar" a atividade da amígdala, do corpo estriado ventral, do núcleo *accumbens* e de outras estruturas cerebrais quando essas estruturas são ativadas por alguma oportunidade de recompensa, incentivando então humores e comportamentos maníacos (Nusslock *et al.*, 2012; Townsend; Altshuler, 2012).

Já outros tipos de eventos fazem as pessoas se fecharem e se isolarem, como quando se sentem deprimidas. Esses eventos, que em geral envolvem perda, luto ou rejeição, podem ativar um conjunto diferente de circuitos neurais, chamado de *sistema de inibição comportamental*. Esse sistema motiva a pessoa a evitar circunstâncias que, para o indivíduo, sinalizam punição. Por exemplo, o fim de um relacionamento pode fazer a pessoa se isolar dos outros como uma maneira de evitar outra rejeição.

▪ Eventos estressantes: examinando sua história

Pergunta: alguns eventos estressantes tiveram um papel em seus episódios anteriores? Se você teve mais de um episódio claramente definido, o exercício a seguir poderá ser útil. No formulário a seguir, preencha as datas de três ou mais episódios anteriores, maníacos/hipomaníacos ou depressivos, e veja se consegue determinar se houve eventos da vida que ocorreram antes de qualquer um ou de todos eles (ou durante). Se seus episódios anteriores foram predominantemente mistos, indique isso na segunda coluna da tabela, para poder mantê-los à parte ao avaliar o exercício. Atualmente, não sabemos se episódios mistos têm gatilhos ambientais diferentes dos que ativam episódios maníacos ou depressivos.

Inclua eventos importantes (por exemplo, uma mudança para outro estado, um novo relacionamento romântico ou o fim de algum relacionamento, acidentes de carro, mudanças de emprego, problemas financeiros inesperados, mortes ou doenças na família), assim como eventos comparativamente menos graves ou menos impactantes (por exemplo, a chegada de um novo pet, ter contraído uma gripe muito forte, sair de férias, mudar seus horários de trabalho). Inclua tanto os eventos de vida positivos quanto os negativos.

QUAL O PAPEL DO ESTRESSE EM SUA DOENÇA?

Data aproximada do episódio (ou sua idade na época)	Tipo de episódio (maníaco, hipomaníaco, deprimido, misto, outro)	Eventos estressantes (descreva)

Tente assumir uma postura distanciada ao examinar o papel do estresse de vida em sua própria doença. Será que há mesmo eventos consistentemente relacionados aos seus episódios? Alguma vez um evento envolvendo perda ou luto precedeu um ou mais de seus episódios depressivos? Quantos dos seus episódios anteriores maníacos ou mistos tiveram a ver com relacionamentos românticos, mesmo que o evento tenha sido positivo (como encontrar um novo parceiro)? Houve eventos com um sentido de conquista (por exemplo, um prêmio ou o reconhecimento do seu trabalho pelos outros) que precederam episódios maníacos ou hipomaníacos? Quantos desses eventos podem ter causado alterações em seu padrão de sono? No geral, esses eventos ocorreram de modo independente de seu transtorno do humor? Ou é o seu comportamento maníaco ou depressivo que tem um papel significativo em provocar tais eventos?

Não se decepcione se tiver dificuldades em responder a essas questões. Muitas pessoas com transtorno bipolar acham difícil lembrar quando seus episódios começaram e terminaram e quando certos eventos estressantes ocorreram, e pode ser especialmente difícil dizer se foram os seus episódios que os provocaram. Se tiver problemas com isso, consulte um membro da família ou um médico que o tenha atendido em vários desses episódios. Vocês então irão repassar o exercício juntos e talvez ele ou ela possam ajudar a avivar sua memória a respeito de quando certos eventos ocorreram, se tiveram lugar antes ou depois de um episódio, e que tipo de episódio de humor você manifestou.

A relação temporal entre um evento da vida e um estado de humor resultante pode ser bastante complexa. Por exemplo, Annie, 27 anos, ficou levemente deprimida depois de romper com a namorada com quem morava, mas ela não desenvolveu uma depressão bipolar plena. No entanto, quando o médico lhe prescreveu um antidepressivo, ela desenvolveu um episódio misto. Neste caso, o estressor ambiental (o fim do relacionamento) teve relação com o resultado (o episódio misto) apenas a partir do fato de ela ter começado a tomar uma nova medicação.

Como eu disse antes, descobrir um vínculo entre eventos da vida e seus episódios de transtorno do humor não significa que você seja de algum modo responsável por causar a própria doença. Muitos eventos da vida são inevitáveis. Alguns eventos têm maior probabilidade de ocorrer quando você está maníaco ou depressivo, mas ainda assim isso não quer dizer que você esteja totalmente no controle de suas ocorrências. Por exemplo, você pode ter perdido o emprego na época em que seu humor ciclou para uma irritabilidade ou depressão, mas isso não significa que poderia ter sido capaz de controlar esses estados de humor ou seus efeitos sobre os outros, particularmente se não dispunha de quaisquer ferramentas para isso.

◼ O papel do ciclo de sono-vigília

Já falamos sobre um dos conjuntos de mecanismos pelos quais o estresse pode afetar os sintomas bipolares – o dos sistemas de ativação e inibição comportamental. Outro mecanismo diz respeito aos ritmos circadianos, especialmente ao sono. Se você se lembrar do seu primeiro episódio ou quaisquer episódios subsequentes, provavelmente concordará que o sono teve algum papel em todos eles. Às vezes é o simples fato de dormir menos quando você estava maníaco, e de dormir mais quando deprimido. Mas mudanças no regime de sono e vigília são importantes de outro modo. Pesquisadores acreditam que pessoas com transtorno bipolar são muito sensíveis mesmo a pequenas mudanças nos ritmos de sono-vigília, como a hora em que vão dormir, a hora em que de fato adormecem e a hora em que acordam (Frank, 2007). Nesse caso, eventos que alterem seu ciclo de sono-vigília também afetarão seu humor.

Stacy ficou bastante maníaca quando foram iniciados os procedimentos legais para definir a guarda do filho, talvez porque os preparativos tivessem sido estressantes e a obrigassem a ficar acordada até mais tarde. Darryl, 24 anos, ficou maníaco pouco depois das provas de fim de curso, durante as quais permanecia acordado até muito tarde. Perder ainda que seja apenas uma noite de sono pode precipitar um episódio maníaco em pessoas com o transtorno bipolar que até aquele momento se mostravam estáveis (Malkoff-Schwartz *et al.*, 2000). Paralelamente a isso, a privação de sono pode melhorar o humor de uma pessoa com depressão, embora apenas por curto período (Harvey, 2011).

O que afeta nossa regularidade de sono-vigília?: Zeitgebers e Zeitstorers sociais

A não ser que você fale alemão, é provável que nunca tenha ouvido esses termos – eu só tive contato com eles ao começar a ler sobre a *hipótese da estabilidade do ritmo social*, de Cindy Ehlers e seus colegas na Universidade de Pittsburgh (Ehlers *et al.*, 1993). Essa teoria nos ajuda a entender por que os eventos da vida podem afetar os ciclos de humor de pessoas com transtorno bipolar.

A teoria de Ehlers sustenta que o problema central no transtorno bipolar é de instabilidade. Em geral, as pessoas mantêm padrões regulares de atividade diária e estimulação social – a que horas vão para a cama, quando levantam, quando comem, com quantas pessoas costumam interagir ou aonde vão após o trabalho. Esses *ritmos sociais* são importantes para manter nossos *ritmos circadianos*, ou seja, os ciclos mais biologicamente condicionados, como a hora em que você de fato pega no sono, a produção de hormônios como a melatonina (que ocorre quando você está prestes a adormecer) ou seu padrão de sono REM, isto é, de atividade rápida dos olhos durante o sono.

Os ritmos sociais são mantidos estáveis, em parte, pelos *zeitgebers sociais*, que são pessoas ou eventos que funcionam como um relógio externo para regular nossos hábitos. Seu cão pode ser um *zeitgeber* social se ele precisa caminhar a certa hora da manhã. É quase certo que seu cônjuge ou parceiro(a), caso você tenha, exerce um papel na organização de seus horários de comer e dormir e provavelmente afeta também o quanto de estímulo você recebe de outras pessoas durante o dia. Uma separação, ou o simples fato de ele ou ela sair em viagem de negócios por um tempo, podem perturbar suas rotinas diurnas e noturnas. Seu emprego também o mantém em uma rotina.

Já um *zeitstorer social* (perturbador social do tempo) é uma pessoa ou demanda social que desequilibra tudo. Quando você inicia um novo relacionamento, seus padrões de sono, de vigília e de socialização mudam. A mesma coisa acontece se você tem um bebê. Nesses casos, o novo parceiro romântico ou seu bebê serão um *zeitstorer*. Se você consegue um emprego que exige mudar constantemente seu horário de trabalho ou requer que você viaje a lugares com fusos horários diferentes, seus ritmos social e circadiano serão consideravelmente perturbados.

O que tudo isso significa para uma pessoa com transtorno bipolar? Eventos que trazem mudanças nos ritmos sociais, introduzindo *zeitstorers* ou removendo *zeitgebers*, alteram os ritmos circadianos. Você fica particularmente vulnerável a um episódio maníaco depois de experimentar um evento da vida que perturbe o seu ritmo social (Malkoffschwartz *et al.*, 2000). Alguns exemplos.

Debra, 36 anos, com transtorno bipolar II, vivia com o marido, Barry. Em uma sessão de terapia de casal, Debra queixou-se de que Barry havia mudado os horários de alimentar seus dois gatos. Havia começado a alimentá-los de manhã, não mais à noite, e com isso um dos gatos ou ambos estavam indo até o quarto deles no meio da noite, miando para pedir comida. Debra queria alimentar os gatos antes que ela e Barry fossem para a cama, mas ele se recusava a aceitar, dizendo que isso deixaria os gatos gordos. Depois de três noites seguidas de pouco sono, ela ficou irritável, sentiu confusão mental no trabalho e começou a ficar com os pensamentos acelerados. Foi a primeira vez que me deparei com um episódio hipomaníaco induzido por miados de gato.

Barry finalmente concordou em passar para o regime de alimentação noturno, o que aliviou o problema com os gatos. Assim que Debra voltou a um ciclo regular de sono-vigília e conseguiu ter várias noites de sono reparador, sua hipomania voltou a se estabilizar. No caso de Debra, foi possível evitar um episódio maior ao restabelecer as rotinas que haviam sido perturbadas por um evento relativamente menor.

Miriam, 47 anos, com transtorno bipolar I, apresentou sintomas hipomaníacos no dia seguinte à ingestão de bebida alcoólica, mesmo tendo tomado pequena quantidade. Não ficou muito claro para mim porque tão pouco álcool iria torná-la hipomaníaca, até que levei em conta seu ciclo de sono: o álcool agia como um zeitstorer, uma perturbação. Ela tinha muito mais dificuldade para pegar no sono depois de beber. Assim que parou de beber (ou limitar-se a um chope apenas, e geralmente bem no início da noite), teve menos dificuldades para dormir e menos oscilações de humor.

No Capítulo 8, "Dicas para ajudar você a lidar com seus humores", vou lhe apresentar um método para manter suas rotinas sociais reguladas mesmo quando os eventos conspiram para mudá-las (o método da estabilidade do ritmo social). Essa técnica de automonitoramento pode ajudar a manter estáveis seu humor e seus ciclos de sono-vigília.

Conflitos com pessoas relevantes na sua vida

"Comecei a escrever um blog sobre meus humores e sobre o que se passava comigo. Toda noite, descrevia como me sentia e o que havia acontecido naquele dia. Não era de muito interesse para ninguém exceto para mim, mas me surpreendeu ver que cada 'alto e baixo' tinha a ver com alguma coisa envolvendo minha família. Sempre soube que isso era verdade em algum nível, mas ficou muito óbvio depois que fiz esse registro.

Às vezes meu humor baixava por alguma bobagem, como uma ligação chata da minha mãe dizendo que eu havia me esquecido do aniversário de alguém. Outras vezes era mais grave, como quando a mulher do meu irmão disse que não queria mais que eu tomasse conta dos meus sobrinhos porque não confiava em mim, achava que eu era doida. Senti essa crítica como se fosse um choque elétrico. E, depois que algo de bom acontecia – como minha madrasta elogiar minha comida ou meu pai ligar para dizer que gostou de um escrito meu –, eu podia sentir meu humor ficar exaltado. Toda vez que eu tinha alguma interação com minha família, que envolvesse emoção, eu ficava estressada e meu humor mudava."

– Mulher de 32 anos com transtorno bipolar II

Até aqui, falamos de eventos da vida isolados e de mudanças na rotina. Há outro tipo importante de estresse que tem a ver com seus relacionamentos atuais. O Capítulo 13 discute como lidar com familiares, então vou fazer aqui apenas uma breve menção. Não há evidência de que perturbações nos relacionamentos familiares (por exemplo, ter recebido pouca atenção dos pais na infância) sejam uma causa primária do transtorno bipolar, mas situações familiares ou conjugais de alta intensidade, muito conflitantes, podem aumentar sua probabilidade de recorrência do transtorno bipolar depois que ele já se manifestou.

De meados até o final da década de 1980, concluí meu artigo sobre esse tópico com colegas da UCLA (Miklowitz; Goldstein; Nuechterlein; Snyder; Mintz, 1988). Trabalhamos com adultos jovens que estavam hospitalizados, em geral por seu primeiro episódio maníaco, e que pretendiam viver com os pais depois de receber alta do hospital. Examinamos o nível de tensão, conflito e crítica entre esses pacientes e seus pais enquanto os pacientes estavam no hospital e depois que saíam. Como seria de se esperar, aqueles que voltavam para famílias com altos conflitos, alta intensidade emocional, tinham maior probabilidade de recorrências maníacas e depressivas nos nove meses após sua liberação em comparação com os que voltavam para famílias com poucos conflitos. Outros pesquisadores encontraram associações similares entre relacionamentos familiares e resultados alcançados em pacientes com transtorno bipolar, quer tivessem sido hospitalizados ou não (para uma revisão, ver Miklowitz; Chung, 2016).

Não sabemos exatamente por que razão ambientes familiares conflituosos tornam as pessoas mais propensas a recorrências, mas sabemos que ambientes familiares marcados por conflitos e críticas afetam o curso de vários outros transtornos psiquiátricos, como esquizofrenia, depressão, alcoolismo e transtornos alimentares. Também suspeitamos de que não são apenas os conflitos com familiares ou com o cônjuge que podem afetar a ciclagem de seu transtorno, mas também os conflitos com outras pessoas relevantes na sua vida, como seu chefe, colegas de trabalho ou amigos próximos. No caso de Stacy, conflitos com seu ex-marido podem ter tido um papel no agravamento de sua mania. Se tivesse conseguido ajeitar as coisas com ele de maneira civilizada, suas chances de manter um humor estável poderiam ter sido maiores. Mas na verdade ela não contou com essa opção.

Nova pesquisa: *"Esta que eu ouço é a minha mãe?"*

Emoção expressa (EE) refere-se ao grau em que pais, cônjuges ou outros parentes próximos expressam comentários críticos, fazem declarações hostis ou assumem atitudes emocionais muito envolvidas ou de superproteção quando falam a respeito de você com uma terceira pessoa neutra. Sabe-se há muito tempo que pessoas com transtornos de humor ou transtornos psicóticos e que vêm de famílias com "EE alto" têm um curso da doença mais difícil ao longo do tempo do que as que vêm de famílias com EE baixo (com parentes menos críticos ou superprotetores). Jill Hooley, professora de psicologia na Universidade de Harvard, tem uma maneira inovadora de enfocar esse fenômeno. Em um estudo de Hooley, Siegle e Gruber (2012), pessoas com e sem histórico de depressão foram solicitadas a dar uma medida simples do quanto achavam que suas mães eram críticas, usando uma escala de 1 a 10 de "crítica percebida". Então deitavam-se em um tubo de MRI enquanto ouviam mensagens gravadas em que suas mães expressavam comentários críticos, elogios ou declarações neutras (por exemplo, "Eu não gosto nada desses seus horários"). Soa como um pesadelo, não? Hooley e colegas notaram que, ao ouvirem críticas das mães, pessoas com histórico de depressão e que haviam classificado suas mães como muito críticas mostravam aumento de atividade na amígdala e atividade diminuída nas regiões do córtex pré-frontal do cérebro em comparação com voluntários saudáveis. Ao ouvirem elogios, não mostravam ativação similar dessas regiões cerebrais. Essas áreas do cérebro compõem o circuito neural que comanda a reatividade e a regulação emocional, processos que ficam desestabilizados na depressão e no transtorno bipolar.

Por ora, vamos simplesmente reconhecer que conflitos familiares e interpessoais podem ser fatores de risco no curso de sua doença.

Comece refletindo sobre o papel que a família ou o conflito conjugal podem ter desempenhado em seu transtorno. Será que seus episódios coincidem de modo típico com discussões familiares ou com seu cônjuge? Tais conflitos ocorrem antes do episódio, depois que o episódio se inicia ou é impossível saber? Muitos de meus clientes dizem que os conflitos familiares antecedem seus episódios; outros dizem que os conflitos surgem depois que eles se tornam maníacos, mistos ou deprimidos – mas que esses conflitos também dificultam a recuperação. Alguns relatam que os conflitos familiares que sempre estiveram presentes pioram quando ficam doentes ou quando questões que estavam enterradas vêm à tona em seu trato com os familiares. Quando você está ficando doente, pode ter dificuldade para "editar" as coisas que diz aos seus familiares, e eles podem ter dificuldades similares em editar o que lhe dizem (ver Capítulo 13).

Ao refletir sobre essas questões, tente não culpar os membros de sua família, ou pessoas relevantes, pelo papel que possam ter na ciclagem de sua doença – na maioria das vezes eles estão tentando fazer o melhor possível para serem úteis e não sabem bem o que fazer ou o que dizer. Como você verá no Capítulo 13, existem bons e maus jeitos de lidar com seus familiares no que se refere ao seu transtorno. Administrar seus relacionamentos familiares é um aspecto importante para a manutenção de seu bem-estar.

* * * * * * * * * * * * * * * *

O transtorno bipolar não tem causas bem definidas, mas sabemos o bastante para dizer que envolve desregulações biológicas que são parcialmente controladas pela genética. Essas vulnerabilidades biológicas podem se manifestar por meio de vários tipos de estressores, conflitos ou mudanças na vida, tanto positivos quanto negativos. As experiências de Stacy com estresse de vida, conflitos familiares e perturbações no padrão de sono-vigília podem ser similares às suas.

As medicações prescritas para transtorno bipolar são concebidas para corrigir as vulnerabilidades biológicas subjacentes de pessoas com o transtorno. O próximo capítulo descreve as medicações disponíveis, o que imaginamos que elas fazem, seus efeitos colaterais e o papel da psicoterapia como tratamento adjuvante. Mais adiante, os capítulos descrevem técnicas para administrar estilos de vida. Essas técnicas costumam ser recomendadas junto com medicações, como uma maneira de melhorar sua capacidade de lidar com o estresse. Conforme prosseguir na leitura, tente pensar na biologia e no ambiente como fatores que interagem – ficará mais fácil fazer escolhas sobre tratamentos se você tiver em mente essas múltiplas causas do transtorno bipolar.

CAPÍTULO 6

O que medicações e psicoterapia podem fazer por você

Sabemos há muito tempo que a medicação é a linha de frente do tratamento para o transtorno bipolar. Sabemos que as pessoas com transtorno bipolar melhoram mais rápido e ficam bem por mais tempo quando tomam medicação regularmente. Mas sabemos também que a medicação exige um monitoramento cuidadoso, tanto de sua parte como do médico, e que muitas vezes requer que você lide com seus efeitos colaterais desagradáveis. Felizmente, a pesquisa continua a produzir tratamentos que são ao mesmo tempo eficazes e tolerados com maior facilidade.

As pessoas se ressentem de precisar tomar medicações estabilizadoras do humor e às vezes deixam de tomá-las mesmo quando claramente lhes trazem benefícios – com frequência, porque carecem da informação precisa a respeito das medicações e de seus efeitos. Este capítulo dá uma visão geral sobre as medicações utilizadas para tratar o transtorno bipolar e vai permitir que você assuma um papel muito mais empoderado em lidar com o seu transtorno. Conhecer o histórico dessas medicações, quais são seus efeitos colaterais mais comuns e quais são os mais raros, e como você pode lidar com esses efeitos, irá ajudá-lo a planejar seu regime de medicação com seu médico e administrá-lo ao longo do tempo.

As diferentes medicações de seu regime farão mais sentido se você pensar em cada uma delas como pertencente a determinada classe de drogas (por exemplo, antidepressivos, estabilizadores do humor, antipsicóticos) e dotada de um propósito específico (como melhorar seu sono ou sua ansiedade). Por ser tão importante tomar medicação de maneira consistente, dediquei o Capítulo 7 a explorar os fatores que podem ser um obstáculo a você manter seu regime de medicação, mesmo quando ele está se mostrando benéfico.

Acredito fortemente que as pessoas com transtorno bipolar se saem melhor quando tomam medicação e, ao mesmo tempo, trabalham com um terapeuta. Em vários estudos, concluímos que as pessoas que tomam medicação e fazem terapia para o seu transtorno bipolar têm melhor resultado do que aquelas que apenas tomam medicação (Miklowitz; Chung, 2016). Embora a psicoterapia não seja um substituto para as medicações, há coisas que você consegue com a terapia e que as medicações não são capazes de oferecer. Também há coisas que as medicações podem fazer por você e que a terapia não é capaz de proporcionar. Neste capítulo, discuto o que sabemos e o que não sabemos a respeito da psicoterapia como adjuvante das medicações.

COMO OS ÚLTIMOS ACHADOS DE PESQUISA A RESPEITO DO TRATAMENTO PODEM AJUDÁ-LO?

Conhecer fatos a respeito de suas medicações e da psicoterapia – incluindo o que os estudos mais recentes dizem a respeito de sua eficácia e efeitos colaterais – é um fundamento crucial para conseguir manter o regime de tratamento. Você sente maior confiança nas medicações que está tomando e nas sessões de terapia que frequenta quando se informa a respeito dos resultados das pesquisas que estão sendo realizadas sobre essas estratégias.

As medicações têm que ser validadas por meio de testes aleatórios controlados para uso em doenças bipolares e outras. Na maioria desses testes aleatórios controlados, faz-se um sorteio para definir quem recebe medicação e quem recebe um placebo (um comprimido inerte, como uma pílula de açúcar), e nem a pessoa nem o médico sabem o que ela tomou para participar do teste. A medicação tem que (1) funcionar melhor do que o placebo em aliviar os sintomas depressivos ou maníacos, ou

(2) funcionar melhor que o placebo em prevenir recorrências de mania ou depressão. Além disso, a medicação não pode causar efeitos colaterais significativos que superem seus benefícios. Esses efeitos têm que ser observados em vários estudos realizados por diferentes grupos de investigadores. Às vezes as medicações são testadas como tratamentos exclusivos para mania ou depressão (*estudos de monoterapia*) e outras vezes como adjuvantes de outras drogas, em estudos de *combinações de terapias*.

Nas seções a seguir, vou citar vários testes aleatórios controlados sobre a eficácia de medicações. Não vou falar muito dos detalhes de como esses estudos foram conduzidos (embora, se você tiver inclinação científica, incentivo-o a dar uma olhada em alguns dos artigos citados para poder tirar as próprias conclusões). Em vez disso, faço referência à *metanálise* sempre que possível. As metanálises são métodos que reúnem vários estudos para tirar conclusões gerais a respeito de uma determinada droga, se ela funciona melhor que um placebo para resultados a respeito de "recuperação" (isto é, quanto tempo leva para promover estabilização após um episódio agudo de depressão ou mania) ou "recorrência" (se um novo episódio de mania ou depressão ocorre durante o tratamento ou depois).

As psicoterapias também podem ser avaliadas em testes aleatórios controlados como quando comparamos os resultados da doença de pessoas que aleatoriamente são designadas para receber terapia cognitiva junto com medicação ou medicação apenas. As psicoterapias não passam pelo mesmo processo de certificação que as drogas, embora alguns psicólogos clínicos acreditem que seria conveniente. Concordo com a posição deles. Falta hoje evidência a respeito de se uma modalidade de psicoterapia é mais eficaz que outra para um tipo específico de transtorno bipolar.

O QUE AS MEDICAÇÕES PODEM FAZER POR VOCÊ

Você deve estar se lembrado de nossos comentários em capítulos anteriores sobre o transtorno bipolar seguir um curso de recaída/remissão. Quando pessoas com transtorno bipolar são tratadas com estabilizadores do humor, suas chances de ter uma recorrência são em média de 37 a 49% em 1 ano e de até 73% ao longo de 5 anos (Gignac *et al.*, 2015). A polaridade desses episódios não é consistente: as recorrências da depressão são cerca de três vezes mais comuns que as recorrências maníacas ou hipomaníacas (Perlis *et al.*, 2006; Judd *et al.*, 2002). A boa notícia é que tomar medicação reduz substancialmente as recorrências. Por exemplo, o lítio reduz a probabilidade de episódios maníacos em pessoas com transtorno bipolar em cerca de 50%, ao longo de períodos de 1 a 2 anos (Severus *et al.*, 2014). É claro que nem todo mundo responde bem ao lítio; você e seu médico podem decidir que, no seu caso, é mais adequado tomar outro estabilizador do humor (por exemplo, valproato, lamotrigina) ou então um antipsicótico de segunda geração (ASG).

> **Prevenção eficaz:** O lítio reduz as probabilidades de uma pessoa com transtorno bipolar cometer suicídio ou tentá-lo (Cipriani *et al.*, 2013). Mas não é apenas a droga que faz a diferença; o contato regular e a colaboração com um profissional que ofereça cuidados adequados também influi.

Basta ler relatos autobiográficos de pessoas com transtorno bipolar ou depressivo para constatar o impacto positivo que a medicação teve em suas vidas, por exemplo reduzindo pensamentos, impulsos e tentativas suicidas (Jamison, 2000a; Solomon, 2002). Muitas pessoas que cometem suicídio infelizmente tiveram pouco ou nenhum acesso ao tratamento psiquiátrico; não receberam a medicação ou terapia adequada, ou sua doença sequer foi detectada por profissionais de saúde mental. Como seria de se esperar, o contato regular com um profissional de saúde mental responsável, que *colabore* com você nos cuidados com sua saúde (por exemplo, que queira saber que efeitos colaterais você tolera melhor ou o ajude a encontrar opções de pagamento se seu plano de saúde não cobre os custos dos medicamentos), irá aumentar sua sensação de otimismo em relação à sua estabilização (Morris *et al.*, 2005).

TRATAMENTO AGUDO *VERSUS* PREVENTIVO

Pense no seu transtorno como tendo uma *fase aguda de tratamento* (durante a qual a meta da medicação é tratar um episódio maníaco, misto ou depressivo existente) e uma *fase de manutenção do tratamento* (na qual as metas são mantê-lo estável e prevenir futuros episódios). As medicações que você toma em cada uma dessas fases podem ser diferentes. É provável que o seu regime diário durante a fase aguda envolva mais medicações em doses mais altas do que seu regime na fase de manutenção. Por exemplo, é comum as pessoas serem tratadas com um ASG como a risperidona e com um estabilizador do humor como o lítio quando estão maníacas. Ao se recuperarem, podem conseguir diminuir as oscilações e parar de tomar o ASG, seguindo apenas com uma dose mais baixa de lítio.

A fase aguda envolve trazê-lo de volta de uma alta maníaca grave ou então tirá-lo de uma baixa depressiva. O tratamento da fase aguda costuma ser feito em regime ambulatorial intensivo, por meio de consultas regulares ao psiquiatra ou, em alguns casos, com internação ou hospitalização parcial. A extensão da fase aguda pode ser mais curta ou mais longa, dependendo da sua reação a medicações específicas em seu regime e do grau em que o ambiente facilite a sua recuperação.

Já a fase de manutenção envolve prevenir que ocorram outros sintomas graves. A fase de manutenção não tem uma extensão prescrita, embora alguns médicos digam que, depois de um episódio agudo, são necessários pelo menos 6 meses de estabilização clínica por meio de medicações para impedir que o mesmo episódio de humor se manifeste de novo. Como você verá no Capítulo 7, muitas pessoas tomam medicações durante a fase aguda, mas querem interromper o tratamento na fase de manutenção, achando que não precisam mais dos remédios. Com frequência, o resultado é que não vão demorar a ter recorrências do transtorno, mesmo que já estejam melhor quando interrompem a medicação.

Os dois gráficos a seguir mostram como funcionam os tratamentos agudos e de manutenção. Eles descrevem dois padrões em cada um: há um padrão no qual a pessoa com transtorno bipolar toma medicações (a linha contínua) e outro no qual ela não toma (linha pontilhada). No primeiro gráfico, Albert, um homem de 32 anos com transtorno bipolar I, começou a desenvolver um grave episódio maníaco. Pouco antes do agravamento da mania, começou a tomar duas medicações, lítio e quetiapina (um ASG). A linha pontilhada mostra o que provavelmente teria acontecido se não tivesse tomado as medicações nesse momento.

O segundo gráfico mostra como seria o curso de longo prazo da doença de Albert com medicações (lítio e quetiapina) e como seria sem elas. Note que as medicações não eliminam as oscilações de humor de Albert, mas atuam para desacelerá-las e ajudam a prevenir recorrências plenas. Os períodos de bem-estar ficam mais longos, os episódios de humor são mais curtos e menos graves, e os seus sintomas entre os episódios são mais leves.

Quando os sintomas estão bem controlados, como foi o caso com Albert, você pode esperar ter maior controle de sua vida e maior facilidade para perseguir suas metas. Ter uma sensação de controle pessoal irá diminuir sua ansiedade a respeito do futuro e aumentar as probabilidades de que você seja capaz de funcionar melhor no trabalho e na vida familiar e social.

Efeitos das medicações no episódio maníaco de Albert. A seta indica o ponto em que Albert começou a tomar lítio e quetiapina. A linha pontilhada indica o que poderia ter acontecido com o humor dele se não tivesse tomado as medicações

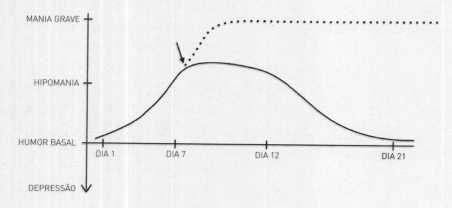

Como seriam as oscilações de humor de Albert no longo prazo ao tomar as medicações adequadas (linha contínua) e sem essas medicações (linha pontilhada)

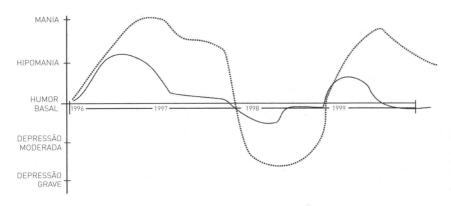

"VOU TER QUE TOMAR MEDICAÇÃO A VIDA INTEIRA?"

Essa é uma pergunta compreensível e muito importante, mas na verdade não sabemos como respondê-la. Como vimos no Capítulo 5, o transtorno bipolar está relacionado a vulnerabilidades biológicas subjacentes que envolvem a atividade de células nervosas, neurotransmissores e sistemas de sinalização intracelulares. Essas vulnerabilidades são, em muitos casos, herdadas. Também acreditamos que as medicações ajudam a corrigir perturbações nos sistemas neurotransmissores ou intracelulares em algumas das maneiras descritas a seguir. Por essa razão, a maioria das pessoas com transtorno bipolar precisa tomar medicações indefinidamente, ainda mais se o diagnóstico é correto e elas já tiveram várias recorrências depressivas e maníacas ou hipomaníacas. Nesse sentido, o transtorno bipolar é como qualquer outra doença que exija medicação por longo tempo, como pressão alta ou asma.

Há exceções a essa regra, como quando uma mulher quer engravidar: certos estabilizadores do humor podem aumentar o risco de problemas com o sistema nervoso central ou cardíaco do feto. Vou tratar da gravidez com maior detalhe no Capítulo 12. Talvez você também tenha de parar com as medicações se desenvolver uma condição médica que o impeça de tomar estabilizadores do humor (como algumas doenças do fígado ou dos rins). Felizmente, suas medicações estabilizadoras do humor não causam dependência ou formação de hábito: você não vai ter vontade de tomá-las se forem retiradas.

UM REGIME DE MEDICAÇÃO DEVE LHE PERMITIR TRÊS COISAS:

1. Controlar e ajudar a resolver um episódio que já tenha se manifestado.
2. Postergar futuros episódios e minimizar a gravidade dos que ocorrerem.
3. Reduzir a gravidade dos sintomas experimentados entre os episódios.

Se você teve apenas um episódio maníaco ou misto, seu médico pode lhe recomendar que tome remédios por 1 ano, e então irá reavaliar sua necessidade de prosseguir com eles. Mas essa recomendação varia conforme o médico e depende do quanto seu humor permanece estável ao longo do ano.

Desnecessário dizer que aceitar um regime de medicação de longo prazo é uma decisão pessoal muito importante. Por ora, vamos focar na mecânica das medicações: quais delas serão prescritas mais provavelmente no seu caso, em qual dosagem, qual sua eficácia (segundo os estudos de pesquisa), seus prováveis efeitos colaterais, e quanto tempo levam para começar a fazer efeito. Vou falar mais sobre o aspecto emocional de tomar medicações no Capítulo 7.

O QUE É UM ESTABILIZADOR DO HUMOR?

Para ser definida como um estabilizador do humor, uma medicação precisa ser eficaz em: (1) tratar episódios maníacos/hipomaníacos, mistos e/ou depressivos de transtorno bipolar, sem causar ciclagem de humores (rápida passagem de uma polaridade a outra – por exemplo, da depressão para a mania ou hipomania); (2) prevenir a ocorrência de futuros episódios de humor; e (3) não piorar a doença (Rybakowski, 2014). Como você verá a seguir, antidepressivos como a fluoxetina não são considerados estabilizadores do humor, pois agem apenas sobre a depressão, e não sobre a mania, e porque podem causar ciclagem rápida quando ministrados sozinhos.

DICA DE CUIDADOS PERSONALIZADOS
COMBINAR DUAS OU MAIS MEDICAÇÕES

Se você está tomando um estabilizador do humor e ainda experimenta sintomas de depressão ou mania, seu médico pode recomendar-lhe que combine essa medicação com outro estabilizador do humor ou com um ASG. Tomar mais de uma medicação não significa que você está mais doente que outra pessoa com transtorno bipolar ou que esteja piorando – significa apenas que sua fisiologia peculiar não reage tão bem quanto a da outra pessoa a determinado composto. Muitas pessoas com transtorno bipolar reagem melhor quando tomam mais de um estabilizador do humor; na realidade, mais de 80% dos indivíduos com transtorno bipolar tomam mais de uma medicação. Agentes como o lítio e o valproato têm efeitos diferentes, mas complementares, sobre os mecanismos do cérebro, como os caminhos de sinalização da proteína quinase C (Schloesser et al., 2008; ver Capítulo 5). Além disso, as pessoas variam em sua reação às medicações em razão de seus padrões individuais de sintomas; por exemplo, se têm altas maníacas puras alternadas por episódios mistos, ciclagem rápida *versus* episódios infrequentes e característicos, ou longos períodos de depressão com ocasionais períodos de

> hipomania. As pessoas também reagem de modo diferente às medicações à medida que envelhecem. Por fim, seu regime pode ser afetado porque você não toma as medicações da maneira prescrita – muitas pessoas acabam sendo medicadas com várias drogas porque tomam suas medicações de maneira irregular (ver Capítulo 7).

As medicações têm pelo menos dois nomes: um genérico, para especificar sua química, e um nome de marca, criado pela companhia farmacêutica para comercializá-las. Os principais estabilizadores do humor usados hoje são o *carbonato de lítio* e *anticonvulsivantes*, como o *valproato* e a *lamotrigina*. Certos ASGs – *quetiapina*, *aripiprazol* e *olanzapina* – também são considerados estabilizadores do humor.

TIPOS DE ESTABILIZADORES DO HUMOR

Lítio

O estabilizador do humor mais conhecido é o lítio. O lítio foi a primeira medicação que demonstrou estabilizar o humor no transtorno bipolar, além de prevenir a recorrência de episódios maníacos ou depressivos. A descoberta do tratamento com lítio é atribuída a John Cade (1949) (ver quadro a seguir). O lítio é considerado agente de primeira linha para tratar episódios maníacos, e geralmente é combinado com um ASG. A evidência que apoia o uso do lítio para prevenir recorrências (tratamento de manutenção) é mais conclusiva do que a de qualquer outra medicação (Leucht *et al.*, 2013).

O lítio vem em comprimidos de 300 ou 450 miligramas (mg). Em geral, pessoas com transtorno bipolar começam com doses de 600 mg, e seguem com doses finais de 900-1.800 mg ou mais altas.

Em que medida o lítio dá bons resultados? Em uma metanálise dos testes de manutenção do lítio, com 1.580 participantes acompanhados por até 2 anos, pesquisadores concluíram que o lítio era 50%

mais eficaz que placebos em prevenir recaídas maníacas e cerca de 22% melhor que placebos para prevenir recaídas depressivas (Severus et al., 2014). A mesma metanálise indicou que o lítio era mais eficaz que anticonvulsivantes como valproato ou lamotrigina na prevenção de episódios maníacos.

Embora não tenha eficácia muito expressiva em tratar a depressão bipolar, o lítio é a única medicação que reduz o risco de suicídio ou de comportamentos suicidas. Em um estudo com 21 mil pacientes realizado pelo Dr. Frederick Goodwin e colegas (2003) na Universidade George Washington, pessoas com transtorno bipolar que tomavam lítio mostraram menor probabilidade de tentar suicídio ou de chegar a cometê-lo, assim como de exigir hospitalização por tentativas de suicídio, do que pessoas que tomavam valproato ou carbamazepina (ambos estabilizadores do humor). A metanálise de 48 testes aleatórios controlados indicou que o lítio reduzia suicídios em 87% em comparação com placebos (Cipriani et al., 2013). Portanto, o lítio ainda é a primeira escolha para tratamento de longo prazo do transtorno bipolar e pode até salvar vidas.

A DESCOBERTA DO LÍTIO

Sabe-se das propriedades do lítio como calmante do humor desde 200 d.C., quando o médico grego Galeno utilizava-o em banhos para pessoas com doenças mentais. Compostos de brometo de lítio eram vendidos ao público na década de 1800, apesar de altamente tóxicos. O refrigerante 7UP, antes de 1948, tinha lítio na composição.

John Cade, médico australiano, deparou-se com o lítio por acidente (Cade, 1949). Ele experimentou injetar ácido úrico misturado ao lítio em cobaias e viu que isso acalmava os animais. Testou então o lítio em uma cobaia humana, um de seus pacientes maníacos mais graves, de

51 anos – ele reagiu bem e pela primeira vez foi capaz de viver fora do hospital. Essa história de descoberta científica feita por acaso é contrabalançada pelo fato de o paciente ter cessado a medicação seis meses mais tarde, contra o conselho médico, prenunciando o grande problema atual da interrupção do lítio entre alguns pacientes. De toda forma, o lítio passou a ter uso geral na década de 1960, e é usado regularmente nos EUA desde 1970, para grande benefício de inúmeras pessoas.

DICA DE CUIDADOS PERSONALIZADOS
A DOSAGEM DO LÍTIO

Algumas pessoas tomam lítio em doses fracionadas, várias vezes ao dia, e outras tomam apenas uma vez. Essa é uma das decisões que você e seu médico podem tomar ao tentar achar a melhor maneira de controlar seus efeitos colaterais. Existe, também, uma forma de lítio de liberação prolongada, que você pode adotar se sentir muitas náuseas.

A dosagem correta é a que alcança a *faixa terapêutica* em seu nível no sangue. A faixa terapêutica que seu médico visa a alcançar no tratamento de um episódio agudo fica geralmente entre 0,8 e 1,2 miligrama por mililitro (mg/ml), uma medida química da concentração de lítio no sangue, e pode ser mais alta que ministrada em seu tratamento de manutenção (em geral, entre 0,6 e 1,0 mg/ml), quando a dosagem tem que ser mais baixa. Crianças com transtorno bipolar costumam precisar de doses maiores de lítio do que adultos para que este alcance a faixa terapêutica no sangue, enquanto pessoas com mais de 65, talvez mais sensíveis aos efeitos colaterais do lítio, recebem doses mais baixas.

Como você sabe se irá reagir bem ao lítio?

Um bom número de estudos tem tentado prever quem irá reagir bem ao lítio, e seus resultados foram inconclusivos. O quadro "Preditores de reação ao lítio" lista alguns dos fatores correlacionados a uma boa resposta ao lítio. Conhecer esses fatores pode ajudá-lo a entender por que seu médico está recomendando o lítio em vez de um anticonvulsivante ou um ASG.

Como funciona o lítio

O lítio parece afetar caminhos que determinam se as mensagens químicas são enviadas com sucesso do cérebro a outras partes do corpo ou de uma parte a outra do cérebro. Além disso, ao favorecer algumas proteínas e enzimas e inibir outras, o lítio desacelera ou interrompe processos de destruição celular em várias estruturas cerebrais, como o córtex pré-frontal, crucial para o processamento emocional e o controle de alta ordem sobre partes inferiores do cérebro (por exemplo, a amígdala). O lítio pode melhorar a estabilidade estrutural das células e até facilitar o crescimento ou proliferação de novas células (Machado-Vieira; Manji; Zarate, 2009).

> **Tratamento eficaz:** Não desista do lítio só porque não sente seus efeitos na hora. É provável que demore pelo menos uma semana e às vezes várias até você sentir melhora em seus sintomas maníacos ou depressivos. Ao tomar lítio pela primeira vez, você pode sentir uma pequena elevação de seu humor na primeira semana. Se não reagir a ele em 3 semanas, seu médico poderá aumentar a dosagem ou recomendar outra medicação.

>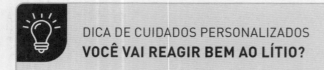
> **DICA DE CUIDADOS PERSONALIZADOS**
> **VOCÊ VAI REAGIR BEM AO LÍTIO?**
>
> Quanto mais sua doença refletir a descrição de manual do transtorno bipolar (estados eufóricos, grandiosos, seguidos por profundas depressões, e com períodos de estabilidade de humor entre ambos), maior a probabilidade de você reagir bem ao lítio (Grof, 2010). Ter familiares tratados com lítio de maneira eficaz também aumenta suas chances de uma reação positiva. Se seu transtorno é menos típico (por exemplo, se você tem ciclagens rápidas ou continuadas, ou principalmente episódios mistos), alguns médicos podem recomendar que você comece com um anticonvulsivante em vez de lítio (ou prescrever ambos).
>
> É provável que existam vários genes para a reação ao lítio (assim como para reações a antipsicóticos e antidepressivos), que agem entre eles de maneiras muito complexas. Seja como for, temos alguns candidatos promissores a genes que permitem prever a resposta ao lítio. Por exemplo, respostas positivas ao lítio em pessoas com transtorno bipolar estão correlacionadas a um polimorfismo no gene BDNF (Dmitrzak-Weglarz et al., 2008). O BDNF está envolvido em processos neurais como a proliferação de células, a plasticidade sináptica e funções cognitivas, entre elas a memória (Rybakowski, 2014). Em um futuro não muito distante, um exame de sangue ou saliva permitirá determinar que drogas você aceita melhor (e produzem menores efeitos colaterais) – uma meta central para a medicina personalizada.

Constatou-se que pessoas com transtorno bipolar que tomam lítio têm volumes maiores de substância cinzenta no cérebro do que aquelas com transtorno bipolar que não tomam lítio (Sun *et al.*, 2018). A substância cinzenta é rica em neurônios, axônios e dendritos, que compõem as células nervosas essenciais para a comunicação de mensagens químicas. Portanto, o lítio não causa danos cerebrais a longo prazo, como muitas pessoas temem que aconteça. Ao contrário, pode na realidade reverter alguns danos causados pela doença.

Efeitos colaterais do lítio

Ao tomar qualquer medicação, é importante saber os possíveis efeitos colaterais, de modo que as mudanças em seu corpo não cheguem de surpresa e você saiba como discuti-las com seu médico. Todos os agentes estabilizadores do humor têm algum efeito colateral. Seja cético, portanto, em relação a medicamentos "naturais" ou "homeopáticos" para o humor que supostamente não tenham efeitos adversos. Nenhuma substância estabilizadora do humor ou antidepressiva pode ser ao mesmo tempo livre de efeitos e eficaz. Por exemplo, o *Hypericum perforatum* (erva-de-são-joão) pode causar pressão alta e dores de cabeça; os ácidos graxos ômega 3 (óleo de peixe) podem causar perturbação estomacal, náuseas e diarreia.

Seu médico deve considerar quaisquer efeitos colaterais que você relate como uma informação importante para planejar seu tratamento. Muitas vezes é possível controlar os efeitos colaterais por meio de algumas das maneiras descritas no quadro "Reduzir efeitos colaterais do lítio" a seguir. No Capítulo 7, você encontrará uma folha de registro de efeitos colaterais que pode ajudá-lo na comunicação com seu médico a respeito de complicações associadas aos seus medicamentos.

PREDITORES DE REAÇÃO AO LÍTIO

Preditores de boa resposta ao lítio:
- Pura euforia ou elevação dos picos de mania;
- Ciclagem do humor, com manias, seguidas por depressões;
- Uma boa resposta anterior ao lítio;
- A doença apareceu mais tarde (depois da adolescência);
- Intervalos entre episódios relativamente livres de sintomas;
- Nenhum ou poucos transtornos comórbidos;
- Parentes na árvore familiar foram tratados com lítio, com eficácia;
- Ter uma personalidade "hipertímica" (alegre, superotimista, exuberante mesmo entre os episódios).

Preditores de má resposta ao lítio:
- Irritabilidade, hostilidade e disforia durante episódios maníacos (aspectos mistos);
- Sintomas psicóticos ocorrendo fora dos episódios de humor;
- Um padrão de ciclagem continuada ou de hospitalizações frequentes;
- Episódios depressivos ocorrendo em geral antes dos maníacos;
- Sem histórico familiar de mania ou hipomania;
- Coocorrência de abuso de substâncias ou de álcool;
- Sintomas de mania após doença neurológica ou lesão no cérebro.

Fontes: Grof (2010); Rybakowski (2014).

DICA DE CUIDADOS PERSONALIZADOS
REDUZIR EFEITOS COLATERAIS DO LÍTIO

- A micção frequente pode ser reduzida tomando lítio uma vez ao dia, em vez de várias; converse com seu médico sobre essa opção.
- A sede pode ser controlada tomando mais água, mascando pedaços de gelo ou usando drops para tosse, sem açúcar.
- A irritação do estômago pode ser aliviada tomando lítio apenas depois de uma refeição completa ou mesmo passando para uma formulação de liberação prolongada para reduzir os sintomas gastrintestinais.
- Acrescentar suplementos para tiroide (por exemplo, levotiroxina) ou betabloqueadores para tremores nas mãos (por exemplo, propranolol) pode reduzir o impacto desses efeitos colaterais.

Há alguns efeitos colaterais previsíveis do lítio, mas sua gravidade depende muito de cada pessoa. Efeitos colaterais comuns são sede, náuseas, retenção de água, micção frequente, tremores nas mãos, fadiga, diarreia ou um gosto metálico na boca. Efeitos colaterais mais problemáticos são ganho de peso, lentidão mental ou problemas com a memória, desenvolvimento ou surtos de afecções da pele (como acne ou psoríase); ou desconforto estomacal, acompanhado de náuseas ou diarreia. Algumas pessoas também desenvolvem hipotiroidismo, condição na qual a glândula tiroide não produz hormônio suficiente. O funcionamento dos rins (a capacidade de concentrarem urina) pode ser afetada quando se toma lítio por muito tempo. Certifique-se de que seu médico monitore o nível de creatinina, que mede o funcionamento dos rins.

Antes de tomar lítio, é necessário fazer alguns exames de sangue para se assegurar de que você não tem doença renal ou da tiroide. Se tiver indícios de insuficiência ou falência renal, o lítio não é recomendável. Anormalidades da tiroide – que estejam presentes antes do tratamento com lítio – não excluem o uso de lítio, mas será preciso tratá-las primeiro (por exemplo, com um suplemento para tiroide). Dependendo do local em que você for atendido, seu médico pode recomendar uma medição do cálcio sérico, um eletrocardiograma (se você tem mais de 40 anos), e, se você é mulher, um teste de gravidez.

Os efeitos colaterais do lítio podem estar relacionados à dosagem. Muitos médicos adotam a abordagem "começar com pouco e avançar devagar", ou seja, você começa tomando a medicação com uma dosagem baixa e vai aos poucos aumentando, com acréscimos pequenos, até alcançar a dosagem terapêutica, o que é uma maneira de controlar os efeitos colaterais. Se você já toma certa dosagem de lítio, mas tem efeitos colaterais desagradáveis, seu médico pode recomendar a redução da dosagem, embora isso possa tornar a medicação menos eficaz para você.

DICA DE CUIDADOS PERSONALIZADOS
O LÍTIO VAI AFETAR MINHA CLAREZA MENTAL OU CRIATIVIDADE?

Um efeito colateral do lítio é um "embotamento cognitivo", que faz você sentir como se tivesse perdido a clareza ou o foco mental ou como se suas emoções estivessem amortecidas. É um problema mais grave para quem se dedica às artes. Se você compõe música ou poesia, pinta ou tem outras aptidões artísticas, talvez sinta sua criatividade diminuída ao tomar lítio. Pode ansiar pelos dias hipomaníacos, quando ideias, imagens ou soluções para as questões do trabalho artístico fluíam melhor. Para o embotamento cognitivo, a solução é conversar com seu médico sobre reduzir a dose de lítio ou adotar outro plano de dosagem. Se você está na fase de manutenção, sua dosagem já deve ser mais baixa que a do tratamento agudo, mas seu médico pode recomendar que diminua um pouco mais, até achar o "ponto certo", que permita a expressão artística e ao mesmo tempo proteja das oscilações de humor mais intensas. Como alternativa, você pode tentar outro estabilizador do humor (por exemplo, valproato ou lamotrigina), que tenha menor probabilidade de causar esse efeito colateral.

Exames de sangue para o lítio e toxicidade

Pessoas que tomam lítio devem fazer exame de sangue regularmente para certificar-se de que estão tomando a dosagem correta. Se você está tomando lítio pela primeira vez e sendo estabilizado de um episódio maníaco ou depressivo, provavelmente terá que fazer um exame de sangue a cada 2-3 semanas nos primeiros 1-2 meses do tratamento, e depois a cada mês, pelos 3 meses seguintes. Se tudo correr bem até esse ponto, é provável que seu médico peça para você ser testado a cada 3 meses, mais ou menos. O propósito é se certificar de que está com um nível terapêutico de lítio na sua corrente sanguínea. Em geral, os médicos pedem para checar o nível de lítio no sangue 10-14 horas após sua última dose.

Prevenção eficaz: *A hipomania deve ser tratada tão agressivamente quanto a mania?*
Por definição, a hipomania não incapacita no mesmo nível que a mania. Mas pode prenunciar episódios depressivos mais graves,

ou ser o primeiro de uma série de estados de humor de ciclagem rápida – ou ainda, para quem tem transtorno bipolar I, o primeiro estágio de um episódio maníaco pleno. Por isso, tratar a hipomania pode ser uma boa ação preventiva. As opções de medicação costumam envolver o aumento da dosagem de um estabilizador do humor ou o acréscimo de uma dose baixa de ASG ao seu regime. Se você tem transtorno bipolar II e nunca ficou plenamente maníaco, pode decidir que uma "espera atenta" seja a melhor opção. Se tem episódios hipomaníacos de bipolar II e não toma medicação, é importante monitorar seus humores com uma tabela de humores autogerida (ver Capítulo 8) e prestar atenção ao seu padrão de sono-vigília.

É útil que você se familiarize com a escala de nível de lítio no sangue para participar de forma ativa em seu tratamento. Como dissemos, a faixa-alvo durante um episódio agudo é de 0,8-1.2 mg/ml, e durante o tratamento de manutenção é de 0,6-1.0 mg/ml. Pergunte ao seu médico que nível sanguíneo a que ele ou ela está visando, para que você consiga saber quando seus níveis estão baixos ou altos demais. Se decidir procurar outro médico, ele vai querer saber que níveis terapêuticos você vem mantendo e que níveis se mostraram problemáticos para você no passado.

Fazer exame de sangue regularmente também ajuda a prevenir *toxicidade por lítio*, que é quando seu corpo acumula lítio em níveis muito altos. Entre os sinais de toxicidade estão problemas com equilíbrio e coordenação, diarreia grave, desconforto abdominal, visão borrada, fala arrastada, tremor extremo das mãos, náusea grave ou vômito, e confusão mental ou desorientação. Esses sinais têm maior probabilidade de ocorrer quando você muda sua dieta, fica desidratado em razão de uma doença ou de exercício excessivo, ou está tomando drogas diuréticas (por exemplo, para a pressão sanguínea) ou medicação anti-inflamatória como ibuprofeno (para dor ou febre). ***Como esse estado tóxico é extremamente perigoso e até potencialmente*** *mortal, é importante conhecer os sinais (e também informar os parentes próximos), de modo que você possa consultar seu médico o quanto antes, checar seu nível de sangue e, na maioria dos casos, ter seu lítio ajustado ou interrompido.*

Talvez você ache difícil fazer esses exames de sangue: ninguém gosta de ser picado com uma agulha, e isso pode também fazer você se lembrar de que está doente. Mas os exames de sangue são uma parte muito importante de seus cuidados. Se você acha que são particularmente desagradáveis, discuta isso com seu médico, que pode sugerir outro estabilizador do humor que exija exames de sangue menos frequentes. Seguir ou não por esse caminho, é claro, deve ser também uma decisão sua.

DICA DE CUIDADOS PERSONALIZADOS
AJUSTAR A DOSE DE LÍTIO PARA MINIMIZAR EFEITOS COLATERAIS

O tratamento com lítio pode ser um ato de equilibrismo no qual você e seu médico colaboram para encontrar o nível sanguíneo que estabiliza melhor seu humor, mas que também lhe permite funcionar com o mínimo de efeitos colaterais incômodos (por exemplo, não ter o pensamento desacelerado). Seus níveis podem estar altos demais (com risco de toxicidade) ou muito baixos (não terapêuticos). Há consideráveis diferenças entre as pessoas quanto à dosagem de lítio, dependendo de idade, peso e outros fatores. Se você não tem encontrado um nível de lítio aceitável, veja com seu médico as vantagens e desvantagens de outro estabilizador do humor e as opções de ASGs, até encontrar um plano de tratamento mais adequado.

■ Valproato

O valproato, também chamado de ácido valproico ou divalproato de sódio, é um anticonvulsivante usado há décadas para tratar epilepsia e outros transtornos que envolvam convulsão. Muitas drogas anticonvulsivantes têm propriedades de estabilização do humor. O valproato é um ácido graxo similar a compostos encontrados em gordura animal e óleos vegetais. Atua de diversas maneiras, como na redução da atividade dos caminhos da proteína quinase C e aumentando a ação do neurotransmissor inibidor GABA (Manji *et al.*, 2003).

O valproato tem ampla utilização como agente agudo e como preventivo de longo prazo. Como o lítio, o valproato parece ser eficaz como tratamento para episódios maníacos. Uma metanálise de testes randômicos concluiu que o valproato tinha 151% de vantagem sobre placebos na melhora da mania; o lítio teve uma vantagem de 189% (Smith *et al.*, 2007). O valproato também pode ajudar a aliviar depressão, embora, assim como o lítio, tenha efeitos antimaníacos mais marcantes (Reinares *et al.*, 2013). Alguns estudos indicam que o valproato tem maior efeito antimaníaco que o lítio em pessoas com episódios mistos ou estados de ciclagem rápida (Rosa *et al.*, 2011). Mas não é tão eficaz quanto o lítio para tratar ou prevenir pensamentos ou ações suicidas.

DICA DE CUIDADOS PERSONALIZADOS
LÍTIO OU VALPROATO?

Evidência do teste Oxford BALANCE sugere que, diante da escolha entre lítio ou valproato, você estará melhor (na média) se escolher o lítio, especialmente se tiver alguns dos aspectos que fazem prever uma boa resposta ao lítio (ver o quadro "Preditores de reação ao lítio", disposto anteriormente no capítulo). Se você já toma valproato, pode se beneficiar do acréscimo de lítio. O valproato pode também ser eficaz combinado com um ASG.

Se você não reagiu ao lítio em termos de redução de seus sintomas, talvez reaja melhor ao valproato (e vice-versa). O valproato é mais sedante do que o lítio, portanto se você sente muita

> agitação e tem dificuldade para pegar no sono, o valproato pode ser recomendável. Ele age um pouco mais rapidamente do que o lítio, até em apenas 3-5 dias após a manifestação de um episódio maníaco importante. Em contraste com o lítio, a dosagem de valproato quase sempre pode ser aumentada rapidamente sem graves efeitos colaterais. Essas vantagens devem ser ponderadas em relação à maior abundância de pesquisa que apoia o lítio, particularmente como agente preventivo para episódios maníacos e no tratamento de pessoas com tendências suicidas.

Não ficou claro se o valproato é capaz de *prevenir* episódios tanto de depressão quanto de mania. No grande estudo transnacional BALANCE, os pesquisadores da Universidade de Oxford, John Geddes, Guy Goodwin e outros, administraram aleatoriamente lítio, valproato ou uma combinação de ambos em um tratamento de manutenção de 330 pacientes com transtorno bipolar I (Balance, 2010). No acompanhamento por 2 anos, concluíram que a combinação de lítio e valproato *ou* o lítio sozinho preveniam recorrências do transtorno do humor por período mais longo que o valproato sozinho. Por si só, o valproato não superava os placebos em eficácia na prevenção de recorrências. A combinação de lítio e valproato não se mostrou mais eficaz que o lítio sozinho.

As pessoas costumam tomar valproato em drágeas de 250 a 500 mg, em doses diárias de 1.500-3.000 mg – em geral, uma vez por dia, à noite. Como ocorre com o lítio, exames de sangue regulares permitem que você e seu médicos saibam se a dosagem de valproato está correta, mas nem todos os médicos pedem esses exames. Se seu médico acredita que conhecer os níveis de valproato é importante, provavelmente irá recomendar um nível sérico terapêutico entre 94 e 125 microgramas por mililitro (mcg/ml; a medida usada para indicar a concentração de valproato no sangue). Você precisará fazer testes da função do fígado e uma contagem completa de sangue antes de começar a tomar valproato.

Efeitos colaterais do valproato

Como o valproato é metabolizado no fígado, você pode ter elevação das enzimas do fígado, o que em raras situações leva a uma inflamação do órgão. O valproato pode também afetar a produção de plaquetas no sangue. Seu médico deve realizar testes de enzimas do fígado e contagem de plaquetas no sangue a intervalos regulares. Ao começar a tomar valproato, você pode sentir náuseas, sonolência, sedação ou indigestão. Como ocorre com o lítio, pode também ter tremores nas mãos. Esses efeitos colaterais costumam desaparecer relativamente rápido. Algumas pessoas também têm perda capilar ou afinamento e enfraquecimento do cabelo. Mais preocupante é um significativo ganho de peso, que pode contribuir para outros problemas médicos (por exemplo, doenças cardiovasculares ou diabetes). Mulheres com idade para ter filhos geralmente não recebem prescrição de valproato como tratamento de manutenção, por sua associação com a síndrome ovariana policística (ver Capítulo 12).

Como ocorre com o lítio, seu médico tratará efeitos colaterais mudando o plano de dosagem ou diminuindo-a (por exemplo, para você sentir menos sedação). Certas formulações do valproato funcionam bem para os muito sensíveis aos efeitos colaterais das drágeas de 500 mg. Os "granulados" de divalproato de sódio de 125 mg – usados por muitos adultos e crianças – são colocados na comida e reduzem a irritação estomacal. Existem também drágeas de 500 mg de liberação prolongada que talvez causem menor desconforto ao estômago e menor ganho de peso.

> **Solução eficaz:** Seu médico pode receitar drogas adjuvantes com o valproato para evitar efeitos colaterais: para náuseas, ranitidina; para ganho de peso, metformina; ou vitaminas com selênio e zinco para evitar a queda de cabelo.

É sempre uma boa ideia fornecer ao seu médico uma lista de outras medicações que você tome regularmente, mesmo que não tenham relação com o seu transtorno do humor. Anticonvulsivantes como o valproato e a carbamazepina costumam interagir com outras medicações, o que significa que podem ocorrer efeitos colaterais ou complicações médicas quando essas drogas são usadas junto com outras.

Lamotrigina

"Minha parceira, Beth, tem a maior fé na lamotrigina. Ela fica realmente deprimida e não consegue se reerguer, e é a única coisa que a ajuda. Mas a mim não ajuda, então parei de tomar. Minhas depressões são mais como aqueles períodos em que você fica sem ânimo para nada e pensando "coitadinha de mim", esse tipo de coisa, mas mesmo assim ainda consigo trabalhar, dar comida aos gatos, e uma vez ou outra me arrasto até a academia. Acho que fico melhor quando me mantenho ativa."

– Mulher de 29 anos com transtorno bipolar II

A lamotrigina, outro anticonvulsivante usado no tratamento da epilepsia, está sendo cada vez mais usado por pessoas com depressão bipolar. Sua popularidade é reflexo de seu baixo perfil de efeitos colaterais e da capacidade de tratar episódios depressivos sem causar a passagem para mania ou hipomania. A metanálise de cinco testes clínicos randomizados concluiu que a lamotrigina tem uma modesta eficácia para tratar depressão bipolar (Geddes; Calabrese; Goodwin, 2009). Como ilustrado pela jovem citada acima, é mais eficaz em pessoas com depressão bipolar mais grave quando iniciam o tratamento (por exemplo, com um humor muito triste, que raramente dá trégua, perturbação do sono noturno, inércia grave) e menos eficaz com pessoas que têm depressões leves (sentir-se chorosa e triste, mas ainda assim ser capaz de funcionar fazendo um esforço adicional). A lamotrigina é um pouco melhor que o lítio para proteger contra recorrências depressivas, mas não tão boa quanto o lítio em prevenir recaídas maníacas (Goodwin *et al.*, 2004). Como resultado, costuma ser recomendada como adjuvante do lítio.

A lamotrigina é mais fácil de tomar que o lítio ou o valproato pois tem menor probabilidade de causar ganho de peso, tremores ou outros efeitos colaterais desagradáveis. O mais comum é que os efeitos colaterais sejam temporários, como problemas de coordenação física, tonturas, alterações na visão, náuseas, vômitos e dores de cabeça (Malhi; Adams; Berk, 2009). Mesmo assim, há preocupações em relação à lamotrigina porque 5-10% das pessoas que tomam desenvolvem uma erupção cutânea em 2-8 semanas do início do tratamento. Em raras ocasiões (cerca de 1 em 1.000), quem toma lamotrigina desenvolve a síndrome de Stevens-Johnson, condição que pode ameaçar a vida e produz uma erupção generalizada, com bolhas ou queimaduras do tecido da pele ou estrias nas mucosas, além de febre. Os médicos costumam ser conservadores e param de prescrever lamotrigina assim que surge uma primeira indicação de erupção.

Seu médico pode tentar prevenir erupções aumentando sua dosagem bem devagar. Em geral, recomenda-se começar com 25 mg por dia e então aumentar aos poucos a dosagem durante as primeiras 4-6 semanas, até você sentir melhora no humor, com 200 mg sendo a dose diária típica. As erupções são mais comuns quando o médico aumenta a dosagem de lamotrigina rápido demais, ou quando combina a droga com valproato, que tem o efeito colateral de aumentar os níveis de lamotrigina no sangue.

Carbamazepina e oxcarbazepina

A carbamazepina, um anticonvulsivante, foi muito popular como tratamento nos anos 1980, especialmente quando usada em combinação com o lítio. Parece ser tão eficaz quanto o lítio em controlar a mania, mas há menos evidência do seu papel em tratar a depressão (Shim *et al.*, 2017). Pode ser desafiador achar a dose apropriada com a carbamazepina, pois tem um perfil difícil de efeitos colaterais; por isso, as doses devem ser aumentadas aos poucos, e está sendo cada vez menos recomendada.

As doses típicas de carbamazepina ficam entre 400 mg e 1.600 mg por dia. Os efeitos colaterais mais comuns são sedação e um leve comprometimento da memória. Algumas pessoas sentem a visão borrada, constipação ou perda de coordenação muscular. O ganho de peso não é problema com a carbamazepina, e é por isso que algumas pessoas a preferem. Quem toma carbamazepina pode também ter uma leve elevação das enzimas do fígado. Seu médico talvez interrompa a carbamazepina se você apresentar sinais de hepatite – sentir-se abatido e experimentando dor de estômago ou outros problemas gastrintestinais. Entre 10 e 15% das pessoas desenvolvem erupções cutâneas. Assim como com a lamotrigina, as erupções devem ser reportadas imediatamente ao médico. Uma pequena porcentagem de pessoas que tomam carbamazepina desenvolve a síndrome de Stevens-Johnson (ver descrição da lamotrigina, disposto anteriormente).

DICA DE CUIDADOS PERSONALIZADOS
POR QUE A CARBAMAZEPINA?

Seu médico pode prescrever carbamazepina (sozinha ou com outras drogas) se você tiver tido problemas com os efeitos colaterais de outros anticonvulsivantes ou não tiver reagido bem ao lítio e ao valproato. Assim como o valproato, a carbamazepina parece agir melhor em pessoas com episódios mistos, ciclagem rápida ou manias com psicose (delírios ou alucinações).

O efeito colateral mais sério da carbamazepina – apesar de muito raro (afeta cerca de 1 em cada 100 mil pessoas) – é uma reação na medula óssea chamada *agranulocitose*, que envolve uma dramática queda nos glóbulos brancos. Sinais dessa condição são febre, infecção, dor de garganta, feridas na boca, e facilidade em ter hematomas ou sangramentos. Se você toma carbamazepina, seu médico provavelmente irá monitorar sua contagem de glóbulos brancos, se bem que fazer isso não irá necessariamente prevenir a agranulocitose.

Uma medicação quimicamente similar à carbamazepina, a *oxcarbazepina*, apareceu há cerca de 20 anos, mas agora tem sido pouco usada. De fato, ela parece não funcionar tão bem quanto outros anticonvulsivantes (por exemplo, o valproato) para tratar episódios de humor (Rosa *et al.*, 2011). Seus efeitos colaterais são fadiga e uma possível queda nos níveis de sódio, mas é mais fácil de tomar que a carbamazepina, sem o mesmo risco de disfunção no fígado ou no sangue.

Outros estabilizadores do humor

Outras drogas estão sendo utilizadas para depressão bipolar e às vezes para mania, embora não se destinem ao uso como tratamentos solo. O *topiramato*, um anticonvulsivante, não tem mostrado ser melhor que placebos para tratar mania, e não tem praticamente nenhum registro para tratamento da depressão (Pigott *et al.*, 2016; Reinares *et al.*, 2013). Por que, então, os psiquiatras o prescrevem? Ao contrário da maioria dos demais estabilizadores, ele pode causar perda de peso em vez de ganho. Por isso, muitas pessoas o preferem em lugar do lítio ou valproato, embora as pesquisas não justifiquem essa substituição. Essa droga tem efeitos colaterais, como problemas de concentração ou memória (por exemplo, dificuldades em encontrar as palavras), formigamento nas mãos ou no rosto, fadiga, sensação de desaceleração, tremores, náuseas, tonturas, e, em algumas pessoas, uma vulnerabilidade a pedras nos rins.

A gabapentina é um anticonvulsivante antes considerado um estabilizador do humor, mas não conseguiu superar o placebo em um teste em larga escala (Cipriani *et al.*, 2011). Pelo fato de causar sedação, seu principal uso no transtorno bipolar é para tratar ansiedade comórbida quando antidepressivos ou benzodiazepínicos não são recomendáveis.

Um tipo de drogas conhecido como *bloqueadores dos canais de cálcio,* apesar de usadas principalmente para tratar doenças cardíacas e pressão alta, podem ter propriedades estabilizadoras do humor. Entre elas estão verapamil, nimodipina e outros agentes. São recomendadas às vezes para manias resistentes a tratamento, mas apenas em casos raros, em função da sua eficácia questionável.

No presente momento, o topiramato e os bloqueadores dos canais de cálcio são recomendados apenas como adjuvantes de estabilizadores do humor tradicionais ou como alternativas para pessoas que não conseguem tolerar os efeitos colaterais de qualquer das opções de primeira linha. A tabela a seguir resume algumas das informações que você acabou de ler. Talvez você queira consultá-la de vez em quando para ver se seus efeitos colaterais com alguma dessas medicações têm a ver com os listados e se sua dosagem ou níveis sanguíneos estão dentro da faixa prevista.

Medicações estabilizadoras do humor mais comuns

DROGA	DOSAGEM	NÍVEL SANGUÍNEO	EFEITOS COLATERAIS COMUNS
Lítio	300-2.400 mg por dia	0,8-1,2 mEq/L*	• Ganho de peso • Fadiga, sedação • Irritação estomacal, diarreia • Sede e micção frequente • Gosto metálico na boca • Tremores nas mãos • Disfunção da tiroide • Acne ou psoríase • Lentidão mental, problemas de memória • Problemas na eliminação renal
Valproato	1.500-3.000 mg por dia	45-125 mcg/ml*	• Náusea, dor de estômago • Fadiga, sedação • Tremores nas mãos • Perda capilar, cabelo frisado • Tontura • Dor de cabeça • Ganho de peso • Elevação nas enzimas do fígado • Queda na contagem de plaquetas
Lamotrigina	200-400 mg por dia	–	• Erupções cutâneas • Boca seca • Náusea, vômito • Tontura • Dor de cabeça • Sonolência ou insônia • Síndrome de Stevens-Johnson (risco baixo)
Carbamazepina	400-1.600 mg por dia	4-12 mcg/ml*	• Fadiga, sedação • Náusea, dor de estômago • Leve comprometimento da memória • Constipação • Tontura, dispersão • Visão borrada • Erupções cutâneas • Problemas de coordenação física, desequilíbrio • Elevação das enzimas do fígado • Queda na contagem de glóbulos brancos • Síndrome de Stevens-Johnson (risco baixo)

* Nota: mEq/L: miliequivalentes por litro; mcg/ml: microgramas por mililitro.

CONSTRUIR OS ALICERCES DE UM TRATAMENTO EFICAZ

ANTIPSICÓTICOS DE SEGUNDA GERAÇÃO (ASGs)

"Que ótima medicação. Sem dúvida, melhorou meu humor. O ruim é que me deixa inchada como se fosse um balão."
— Mulher de 44 anos com transtorno bipolar II, ao precisar interromper o antipsicótico olanzapina

Cada vez mais pessoas estão sendo tratadas com ASGs (também chamados de antipsicóticos atípicos) em vez de com estabilizadores do humor ou então junto com eles. A ideia de tomar medicação antipsicótica assusta muitas pessoas, que acham que essas drogas são exclusivas para tratar manifestações graves de delírios, alucinações ou mesmo de esquizofrenia. O fato de os médicos se referirem a elas como "tranquilizantes de uso genérico" não ajuda muito. Medicações antipsicóticas não devem ser tomadas de modo indiscriminado, mas elas têm uma aplicabilidade ampla, não só para o tratamento de psicoses. Na realidade, vários dos ASGs têm fortes propriedades estabilizadoras do humor. Entre as medicações dessa categoria estão *olanzapina, quetiapina, risperidona, aripiprazol, ziprasidona, lurasidona, asenapina, clozapina, cariprazina* e *paliperidona.*

O que os antipsicóticos atípicos têm de "atípico"?

Há vinte anos, os médicos recomendavam uma linha tradicional de antipsicóticos "típicos", dos quais você já pode ter ouvido falar: clorpromazina, flufenazina, haloperidol e outros. Essas drogas têm graves efeitos colaterais de longo prazo, como movimentos anormais faciais ou dos dedos, que podem evoluir para uma síndrome irreversível chamada *discinesia tardia*. No geral, os antipsicóticos "atípicos" têm efeitos colaterais menos graves e uma probabilidade substancialmente menor de causar discinesia tardia do que os antipsicóticos típicos, mas oferecem risco de outra categoria de problemas: perturbações no metabolismo, a respeito das quais falarei mais oportunamente. Os ASGs são usados no transtorno bipolar para diversos propósitos. Em primeiro lugar, algumas pessoas com o transtorno têm perturbações graves no pensamento e na percepção (psicose) que não são totalmente controladas pelos estabilizadores do humor tradicionais. Nos períodos em que as pessoas se encaminham para manias ou durante o próprio episódio maníaco, podem ouvir seu nome sendo chamado ou ouvir música sendo tocada (sem que haja nenhum som por perto), enxergar movimentos pelo canto dos olhos (sem ninguém por ali), ou acreditar que estão sendo seguidas ou que alguém lê seus pensamentos. Esses sintomas podem ser aliviados por medicações antipsicóticas.

Em segundo lugar, os ASGs têm propriedades antimaníacas e às vezes também antidepressivas quando administrados sozinhos ou em combinação com lítio ou com anticonvulsivantes. Na realidade, vários ASGs são qualificados como estabilizadores do humor – controlam episódios agudos, diminuem a vulnerabilidade a futuros episódios e não agravam o curso da doença. Uma metanálise de 24 estudos concluiu que os ASGs eram significativamente melhores que placebos para tratar mania e tão eficazes quanto estabilizadores do humor como lítio, valproato ou carbamazepina (Scherk; Pajonk; Leucht, 2007). O estudo constatou que o tratamento mais eficaz para mania era uma combinação de um ASG e um estabilizador do humor (por exemplo, olanzapina ou quetiapina, junto com valproato ou lítio).

Os ASGs às vezes substituem os estabilizadores do humor quando a pessoa não se deu bem com esses últimos. Eles atuam com maior rapidez em estabilizar episódios maníacos agudos ou episódios mistos do que o lítio e o valproato, e com frequência são recomendados para corrigir ciclagem rápida, ansiedade grave ou problemas de sono.

Infelizmente, a maioria dos ASGs causa algum ganho de peso. Podem também causar perturbações do metabolismo, como um aumento do colesterol, dos triglicérides ou do nível de açúcar no sangue. Esses efeitos colaterais aumentam o risco de doença cardiovascular ou diabetes. Efeitos colaterais menos graves são tremores ou rigidez, sonolência durante o dia e sedação (Tohen; Vieta, 2009). Felizmente, alguns ASGs têm efeitos colaterais menos onerosos que outros, e esses efeitos podem às vezes ser minimizados por meio de ajustes na dosagem.

Se lhe recomendarem ASGs, isso não quer dizer necessariamente que sua doença está piorando ou que você é psicótico. Na realidade, seu médico pode recomendar que você tome uma medicação antipsicótica durante um episódio agudo e depois interrompa seu uso gradualmente quando começar a se estabilizar.

> **Prevenção eficaz:** Para evitar efeitos colaterais de um ASG, seu médico deve monitorar regularmente o ganho de peso ou perturbações do metabolismo (checando seus níveis de glicose, triglicérides e lipídios), ainda mais se você já tinha esses problemas antes. Relate a ele também se começar a ter movimentos físicos inusuais, como contrações, tiques, rigidez ou estalar lábios e língua. Tais movimentos podem ser detectados facilmente por quem convive com você.

Que ASG devo tomar?

Cada medicação tem um perfil diferente de efeitos colaterais (ver tabela "Antipsicóticos de segunda geração usados durante o tratamento de manutenção", adiante). A mais bem estudada é a olanzapina, que tem efeito particularmente forte na mania, em estados mistos e na ciclagem rápida. Sua eficácia em prevenir recorrências de episódios maníacos ou mistos parece comparável ou até melhor que a do lítio ou do valproato; pode também reforçar os efeitos estabilizadores do humor quando administrada em combinação (Tohen *et al.*, 2005). Infelizmente, a olanzapina causa maior ganho de peso e mais efeitos metabólicos colaterais do que outros ASGs.

Muitos médicos preferem a quetiapina em vez da olanzapina, porque ela parece ter um perfil de efeitos colaterais mais leves e pode funcionar melhor para tratar episódios depressivos. Ela conta com boa evidência para o tratamento da depressão e da mania, assim como na prevenção de recorrências de episódios (Cipriani *et al.*, 2011; Thase, 2010). Além disso, a quetiapina é eficaz em pacientes com ciclagem rápida ou com transtornos comórbidos de ansiedade e não parece causar uma passagem para a mania. Mesmo assim, a quetiapina está associada a um grau moderado de ganho de peso, sedação, tontura e elevação do colesterol e dos triglicérides no sangue.

Dois outros ASGs – a risperidona e o aripiprazol – têm propriedades antimaníacas além de antipsicóticas e costumam ser prescritos tanto sozinhos quanto como adjuvantes de estabilizadores do humor. Ambos parecem ter propriedades antidepressivas, embora o aripiprazol mostre maior eficácia quando acrescentado ao lítio ou ao valproato em casos de depressão, do que ao ser administrado sozinho. Ambos os ASGs podem causar efeitos colaterais, como tremores, agitação ou nervosismo, ou rigidez nos músculos. A risperidona também pode elevar os níveis do hormônio prolactina, um aspecto particularmente importante para as mulheres (que será discutido em detalhes no Capítulo 12). O aripiprazol oferece menor risco de ganho de peso do que outros ASGs.

Alguns médicos recomendam ziprasidona, em geral como agente coadjuvante e não como tratamento primário para mania ou episódios mistos. A sua base de evidência para o transtorno bipolar é fraca, embora funcione melhor do que placebo em aliviar sintomas maníacos.

> **Solução eficaz:** Cerca de 50% das pessoas têm significativo ganho de peso nas primeiras 6-8 semanas em que tomam um ASG. Se decidir continuar com um ASG, há várias coisas que você pode fazer para manter a saúde, ao consultar seu médico: (1) implemente intervenções de "estilo de vida saudável" (por exemplo, exercício e sono regular) e reconheça que suas metas de saúde ficarão mais difíceis de alcançar quando estiver deprimido (ver Capítulo 10); (2) tome uma medicação adjuvante para perda de peso que altere os níveis de triglicérides, lipídios ou glicose (por exemplo, metformina); e (3) consulte um dietista e reveja seus hábitos alimentares (Correll *et al.*, 2013).

Entre os efeitos colaterais da ziprasidona, estão problemas de coordenação motora, sonolência, tontura e agitação, mas ela tem bem menor probabilidade de causar ganho de peso do que a olanzapina ou a quetiapina (Leucht *et al.*, 2013). Por fim, seu médico pode recomendar um ASG mais recente chamado asenapina para sintomas maníacos, embora ela tenda a causar sedação, e as pessoas se queixem de que deixa um gosto amargo na boca.

Outra opção de ASG ainda mais nova é a lurasidona, que tem se mostrado eficaz sozinha ou em combinação com um estabilizador do humor no tratamento da depressão bipolar (Loebel *et al.*, 2014). Conta com limitado apoio de evidências em testes clínicos, mas acabou tendo uso disseminado em razão de uma intensiva campanha de marketing. Não parece causar mania ou hipomania, mesmo funcionando bem para depressão. Seus efeitos colaterais são considerados relativamente leves, entre eles náuseas, agitação e problemas com movimentos motores.

Outros ASGs em uso, como a zonisamida, a paliperidona e a cariprazina, não contam com dados suficientes de testes randomizados para que se possa determinar se serão menos ou mais eficazes ou tolerados do que os outros ASGs listados na tabela a seguir. A boa notícia é que temos bem mais opções para tratar de episódios maníacos e depressivos e para prevenir recorrência do que jamais tivemos.

Antipsicóticos de segunda geração (ASGs) utilizados durante o tratamento de manutenção

DROGA	DOSE INICIAL (mg)	FAIXA DA DOSE DE MANUTENÇÃO (mg)	EFEITOS COLATERAIS COMUNS
Olanzapina	5	10-15	Sedação, ganho de peso
Aripiprazol	5	10-30	Agitação/ansiedade, sedação
Quetiapina	25-50	200-800	Sedação, ganho de peso, tonturas ao ficar em pé

Ziprasidona	40	80-160	Sedação, agitação
Risperidona (preparação oral)	1-2	2-6	Sedação, ganho de peso, agitação, ansiedade
Asenapina	10	10-20	Dormir demais, tonturas, agitação, leve ganho de peso, gosto amargo
Lurasidona	20	20-120	Náuseas, agitação, sedação

Adaptado de Miklowitz e Gitlin (2014a, p. 119).

ANTIDEPRESSIVOS

"Quando estou deprimida, qualquer coisa ruim que aconteça, por menor que seja, consegue de fato acabar comigo. Com antidepressivos, é como se eu vestisse uma armadura, algo assim. Não é que eu não me importe mais, ou que eu saia por aí dizendo 'Ah, agora estou feliz'. É que não me incomodo tanto com as coisas que acontecem. Eu sinto que posso dar conta delas."

– Mulher de 23 anos com transtorno bipolar II

Como os estabilizadores do humor e ASGs são geralmente mais eficazes para prevenir o polo maníaco do que o polo depressivo da doença, seu médico pode discutir com você a opção de combinar seu estabilizador do humor com um medicamento antidepressivo. ***No transtorno bipolar I, os antidepressivos só costumam ser recomendados em combinação com estabilizadores do humor ou ASGs, e não sozinhos.*** Esses agentes podem ser eficazes para aliviar os sintomas de depressão, muitas vezes incapacitantes, particularmente insônia, fadiga e uma perturbadora incapacidade de experimentar prazer.

Nos últimos anos, tem havido considerável controvérsia quanto a usar antidepressivos no transtorno bipolar, em razão de questões relacionadas com sua eficácia e com a possibilidade de provocarem a passagem para a mania ou hipomania (El-Mallakh *et al.*, 2015). Mesmo assim, dado o sofrimento e a incapacitação causados pela depressão bipolar, a maior parte dos médicos acredita que se deve manter essa opção, especialmente no caso de pessoas cuja depressão não tenha respondido bem a estabilizadores do humor ou a ASGs.

Existe uma lista aparentemente infindável de antidepressivos disponíveis; alguns são mais eficazes que outros, e alguns têm efeitos colaterais mais fáceis de tolerar. Você provavelmente ouviu falar bastante dos inibidores seletivos da recaptação de serotonina (*ISRSs*). Os principais são *fluoxetina, sertralina, paroxetina, fluvoxamina, citalopram* e *escitalopram*. Também há *novos antidepressivos*, como *bupropiona, trazodona* e *mirtazapina*; e agentes de *dupla ação (serotonina-norepinefrina)*, como *duloxetina, venlafaxina* e *desvenlafaxina*.

Cuidados com antidepressivos

Tem havido algum alarmismo, particularmente nos Estados Unidos, quanto ao uso de antidepressivos por indivíduos com depressão bipolar. Uma das preocupações é que eles possam tornar a pessoa suicida (ver "Prevenção eficaz" a seguir). Outra preocupação é que possam causar a passagem para uma condição hipomaníaca ou maníaca, ou então acelerar os ciclos de humor, especialmente naqueles que têm histórico de ciclagem rápida. A julgar pela literatura, os antidepressivos podem de fato causar mania ou piorar a ciclagem rápida, mas principalmente em pacientes de bipolar I e basicamente quando administrados sozinhos, sem um estabilizador do humor ou ASG junto. Não há muita evidência de que essas medicações agravem o quadro de pessoas com bipolar I quando dadas junto com estabilizadores de humor ou ASGs tradicionais. Mania induzida por antidepressivos costuma ocorrer quando as pessoas são mal diagnosticadas como tendo depressão (sem mania) e depois descobre-se que têm transtorno bipolar quando tomam um antidepressivo – sozinho – e sofrem o primeiro episódio maníaco. O *DSM-5* ainda classifica como episódio maníaco bipolar I se os sintomas continuam depois que o antidepressivo é interrompido.

Prevenção eficaz: Os antidepressivos tornam a pessoa suicida? Os riscos não são grandes (4% das crianças desenvolvem essas ideias, ameaçam suicídio ou tentam se machucar, em comparação com 2% em placebo) e não se limitam a crianças com transtorno bipolar. Embora o risco pareça estar restrito a crianças e adultos jovens, é bom ficar atento a sentimentos de inquietação, irritabilidade, ansiedade, pessimismo, desânimo ou impulsos agressivos quando você começa a tomar um antidepressivo. Talvez você precise parar de tomá-los se esses sentimentos persistirem.

A grande questão (a meu ver) é se os antidepressivos acrescentam de fato alguma coisa. A pesquisa não é totalmente consistente em responder a essa questão. Um estudo de teste randomizado em larga escala concluiu que as pessoas com depressão bipolar se recuperam tão rapidamente com uma combinação de estabilizadores do humor e placebo como com uma combinação de estabilizadores do humor e antidepressivos (paroxetina ou bupropiona; Sachs *et al.*, 2007). Um estudo menos abrangente, mas que acompanhou as pessoas por mais tempo, concluiu que aqueles que se recuperaram de depressão bipolar com uma combinação de estabilizador do humor e antidepressivo – e que não ficaram maníacos com o antidepressivo – faziam melhor em ficar com esse regime do que parando com o antidepressivo, quanto a prevenir recaídas ou depressão posteriores (Altshuler *et al.*, 2003).

DICA DE CUIDADOS PERSONALIZADOS
FAÇA SEU HISTÓRICO TRABALHAR A SEU FAVOR

Se você pretende tomar um antidepressivo, mas tem histórico de ficar muito ativado por antidepressivos, ou histórico

> de ciclagem rápida, fale com seu médico sobre esse histórico – ele ou ela provavelmente irá recomendar que você combine o antidepressivo com um estabilizador do humor ou ASG de fundo, ou tente a lamotrigina antes de um antidepressivo. Essa informação talvez não tenha sido colocada no seu processo inicial de diagnóstico.

A maior mudança em nossa visão a respeito dos antidepressivos veio de estudos sobre depressão bipolar II. Na Universidade da Pennsylvania, Amsterdam, Wang e Shults (2010) concluíram que a venlafaxina era útil no alívio da depressão em pessoas com transtorno bipolar II, mas não causava passagem para o estado hipomaníaco ou maníaco mesmo quando ministrada sozinha. Mais recentemente, a falecida Lori Altshuler, do Instituto Semel da UCLA, e seus colegas do Stanley Research Consortium (Altshuler *et al.*, 2017) conduziram um teste randomizado de 16 semanas com 142 pacientes com depressão bipolar II aguda, aos quais havia sido prescrito lítio sozinho, sertralina sozinha, ou a combinação de lítio e sertralina. Um total de 63% dos pacientes mostrou significativa redução nos sintomas de depressão após 16 semanas, sem importar qual dos três tratamentos haviam recebido. Os três grupos não diferiram na probabilidade de passar a um estado maníaco ou hipomaníaco ou misto durante o teste. Portanto, pelo menos em pessoas com depressão bipolar II, antidepressivos podem ser uma alternativa mais segura do que se acreditava.

Você se dará bem com um antidepressivo?

Em razão dos riscos potenciais de se tomar antidepressivos, que orientações gerais podemos oferecer para determinar se um antidepressivo é recomendável no seu caso? Um psiquiatra da Universidade da Pennsylvania, Michael Thase (2010), que há anos estuda antidepressivos, recomenda tomar antidepressivos adjuvantes se as condições da "dica de cuidados personalizados" oferecida a seguir são atendidas.

Que antidepressivo devo tomar?

Alguns antidepressivos parecem mais seguros que outros quanto ao risco de provocar estados maníacos ou hipomaníacos. Uma metanálise de 57 estudos de pessoas com estados depressivos tanto unipolares como bipolares concluiu que as taxas mais altas de passagem a estados maníacos/hipomaníacos ocorreu com os antidepressivos de ação dupla (por exemplo, venlafaxina) e a linha mais antiga de tricíclicos (por exemplo, imipramina, desipramina). Taxas mais baixas de passagem para um estado maníaco foram encontradas para a bupropiona e os ISRSs (Allain *et al.*, 2017). Os ISRSs (por exemplo, escitalopram ou sertralina) são os antidepressivos mais frequentemente recomendados, ainda mais se você tiver sintomas de ansiedade comórbidos.

Se você não tem reagido bem aos ISRSs ou a esses outros antidepressivos comumente utilizados, ou tem tido efeitos colaterais intensos, seu médico pode recomendar um inibidor da monoamina oxidase (*IMAO*), geralmente tranilcipromina. Muitas pessoas aceitam muito bem os IMAOs, mas eles são mais difíceis de tomar porque requerem que você evite comidas que tenham proporção muito alta do aminoácido tiramina, como queijos curados, linguiças ou vinhos chianti.

Cerca de 1 de cada 3 pessoas tem efeitos colaterais sexuais com ISRSs ou IMAOs. Pode ser uma redução do impulso sexual e protelação do orgasmo. Se os efeitos forem significativos, seu médico pode recomendar outro antidepressivo ou aconselhar que faça interrupções na medicação. Para alguns, efeitos colaterais sexuais são razão suficiente para interromper um antidepressivo, mas como ocorre com qualquer efeito colateral, convém discutir isso com o médico antes de parar. Interromper um antidepressivo de repente pode aumentar o risco de mania ou ciclagem rápida. Outros efeitos colaterais de antidepressivos são ganho de peso, insônia, dor de cabeça e sedação diurna.

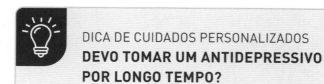

> **DICA DE CUIDADOS PERSONALIZADOS**
> **DEVO TOMAR UM ANTIDEPRESSIVO POR LONGO TEMPO?**
>
> Considere adotar por longo tempo um tratamento adjuvante com antidepressivo (isto é, junto com um estabilizador do humor ou um ASG) se você (1) está deprimido e sua doença tem sido dominada por depressão, (2) já reagiu bem a um antidepressivo antes, e (3) não tem histórico de ficar maníaco o hipomaníaco ou menos estável ao tomar antidepressivos. Se você mantém uma tabela de humores (ver Capítulo 8), será mais fácil determinar se seus períodos de humor instável ocorrem quando você toma um antidepressivo. Se optar por antidepressivos, reexamine sua eficácia e efeitos colaterais com seu médico a cada duas semanas ou mensalmente de início, e, depois, a cada 3 a 6 meses.

DEPRESSÃO BIPOLAR RESISTENTE A TRATAMENTO

Algumas pessoas com transtorno bipolar têm depressão resistente a tratamento (DRT), o que significa que não reagiram bem a pelo menos dois estabilizadores do humor ou a pelo menos dois antidepressivos, e que a psicoterapia tampouco foi muito útil. Para alguns, isso significa que sua depressão nunca melhora além de certo nível, o que é inaceitável; ou que têm repentinos episódios de "irrupção da depressão" mesmo que venham reagindo bem a estabilizadores do humor ou ASGs. A DRT tem sido descrita tanto na depressão unipolar quanto no transtorno bipolar, e muitos estudos juntam as duas.

Nem todos gostam do termo "resistente a tratamento", porque pode implicar que você tem uma espécie de resistência inerente a tratamentos, aos quais deveria ter reagido bem, ou que não aceita o que está sendo dado a você. Tampouco sou muito simpático ao termo, mas é uma maneira resumida de indicar que as vulnerabilidades biológicas associadas à depressão estão resistindo a uma alteração médica, e não que você seja uma pessoa resistente.

Pessoas com DRT podem reagir bem a dois antidepressivos administrados juntos, especialmente se eles têm mecanismos de ação diversos (por exemplo, um ISRS e bupropiona, que aumentam tanto a norepinefrina quanto a dopamina). Como alternativa, seu médico pode recomendar dois estabilizadores do humor/ASGs juntos, como lítio com lamotrigina ou lurasidona. Mas nem todos que têm DRT reagem a essas abordagens.

Um avanço bem-vindo dos últimos anos tem sido a disponibilidade de novas medicações adjuvantes para suplementar os tradicionais estabilizadores do humor, ASGs ou antidepressivos para depressão bipolar. Nenhuma das medicações mais novas tem o histórico dos estabilizadores do humor padrão, mas você pode querer discutir seu uso com o médico, caso as medicações que você toma estejam causando efeitos colaterais muito desagradáveis (como problemas com a memória, ganho de peso expressivo) ou não melhorarem seu humor ou sua energia suficientemente.

Suplementos para a tiroide

Não é incomum que os médicos recomendem medicações para a tiroide para suplementar drogas como o lítio na depressão (e particularmente na depressão de ciclagem rápida). Suplementos para tiroide costumam ser comercializados sob o nome levotiroxina ou liotironina. Pessoas com transtorno bipolar costumam ter hipotiroidismo comórbido, uma condição de insuficiência hormonal na qual a pessoa sente inércia, humor baixo, lentidão e perturbações do sono. Certos estabilizadores do humor, como o lítio, podem ter o efeito não pretendido de suprimir hormônios da tiroide. É bom saber disso se você se sente fatigado ou desacelerado ao tomar lítio: um suplemento da tiroide pode ajudar a lhe devolver o nível normal de energia. Adicionalmente, ter um nível normal de tiroide pode aumentar as chances de você reagir melhor a um antidepressivo.

Você pode se beneficiar dos suplementos de tiroide mesmo que tenha um resultado normal no teste de tiroide, mas não esteja reagindo a estabilizadores do humor sozinhos. No entanto, tenha cuidado com alguns dos problemas de tratamento que ocorrem em mulheres com hipotiroidismo (ver Capítulo 12).

Cetamina

Houve muito alarde na imprensa popular a respeito da droga cetamina para o tratamento de depressão. A cetamina é um sedativo usado em procedimentos cirúrgicos como anestesia, e produz rápidos efeitos antidepressivos em pessoas com DRT (depressão resistente a tratamento, tanto o tipo unipolar como o bipolar), com melhoras no humor que ocorrem entre 4 e 72 horas após sua infusão (Katalinic *et al.*, 2013; Zarate *et al.*, 2012). A cetamina inibe a sinalização glutamatérgica no cérebro, que se acredita estar desregulada na depressão. Ela também aumenta os níveis de BDNF, que já vimos que melhoram a força das células e a plasticidade sináptica (ver Capítulo 5).

Uma metanálise concluiu que a cetamina reduzia as ideias suicidas em pessoas deprimidas no prazo de 1 dia após uma única dose intravenosa, com os efeitos sobre a ideação suicida durando até uma semana (Wilkinson *et al.*, 2018). Seus efeitos são mais rápidos e consistentes no alívio da anedonia – a perda do prazer em atividades. A cetamina só foi estudada como tratamento para depressão bipolar quando acrescentada a um estabilizador do humor. Não obstante, vários testes randomizados têm mostrado que ela melhora a depressão e a ideação suicida na depressão bipolar em apenas 40 minutos, com poucos efeitos colaterais (Zarate *et al.*, 2012). Ela tem efeitos benéficos na regulação dos ritmos circadianos, que, como vimos no Capítulo 5, são cruciais para a fisiologia do transtorno bipolar (Duncan; Ballard; Zarate, 2017).

Uma das principais preocupações em relação à cetamina tem sido seu modo de liberação – por meio de um tubo intravenoso, o que limita sua aceitabilidade para muitos receptores. Existem agora sprays nasais que liberam "escetamina" diretamente no cérebro, mas não sabemos ainda se essa forma de administração demonstrará ser igualmente potente. Em segundo lugar, embora até 70% das pessoas com depressão mostrem uma rápida melhora com a cetamina, ao que parece seus efeitos são de curta duração (de 1 semana a 10 dias), e as recaídas depressivas são comuns depois disso. Terceiro, há alguns efeitos colaterais relacionados à dosagem, como distorções da percepção, elevação temporária da pressão sanguínea e do ritmo cardíaco, e problemas cognitivos de breve duração (Abbasi, 2017). Finalmente, há a questão de se ela pode causar dependência: a cetamina é uma substância controlada categoria B1 por ser alucinógena e às vezes é vendida como droga ilícita (conhecida nesse contexto como "*special K*"). No momento, não sabemos por quanto tempo uma pessoa pode ser tratada com cetamina.

Vem sendo realizada pesquisa para encontrar alternativas eficazes à cetamina que não tenham efeitos colaterais nem propriedades de alteração da percepção ou alucinógenas. Por enquanto, se você tem depressões bipolares que não reagem a antidepressivos, a cetamina com certeza é uma opção a ser considerada.

Ácidos graxos ômega 3 (óleo de peixe)

Uma alternativa popular para depressão resistente a tratamento é o *plano ômega 3*. Você pode adquirir ômega 3 – ou "ácidos graxos de cadeia longa" como são às vezes chamados – em lojas de produtos naturais para a saúde, com dosagens de 1.000-2.000 mg/dia. O tipo mais eficaz de ômega 3 contém ácido etil-eicosapentaenoico (EPA), também usado para reduzir os níveis de triglicérides (o principal componente da gordura corporal). O interesse no ômega 3 como um antidepressivo começou com a observação de que as sociedades em que o peixe é uma parte essencial da dieta diária têm prevalência mais baixa de taxas de depressão (Hibbeln, 1998). Por ser uma substância "natural" vendida sem receita, algumas pessoas se sentem melhor tomando-a do que tomando um produto farmacêutico, mas ela é um adjuvante, e não um substituto do lítio, valproato ou de ASG.

Seus efeitos colaterais são considerados mínimos – por exemplo, um gosto de peixe residual na boca, perturbações estomacais, diarreia ou náusea.

Ainda não há consenso em determinar se o ômega 3 é um bom tratamento para depressão bipolar, porque há relativamente poucos estudos a respeito. Uma metanálise de 10 estudos envolvendo 329 pessoas com depressão maior concluiu que o ômega 3 funcionou significativamente melhor que placebos na redução dos sintomas depressivos, mas apenas dois desses estudos eram sobre transtorno bipolar (Lin; Su, 2007). Um teste recente descobriu efeitos positivos do ômega 3 em crianças com idades entre 7 e 14 anos com depressão (muitas das quais podia-se supor que corriam risco de manifestar mais tarde transtorno bipolar) (Fristad *et al.*, 2016).

Numa visão ampla, o ômega 3 provavelmente tem efeitos antidepressivos modestos e pode ser bom para a saúde geral do indivíduo. Não deve ser adequado como um agente solo para a depressão bipolar resistente a tratamento. Se seu filho está deprimido ou tem importantes oscilações de humor, acrescentar ômega 3 pode ser uma maneira de aumentar a eficácia dos estabilizadores do humor ou ASGs, sem agravar seus efeitos colaterais, mas sempre discuta essa opção com o médico de seu filho antes de seguir adiante.

MEDICAÇÕES PARA CONDIÇÕES COMÓRBIDAS

Benzodiazepínico para ansiedade

Muitas pessoas com transtorno bipolar tomam também algum tipo de benzodiazepínico, uma classe de droga que pode acalmar a pessoa, ajudar a lidar com sintomas de ansiedade ou pânico e contribui para um sono melhor. Drogas como diazepam e alprazolam eram logo prescritas na década de 1970 como uma maneira de administrar estresse e tensão. Outras drogas nessa classe são clonazepam e lorazepam. Tais drogas precisam ser tomadas com cautela, porque, ao contrário das demais discutidas até agora, os benzodiazepínicos causam dependência. As pessoas podem precisar com o tempo de doses cada vez mais altas para obter os mesmos efeitos e ter sintomas de privação ao parar de tomar – até convulsões. Mas se você está tendo problemas consideráveis para pegar no sono ou ficando acordado à noite, ou se passa o dia com uma ansiedade crônica, essas medicações podem ajudar. É possível também que seu médico recomende um benzodiazepínico em vez de um ASG para ajudar a amainar sintomas maníacos ou mistos, embora ele não pareça ser tão eficaz nesse sentido.

Neuroestimulantes da função cognitiva

Neuroestimulantes são drogas usadas para melhorar o funcionamento do cérebro, tanto em pessoas com doenças neurológicas como em pessoas saudáveis que querem um estímulo a mais, para ajudá-las a ficar acordadas ou para melhorar sua capacidade de concentração. O *pramipexol* é uma droga neuroestimulante que aumenta a disponibilidade de dopamina nas sinapses das células; é bastante usada na doença de Parkinson. Pode melhorar o funcionamento cognitivo e o humor em algumas pessoas com transtorno bipolar. Em um pequeno teste, o pramipexol, quando combinado com estabilizadores do humor, aliviou os sintomas depressivos de pessoas que não haviam reagido bem a outros antidepressivos (Goldberg; Burdick; Endick, 2004). Outro teste em pequena escala mostrou que o pramipexol como adjuvante era mais eficaz do que um placebo acrescentado ao tratamento da depressão no transtorno bipolar II (Zarate *et al.*, 2004). Ele parece ter um perfil suave de efeitos colaterais, embora qualquer droga que aumente a dopamina possa aumentar o risco de mania ou psicose.

Armodafinil e *armodafinila*, também neuroestimulantes, são usados no tratamento da sonolência diurna ou da narcolepsia. Têm o efeito de fazer você se sentir mentalmente mais ativo ou mais concentrado, com melhora na memória ou na fluência verbal. Têm se mostrado úteis para tratar depressão bipolar sem um risco aumentado de passar para a mania (Grunze, 2014).

ELETROCONVULSOTERAPIA: O QUE É VERDADE A RESPEITO DELA?

Josh, 35 anos, com transtorno bipolar I, foi hospitalizado por um episódio maníaco e então voltou para casa com uma combinação de lítio e risperidona. Logo após a alta, oscilou para depressão grave, caracterizada por dormir a maior parte do dia, ter pensamentos suicidas, baixa energia, lentidão mental e perda de interesse pela família e pelo trabalho. Começou a apresentar pensamentos extravagantes, como temer que seu corpo estivesse apodrecendo. Seu médico não estava inclinado a receitar-lhe antidepressivo, porque ele havia tido várias reações ruins a antidepressivos antes, como períodos de ciclagem rápida e sintomas mistos. Aumentar sua dosagem de lítio não ajudou na depressão e deu-lhe mais efeitos colaterais – e "mais razões para se sentir deprimido" (nas palavras dele).

Josh acabou pedindo para ser novamente internado. Embora tivesse ficado bastante assustado com a eletroconvulsoterapia (ECT) da primeira vez em que foi tratado com ela, dessa vez solicitou-a, achando que seria a única opção que poderia ajudar. Começou com três sessões de ECT por semana. Ele reagiu a esse tratamento em 3 semanas e recebeu alta do hospital, com sua depressão bastante aliviada. Sentiu-se mais animado, mentalmente mais ágil, e capaz de se relacionar com esposa e filhos. Seus pensamentos suicidas diminuíram.

A ECT, ou o que costuma muitas vezes ser chamado depreciativamente de "tratamento de choque", é uma das mais poderosas opções de tratamento disponíveis para pessoas com depressão bipolar e outras formas de depressão graves (e com frequência resistentes a tratamento). A ECT age rápido e com eficácia. É um dos métodos mais eficazes que temos para tirar alguém de um episódio depressivo grave ou misto. A ECT também pode ser usada para trazer de volta a pessoa de uma mania grave, embora raramente seja usada para esse propósito.

■ O que acontece durante a ECT?

Geralmente você para de tomar seu estabilizador do humor ou medicação antidepressiva, embora possa continuar tomando ASGs. Depois que essas drogas são eliminadas do seu sistema, o que pode levar uma semana ou duas, é marcada uma consulta. Durante essa sessão, você recebe um anestésico geral (por exemplo, tiopental sódico) e outra medicação (succinilcolina) para ajudar a relaxar seus músculos e prevenir uma convulsão de todo o corpo. Essas drogas vão deixá-lo inconsciente enquanto se submete ao tratamento. O médico então administra um pulso elétrico que cria uma leve convulsão em seu cérebro. A teoria que está na base da ECT é que esse pulso e a convulsão resultante "dão a partida" na produção de neurotransmissores pelo cérebro.

Em média são necessários entre 4 e 12 tratamentos desses, ou até 3 vezes por semana por cerca de 1 mês. Como a ECT geralmente não é considerada um tratamento de manutenção (preventivo), você quase sempre irá retomar seu regime com estabilizador do humor, antidepressivo ou antipsicótico depois que as sessões de ECT terminarem.

Em razão da história difícil e turbulenta da ECT – ela já foi usada em hospitais psiquiátricos como medida punitiva –, pessoas com transtorno bipolar e seus familiares com frequência não querem considerar essa opção, mesmo nas circunstâncias mais extremas. É lamentável, porque a ECT pode salvar vidas. Às vezes consegue tirar a pessoa de uma depressão grave que se não for tratada pode resultar em suicídio. Hoje em dia, a ECT é um tratamento seguro e eficaz para pacientes ambulatoriais, administrada de modo rotineiro. Em razão de seus efeitos colaterais e do elevado custo financeiro, geralmente só é considerada quando a pessoa não respondeu adequadamente a estabilizadores do humor ou antidepressivos e está incapacitada pela depressão, por psicose ou impulsos suicidas. Embora isso surpreenda alguns, é considerada uma das opções mais seguras para mulheres grávidas que estejam com depressão ou mania graves. A maioria dos estabilizadores do humor e antidepressivos comportam algum risco de danos ao bebê não nascido, mas a ECT não, desde que administrada dentro das condições médicas padrão (ver Capítulo 12).

A ECT não será aplicada contra a sua vontade. Como qualquer tratamento psiquiátrico, a ECT se baseia em uma decisão tomada em conjunto por você e seu médico.

■ "Será que a ECT não vai destruir minha memória?"

Alguns médicos recomendam a ECT com relutância, porque um de seus efeitos colaterais é uma perda de memória. Essa perda é mais perceptível em relação a eventos que tenham ocorrido ao longo dos meses posteriores à aplicação das sessões de tratamento (Fraser; O'Carroll; Ebmeier, 2008). Mas algumas pessoas também se esquecem de eventos que ocorreram antes dos procedimentos de ECT. É provável que isso ocorra porque a ECT pode afetar a transferência de informação que costuma ser mantida na memória de curto prazo (o tipo de memória que codifica e mantém por breve tempo a informação na sua mente, como quando você ouve pela primeira vez o nome de uma pessoa ou números de telefone) para armazená-la na memória de longo prazo. Um estudo recente descobriu que pacientes que haviam recebido ECT não tinham desempenho tão bom em testes de aprendizagem verbal e memória como aqueles que nunca haviam recebido ECT, mas não ficou claro se esses efeitos eram ou não permanentes (Macqueen *et al.*, 2007).

Ao que parece, as memórias não se perdem de vez. Na realidade, algumas memórias de eventos que ocorreram antes da ECT retornam vários meses após o tratamento. Parece que cerca de dois terços das pessoas que recebem ECT experimentam problemas no funcionamento da memória, mas tais problemas parecem ser temporários e se resolver com o tempo.

NOVAS TÉCNICAS DE ESTIMULAÇÃO ELÉTRICA

A *estimulação magnética transcraniana repetitiva* (EMTr) tem sido proposta como uma maneira mais simples e menos invasiva do que a ECT para estimular partes do córtex cerebral. Nesse método, pulsos de estimulação elétrica produzidos por uma bobina estimuladora (posicionada sobre o couro cabeludo) são usados para intensificar a atividade neuronal no córtex dorsolateral pré-frontal, um ponto importante para o funcionamento executivo, flexibilidade cognitiva, inibição, planejamento e regulação do humor. A EMTr pode melhorar o funcionamento cognitivo e também o humor. Estudos têm mostrado que a EMTr consegue estabilizar sintomas depressivos na depressão unipolar e, se o tratamento é estendido à fase de manutenção, prevenir recaídas depressivas (Oldani *et al.*, 2016; Rachid, 2017a). Não foi estudado extensivamente em pessoas com transtorno bipolar.

A EMTr produz alguns efeitos colaterais transitórios, como dores de cabeça, no pescoço ou dores de dente. O tratamento tem que ser administrado em conjunção com um estabilizador do humor, porque, como ocorre com antidepressivos, eleva o risco de induzir mania ou hipomania (Rachid, 2017b). Não parece ser tão eficaz quanto a ECT para pessoas com DRT (Oldani *et al.*, 2016).

Dois outros tratamentos por estimulação estão em fase experimental: a estimulação do nervo vago e a estimulação cerebral profunda. Esses tratamentos costumam estar disponíveis apenas em centros especializados. Se você optar pela estimulação do nervo vago, será usado um dispositivo estimulador (do tamanho mais ou menos de um relógio de pulso) sob a sua pele, que envia sinais elétricos ao seu nervo vago esquerdo (localizado no seu pescoço). Um pequeno estudo (Marangell *et al.*, 2008) descobriu que pessoas com transtorno bipolar de ciclagem rápida, que não haviam reagido bem a outros tratamentos, mostraram melhora nos sintomas depressivos ao longo de 1 ano de tratamento com a estimulação do nervo vago. Como todo tratamento, a estimulação do nervo vago tem efeitos colaterais, entre eles uma diminuição do fluxo respiratório durante o sono e alto risco de apneia (um intermitente fechamento da garganta durante o sono). Algumas pessoas reportam ronco, mudanças na voz, tosse e dor de garganta como efeitos colaterais.

A estimulação cerebral profunda envolve a implantação cirúrgica de um "marca-passo cerebral" que envia impulsos elétricos a várias áreas do cérebro consideradas importantes na depressão. Uma dessas áreas é o cingulado subgenual, pequena área do córtex pré-frontal (Mayberg *et al.*, 2005); outra é o núcleo *accumbens*, que ajuda a regular as reações do cérebro a recompensas (Schlaepfer *et al.*, 2008). Alguns estudos de pequeno porte descobriram que pessoas com depressão unipolar resistente a tratamento, que não reagiram a outros tratamentos, melhoram e ficam bem com estimulação cerebral profunda (Oldani *et al.*, 2016). Entre os seus efeitos colaterais estão visão borrada, irritação pela cirurgia e um risco aumentado de hipomania ou mania. A evidência para orientar esse tratamento no transtorno bipolar é mínima.

Em resumo, a ECT continua sendo um dos melhores tratamentos para a depressão grave e resistente a tratamento e deve ser considerada se você vê que nem os antidepressivos nem estabilizadores do humor/ASGs estão funcionando. Os outros tratamentos por estimulação elétrica precisam de mais evidência experimental antes de poderem ser recomendados como alternativas. Não obstante, este campo está avançando rapidamente.

TRATAMENTO COM LUZ

Sabe-se há muito tempo que mudanças na exposição à luz durante as diferentes estações – e nas diferentes localizações geográficas – afetam os estados de humor das pessoas. Você deve ter notado que seu humor varia consideravelmente com a estação do ano. Muitas pessoas têm transtornos do humor sazonais, o que costuma significar que têm depressão nos meses de outono e inverno e, com menor frequência, mania ou hipomania na primavera ou no verão. Como resultado, tem havido bastante entusiasmo em relação ao tratamento de luz branca. Atualmente é relativamente comum encontrar residências e escritórios equipados com "iluminação para o humor".

Existem relativamente poucos testes controlados sobre terapia de luz para o transtorno bipolar. Um deles, randomizado e recente, de pequena escala, indicou que indivíduos com depressão bipolar aos quais se indicou terapia de luz clara (7.000 lux), assim como estabilizadores do humor ou antipsicóticos, tiveram uma taxa mais elevada de remissão da depressão ao longo de 6 semanas (68%) do que pacientes encaminhados para tratamento com luz vermelha de 50 lux (um placebo) e mais medicação (22%) (SIT *et al.*, 2018). Fato importante, a luz branca brilhante foi administrada por cerca de 45 minutos na metade do dia, em vez de durante a manhã.

O tratamento de luz pode interferir com seu sono se você não estiver protegido por um estabilizador do humor ou ASG. Mesmo assim, é bom você discutir essa alternativa com seu médico se tiver a chamada depressão de inverno com excesso de sonolência, comer demais e sentir letargia ou se o seu humor está muito reativo a mudanças nas horas do dia em que há luminosidade.

O QUE A PSICOTERAPIA PODE FAZER POR VOCÊ

> *"Não consigo me imaginar levando uma vida normal se não for tomando lítio e contando com os benefícios da psicoterapia, as duas coisas... não sei dizer como, mas a psicoterapia cura. Ela faz você ter alguma noção da confusão, coloca um freio nos pensamentos e emoções aterradores, devolve algum controle e esperança e a possibilidade de aprender com isso tudo. É no que eu tenho acreditado – ou aprendido a acreditar –, para que um dia possa ser capaz de lidar com isso tudo. Nenhum comprimido consegue me ajudar a lidar com o problema de não querer tomar comprimidos; do mesmo modo, nenhuma quantidade de psicoterapia sozinha pode impedir minhas manias e depressões. Preciso das duas coisas."*
>
> – Kay Redfield Jamison, *An Unquiet Mind*
> [Uma mente inquieta] (1995, p. 88-89, tradução nossa)

Muitos médicos vão recomendar que você combine seu tratamento médico com alguma forma de psicoterapia. Ethan, um rapaz de 19 anos de idade que havia sido hospitalizado durante um episódio maníaco (ver detalhes no Capítulo 7), chegou a várias decisões importantes a respeito de sua doença e sua necessidade de medicações como resultado da psicoterapia. Ele de início recusou qualquer medicação, mas com apoio de seu terapeuta acabou concordando em testar o lítio. Então, a combinação de psicoterapia e lítio o ajudou a se recuperar da doença depressiva que se mostrava relativamente intratável.

Aprender a aceitar medicação é apenas uma das razões para procurar psicoterapia. Como Kay Jamison, muitas pessoas com transtorno bipolar dizem que a terapia foi parte essencial de sua recuperação de episódios de humor, ao lado das medicações. A psicoterapia não conseguirá curá-lo do transtorno bipolar, e tampouco é um substituto das medicações. Não obstante, a psicoterapia pode ajudá-lo a aprender a reconhecer os gatilhos de suas oscilações de humor e o que fazer a respeito. Se você tem como bancar (ou seu plano de saúde cobre parte disso) e se conseguir encontrar um bom terapeuta em sua comunidade, que tenha conhecimento do transtorno bipolar, recomendo fortemente que faça psicoterapia pelo tempo que julgar útil. Na minha experiência, a maioria das pessoas fica satisfeita com consultas semanais de uma hora de duração a um terapeuta, seja individual, de casais ou familiar, ou com uma sessão semanal de 90 minutos de terapia em grupo. Sessões mais frequentes podem ser necessárias nos intervalos que se seguem a um episódio agudo da doença.

Por que tentar psicoterapia?

Há várias razões convincentes para procurar psicoterapia (ver quadro a seguir), mesmo que você ache que não tem problemas pessoais importantes. Uma boa razão é para que você tenha alguma orientação para lidar com seu transtorno. Você pode querer discutir o papel que certos eventos estressantes têm em despertar seus ciclos de humor, ou então por que se sente "tirado do sério" por certas interações com seu cônjuge ou outros membros de sua família, ou discutir suas dificuldades para aceitar a doença ou seu estigma social, ou sua ambivalência em relação às medicações (ver Capítulo 7). Pode querer discutir o impacto que a doença está tendo na sua vida profissional ou em suas amizades ou de que maneira pode falar a respeito dela com outras pessoas. Essas são boas razões para procurar terapia.

TRATAMENTO EFICAZ: 7 RAZÕES PARA BUSCAR PSICOTERAPIA PARA TRANSTORNO BIPOLAR

- Para ajudar a detectar os fatores ambientais que contribuem para os seus episódios atuais ou passados da doença;
- Para identificar sinais de alerta de novos episódios e montar planos preventivos;
- Para ajudá-lo a aceitar e se adaptar a um regime de medicação;
- Para desenvolver estratégias para lidar com o estresse na escola ou local de trabalho;
- Para lidar com o estigma social do transtorno bipolar;
- Para lidar com transtornos comórbidos como abuso de substâncias, ansiedade crônica ou doenças médicas;
- Para resolver velhos problemas interpessoais ou familiares.

Você pode também procurar terapia para lidar com velhos problemas pessoais que podem não ter relação com o seu transtorno ou que parecem continuar independentemente de seu humor estar estável ou não. Essas questões provavelmente não são tratadas em suas consultas sobre medicação com seu psiquiatra. Por exemplo, muitas pessoas com transtorno bipolar tiveram experiências muito traumáticas de abuso físico ou sexual e regularmente têm flashbacks desses eventos (Palmier-Claus *et al.*, 2016). Algumas pessoas com transtorno bipolar sentem que nunca tiveram um relacionamento romântico bem-sucedido ou boas experiências com empregos. Algumas sentem-se cronicamente inclinadas ao suicídio, mesmo quando não estão em um episódio de depressão. Outras experimentaram perdas na infância (por exemplo, o suicídio de um dos pais) e precisam ter melhor noção de seus sentimentos de abandono e rejeição. Mesmo que essas questões psicológicas não sejam uma causa primária de seu transtorno bipolar, podem se tornar mais presentes quando seu humor muda. Obter uma visão melhor da natureza desses conflitos e desenvolver aptidões para lidar com eles tem o potencial de tornar você menos vulnerável aos estressores do momento, e menos suscetível a novos episódios da doença.

Hannah, uma mulher de 27 anos com transtorno bipolar II, sofria de um transtorno obsessivo-compulsivo comórbido que havia se tornado grave a ponto de ela precisar abandonar o emprego como repórter de tribunal. Era perturbada por pensamentos invasivos de que poderia matar o marido, Carl, também de 27 anos. Esses pensamentos eram especialmente perturbadores para ela porque: "Eu o amo profundamente... ele é a melhor coisa que já me aconteceu, talvez a única coisa realmente boa". Quando tinha pensamentos violentos, ela frequentemente ciclava para a estados depressivos ou suicidas. Ela cumpria bem seu regime de medicação, com valproato e sertralina, mas seus pensamentos causavam-lhe grande sofrimento. Carl sabia dos impulsos dela, mas dizia que isso não o preocupava. Ela nunca havia agido com violência, e: "Além disso, prefiro que seja ela que tenha fantasias a respeito de me matar do que alguém da rua".

No decorrer de uma psicoterapia orientada no sentido interpessoal (ver a próxima seção), Hannah conseguiu tomar consciência de que tinha muita raiva do marido que, segundo ela, "me trata como se eu fosse a sua bonequinha". Ela relatou que Carl reagia às várias tentativas dela de ser mais independente com comentários cáusticos, com os quais ele reafirmava seu domínio sobre ela. Em uma das sessões particularmente intensas no aspecto emocional, ela compreendeu que seus pensamentos violentos costumavam aparecer poucas horas depois de um confronto frustrante com Carl em relação ao desejo dela de conseguir um emprego ou voltar a estudar.

Mais adiante na terapia, ela se sentiu mais confortável com a ideia de que tinha razões legítimas para sentir raiva de Carl. Passou a ficar menos assustada com seus pensamentos violentos e decidiu se esforçar para ser mais assertiva a respeito do que ela queria em suas interações com o marido. Carl finalmente concordou em apoiá-la em aceitar um emprego de meio período em um spa e se matricular em um curso noturno de linguagem gestual. Os pensamentos violentos dela foram aos poucos perdendo força.

Os problemas de Hannah com o marido não tinham origem direta em seu transtorno bipolar, embora contribuíssem para o seu padrão de ciclagem de humor. Note que a melhora nos sintomas dela decorreu de dois fatores: sua *consciência* sobre as razões por trás de seus pensamentos violentos e sua *decisão de agir de modo diferente* em seu relacionamento conjugal. A maior parte dos terapeutas hoje em dia acredita que a psicoterapia é mais eficaz quando as pessoas combinam *insight* (um aspecto fundamental da terapia psicanalítica) com o aprendizado das aptidões necessárias para mudar padrões de pensamento ou comportamento (terapia cognitivo-comportamental).

A escolha da terapia certa

Assim como as medicações, a psicoterapia é disponível em diferentes tamanhos, formatos e dosagens. Dependendo do tamanho de sua comunidade, você pode conseguir localizar profissionais que praticam terapia individual seguindo uma variedade de enfoques teóricos. Alguns podem causar estranheza (por exemplo, o "toque terapêutico"). Você pode ter acesso também a terapia familiar, terapia de casal e grupos de apoio psicoeducacional. Se você mora em uma área rural ou em uma cidade pequena, pode ficar limitado aos tipos de prática disponíveis em sua localidade.

Quase toda terapia funciona melhor se você respeita e confia no terapeuta, e se ele mostra uma preocupação genuína com você. *Mas é importante também encontrar um terapeuta que compreenda a síndrome do transtorno bipolar.* Evite ficar na posição de quem precisa educar o terapeuta a respeito dos próprios sintomas ou de quem tem seu comportamento rotulado como "encenação" ou como um problema de "baixa autoestima", quando a questão real tem a ver com sintomas maníacos ou depressivos. Boas perguntas a serem feitas a um possível terapeuta são: se ele ou ela (1) trabalha regularmente com pessoas com transtorno bipolar, (2) se irá integrar o que conhece a respeito do transtorno na terapia e de que maneira pretende fazer isso, (3) se dá especial importância a compreender os efeitos de seu transtorno em seus relacionamentos e, vice-versa, (4) se irá manter comunicação regular com o médico que administra suas medicações, e (5) se irá se concentrar no presente tanto quanto no passado.

Por quanto tempo?

Na primeira ou segunda sessão, você deve perguntar quanto tempo sua terapia provavelmente irá durar, embora seu terapeuta talvez não seja capaz de lhe dar uma resposta precisa. Após um episódio da doença, é razoável esperar sessões semanais ou duas vezes por semana durante 4-6 meses, e combinar de avaliar seu progresso de tempos em tempos. Evite concordar com contratos abertos, de longo prazo, que não têm metas claramente expressas. Evite abordagens de terapia nas quais todos os transtornos – sejam transtorno bipolar, depressão, problemas de ansiedade ou de abuso de substâncias/álcool – sejam atribuídos a "memórias traumáticas reprimidas" (isto é, memórias de experiências negativas da infância que estão enterradas e presume-se que devam ser desenterradas). Embora esses tratamentos de longo prazo tenham sido comuns por algum tempo, eles são largamente questionados por pesquisas, e sua eficácia no tratamento do transtorno bipolar não foi avaliada de modo sistemático. Mais importante ainda: eles tendem a subestimar ou mesmo negar a importância de origens biológicas e genéticas do transtorno e da necessidade de medicação. Isso não quer dizer que o exame de eventos dolorosos da infância não possa ajudá-lo, mas é algo que deve ser feito no contexto de uma terapia que reconheça as prováveis bases genéticas e biológicas do seu transtorno, que ajude você a desenvolver estratégias para lidar com ele, reconheça o papel importante das medicações e lide com seu presente tanto quanto com as dificuldades do passado. Você e seu terapeuta não devem levar adiante um doloroso "trabalho de desencavar questões" quando você ainda está sintomático e se sentindo frágil.

Os pressupostos e propósitos de terapias adequadas ao transtorno bipolar são discutidos nas próximas páginas, assim como as evidências das pesquisas a respeito de sua eficácia em estabilizar os sintomas de humor quando combinadas com medicações.

Psicoterapia individual

A terapia individual é recomendada com maior frequência depois que você começa a se recuperar de um episódio de mania ou depressão, portanto é mais um tratamento de manutenção do que um tratamento para um episódio agudo. Quando você está em processo de recuperação, pode ter ainda sintomas de humor significativos, pensamentos negativos ou excessivamente pessimistas, ou padrões de comportamento que interferem com a estabilidade de longo prazo (por exemplo, beber demais); esses são os "alvos" da terapia individual. Considere procurar um psicoterapeuta que possa trabalhar com você nos moldes de uma *terapia cognitivo-comportamental* (TCC) ou *terapia interpessoal* (TIP). Estes são os tipos de terapia individual que têm apoio de pesquisa em termos de melhorar o curso do transtorno bipolar quando acompanhadas de medicações (Salcedo *et al.*, 2016).

Um terapeuta que tenha se especializado em TCC irá incentivá-lo a identificar e avaliar padrões de pensamento negativos a respeito de si mesmo, do seu mundo e do seu futuro. Se você mantiver um registro diário de seus pensamentos (ver Capítulo 10), poderá aprender a identificar seus pressupostos a respeito de determinados eventos cruciais (por exemplo, "Perdi meu emprego porque simplesmente não sou capaz de manter emprego nenhum"). Seu terapeuta da linha TCC irá encorajá-lo a reconhecer o impacto desse tipo de crença em seus estados de humor e conduzirá "experimentos" em sua vida cotidiana para determinar se essas suposições são válidas. À medida que a terapia evolui, o terapeuta irá encorajá-lo a considerar interpretações dos eventos que sejam mais adaptativas e equilibradas, e ensaiará com você novas cognições (por exemplo, "Talvez eu tenha perdido esse emprego porque estava ainda me recuperando da minha depressão e não fui capaz de funcionar no nível que sei que sou capaz de funcionar"). Quando usada para tratar depressão (e é para isso que a TCC foi desenvolvida), ela usualmente inclui um plano para estruturar seu dia de modo que você fique mais dedicado a atividades que achava gratificantes no passado.

Pessoas com transtorno bipolar que recebem TCC junto com medicações têm sintomas depressivos menos graves e menos dias com depressão durante os cuidados de manutenção em relação àquelas que tomam medicação apenas, embora nem todos os estudos concordem (Goodwin *et al.*, 2016). A TCC pode ser especialmente útil se você tem um transtorno de ansiedade comórbido, como transtorno de pânico, fobia social ou transtorno obsessivo compulsivo (Deckersbach *et al.*, 2014). Em numerosos estudos, tratamentos na linha da TCC, como uma exposição prolongada a estímulos que despertem temor, reaprender a respirar, a relaxar e a fazer meditação *mindfulness*, têm demonstrado eficácia para transtornos de ansiedade. O Capítulo 10 oferece uma discussão mais aprofundada da abordagem da TCC e uma seleção de exercícios de reestruturação cognitiva que você pode tentar realizar por sua conta.

A terapia interpessoal (TIP) é voltada a ajudar você a compreender o papel que sua doença está tendo em seus relacionamentos íntimos ou em sua vida profissional e, inversamente, como seus relacionamentos e sua vida profissional estão afetando a estabilidade de seus humores. Terapeutas interpessoais incentivam você a se concentrar em um problema interpessoal e examinar como ele está relacionado com seu transtorno do humor. Por exemplo, algumas pessoas desenvolvem episódios maníacos ou depressivos depois de experiências de perda ou luto, como a morte de um dos pais; outras, após uma transição da vida, como perder um emprego ou romper um relacionamento; e algumas depois de terem discussões exaltadas com familiares ou parceiros. Para outras, ainda, os estados de humor estão relacionados a problemas habituais nos relacionamentos amorosos, ou com amigos ou no ambiente de trabalho. A TIP foca em seus hábitos de relacionamento e em como alterá-los para ajudar a estabilizar seu humor.

Uma modalidade de TIP chamada terapia interpessoal e de ritmo social [*interpersonal and social rhythm therapy* – IPSRT, conhecida por essa sigla também em português; Frank, 2007] é mais voltada para o transtorno bipolar e agrega um elemento: monitorar seus ritmos de sono-vigília, padrões de atividade diária e níveis de estímulo social diário. Esse método, chamado de rastreamento do ritmo social, é discutido no Capítulo 8. Trabalhar com um terapeuta que tenha se especializado em IPSRT pode ser muito útil para você implementar estratégias de sono-vigília e outras, voltadas a estabilizar rotinas diurnas e noturnas. Em um estudo cuidadosamente projetado, a IPSRT, junto com medicações, mostrou retardar as recorrências do transtorno bipolar, melhorar o funcionamento vocacional e aumentar a estabilidade das rotinas diurnas e dos ciclos de sono-vigília, em comparação com terapia de apoio e medicações (Frank *et al.*, 2005).

Terapia familiar e de casal

Às vezes o transtorno bipolar é mais bem tratado dentro do contexto familiar ou de casal. A vantagem de uma terapia com parentes próximos é que eles podem ser instruídos a respeito de seu transtorno, aprendendo tanto quanto você algumas aptidões para lidar e administrar o estresse. Pessoas com transtorno bipolar costumam ter altos níveis de conflito familiar ou nos relacionamentos, ou tensões durante e após seus episódios (Capítulo 5). Intervenções na família podem prover maneiras de melhorar sua comunicação com cônjuge, pais ou filhos. O Capítulo 13 oferece instruções detalhadas sobre como usar bem as estratégias eficazes de comunicação familiar.

A abordagem família/casal que desenvolvi com Michael Goldstein da UCLA, chamada de *terapia focada na família* (TFF), é uma terapia psicoeducacional na qual pessoas com transtorno bipolar e seus cônjuges ou pais são equipados com estratégias para lidar com doenças e com informações relevantes para o transtorno – seus sintomas, causas, prognóstico e tratamento (mais ou menos como o conteúdo deste livro). Em contraste com programas focados exclusivamente em aprender fatos a respeito da doença, nas sessões da TFF indivíduos com transtorno bipolar e seus parentes próximos discutem seus sentimentos e crenças a respeito da doença, quais são as estratégias para lidar com ela que têm funcionado ou não, e que estratégias adotadas por outras pessoas se mostraram eficazes. Por exemplo, você e seu cônjuge/parceiro(a) ou pai(s) podem aprender a colaborar para reconhecer seus primeiros sinais de recorrências e saber a quem procurar para obter ajuda; ou podem identificar aspectos modificadores do ambiente que interfiram na sua recuperação (por exemplo, excesso de demandas sociais).

Estágios mais avançados de TFF colocam foco na comunicação dentro da família ou entre o casal, e em estratégias para solucionar problemas, como ouvir, negociar e esclarecer a própria posição e reconhecer a da outra pessoa, e como alcançar um bom equilíbrio no feedback positivo e negativo dado aos outros. A solução de problemas percorre todo o tratamento, à medida que as famílias vão aprendendo passos para identificar e definir problemas, criar e avaliar soluções, e desenvolver um plano para implementar uma ou mais soluções. Para saber mais a respeito dessa terapia, ver *Bipolar Disorder: A Family-Focused Treatment Approach* (Miklowitz, 2010). Por meio de vários testes randomizados, descobrimos que adultos ou adolescentes com transtorno bipolar que recebem TFF junto com medicações recuperam-se mais rápido de episódios depressivos, têm sintomas maníacos e depressivos menos graves e menos recorrências ao longo de 2 anos, em comparação com quem recebe medicações com gestão de caso ou terapia psicoeducacional individual (Miklowitz; Chung, 2016).

Os tratamentos para transtorno bipolar por meio de TCC, terapia interpessoal e familiar podem ser difíceis de encontrar na sua comunidade, mas, mesmo assim, procure localizá-los.

Grupos psicoeducacionais e de apoio mútuo

"Conhecer outras pessoas bipolares e ouvir suas histórias tem me feito sentir menos isolado. É uma coisa que me dá a esperança

de aprender a controlar essas oscilações de humor e ter uma vida mais gratificante."

— Participante de 66 anos de um grupo de apoio

Muitas pessoas se beneficiam de grupos de apoio psicoeducacional, tanto os comandados por um médico treinado (ver, por exemplo: Bauer; Mcbride, 1996; Colom *et al.*, 2009) quanto os conduzidos como grupos de *apoio mútuo* por pessoas com transtorno bipolar ou seus cuidadores. Nos grupos, as pessoas com transtorno bipolar se juntam e discutem como se sentem, e comentam suas atitudes e experiências relacionadas ao transtorno. Quando os grupos são educacionais e orientados para aptidões (são os que recomendo), você pode adquirir estratégias concretas para fazer as coisas de um jeito diferente (por exemplo, boas medidas para controlar seus humores ou ciclos de sono-vigília, ou quais são os melhores médicos em sua região). Vários estudos indicam que as pessoas com transtorno bipolar que frequentam esses grupos psicoeducacionais estruturados têm menos recorrências ao longo do tempo, maior adesão ao seu regime de medicações e gastam menos dinheiro com seus cuidados do que pessoas que frequentam grupos de apoio menos estruturados, menos dirigidos (Colom *et al.*, 2009; Salcedo *et al.*, 2016).

Muitas pessoas sentem que as únicas que podem realmente entendê-las e oferecer-lhes soluções viáveis são outras pessoas que tenham também transtorno bipolar. Em grupos de apoio mútuo, os frequentadores conversam sobre as medicações que experimentaram e se funcionaram ou não; que terapias receberam; de que maneira lidaram com problemas no trabalho, na família ou nos ambientes sociais; e o que fazem para evitar ficar doentes de novo. Das mais de 2 mil pessoas entrevistadas do Support Group Compliance Survey da National Depression and Manic-Depressive Association (hoje chamada de Depression and Bipolar Support Alliance) (Lewis, 2000) – todas elas ativas em grupos de apoio locais –, 95% disseram que a experiência de grupo ajudou-as a aceitar melhor tomar medicações, a se comunicar com seus médicos e a lidar com os efeitos colaterais. Nos meus primeiros dias na UCLA, conduzi um grupo de apoio para pessoas com transtorno bipolar e sempre me impressionou o grau de eficácia dos seus membros em ajudar uns aos outros.

Nem todo mundo se sente à vontade num ambiente de grupo. Se você tem dúvidas em relação a isso, tente participar de uma das sessões e ver se consegue se relacionar com as demais pessoas do grupo. Você consegue se imaginar sentindo-se apoiado e compreendido por elas ao falar de seus problemas? Acha que elas podem ter o mesmo tipo de dificuldades ou problemas para administrar a doença que você tem? Para checar se há grupos disponíveis em sua comunidade, tente ligar para o centro de saúde mental local, para psiquiatras da região que se especializaram em transtornos do humor.

Grupos de apoio para famílias

Seu cônjuge/parceiro(a) ou pais podem também querer frequentar um grupo de apoio. É muito provável que se beneficiem de frequentar um grupo no qual possam conversar com outros parentes de pessoas com transtornos do humor.

Tente não ficar ansioso com o desejo de seu cônjuge/parceiro(a) ou outro membro da família de se juntar a um grupo desses. Talvez você tenha receio de que esses grupos sejam compostos por parentes irritados, que irão falar mal de você e incentivar seus parentes a desistirem e se afastarem. Na minha experiência, não é assim. Ao contrário, eles fornecem informações úteis e apoio para que os membros da família se sintam menos isolados. Às vezes seu parente também pode ter seus próprios problemas de humor para discutir. Se você se sentir desconfortável, peça ao seu parente para levá-lo junto. Na maioria dos casos, esses grupos são abertos a pessoas com o transtorno e também a seus familiares. E costumam ser gratuitos.

SEGUINDO EM FRENTE

Como você pode ver, há numerosos tratamentos disponíveis a pessoas com transtorno bipolar. Eles estão longe de ser perfeitos, mas muitos podem tratar com eficácia seus sintomas agudos e, com toda probabilidade, também as fases de sua doença mais estáveis. Complementar seu regime de medicação com psicoterapia ou grupos de apoio ajuda a garantir que você, a pessoa, seja tratado, e não apenas os seus sintomas; que desenvolva estratégias para lidar com o estresse; e que se sinta menos isolado ou mal-compreendido.

Você e seu médico podem ter que experimentar diferentes opções de medicação antes de encontrar a combinação mais eficaz e com menos efeitos colaterais. Do mesmo modo, talvez o primeiro terapeuta que você consulte não seja aquele com o qual irá ficar. Esse processo de tentativa e erro certamente pode ser frustrante às vezes, mas há todas as razões para que você se mantenha esperançoso de que acabará encontrando o tratamento que for melhor para você.

Comprometer-se com um programa de longo prazo de medicações ou de terapia envolve importantes decisões pessoais. Você talvez tenha dúvidas importantes a respeito de tomar quaisquer dessas medicações, mesmo que esteja sofrendo com oscilações de humor debilitantes e que interfiram com o seu funcionamento. Essas dúvidas são compreensíveis. Mas quando as pessoas com transtorno bipolar param de tomar medicação, particularmente quando fazem isso de uma hora para outra e não têm um terapeuta disponível para ajudá-las, acabam tendo recaídas e ficando pior do que quando pararam. Para saber mais sobre como as pessoas resolveram esse dilema, continue lendo: o Capítulo 7 é dedicado a questões que você irá enfrentar ao aceitar um regime de medicações e precisar lidar com sua administração diária.

CAPÍTULO 7
Entrar em acordo
com suas medicações

> Quando minha irmã mais velha me acusa de maníaca, a voz dela tem um estranho tom maníaco. "Você está lembrando de tomar seu remédio?" Uma mania controlada, aquele controle das perguntas feitas com raiva, dirigidas a crianças, do tipo "Você vai descer daí ou não?"...
>
> Como se parando de tomar lítio eu pudesse apagar o passado, fosse capaz de provar que ele nunca aconteceu, pudesse triunfar sobre meu diagnóstico e contradizê-lo; isso me faria sentir que estou certa e todos eles errados. Sempre me vi do jeito oposto, isto é, achando que eles estão certos e eu errada. Claro que bastava tomar o lítio para que fosse aceita de volta... se tomasse lítio estaria "bem"... Mas eu nunca estou bem, apenas melhorando. Ah, se eu pudesse vencer essa aposta...

Kate Millet, *The Loony-Bin Trip* (1990, p. 32)

A natureza do transtorno bipolar é tal que mesmo quando você se sente melhor, ainda mantém uma subjacente predisposição biológica à doença. Essa predisposição exige que tome medicações, mesmo quando está se sentindo bem. Com frequência, porém, quando se sente melhor você fica tentado a parar com as medicações, porque não vê necessidade delas. É uma reação compreensível.

Infelizmente, parar com as medicações contra as indicações médicas – e às vezes também ao tomar doses inadequadas ou não manter a regularidade – coloca você em um risco mais elevado de ter recorrências de seu transtorno. Na minha experiência, as pessoas têm maior probabilidade de querer parar de tomar suas medicações depois que se recuperam parcialmente de um episódio maníaco ou depressivo. Nessa fase de recuperação, podem se sentir bem ou mesmo hipomaníacas, mas estão mais no controle de seus humores do que durante o auge da doença. Tomar medicação dá a sensação de que você está estragando uma festa que estava muito boa. Essas reações são especialmente verdadeiras em pessoas jovens que tiveram apenas um ou dois episódios – a inconsistência em relação à medicação pode decorrer dos sentimentos de invulnerabilidade típicos da juventude. Mas também trabalhei com pessoas de meia-idade e adultos mais velhos que reconhecem ter tido inúmeros episódios depressivos ou maníacos ao longo da vida e ainda assim acham que não precisam de medicação. É compreensível, pois querem saber como seria a vida sem os comprimidos. Podem também estar preocupados com os possíveis efeitos de longo prazo das medicações para seus rins ou sistemas metabólicos.

No capítulo anterior, comentei os diversos tratamentos com drogas disponíveis às pessoas com transtorno bipolar. Neste capítulo, vamos examinar as várias razões alegadas por quem tem transtorno bipolar para interromper seus regimes de medicamentos. Muitas dessas razões me foram apresentadas por meus pacientes, inclusive aqueles que vinham estáveis há um bom tempo, mas que acabaram duvidando de que as medicações estivessem de fato agindo.

Também examinei a literatura de pesquisas sobre as razões pelas quais pessoas com transtorno bipolar param de tomar medicação, que são bem variadas. Às vezes, as questões envolvidas nessa inconsistência ou *discordância* estão relacionadas a sentimentos ou crenças a respeito do transtorno – como não concordar com o diagnóstico ou achar que se está perdendo o prazer oferecido pelos períodos de alta. A inconsistência pode também ser uma reação a efeitos colaterais desagradáveis (por exemplo, ganho de peso), a dificuldades relacionadas a um médico em particular ou ao fato de detestar ter que fazer coletas de sangue. Às vezes as pessoas simplesmente se esquecem de tomar medicação. Elas também param com as medicações por questões práticas, como o vencimento do prazo das receitas (e a dificuldade de obter uma nova) ou seu alto custo. Não é surpresa ver pessoas com transtorno bipolar seguindo à risca as medicações porque seu médico é alguém que demonstra empatia, é colaborativo e acessível; certamente, o nível de experiência do médico ou suas credenciais são menos importantes para determinar a adesão (Sylvia *et al.*, 2013).

Neste capítulo, dou dicas para tornar as medicações mais aceitáveis para você (caso tenha dúvidas a esse respeito), assim como ideias para discutir efeitos colaterais com seu médico, de modo que você possa obter o máximo possível de ganho (e o mínimo possível de dor) com seu tratamento. Talvez você reconheça suas experiências nas histórias de pessoas que estão lutando para aceitar um tratamento de longo prazo com medicações. Também vou abordar os fatores que afetam a disposição das pessoas em aceitar psicoterapia de longo prazo.

O QUE É CONCORDAR COM A MEDICAÇÃO?

Concordância com a medicação refere-se ao grau de consistência que há entre os planos recomendados pelo médico e os adotados pelo paciente (Reilly-Harrington; Sachs, 2006). *Não concordância* significa que você não seguiu as recomendações do médico em tomar suas medicações ou que parou de tomá-las de vez, contrariando o conselho dele. Mas as pessoas podem se tornar discordantes de diversas maneiras. Por exemplo, algumas tomam a medicação corretamente por várias semanas e de repente param de tomar. Outras param de tomar apenas um dos medicamentos de um "coquetel" de medicações: receberam, por exemplo, prescrição de tomar lítio, valproato e quetiapina e decidem parar com tudo menos com o valproato (ou tomar uma dose maior dessa medicação do que a prescrita). Há também aquelas que diminuem as dosagens ou tomam as medicações de modo intermitente (por exemplo, só metade das drágeas recomendadas de olanzapina, ou saltam as doses noturnas, ou deixam de tomar aos sábados à noite). Para outras, a não concordância consiste em introduzir remédios de eficácia não comprovada (por exemplo, ervas medicinais como a erva-de-são-joão ou ácidos graxos ômega 3) em lugar dos estabilizadores do humor, ou em usar álcool ou maconha para controlar seus estados de humor.

Por que o termo *concordância*? Vários termos alternativos foram propostos na literatura médica, e os mais comuns são *adesão* e *conformidade* ou *cumprimento*. Na minha experiência, pessoas com transtorno bipolar geralmente não gostam desses termos. *Não adesão* soa como se embutisse uma crítica e um julgamento, e pode ser associado na mente da pessoa com fita adesiva ou cola (um paciente me perguntou: "Por acaso sou uma nota adesiva?"). Isso deixa implícito que a pessoa com transtorno não tem vontade ou não consegue seguir um programa de comum acordo com o médico. A expressão *não cumprimento* é pior ainda, pois deixa implícita uma atitude paternalista, como quem diz que o paciente com transtorno bipolar *não está obedecendo* o que os demais insistem que deveria fazer.

Prefiro o termo *concordância* porque sublinha a importância de uma aliança entre você e seu médico. Parar com as medicações ou tomá-las de maneira inconsistente muitas vezes tem a ver com os próprios médicos, que podem ter falhado em (1) explicar melhor os propósitos das diversas medicações do seu regime, (2) alertá-lo sobre os possíveis efeitos colaterais ou sua intensidade, ou (3) saber comunicar seu apreço por você, deixar claro que se importam com você e o respeitam como pessoa. O termo *não concordância* sugere que existem diferenças na maneira como paciente e médico encaram o tratamento.

A NÃO CONCORDÂNCIA É MUITO COMUM?

As estimativas variam, mas o consenso é de que mais da metade das pessoas com transtorno bipolar para de tomar as medicações em algum momento (Colom *et al.*, 2005). Um estudo recente na Suécia revelou que de 873 pessoas com transtorno bipolar tratadas com lítio, 54% interromperam o tratamento, quase sempre em razão de efeitos adversos, como diarreia ou tremores (Öhlund *et al.*, 2018). Você tem maior probabilidade de não concordar com as medicações se: for do sexo masculino; for mais jovem do que velho; se a doença tiver se manifestado na sua adolescência ou antes; se tiver ciclagem rápida dos episódios; tiver sido hospitalizado recentemente; tiver propensão à bebida ou ao abuso de substâncias; se sofrer de transtornos comórbidos de ansiedade; não contar com estrutura familiar de apoio; não ter cônjuge/parceiro(a) nem amigos em quem possa confiar (Colom *et al.*, 2000; Perlis *et al.*, 2010).

Pessoas com transtorno bipolar não são as únicas que têm problemas para aceitar um regime de medicação de longo prazo. Quem tem diabetes, doença cardíaca, hipertensão, glaucoma, câncer, osteoporose, apneia do sono, epilepsia, enxaqueca, ou qualquer outro tipo de condição médica crônica que exija uma farmacoterapia constante está propenso aos mesmos desafios que você. As pessoas também são inconsistentes para tomar antibióticos e anticoncepcionais! Você não está sozinho na batalha.

QUAIS AS CONSEQUÊNCIAS DA NÃO CONCORDÂNCIA?

Pessoas que têm transtorno bipolar muitas vezes recebem prescrição para tomar medicações sem que lhes sejam explicadas razões convincentes para isso ou sem que tenham boa compreensão do que pode acontecer se não tomarem. ***A principal razão de não ser aconselhável que você pare de tomar medicação é que isso está associado a alto risco de recorrência.*** Não tomar as medicações como prescrito é o maior fator isolado a determinar quando e com que frequência as pessoas com transtorno bipolar terão recorrências. A não concordância também aumenta muito o risco de suicídio. Como Jamison (1995) explica: "Que a minha vida dependia dos comprimidos é algo que por muito tempo não ficou óbvio para mim; e a minha falta de noção sobre a necessidade de tomar lítio mostrou-se extremamente onerosa" (p. 89, tradução nossa).

Quando alguém interrompe as medicações de modo muito abrupto (que é o mais comum), a probabilidade de recaída – ou de cometer suicídio – é mais elevada do que quando os estabilizadores do humor ou antidepressivos são descontinuados de maneira mais gradual (Suppes; Dennehy; Gibbons, 2000; BaldessarinI *et al.*, 2010). Se você toma lítio e de repente para de tomar, e em seguida começa a tomar de novo, leva um tempo até que ele alcance um nível estável em seu sangue e você volte a contar com sua total proteção contra recorrências. Se você toma remédios de maneira inconsistente, também acabará com níveis sanguíneos da droga inadequados, que podem levar aos mesmos resultados negativos.

Muitas pessoas querem tirar "férias das drogas", imaginando que se piorarem poderão voltar a tomá-las e então recuperarão a normalidade – como se fosse simples assim. É como quando alguém tem que tomar antibiótico durante dez dias para tratar uma infecção nos seios nasais. Pode até se sentir melhor depois de cinco dias e então simplesmente parar de tomar o antibiótico; então ficará em um estado em que não tem mais sintomas ativos, mas o episódio de infecção ainda está subjacente e prossegue. Nesse estado, existe alto risco de uma recaída nos sintomas.

O fato de as consequências de interromper as medicações estabilizadoras do humor não serem sempre imediatas (isto é, você pode se sentir melhor por um tempo depois que para), pode fazer você achar que está tudo em ordem e que pode tocar a vida em frente sem a medicação. Infelizmente, sua sensação de bem-estar talvez tenha a ver com a hipomania que muitas vezes se instala assim que os estabilizadores do humor são interrompidos. Essa hipomania costuma ser o primeiro estágio da evolução de um episódio maníaco mais grave. Se você para de tomar uma droga como o lítio e então tem uma recaída da doença, é bem provável que não reaja tão bem ao voltar a tomar. Na realidade, tomar e parar medicações pode levar a um padrão de ciclagem contínua, em que os próprios episódios da doença geram outros episódios, e os períodos de bem-estar entre eles ficam mais curtos (o chamado "efeito *kindling*"; Post, 2007). No lado positivo, receber tratamento médico precocemente no curso de seu transtorno (isto é, quando você recebe o primeiro diagnóstico) e conseguir mantê-lo pode prevenir esses padrões de ciclagem contínua do humor.

POR QUE AS PESSOAS PARAM DE TOMAR MEDICAÇÕES – E POR QUE VOCÊ DEVE EVITAR FAZER ISSO

Ethan, 19 anos, teve seu primeiro episódio maníaco na universidade. Ficou briguento, com comportamento sexual desinibido, leviano e grandiloquente, afirmando que seu trabalho artístico e seus escritos logo fariam dele um milionário. Seus pensamentos se aceleraram e ele começou a falar muito. Começou a tomar lítio e uma medicação antipsicótica ao ser internado no hospital universitário. Teve uma recuperação parcial, mas ainda estava hipomaníaco quando voltou para a casa dos pais, abandonando as aulas. Só que parou de tomar as medicações de uma hora para outra e não contou nada a eles. Mergulhou em depressão profunda, com insônia, letargia, lentidão de pensamento, ideias suicidas e pensamentos do tipo: "Sou uma negação... Não mereço viver... Nunca fiz nada por ninguém nesse mundo". Acabou concordando em consultar um terapeuta, em vez de um psiquiatra, com a ressalva de que: "Quem quer que seja, ele precisa saber que me oponho filosófica e espiritualmente a tomar qualquer tipo de medicação".

Ethan não excluiu a possibilidade de ter transtorno bipolar, mas deixou claro que queria ele mesmo resolver as dificuldades com sua identidade, sexualidade, valores morais e relacionamento familiar, em vez de ser tratado por seu terapeuta como "um caso maníaco-depressivo". O terapeuta concentrou algumas sessões em desenvolver uma aliança com Ethan e o ajudou a compreender a manifestação da depressão sob dois aspectos: os seus gatilhos psicossociais (eventos na faculdade e a rejeição que sofreu de uma namorada) e suas bases biológicas e genéticas, entre elas um histórico de suicídio e transtorno bipolar do seu avô materno. O terapeuta não questionou a ideia de Ethan, que via a depressão como algo "existencial e espiritual", mas gradualmente introduziu a noção de que ela também poderia ter uma base química.

Após seis sessões individuais, o pai e a madrasta foram trazidos para sessões conjuntas e Ethan explicou sua posição. As opções de tratamento foram discutidas e, nos dois meses seguintes, o humor de Ethan melhorou um pouco, embora continuasse moderadamente deprimido e se queixando de insônia.

Depois de criar uma sólida aliança com Ethan, o terapeuta reintroduziu a ideia de tentar o lítio. Ethan concordou em testá-lo de novo por três meses. O terapeuta o encaminhou a um psiquiatra, que dedicou um tempo a criar uma boa sintonia com ele e a ouvir sua história. Recomendou que começasse com uma dose de 1.200 mg. E Ethan reagiu rapidamente ao tratamento: sua depressão passou, assim como os pensamentos suicidas, e seu sono melhorou.

Depois de seis meses de terapia individual – duas vezes por semana – mais a terapia familiar e a manutenção regular do tratamento com lítio, Ethan decidiu voltar à faculdade. Embora no início planejasse parar com o lítio "assim que estivesse melhor", manteve a medicação depois de voltar à faculdade, onde seu tratamento foi acompanhado por um médico no serviço de saúde da escola. O contato com o terapeuta vários anos mais tarde revelou que seu transtorno do humor estava estável. Ele voltou a estudar e ainda continua tomando lítio.

Aceitar um regime de farmacoterapia para tratar transtorno bipolar é uma decisão pessoal muito importante. Naturalmente você fará questionamentos. Se acabou de ser diagnosticado com transtorno bipolar ou está em um estágio inicial de seu curso, as dúvidas quanto às implicações de longo prazo de tomar medicamentos podem ser particularmente importantes para você, assim como foram para Ethan. Mas é possível que tenha sentimentos fortes a respeito das medicações mesmo que já esteja tomando estabilizadores do humor há bastante tempo. Nesta seção, discuto algumas das razões pelas quais as pessoas param de tomar medicações e alguns contra-argumentos a serem considerados se você por acaso concordar com essas razões.

■ "Tenho saudades de meus períodos exaltados"

"Será que um peixe sabe quando está molhado? A hipomania me proporcionava bem-estar. Sentia como se eu finalmente estivesse dando certo na vida. Não me fazia sentir que havia algo errado comigo; era uma sensação ótima, e eu venho me sentindo mal já há muito tempo. Então larguei a medicação, e comecei a me sentir cada vez mais eufórico. As pessoas diziam para eu voltar a me medicar, mas achava isso arrogante da parte delas. Eu ficava ressentido por elas não reconhecerem que eu estava conseguindo realizar coisas. Eu dizia a elas: 'Vocês não estão entendendo, querem me enquadrar, me colocar em uma de suas categorias'. Só que acabei ciclando para uma depressão e passei a ter ideias suicidas. Fui procurar de novo meu médico e – adivinhe? – voltei a tomar lítio."

– Homem de 38 anos com transtorno bipolar I,
descrevendo seu mais recente ciclo de humor

Os períodos hipomaníaco ou maníaco do transtorno bipolar, especialmente quando acompanhados de euforia e grandiloquência, podem produzir uma sensação muito boa. Se você entra nesse estado, sente-se produtivo, energizado, no controle das coisas, alegre e invulnerável. Quem é que não gosta de um estado assim, e por que estragá-lo tomando comprimidos?

Um dos meus clientes comparou a mania a estar apaixonado. Quando você se apaixona, fica meio bobo, feliz e motivado, e dorme menos; sente-se mais confiante, atraente e sexual; quer falar mais com gente e fazer mais coisas. Ele dizia: "Se você estivesse apaixonado e viesse uma pessoa com um comprimido e dissesse que ele iria curá-lo desse sentimento, para onde é que você mandaria essa pessoa?".

Nem todo mundo experimenta a mania como um estado feliz. Ela também pode deixar você ligado, estressado ou irritável. Mas, mesmo quando as pessoas experimentam a mania negativamente, elas se ressentem da ideia de terem seus humores controlados por uma substância. Como vimos em capítulos anteriores, ninguém gosta da sensação de estar sob o controle de outra pessoa ou outra coisa e, pela minha experiência, as pessoas com transtorno bipolar são particularmente sensíveis a essa questão. Costumam ter um relacionamento de amor e ódio com seus humores: odeiam o fato de eles flutuarem tanto e se ressentem particularmente das baixas, mas essas variações de humor são centrais para a noção que elas têm de si mesmas e de como experimentam a vida.

Não vou usar meias palavras para falar a respeito disso: os estabilizadores do humor sem dúvida acabam com os períodos de alta. Quando as pessoas tomam lítio ou qualquer outro estabilizador do humor ou antipsicóticos de segunda geração (ASGs), seus humores ficam mais estáveis. Mas elas se queixam de ficar estáveis *demais*. A questão é que a estabilidade coloca você no assento do motorista e lhe dá real controle sobre seu destino, em lugar da ilusão de controle que a mania lhe dá. **Mas estabilidade também significa renunciar à intensidade e ao passeio de montanha-russa que o transtorno bipolar possibilita.** Ou seja, tomar medicações pode significar maior estabilidade, mas em detrimento dos aspectos estimulantes e positivos do transtorno.

De toda forma, a excitação e ação dos períodos de alta muitas vezes trazem depressões debilitantes em sua esteira. O homem de 38 anos que acabamos de citar experimentava quase um choque quando sua mania decaía do auge. Isso vale também para quem tem a forma bipolar II do transtorno: mesmo que a sua hipomania não seja particularmente destrutiva, evitar episódios hipomaníacos ajuda a prevenir as depressões graves que costumam se seguir (ver Capítulo 9).

■ "Estou me sentindo ótimo agora, então por que tomar medicação?"

Muitas pessoas com transtorno bipolar aceitam que precisam de medicações quando estão ciclando para um episódio, mas não veem necessidade de "profilaxias" – usar medicações quando estão saudáveis, a fim de *prevenir* futuros episódios. Quando o episódio maníaco ou depressivo passa, pensam: "Por que continuar tomando medicações e ter que lidar com esses efeitos colaterais?". Algumas encaram os estabilizadores do humor como se fossem analgésicos: você toma quando está com dor, e para assim que a dor passa. É a mesma lógica que pessoas (como eu) adotam em sua dieta. Assim que alcançam a meta inicial de perder digamos, 7 quilos, não veem mais razão para prosseguir com a dieta, mesmo sabendo que ela é a chave para manter o peso.

Essa confusão é compreensível, mas vale lembrar um dos pontos-chave dos Capítulos 5 e 6: pessoas com transtorno bipolar têm predisposições biológicas subjacentes e, por isso, precisam tomar estabilizadores do humor de modo contínuo com o intuito de prevenção. Não há garantia de que você fique livre de episódios mesmo tomando estabilizadores do humor ou antipsicóticos, mas as chances de ficar bem por mais tempo e de ter episódios menos graves aumentam muito.

"As medicações bloqueiam minha criatividade"

Um dos aspectos mais fascinantes do transtorno bipolar é sua associação com a criatividade artística. Muitos artistas famosos, escritores, poetas e músicos provavelmente foram afetados pelo transtorno bipolar ou uma variante dele. Alguns exemplos: Sylvia Plath, Anne Sexton, Robert Lowell, Ernest Hemingway, Delmore Schwartz, Vincent van Gogh e Ludwig van Beethoven. Kay Jamison (1993) escreveu extensivamente sobre isso em seu livro *Touched with Fire: Manic-Depressive Illness and the Artistic Temperament* [Tocado pelo fogo: a doença maníaco-depressiva e o temperamento artístico]. Posso recomendar também uma recente resenha de estudos sobre criatividade no transtorno bipolar, de Sheri Johnson e colegas (Johnson *et al.*, 2012).

O vínculo com a criatividade pode colocar a pessoa com transtorno bipolar em um dilema. Digamos que você tem o maior orgulho daquilo que escreve, do seu talento artístico ou habilidade musical, e tem medo de que as medicações inibam sua produção criativa. Se suas oscilações de humor podem melhorar a qualidade de sua arte, ao revesti-la de emoção e paixão, por que livrar-se delas? Será que a medicação estabilizadora do humor de fato interfere com a criatividade? Não há muitos estudos, e a maior parte são estudos de caso com grupos seletos de pessoas dotadas de talento artístico, a fim de ver o efeito do lítio em seu trabalho. Nenhum desses estudos sobre criatividade envolveu pessoas que tomassem anticonvulsivantes ou antipsicóticos, portanto não sabemos se essas medicações são melhores ou piores. Será que quem tem transtorno bipolar fica mais criativo quando para com a medicação? A literatura não dá uma resposta clara a essa questão, pelo menos no que se refere ao lítio. Kocsis *et al.* (1993) testaram 46 pessoas com transtorno bipolar que vinham em tratamento de longo prazo com lítio. Concluíram que a pontuação dos pacientes em memória, produtividade associativa e velocidade motora (bater os dedos) melhorou quando pararam de tomar lítio. As pessoas que melhoraram mais nessas medições foram as que tinham os níveis mais elevados de lítio no sangue antes de parar com a droga, o que sugere que dosagens mais altas podem levar a maior interferência na função mental.

O que esses achados significam para pessoas que têm talento artístico? Primeiro, o lítio pode ter efeitos em seu desempenho cognitivo ou motor, mas não é certo que interfira em sua criatividade. Na realidade, talvez ocorra o oposto. Entre escritores eminentes, a forma bipolar II do transtorno (depressão com hipomania) é mais comum que o transtorno bipolar I pleno (Carreno; Goodnick, 1998). Em outro estudo, pessoas com bipolar II tinham maior probabilidade de saber desenhar ou tocar instrumentos musicais e de ter maior foco e clareza durante suas altas do que pessoas com transtorno bipolar I (Mccraw *et al.*, 2013). Ou seja, estados maníacos ou hipomaníacos mais leves (por exemplo, emoções positivas combinadas com alta energia, mas pouco comprometimento das funções) podem ser mais associados à criatividade do que estados maníacos plenos (Johnson *et al.*, 2012).

Se você tem transtorno bipolar I, reduzir sintomas maníacos graves com medicações pode na realidade *melhorar* sua criatividade (Andreasen, 2008). Nesse sentido, a medicação pode até ser útil ao seu trabalho, se ela for bem-sucedida em controlar suas oscilações maníacas de maior gravidade. Mas, se você está convencido de que o lítio ou suas outras medicações estão afetando sua criatividade ou seu foco, converse com seu médico a respeito de reduzir a dosagem antes de decidir parar de tomar. Talvez ele ou ela ache mais seguro você experimentar uma dosagem mais baixa, especialmente se você permanece estável há algum tempo. Seu médico pode também recomendar que experimente um estabilizador do humor diferente.

> **Tratamento eficaz:** Para a maioria dos médicos, quem tem transtorno bipolar funciona melhor em arte, música ou escrita quando em remissão do transtorno, ou quando com hipomania leve, e não quando plenamente maníaco ou depressivo.

"Medicações provocam efeitos colaterais insuportáveis em mim"

Como discutido no Capítulo 6, todos os principais estabilizadores do humor, antipsicóticos e antidepressivos têm efeitos colaterais, que podem variar de leves (por exemplo, sentir sede com o lítio) a graves (reações tóxicas, problemas de eliminação nos rins, ciclagem rápida e grave comprometimento das células de defesa). Em muitos casos, os efeitos colaterais das medicações são transitórios e desaparecem ou, pelo menos, ficam mais leves depois que você já toma a medicação há algum tempo. Outros efeitos colaterais não são tão fáceis de ignorar e podem ser contínuos.

Muitas pessoas interrompem seus medicamentos por acharem os efeitos colaterais desagradáveis e perturbadores demais. Isso é verdade também para pessoas que recebem prescrições de medicamentos para outras condições médicas. Medicações para pressão sanguínea, por exemplo, podem deixar as pessoas fatigadas. Remédios para alergia dão sonolência ou sensação de "secura". Até mesmo substâncias naturais ou à base de ervas têm efeitos colaterais. Por exemplo, a erva-de-são-joão, que antigamente era considerada um antidepressivo alternativo, pode dar dor de estômago, deixar a pessoa mais sensível ao sol e, se não for tomada junto com um estabilizador do humor, causar oscilações para a mania (Dalwood *et al.*, 2015).

Tomar medicação é uma decisão baseada em custo-benefício. Há claramente benefícios nos estabilizadores do humor e ASGs. Mas eles também têm custos, incluindo os efeitos colaterais e o dispêndio financeiro (ver o exercício "Os prós e contras de tomar medicações", adiante). A maioria das pessoas com transtorno bipolar, se fizer uma avaliação objetiva dos custos e benefícios, vai concluir que compensa continuar tomando medicações, especialmente se tiver passado por dolorosos episódios de transtorno do humor. Isso, porém, não significa que você tenha que conviver com terríveis efeitos colaterais ou perder suas aptidões criativas em troca de saúde e estabilidade de humor.

■ "Como devo lidar com meu médico em relação aos efeitos colaterais?"

O ideal é que administrar seus efeitos colaterais seja um processo colaborativo entre você e seu médico, e que vocês discutam a eficácia de cada medicação e seus efeitos adversos. Para melhorar esse processo, mantenha um registro dos efeitos colaterais que você experimenta dia a dia, e relate isso ao seu médico. O formulário a seguir irá ajudá-lo a organizar seus pensamentos a respeito. Copie o registro completo, leve-o à sua próxima consulta sobre medicação e converse sobre isso com seu médico.

REGISTRO DOS EFEITOS COLATERAIS QUE VOCÊ EXPERIMENTA

Dia da semana	Medicações tomadas	Dosagem	Efeitos colaterais experimentados*
Segunda			
Terça			
Quarta			

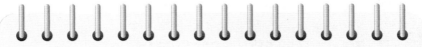

Dia da semana	Medicações tomadas	Dosagem	Efeitos colaterais experimentados*
Quinta	_____	_____	_____
	_____	_____	_____
	_____	_____	_____
Sexta	_____	_____	_____
	_____	_____	_____
	_____	_____	_____
Sábado	_____	_____	_____
	_____	_____	_____
	_____	_____	_____
Domingo	_____	_____	_____
	_____	_____	_____
	_____	_____	_____
Exemplo:	Lítio	1.200 mg/dia	Sede, tremor nas mãos
Segunda	Lamictal	300 mg/dia	Náusea, boca seca
	Seroquel	400 mg/dia	Calores, sedação

Peso no início da semana_____ Peso no final da semana_____

* Nota: *Exemplos de efeitos colaterais* – boca seca, urinar com frequência, erupções na pele, acne, dor de estômago, insônia, dores de cabeça, fadiga, perda de cabelo, problemas de concentração, tremor nas mãos, fome/ganho de peso. Se você não tem certeza de qual medicação causa qual efeito colateral, apenas liste cada efeito colateral experimentado e coloque um ponto de interrogação (?) ao lado de cada um.

Extraído de *Bipolaridade – Transtorno Bipolar*, de David J. Miklowitz. Copyright © 2019 The Guilford Press.

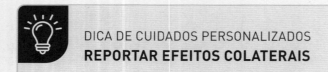

DICA DE CUIDADOS PERSONALIZADOS
REPORTAR EFEITOS COLATERAIS

Efeitos colaterais podem ter outras soluções que não impliquem parar de tomar as medicações. Informar o médico a cada visita sobre os efeitos colaterais que você experimenta irá ajudá-lo a avaliar, junto com você, as alternativas ao seu atual plano de tratamento. Se você sente efeitos colaterais incomuns que não estão na lista dos que costumam ser associados a cada medicação, reporte-os assim mesmo.

Você pode se irritar com seu médico porque ele não o alertou sobre os efeitos colaterais que está experimentando. É uma irritação compreensível, mas tenha em mente que o médico pode não ter sido capaz de prever seu perfil individual de efeitos adversos. Revele como se sente a respeito disso; ele ou ela precisa saber o quanto essas questões são importantes para você.

É possível lidar com muitos dos efeitos colaterais simplesmente ajustando a dosagem (digamos, diminuindo o número de comprimidos de lítio para que você se sinta menos lento mentalmente) ou tomando o remédio em horários diferentes. Por exemplo, se você tomar lítio em uma dose única, em vez de várias vezes ao dia, talvez diminua sua necessidade de urinar a toda hora. Se tomar a forma de liberação prolongada do valproato, poderá ter menos desconforto gastrintestinal. Outros efeitos colaterais podem ser controlados com medicações adjuvantes. Por exemplo, tremor nas mãos ou enxaqueca podem ser atenuados acrescentando um betabloqueador, o propranolol, ao seu regime de medicação. A queda de cabelo associada ao valproato pode ser atenuada com suplementos de zinco ou selênio. Evite ajustar a medicação por sua conta, pois isso pode piorar os sintomas de humor.

Você e seu médico podem também decidir mudar de medicação. Por exemplo, se o lítio cria problemas de memória ou falta de motivação, talvez compense passar para o valproato, que tem menor probabilidade de produzir esses efeitos colaterais (Malhi *et al.*, 2009). Se tiver problemas com ganho de peso ao tomar valproato, então lamotrigina, carbamazepina ou um dos ASGs (lurasidona, ziprasidona, aripiprazol) mais neutros em relação ao ganho de peso podem ser alternativas melhores para você.

■ "Tomar medicação é sinal de fraqueza pessoal, de doença e de falta de controle"

> *"Para mim, é tudo uma questão de controle. Sempre tive problemas com autoridade, e sinto a medicação como se fosse mais uma figura de autoridade. Alguém chega pra você e diz: 'Tome esse medicamento e você vai se sentir melhor e ficar igual ao resto de nós'. Acho uma bobagem, e me faz sentir como se a pessoa não me conhecesse muito bem. Eu sei lidar muito bem com as coisas, do meu jeito, obrigado."*
> – Rapaz de 19 anos após hospitalização por mania

Muitos encaram tomar remédios como um sinal de fraqueza pessoal. É como admitir que você é doente, que tem algum defeito ou está mentalmente insano. Com certeza, tomar medicação todo dia pode lembrá-lo de seus problemas e deixá-lo ressentido com a doença, mais ainda do que você já está. Mas muitas pessoas levam isso mais longe e afirmam que são capazes de ficar bem sem medicação, simplesmente exercendo autocontrole. Se você está em uma fase hipomaníaca, é provável que se sinta assim. Infelizmente, o transtorno bipolar não pode ser controlado apenas com a força de vontade. Nem qualquer outra doença de base biológica.

Há várias maneiras de pensar o controle. Na mente de algumas pessoas, ter controle é não precisar da ajuda de ninguém ou de nada. Para outras, controle significa aproveitar as oportunidades de promover suas metas de vida. Sem dúvida, tomar medicação significa renunciar a certo controle a curto prazo. Mas cuidar de você pode também dar-lhe maior controle a longo prazo. Manter a estabilidade do humor oferece maior probabilidade de ficar fora do hospital, de não precisar marcar tantas consultas médicas, poupar dinheiro em tratamentos adicionais, conseguir planejar com antecedência o que você quer fazer, curtir melhor a família e os relacionamentos românticos, ter uma vida profissional mais produtiva. *Em outras palavras, tomar medicações pode lhe dar o tipo de controle que você almeja, em vez de eliminá-lo. Não tomar medicações, ao contrário, pode significar abrir mão do controle se isso levá-lo a ficar doente de novo.*

Em capítulos posteriores, vamos discutir estratégias para autogerir e monitorar o padrão de sono-vigília, mapear o humor, fazer uma reestruturação cognitiva e lidar com estresse familiar. Implementar essas estratégias comportamentais contribui para você se sentir mais no controle de seu destino. Mas elas funcionam muito melhor se você, ao mesmo tempo, continuar protegido pelas medicações.

■ "Tomar medicação para o psiquismo é algo que estigmatiza"

O transtorno bipolar carrega muito do injusto estigma social (rejeição social ou vergonha) que é colocado em todas as formas de doença mental. Assim, a pessoa pode sentir que tomar medicação é algo que propicia esse estigma. Talvez você fique preocupado com o que seu patrão, seus amigos, o parceiro ou parceira irão pensar se souberem que você toma estabilizadores do humor ou antipsicóticos.

Não é um problema simples, e se trata de uma preocupação real para muitas pessoas. Há certos empregos que não é possível manter por causa da medicação (por exemplo, se ele exige um controle motor fino das suas mãos). Sabemos que as reações dos empregadores ao serem informados de que um de seus funcionários tem transtorno psiquiátrico variam de uma boa empatia a arrumar um jeito de demitir a pessoa (embora esse tipo de discriminação seja ilegal, como veremos no Capítulo 13). Mas a situação está melhorando. Minha impressão, especialmente ao longo dos últimos 30 anos, é que nossa sociedade está aumentando a compreensão das bases biológicas dos transtornos psiquiátricos e da necessidade de medicações psiquiátricas. É cada vez maior o número de escritores, celebridades do cinema e figuras públicas que admitem se tratar de transtorno bipolar. Poucas pessoas iriam dispensar automaticamente um potencial parceiro romântico ou um funcionário só porque admitiu que toma estabilizadores do humor ou antidepressivos.

É claro que você não é obrigado a contar ao seu patrão ou a outra pessoa relevante em sua vida que você tem um transtorno de humor e está em tratamento. E pode também querer ser seletivo em relação ao que contar a eles. Como veremos no Capítulo 13, há maneiras construtivas de educar os outros a respeito de sua necessidade de medicações e de conseguir apoio e compreensão para que o estigma seja minimizado.

"As medicações não estão fazendo efeito"

Algumas pessoas com transtorno bipolar se queixam de que suas medicações simplesmente não estão funcionando. Elas questionam: "Por que preciso tomar medicação se não vejo meus sintomas sendo controlados, e, ainda por cima, tenho que lidar com efeitos colaterais?".

A realidade é que seu transtorno bipolar é controlável por medicamentos apenas parcialmente (ver Capítulo 6). Mas quase todo mundo com transtorno fica melhor com medicações do que sem elas. Você continuará a experimentar flutuações de humor com os estabilizadores, mas se examinar com atenção o curso de sua doença, provavelmente descobrirá que houve melhora. Manter uma tabela do humor (Capítulo 8) o ajudará a determinar de maneira relativamente objetiva se suas medicações estão afetando seu sono e seu humor.

Uma pergunta que você pode fazer a si mesmo é: "Será que minha medicação é ineficaz mesmo, ou ela simplesmente não está funcionando tão bem quanto eu gostaria?". Dependendo de sua resposta, você pode querer discutir a questão com seu médico. É possível – especialmente se estiver tomando estabilizadores do humor pela primeira vez– que você não melhore tanto quanto poderia. Não hesite em contar isso ao seu médico se estiver com essa impressão. Ele pode concordar e sugerir um estabilizador do humor ou ASG diferente ou várias medicações adjuvantes para melhorar seu regime atual (Capítulo 6).

"Meus problemas são psicológicos, não biológicos"

Se você sente que seus problemas de humor têm origem apenas psicológica (por exemplo, decorrem de algum trauma de infância ou de relações familiares conturbadas ou da falta de um parceiro romântico), então pode não ficar óbvio para você o papel que a medicação está tendo em seu tratamento. Talvez sinta que são as suas vulnerabilidades subjacentes que têm mais a ver com sua visão negativa de si mesmo, e não os fatores biológicos ou genéticos.

DICA DE CUIDADOS PERSONALIZADOS
DETERMINE SE AS MEDICAÇÕES ESTÃO LHE FAZENDO BEM

Se você toma estabilizadores de humor ou ASGs há pelo menos 3 semanas, tente ver objetivamente se houve alguma melhora. Além de manter uma tabela do humor (Capítulo 8), peça a opinião de parentes sobre o impacto de suas medicações em seu funcionamento. Eles podem ter visto efeitos que você não notou (por exemplo, que é menos frequente você ficar com raiva, que você sorri mais, irrita-se menos com mudanças em seu ambiente, está mais parecido com o que era antes). Às vezes, os benefícios não são tão claros. Por exemplo, Neil, 18 anos, não achava que a quetiapina fazia efeito em seu humor. Mas acreditava que estava se relacionando melhor com os pais e amigos desde que começara a tomar.

Dê mais uma olhada no Capítulo 5, no qual discuto o modelo de vulnerabilidade ao estresse. O estresse psicológico, motivado por conflitos interpessoais ou familiares e experiências de perda, pode interagir com suas vulnerabilidades biológicas e psicológicas (por exemplo, a baixa autoestima ou crenças autolimitantes, como "nunca vou conseguir o que me proponho fazer"). Essa é uma das razões pelas quais eu recomendo medicações e psicoterapia *combinadas*, mais do que uma em substituição a outra. Lembre-se de que seus problemas não precisam ser biológicos *ou* psicológicos. Podem ser ambos.

As medicações, na realidade, contribuem para o sucesso de sua psicoterapia. A maioria dos psicoterapeutas diz que não consegue muitos avanços quando a pessoa com transtorno bipolar vive um estado muito grave de depressão, mania ou misto. Se a medicação torna seu humor estável, ou pelo menos suficientemente estável para que você consiga cumprir seus compromissos regulares de terapia e fazer suas "tarefas" de casa, você se beneficiará muito mais da psicoterapia. Será capaz de lidar de modo mais produtivo com as questões subjacentes que talvez estejam contribuindo para a sua falta de alegria ou para o seu sofrimento.

▪ "Tomar medicação é ceder aos meus pais (ou ao meu cônjuge/parceiro)"

> *"Sou fruto do que aprendi de meus pais, mas sempre aprendi coisas de outras pessoas também, na faculdade, depois de formada, nos vários ambientes de trabalho, nos relacionamentos e nas situações difíceis da vida. Se eu aceitar tomar lítio, não pode ser por decisão deles. Se voltar a tomar, quando voltar, o quanto vou tomar e quem vai ser meu médico, são coisas que eu é que tenho que decidir. Se eles decidirem por mim, posso até concordar, mas não vou ser capaz de manter isso depois."*
> – Mulher de 23 anos com transtorno bipolar I

Como essa mulher diz, e como Kate Millet afirma na citação do início deste capítulo, tomar medicações pode fazer você se sentir como quem está cedendo às exigências da sua família. Se você é um adulto jovem e vive com os pais, pode ficar logo farto de ser importunado por eles para tomar os comprimidos, ou de interpretarem suas reações emocionais às coisas do dia a dia como sinais de que precisa tomar mais medicação, ou de o lembrarem de que você é a pessoa doente da casa. Talvez ache que os outros membros da sua família também têm o transtorno e que eles é que deveriam tomar medicação, não você.

A maioria dos adultos jovens quer independência dos pais, e ter um transtorno psiquiátrico às vezes faz parecer que o relógio do tempo foi atrasado alguns anos. Do mesmo modo, ingerir comprimidos, comparecer às consultas médicas e ter seus níveis de sangue testados pode dar-lhe a sensação de que está totalmente dominado por seus pais. A realidade é que tomar medicações, embora talvez de início reflita sua concordância com os planos de seus pais, é algo que aumenta suas chances de ser independente mais tarde. Com seu humor estável, é muito mais provável que você seja capaz de funcionar, bem, longe de casa. Mas é difícil ter essa visão de longo prazo quando tomar comprimidos faz você se sentir de novo como uma criança.

Se você é casado ou mora com um parceiro, pode ter os mesmos sentimentos em relação a ele ou ela, que talvez esteja assumindo uma linha dura com você. Alguns cônjuges de clientes meus chegaram a ameaçar largar o parceiro se ele parasse de tomar medicações. A insistência de seu companheiro ou companheira para que você tome seus remédios pode fazer você sentir essa opção como algo menos atraente ainda.

Como as pessoas resolvem esse dilema? Muitos dos meus pacientes acabam reconhecendo o papel dos estabilizadores do humor em manter a saúde deles e em preservar o relacionamento com seus familiares. Mas é importante você sentir que a decisão de tomar medicação é, em grande medida, sua. O Capítulo 13 dá algumas dicas sobre como se comunicar com os membros da família nas questões relacionadas com a doença, entre elas, como negociar os problemas às vezes voláteis de tomar medicação.

Muitos de meus pacientes reportam sentir-se melhor em relação a tomar medicação depois que começaram a encarar o tratamento com psicofármacos como algo importante para promover suas metas pessoais. Alguns têm feito essa transição, ou seja, pararam de se envolver em disputas de poder com seus pais ou parceiros e assumiram maior responsabilidade pela gestão do próprio tratamento com medicamentos (por exemplo, mantendo a regularidade dos horários, para que os outros não precisem ficar cobrando, monitorando efeitos colaterais, lembrando de solicitar novas receitas, marcando as próprias consultas ao médico). Essa transição ajudou-os a encarar as medicações menos como uma ameaça à sua autonomia e identidade.

■ "Não consigo me lembrar de tomar os remédios"

Este é um problema muito real e que costuma ser subestimado pelos médicos. Às vezes a pessoa não se lembra se tomou ou não a dose da manhã ou da tarde, e acaba tomando uma dose adicional à noite, o que pode aumentar as chances de experimentar efeitos colaterais mais graves. Isso acontece quando os outros ficam lembrando a pessoa de tomar um comprimido que ela na realidade já tomou, mas se esqueceu de que o fez.

Se você está consumindo regularmente álcool ou drogas ilícitas, incluindo a maconha, poderá ter mais problemas em se lembrar de tomar seus comprimidos conforme prescrito. Esta talvez seja uma das razões pelas quais o abuso de substâncias tenha correlação tão alta com a não concordância com a medicação. Se você for capaz de controlar seu uso de substâncias (ver Capítulo 8), ficará bem mais fácil se lembrar de tomar seus estabilizadores do humor, e eles certamente se mostrarão mais eficazes.

Se você tem dificuldades em se lembrar de tomar seus comprimidos, pergunte ao médico se ele pode definir um padrão de dosagem menos complexo. Algumas medicações, entre elas o lítio, podem ser tomadas também em dosagem única. Às vezes é possível simplificar o regime, para você tomar apenas uma dose de manhã e outra à noite. Não sinta vergonha por se esquecer de tomar medicação – isso é bem mais comum do que se imagina.

Algumas pessoas vinculam suas dosagens a eventos que possam servir como dicas, como as refeições ou suas rotinas matinais ou da hora de deitar. Outras guardam alguns comprimidos avulsos na gaveta de sua mesa no trabalho, caso se esqueçam de levá-los. Outras, ainda, comunicam suas rotinas de medicação ao cônjuge e pedem para serem lembradas. Se você se sente à vontade com seu parceiro assumindo esse papel, isso pode ajudá-lo a cumprir a programação.

Solução eficaz: Se você não se lembra de tomar a medicação, tente:

- Caixinhas organizadoras de comprimidos com as divisões contendo as doses diárias;
- Um recipiente para as pílulas do dia preso ao seu chaveiro [ou um chaveiro porta-comprimidos];
- Alarmes de celular ou despertador;
- Lembretes no calendário online;
- Lembretes perto de sua escova de dentes ou do cereal matinal.

No Capítulo 8, sobre manter o bem-estar, você será apresentado à tabela diária do humor. Você verá que ela tem espaços para registrar quanto de cada medicação você tomou. Manter uma tabela diária do humor ajuda você não só a se lembrar como a ver a relação entre seus hábitos com a medicação e a estabilidade do humor. Um de meus clientes relatou: "Para mim, o café da manhã e as medicações estão sempre ligados. Mas, quando comecei no meu novo emprego, me esquecia de tomar café da manhã e então também não tomava a dose matinal do remédio – e então acabava levando-o comigo para o trabalho, mas me esquecia totalmente de tomar. Quando meu humor começou a baixar e decidi manter uma tabela do humor, descobri que não estava tomando minha dose da manhã com a mesma frequência. Fazer o registro facilitou lembrar da minha dose matinal e me ajudou a dar mais importância ao café da manhã, como uma das minhas prioridades".

Resumo dos prós e contras das medicações

Depois que você refletir sobre algumas das questões que acabamos de discutir, será útil resumir os custos e benefícios das medicações em seus próprios termos. Os formulários a seguir irão ajudá-lo a organizar seu pensamento a respeito dos prós e contras e das coisas que você pode fazer para sentir o uso das medicações como algo mais aceitável. Talvez queira copiar esses formulários e levá-los com você ao consultório do médico – eles podem prover um formato para discutir alguns problemas que o preocupem. Também é útil revisar as informações desses formulários se você eventualmente tiver o impulso de parar de tomar suas medicações, porque eles vão lembrá-lo, antes de mais nada, das razões para tomá-las e de alternativas das quais você pode lançar mão.

Tente individualizar esse exercício o máximo possível: você pode conhecer também as vantagens e desvantagens de algumas medicações que eu não tenha listado aqui. Seus familiares podem ser capazes de ajudá-lo a identificar os custos e benefícios dos diferentes remédios que compõem seu regime.

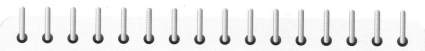

 OS PRÓS E CONTRAS DE TOMAR MEDICAÇÕES

RAZÕES PARA TOMAR MEDICAÇÕES PARA O HUMOR

(*Exemplos*: as medicações ajudam a controlar meus sintomas maníacos, ajudam a aliviar meu humor depressivo, melhoram meu sono, aumentam meu poder de concentração, diminuem minha ansiedade, melhoram minha maneira de me relacionar com as outras pessoas, diminuem meus conflitos com os familiares, melhoram meu nível de energia, fazem-me sentir mais confiante, melhoram minha concentração no trabalho, evitam que gaste dinheiro demais, me ajudam a evitar multas de trânsito)

1.

2.

3.

4.

5.

OS PRÓS E CONTRAS DE TOMAR MEDICAÇÕES

DESVANTAGENS DAS MEDICAÇÕES PARA O HUMOR

(*Exemplos*: efeitos colaterais [especifique], fico sem meus períodos de alta, o custo das medicações e das consultas ao psiquiatra, não gosto de ter meus humores controlados, não gosto do meu médico, não gosto de ir a consultas médicas, sinto menos impulso sexual ou menor criatividade, medicações carregam um estigma, medicações não são tão eficazes quanto dizem)

1.

2.

3.

4.

5.

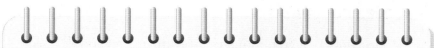

 OS PRÓS E CONTRAS DE TOMAR MEDICAÇÕES

O QUE POSSO FAZER PARA MELHORAR A SITUAÇÃO

(*Exemplos*: discutir os efeitos colaterais com meu médico, avaliar outras medicações ou estratégias de dosagem, assumir maior responsabilidade pela renovação de minhas receitas, mudar de médico, mudar de plano de saúde, educar os outros a respeito do meu transtorno, colocar lembretes para não me esquecer de tomar meus comprimidos, cortar álcool ou drogas)

1.

2.

3.

4.

5.

Extraído de *Bipolaridade – Transtorno Bipolar*, de David J. Miklowitz. Copyright © 2019 The Guilford Press.

DIREÇÕES FUTURAS

A decisão de se comprometer a seguir um regime de medicações – especialmente a longo prazo – é uma decisão bastante difícil. Como você pode ver pelo que discutimos neste capítulo, as pessoas com transtorno bipolar enfrentam muitos problemas práticos e emocionais para entrar em acordo com suas medicações. Com certeza você não está sozinho em sua batalha para aceitar o transtorno e os tratamentos que ele exige.

Novas drogas para o transtorno bipolar estão sendo desenvolvidas e testadas o tempo inteiro. Com toda a probabilidade, algumas irão se mostrar bem-sucedidas e outras vão ficar na moda por um tempo e depois desaparecer. Mas há boas razões para você acreditar que encontrará um regime de medicação que funcione e não o obrigue a tolerar efeitos colaterais debilitantes.

Lembre-se, acima de tudo, do significado do termo *concordância*: é um processo colaborativo entre você e seu médico. É muito importante comunicar suas preocupações a ele e ver o que é possível fazer para ajustar seu regime de modo a maximizar sua eficácia e ficar tolerável. A maior parte dos médicos mostra-se receptivo a esse tipo de comunicação e até fica feliz com isso, particularmente se você conversa com eles antes de interromper por sua conta ou de tomar decisões quanto a mudar as dosagens prescritas. Os exercícios deste capítulo podem ajudar a organizar as informações a respeito de seu tratamento com psicofármacos, de modo que você possa trabalhar com seu médico de maneira mais eficiente dentro dos estreitos limites de tempo em que a gestão de cuidados costuma acontecer.

Felizmente, administrar o transtorno bipolar não se restringe a tomar medicações. Há estratégias de autogestão que você pode usar durante os períodos de bem-estar (Capítulo 8), quando estiver experimentando os primeiros sinais de mania (Capítulo 9), e mesmo quando se sentir deprimido ou com ideações suicidas (Capítulos 10 e 11). Tente encarar a medicação como um elemento dentro de um conjunto de estratégias para administrar seu transtorno.

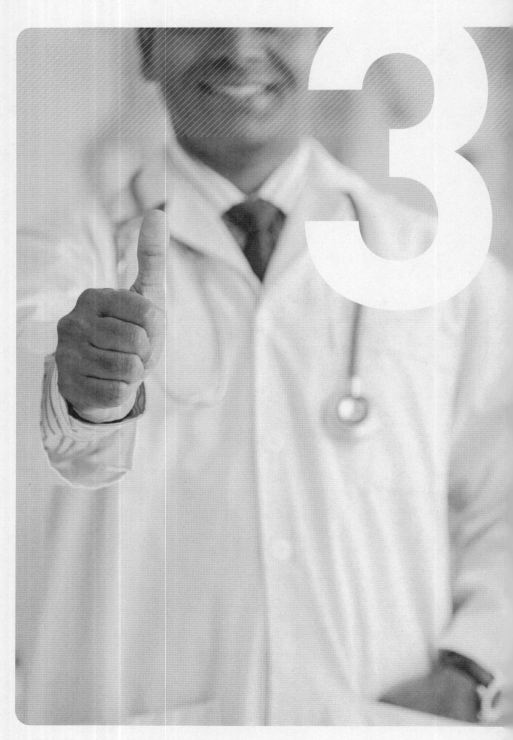

pressfoto/Freepik

PARTE III
ESTRATÉGIAS PRÁTICAS PARA FICAR BEM

289   Capítulo 8 – Dicas para ajudar você a lidar com seus humores

339   Capítulo 9 – Evitar a progressão da mania

389   Capítulo 10 – Deter a espiral da depressão

433   Capítulo 11 – Superar pensamentos e sentimentos suicidas

459   Capítulo 12 – Para mulheres: o que você precisa saber sobre seu transtorno bipolar e sua saúde

495   Capítulo 13 – Como funcionar bem em casa e no trabalho: comunicação, habilidades para resolver problemas e como lidar de modo eficaz com o estigma

553   Capítulo 14 – "Será que meu filho tem transtorno bipolar?": como você pode saber e o que deve fazer

CAPÍTULO 8
Dicas para ajudar você a lidar com seus humores

Amy, 33 anos, tinha há seis anos um histórico de transtorno bipolar. Três anos depois de diagnosticada, havia atravessado um período de rápida ciclagem que parecia provocado, em parte, pelo relacionamento com o namorado, pois viviam rompendo e reatando. Quando de repente precisou se mudar para outro estado por causa de sua atividade, sua ciclagem rápida se intensificou. Ela conseguiu um trabalho de meio período na nova cidade e buscou tratamento psiquiátrico. O psiquiatra deu-lhe uma combinação de lítio e valproato, que ajudou a estabilizar seus ciclos, mas ela ainda experimentava altos e baixos desagradáveis. Seu sono variava muito de uma noite para outra.

O psiquiatra sugeriu que complementasse o tratamento à base de medicação com terapia, e sugeriu um psicólogo com quem ele trabalhava. O psicólogo incentivou Amy a preencher uma tabela, registrando diariamente seus humores, o número de horas que conseguia dormir a cada noite, se conseguia cumprir o regime de medicação, e quaisquer eventos que achasse estressantes, positivos ou negativos. No início, ela achou muito chato fazer isso. Queixava-se com o terapeuta de que não gostava de ter que se lembrar a toda hora de sua doença. O terapeuta reconheceu o desconforto daquele encargo, mas a lembrou de que rastrear seus humores era um primeiro passo para conseguir maior controle sobre eles. Depois de argumentar um pouco, ela concordou em continuar com a tabela, mas decidiu que só rastrearia eventos quando tivesse certeza de que o resto da tabela poderia ser útil. Não se comprometeu a preenchê-la com regularidade.

Amy e seu terapeuta começaram a examinar as tabelas em suas sessões semanais. Por um período de vários meses, identificaram certos padrões comportamentais associados às oscilações de humor de Amy. Por exemplo, ele destacou que os estados de humor mistos de Amy costumavam começar quando ela se sentia rejeitada pelo namorado (nas vezes em que ele a ignorava ou a menosprezava diante de outras pessoas). Em vez de confrontar diretamente o namorado a respeito disso, ela geralmente saía para beber com as amigas naquela noite ou na seguinte. O seu sono começou a ficar perturbado, e seu humor assumiu um tom irritado, ansioso. Seu humor costumava se estabilizar depois que ela voltava a ter regularidade nas horas de sono e de vigília.

Ela perguntou aos amigos se sentiam alguma mudança nela quando saíam juntos e ela não bebia. Nenhum deles pareceu achar que isso fizesse diferença, embora um deles expressasse surpresa. Amy não parou de beber, mas sentiu que beber menos a ajudava a dormir melhor, e então ficava menos irritável, ansiosa e deprimida nos dias seguintes. Deixou claro ao terapeuta que não pretendia abrir mão de seu "lado escandaloso". Mas com o tempo mostrou maior consistência nessa mudança em seu estilo de vida, pois ficou agradavelmente surpresa com os efeitos benéficos em seu humor.

O que você pode fazer para maximizar seus períodos de bem-estar e minimizar o tempo que passa doente? Muitas pessoas vivem longos períodos sem sintomas significativos, mas quase todas com transtorno têm recorrências da doença em algum momento. Estudos investigativos revelam que quem se sai melhor ao longo do tempo é quem toma medicação regularmente, tem um relacionamento bom e consistente com seu(s) médico(s), e consegue implementar estratégias de autogestão.

O que significa lidar de modo bem-sucedido com o transtorno bipolar? No Capítulo 5, falamos dos fatores de risco no transtorno bipolar (coisas que pioram sua doença). Há também fatores de proteção: coisas que mantêm você bem quando está vulnerável a oscilações de humor. Você já tem familiaridade com alguns desses fatores de proteção que foram vistos em capítulos anteriores – por exemplo, consistência com as medicações, manter rotinas regulares e ter apoio social.

Em resumo, manter o bem-estar significa minimizar seus fatores de risco e maximizar seus fatores de proteção pela extensão de tempo possível (ver quadro "Fatores de risco e de proteção no transtorno bipolar", a seguir). Às vezes, fatores de risco e de proteção são simplesmente lados opostos de uma mesma moeda. Por exemplo, a privação de sono é um fator de risco, enquanto manter um ritmo regular de sono-vigília é um fator de proteção. Em outros casos, a proteção envolve introduzir um novo elemento em sua vida diária, como manter uma tabela de humores.

> **Proteção eficaz:** *Aprenda a se conhecer.* Se você conhecer bem seus pontos fortes e suas limitações, será capaz de decidir quais os fatores de risco que consegue evitar de fato ou não, e que estratégias de autogestão podem ser implementadas dentro do seu atual estilo de vida.

É quase certo que minimizar riscos e maximizar a proteção melhorará o curso de sua doença e sua qualidade de vida. Mas pode ser difícil. Talvez exija que você abra mão de coisas das quais passou a depender (por exemplo, beber para relaxar, comer certas comidas ou ir dormir tarde). Talvez não consiga evitar todo fator de risco e aproveitar todo fator de proteção da tabela. Por exemplo, alguns conseguem manter seu regime de medicação e fazer exercício suficiente, mas não são capazes de abrir mão da bebida ou de fumar. Outros mantêm as rotinas diurnas e noturnas, mas acham difícil regular a exposição a estresse familiar ou os seus conflitos interpessoais.

Este capítulo vai lhe mostrar estratégias práticas para "manter o bem-estar". Em termos gerais, elas se enquadram nessas quatro grandes categorias:

- Registrar seu humor com uma tabela diária
- Manter regularidade nas rotinas e nos ciclos de sono-vigília
- Evitar álcool e outras substâncias que alteram o humor
- Desenvolver e manter apoio social da família e externo

Fatores de risco e de proteção no transtorno bipolar

FATORES DE RISCO QUE AUMENTAM SUAS CHANCES DE ADOECER	
Fatores de risco	**Exemplos**
Mudanças de vida (positivas ou negativas) que causam estresse	Perder emprego, começar ou terminar um relacionamento, nascimento de um filho.
Abuso de álcool e drogas	Beber demais; consumir cocaína, LSD ou Ecstasy; uso excessivo de maconha ou opiáceos.
Privação de sono	Mudar de fuso horário, estudar excessivamente para provas, mudar hábitos de sono-vigília de repente.
Tensões na família ou outros conflitos interpessoais	Receber muitas críticas de um dos pais, cônjuge ou parceiro(a); sofrer provocações ou hostilidade de membros da família ou colegas de trabalho.
Inconsistência com a medicação	Parar de repente de tomar seus estabilizadores do humor; muitas vezes se esquecer de tomar.

FATORES DE PROTEÇÃO QUE AJUDAM A EVITAR O ADOECIMENTO	
Fatores de proteção	**Exemplos**
Observar e monitorar seus humores e os gatilhos que fazem os humores oscilar	Manter uma tabela de humores diários ou ritmos sociais.
Exercício	Corrida, ioga, caminhadas longas, academia, trilha, bicicleta.
Manter regularidade nas rotinas diurnas e noturnas	Ir dormir e acordar em horários regulares; ter uma programação previsível de exercício e vida social.
Contar com apoio social e da família	Clareza na comunicação com parentes; poder pedir ajuda a pessoas importantes na sua vida.
Aceitar tratamento médico e psicossocial regular	Manter regime de medicação consistente, frequentar terapia toda semana, participar de grupos de apoio.

Nenhuma dessas coisas deve parecer surpreendente a você, considerando o que já sabe sobre a manutenção da sua saúde. E provavelmente já sabe também o quanto é duro implementar essas estratégias. Obviamente, elas são mais fáceis de implementar quando você está se sentindo bem ou experimentando apenas oscilações leves de humor, mas implementá-las pode ajudar a proteger você de episódios de humor mais graves. Neste capítulo, vou mostrar como outras pessoas com transtorno bipolar têm usado essas estratégias no dia a dia e evitado algumas das armadilhas que aparecem enquanto tentamos mantê-las. Os Capítulos 9, 10 e 11 dão a você ferramentas para evitar que um episódio maníaco, depressivo ou suicida que esteja se desenvolvendo possa se agravar e fugir ao seu controle.

ESTRATÉGIA N.º 1 PARA MANTER O BEM-ESTAR: A TABELA DO HUMOR

Se você está se tratando com um psiquiatra há bastante tempo, provavelmente está familiarizado com algum tipo de tabela de humor. Se este é seu primeiro episódio, seu psiquiatra ou terapeuta não deve ainda ter sugerido essa atividade. Uma tabela do humor é simplesmente um registro diário de seus estados de humor, com datas indicando quando esses humores começaram e quando pararam. A tabela pode também incorporar informações sobre seu sono, medicações e eventos de vida estressantes. A maioria dessas tabelas do humor são disponíveis online.

Por que manter uma tabela do humor? Primeiro, pelo fato de que ter ciência das mudanças, mesmo que sutis, em seu humor e níveis de atividade irá ajudá-lo a reconhecer se está tendo uma recaída de um transtorno do humor e alertar que deve entrar em contato com seu médico para checar se uma mudança nas medicações pode ser útil. Muitas pessoas têm sido capazes de perceber seus episódios precocemente ao observar as pequenas flutuações registradas em suas tabelas do humor, que muitas vezes anunciam a chegada de um episódio maníaco, misto ou depressivo importante. Uma imagem vale mais que mil palavras!

Segundo, porque seu médico vai achar essa tabela útil, pois por meio dela poderá ver o quanto suas medicações estão funcionando bem ou, ao contrário, saber quando estão fazendo você se sentir pior (como quando os antidepressivos provocam um aumento da ansiedade ou da agitação). Ele ou ela podem também querer que você monitore outros sintomas além da elevação ou baixa do seu humor, tais como pensamentos pessimistas, perturbações do sono ou irritabilidade.

Terceiro, você pode usar as informações da sua tabela do humor para identificar gatilhos ambientais de sua ciclagem de humores, que podem sugerir o emprego de estratégias para aliviar o impacto desses gatilhos. Com o tempo e a prática, muitos pacientes meus ficaram muito competentes em identificar gatilhos, como o início de seu ciclo menstrual, discussões com determinados membros da família, ou estresse no trabalho. Amy, por exemplo, ao preencher a tabela do humor passou a reconhecer que os conflitos dela com o namorado eram um gatilho de seus humores depressivos. Também descobriu que sua estratégia mais usual para lidar com o sofrimento – sair para beber – contribuía para aguçar seus estados de humor irritável por vários dias seguidos. Essa percepção não a fez parar de beber de vez, mas permitiu-lhe avaliar melhor os prós e contras do uso excessivo de álcool, que para ela era um meio de se "automedicar".

A tabela que Amy preencheu (ver "Tabela do humor", a seguir) é do Systematic Treatment Enhancement Program for Bipolar Disorder, STEP-BD [Programa de Melhora Sistemática do Tratamento para Transtorno Bipolar] do National Institute of Mental Health (Sachs *et al.*, 2003). A seguir, há uma versão preenchida com os dados de Amy e, na sequência, uma versão em branco. Cada tabela permite que você acompanhe seu humor diariamente por até 1 mês. Portanto, se você começou a tabela na metade do mês, continue com ela até a metade do mês seguinte e então passe para uma nova folha. Em outras palavras, o "dia 1" não precisa ser o primeiro dia do mês. Pode ser o décimo, e então o dia 10 será o vigésimo e assim por diante.

Pessoas com transtorno bipolar acham essa tabela bastante amigável para registrar as ciclagens de seus humores ao longo do tempo, embora ela de início possa parecer um pouco incômoda. Depois que você se acostuma com ela, pode preenchê-la em poucos minutos todo dia. Costumo sugerir que a pessoa mantenha a tabela indefinidamente, mas se isso lhe parece um pouco intimidante, tente durante um mês ou dois, para ver se ela se revela útil. Depois disso, você pode preferir registrar seus humores de um jeito diferente, ou seu médico talvez sugira uma tabela de outro tipo.

Por ora, vamos examinar a tabela de humor de Amy, que ela preencheu durante um mês e lhe permitiu experimentar importantes flutuações de humor. As marcas em "X" indicam seus estados de humor em um dia determinado qualquer, que Amy pontuou numa escala de -3 (humor depressivo mais baixo) a +3 (humor mais exaltado). Note que em alguns dias ela introduziu duas pontuações, uma para mania e outra para depressão (seus estados de humor mistos).

Amy identificou alguns dos eventos da vida que contribuíam para suas oscilações de humor, começando pela doença de seu cachorro. Seu humor vinha relativamente estável (note a ausência de picos entre a discussão com o pai e o evento de rejeição por parte do namorado), mas então ela ficou até de madrugada num concerto musical e experimentou alguns dias de hipomania. Por volta do dia 16 do mês, ela havia tido 7 noites consecutivas de sono pouco reparador e começou a experimentar sintomas de humor misto. Sua medicação não foi alterada durante esse intervalo de tempo, mas ela não cumpriu à risca seu regime nos dias 10 e 11. Então, identificou quatro coisas que podem estar correlacionadas com suas mudanças de humor durante esse mês em particular: eventos envolvendo seu animal de estimação, problemas com o namorado, privação de sono e inconsistência com a medicação.

Não sabemos ao certo se essas variáveis teriam afetado os humores de Amy em outro mês. Essa é uma das razões pelas quais é importante manter a tabela indefinidamente – para determinar se você tem um conjunto previsível de *gatilhos de humor* (por exemplo, discussões com membros da família, provas de fim de semestre, mudança de fuso horário, um padrão específico de privação de sono). Identificar gatilhos de humor é um passo importante para ganhar controle de seus humores, e você aprenderá mais a respeito disso neste capítulo e nos capítulos subsequentes.

DICAS PARA AJUDAR VOCÊ A LIDAR COM SEUS HUMORES

TABELA DO HUMOR

Nome: *Amy*

HUMOR
Avalie cada dia com 2 marcas, para indicar o melhor e o pior (se for o caso)

TRATAMENTOS
(Indique quantas drágeas tomou cada dia)

Mês/Ano: *Agosto 2020*

0 = nada
1 = leve
2 = moderado
3 = intenso

mg	Antipsicótico mg	Antidepressivo mg	Anticonvulsivante 1.000 mg	Benzodiazepina mg	Lítio 1.2000 mg	Terapia verbal	Anotações diárias	Irritabilidade	Ansiedade	Horas dormidas na última noite	Deprimido: Intenso (Problemas importantes INCAPAZ DE TRABALHAR)	Deprimido: Moderado (Problemas importantes CAPAZ DE TRABALHAR)	Deprimido: Leve (Sem problemas importantes)	DLN* — HUMOR SEM ELEVAÇÃO OU BAIXA (SEM SINTOMAS / Circle a data para indicar menstruações)	Elevado: Leve (Sem problemas importantes)	Elevado: Moderado (Problemas importantes CAPAZ DE TRABALHAR)	Elevado: Intenso (Problemas importantes INCAPAZ DE TRABALHAR)	Sintomas psicóticos, ideias estranhas, alucinações
			4		4		Discuti com meu pai	1	1	7			X	1				
			4		4			1	1	6			X	2				
			4		4	✓		0	0	8				X 3				
			4		4			0	0	6				X 4				
			4		4			0	0	6				X 5				
			4		4			0	0	6				X 6				
			4		4			0	0	6				X 7				
			4		4			0	0	6				X 8				
			4		4		Namorado me rejeitando	2	1	10			X	9				

			Anotações						Dia	
2	2			0	1	5			10	X
2	2		Show, ficou fora de casa até as 3h da manhã	0	0	3			11	X
4	4			1	0	6			12	X
4	4			0	0	5			13	X
4	4	✓		0	0	6			14	X
4	4			0	0	6			15	
4	4		Cachorro ficou doente, foi internado	2	2	4	X		16	X
4	4			1	2	6	X		17	X
4	4			1	2	6	X		18	X
4	4			1	2	6	X		19	X
4	4			1	2	6	X		(20)	X
4	4	✓	Cachorro teve alta	1	0	7	X		(21)	X
4	4			1	0	7	X		(22)	X
4	4			1	0	7	X		(23)	X
4	4			1	0	7	X		(24)	X
4	4			1	0	6	X		25	
4	4			1	0	6	X		26	
4	4			1	0	6	X		27	
4	4	✓	Casamento da amiga	0	0	6			28	
4	4			0	0	6			29	
4	4		Cozinhei quase o dia inteiro	1	0	5	X		30	X
4	4		**Peso:** 57,60	1	0	5	X			X

PARTE III | CAPÍTULO 8

(Tabela do humor preenchida por Amy)

* Nota: DLN = Dentro de Limites Normais. Adaptado com permissão de Gary Sachs, médico (Copyright 1993).

TABELA DO HUMOR

Nome: _____

HUMOR

Avalie cada dia com 2 marcas, para indicar o melhor e o pior (se for o caso)

0 = nada
1 = leve
2 = moderado
3 = intenso

Mês/Ano _____

Elevado	Sintomas psicóticos, ideias estranhas, alucinações
Intenso	Problemas importantes INCAPAZ DE TRABALHAR
Moderado	Problemas importantes CAPAZ DE TRABALHAR
Leve	Sem problemas importantes
DLN* HUMOR SEM ELEVAÇÃO OU BAIXA	SEM SINTOMAS — Circule a data para indicar menstruações
Leve	Sem problemas importantes
Deprimido Moderado	Problemas importantes CAPAZ DE TRABALHAR
Intenso	Problemas importantes INCAPAZ DE TRABALHAR
	Horas dormidas na última noite
	Ansiedade
	Irritabilidade
	Anotações diárias

TRATAMENTOS

(Indique quantas drágeas tomou cada dia)

Terapia verbal
Lítio _____mg
Benzodiazepina _____mg
Anticonvulsivante _____mg
Antidepressivo _____mg
_____mg
Antipsicótico _____mg
_____mg

ESTRATÉGIAS PRÁTICAS PARA FICAR BEM

Peso:

* Nota: DLN = Dentro de Limites Normais. Adaptado com permissão de Gary Sachs, médico (Copyright 1993).
Extraído de *Transtorno bipolar: guia de sobrevivência – O que você e sua família precisam saber*, de David J. Miklowitz. Copyright © 2019 The Guilford Press.

PARTE III | **CAPÍTULO 8**

DICAS PARA AJUDAR VOCÊ A LIDAR COM SEUS HUMORES

Passo 1: avaliar seu humor todo dia

O primeiro passo para mapear seu humor é se familiarizar com uma escala numérica que reflita os vários níveis de perturbação do humor. O quadro a seguir dá a orientação geral para fazer avaliações a respeito do seu humor diário, com uma escala que vai de -3 (depressão grave) a +3 (mania grave). Ele dá exemplos de como as pessoas com transtorno bipolar sentem e pensam (e o que dizem) quando estão nesses estados. Não é preciso que todo exemplo ou condição descrita nesse quadro se aplique ao seu caso para que você use o número da escala correspondente. Em vez disso, tente imaginar qual é a categoria de depressão ou de elevação que descreve melhor como você se sente em um determinado dia.

DESCRITORES DE HUMOR

(0) *"DLN" (Dentro de Limites Normais)*. Essa é sua linha basal: seu humor não está nem elevado nem depressivo, seu nível de energia está dentro dos seus padrões, você não está irritável, tem sono normal e é capaz de levar em frente seu dia de trabalho e outras tarefas com pouca ou sem nenhuma dificuldade. Você não tem outros sintomas óbvios de transtorno do humor.

Humor elevado

(+1) *Elevação leve.* Você se sente animado, alegre ou energizado, ou um pouco mais irritável ou ansioso ou nervoso que o normal, mas não chega a ficar incapacitado; tem mais energia, mais ideias, sente-se mais confiante, mas consegue trabalhar bem e se relacionar normalmente com os outros. Pessoas nessa categoria podem fazer qualquer das seguintes afirmações ou todas: "Estou mais inquieto/animado/falante hoje do que o habitual"; "Estou fazendo mais ligações no celular"; "Estou me saindo bem com um pouco menos de sono" (por exemplo, 1 ou 2 horas menos que o usual); "Estou me dispersando mais facilmente hoje"; "Estou implicando mais com os outros"; "Sinto mais frustração com pequenas coisas"; "Estou um pouco acelerado ou ligado"; "Minha mente está captando as coisas mais rápido"; "Estou mais a fim de sexo"; "Estou mais otimista"; "Estou hipomaníaco".

(+2) *Elevação moderada.* Meio "ligado" ou moderadamente maníaco; seu humor está elevado, pilhado, eufórico ou muito irritável e ansioso, e as pessoas têm comentado que você tem se mostrado inadequado. Você tem vontade de quebrar coisas, sente-se muito motivado por metas e está hipersexual, e seus pensamentos andam muito rápido; tem bastante dificuldade em se concentrar no trabalho; vive tendo atritos com pessoas (elas parecem se mexer e falar devagar demais); as pessoas reclamam de que você parece irritado ou mal-humorado, parece um tonto, ri alto demais ou ri à toa, ou faz as coisas a mil por hora. Tem gritado com os outros por nada. Dorme apenas 4 horas por noite e não sente cansaço. Falas comuns suas podem ser: "Estou sem a menor paciência hoje"; "Acho que posso dar conta das coisas dormindo bem menos"; "Não paro de pensar em sexo"; "Minha mente está funcionando mais rápido do que nunca"; "Tenho muita coisa pra dizer e odeio ser interrompido"; "Estou me sentindo irritado, tudo me deixa com raiva".

(+3) *Elevação intensa/maníaco.* Nesta categoria estão a euforia descontrolada ou a agressividade; você ri constantemente ou sua irritabilidade foge ao controle; você anda brigando verbal ou fisicamente com as pessoas; sente-se como uma pessoa de talento excepcional ou que tem poderes especiais (por exemplo, a capacidade de ler os pensamentos dos outros, de mudar o tempo); não para de andar pra cá e pra lá e não consegue ficar sentado, quieto; não está a fim de trabalhar nem de se relacionar com os outros; arrumou confusão em público, foi detido pela polícia ou foi levado até o hospital; está dormindo pouco ou quase nada.

Humor depressivo

(-1) *Depressão leve.* Você se sente um pouco desacelerado ou triste; acha difícil tirar certos pensamentos pessimistas da mente; sente-se mais crítico de si mesmo; gostaria de dormir mais ou está tendo dificuldades para pegar no sono ou mantê-lo, e sente um pouco mais de fadiga; as coisas não parecem tão interessantes como de costume. No entanto, você ainda consegue trabalhar e está se relacionando normalmente com os outros, embora possa se sentir menos eficiente; sua depressão não está óbvia para as outras pessoas.

(-2) *Depressão moderada.* Você se sente muito triste, deprimido, sem esperança, moderadamente desacelerado, ou sem interesse pelas coisas durante a maior parte do dia; está dormindo mais ou tendo problemas para cair no sono ou mantê-lo (por exemplo, acorda a toda hora no meio da noite e não é capaz de pegar no sono de novo); cada vez menos coisas despertam seu interesse; fica horas ruminando suas falhas atuais ou de situações passadas; sente-se mal-humorado, tudo perturba ou irrita; tem bastante dificuldade para realizar seu trabalho (falta na empresa ou na escola ou se mostra menos produtivo); sua concentração está comprometida; os outros comentam que você está devagar ou desacelerado ou que fala meio arrastado. Tem ideais suicidas e pode até já ter pensado em vários métodos para tirar a própria vida.

(-3) *Depressão grave.* Você sente profunda tristeza ou torpor; tudo parece sem graça, e você perdeu o interesse por quase tudo; experimenta fortes impulsos suicidas; desejaria morrer ou até já tentou tirar a própria vida; está totalmente sem esperança; acredita ter cometido terríveis pecados e acha que deveria ser punido; não consegue trabalhar nem se concentrar ou interagir com os outros, ou concluir as tarefas de autocuidados (como tomar banho, lavar suas roupas); fica na cama a maior parte do dia, mas não consegue dormir, e tem graves problemas de falta de energia.

Fontes: Williams (1988); Young *et al.* (1978).

Mapear o humor requer um pouco de prática. Você pode ser uma pessoa naturalmente capaz de avaliar se está se sentindo maníaco ou depressivo, e talvez ache fácil descrever sua experiência aos outros. Mas pode ser que os rótulos descritivos de *maníaco* ou *deprimido* não captem a maneira como se sente. Se for este o caso, dê-se um tempo para aprender em que consiste essa tabela do humor e as escalas numéricas e tente ver se consegue fazer corresponder os termos usados na tabela com a sua maneira particular de descrever seu humor. Por exemplo, *deprimido* pode significar a mesma coisa que "arrasado"; *elevado* pode significar o mesmo que "ligado", "pilhado" ou "a mil por hora".

> **Solução eficaz:** Se você não tem certeza se sua avaliação da tabela do humor é razoável, pergunte a alguém que o conheça bem (um membro da família ou seu parceiro) se ele ou ela concordam com sua avaliação de algum determinado dia.

Pratique vendo se consegue aplicar uma dessas descrições de humor ao seu humor de hoje e de ontem, usando a escala de -3 a +3. Se sentir que seu humor varia bastante ao longo do dia, faça uma avaliação do "melhor" e outra do "pior" (por exemplo, você pode estar em -2 de manhã e em -1 ou 0 à noite). Se seu humor tem sido misto – elevado e deprimido no mesmo dia – faça duas avaliações, indicando o ponto mais alto e o mais baixo.

Ao escolher seu nível, tente pensar em como foi o estado mais deprimido ou mais maníaco que já teve na vida e determine se esses estados se encaixam na escala. Para algumas pessoas, o pior período que já viveram pode ter sido um -1; para outras, um -3. Se seu humor nunca ficou acima ou abaixo de um 2, use essa marca para balizar seu julgamento do seu humor de hoje e ao longo da semana.

Compare seu nível de depressão hoje com seu humor em um dia típico (sua linha basal, isto é, como você se sente a maior parte do tempo, algo que seria avaliado como DLN). Então compare seu humor com o de outros dias em que se sentiu triste ou mal-humorado, mas não incapacitado (-1), ou em que se sentiu incapacitado, mas conseguiu ainda assim funcionar, apesar de dificuldades importantes (-2), e, se aplicável, com os dias em que se sentiu tão mal que não conseguiu trabalhar nem interagir com os outros (-3). Essas comparações devem ajudá-lo a fazer sua avalição do dia de hoje. Do mesmo modo, tente pensar no mais maníaco ou hipomaníaco que você já se sentiu. Se alguma vez você já ficou intensamente maníaco e foi hospitalizado, sua avaliação dessa situação teria sido um +3. Se já se sentiu elevado e/ou irritado a ponto de ter problemas para funcionar no trabalho, sua avaliação seria um +2. Se tem se sentido ligado e "muito animado", mas esse estado não causou atritos com os outros ou fez você ter dificuldades para dormir, é provável que um +1 (hipomaníaco) se aplique. Em outras palavras, pense em termos dos seus limites pessoais.

2 Passo 2: registrar sua ansiedade e irritabilidade

Você vai notar que a tabela do humor também pede para você dar nota aos seus níveis de ansiedade e irritabilidade em uma escala de 0 a 3. Há duas razões para isso. Primeiro, a ansiedade e a irritabilidade podem ser os primeiros sinais de um novo episódio maníaco, misto ou depressivo. Em segundo lugar, algumas medicações podem produzir esses sintomas como efeitos colaterais (por exemplo, os antidepressivos inibidores de recaptação de serotonina ou ISRSs). Portanto, é uma boa ideia rastrear esses sintomas, mesmo que você não tenha certeza do quanto eles estão relacionados com a ciclagem de seu transtorno bipolar.

Exemplos de níveis "1" de irritabilidade são sentir-se, por exemplo, meio de "pavio curto" ou rabugento, mas não a ponto de não conseguir se relacionar com os outros. Um "2" equivaleria a uma irritabilidade moderada, que causa problemas no trabalho ou em casa. Um "3" seria quando você está num tal grau de irritação e raiva que enfrenta sérios problemas para funcionar. Pessoas em um nível "3" acabam tendo altercações fortes, verbais ou mesmo físicas com os outros, arrebentam coisas, ou se deparam com a ameaça de serem presas. De modo similar, um nível "1" de ansiedade significaria que você se sente um pouco tenso, apreensivo e talvez assustado, mas capaz de levar a vida sem fazer muito esforço adicional. Um "2" seria uma ansiedade moderada que torna difícil trabalhar, ler, socializar ou realizar as tarefas do dia a dia; no entanto, é uma situação em que você ainda funciona, fazendo um esforço extra. Um "3" significaria que você está em pânico explícito e com uma ansiedade grave, incapacitante.

3 Passo 3: registrar suas horas de sono

Junto com suas avaliações de humor, faça também uma avaliação diária de quantas horas de sono você teve na noite anterior. Por exemplo, se estiver avaliando seu humor de quinta-feira, registre as horas que dormiu de quarta à noite para quinta de manhã. Se seu sono é intermitente, tente estimar o real número de horas que dormiu, não o número de horas em que ficou na cama. Sua lembrança de como foi o sono na noite anterior provavelmente será mais precisa logo que você acorda de manhã.

Se você tem o hábito de tirar algumas sonecas durante o dia, fazer um registro separado das horas de sono noturno e diurno permitirá investigar se a soneca à tarde dificulta seu sono à noite ou se faz seu humor piorar ou melhorar ao final do dia.

Depois de uma semana ou mais de mapeamento, você começará a ver de que modo seu sono e seu humor estão relacionados. Muitas pessoas se surpreendem com o resultado. Amy, por exemplo, sempre achou que a falta de sono a deixava mais deprimida, mas descobriu, ao examinar sua tabela do humor, que a perda de sono estava mais associada aos seus períodos hipomaníacos (note a mudança no dia 10 da tabela dela).

4 Passo 4: fazer anotações diárias de eventos da vida e estressores sociais

Se você sente que seu humor foi influenciado por um ou mais eventos ou interações com pessoas, registre isso em sua tabela no campo "Anotações diárias". Algumas dessas anotações podem ser importantes (por exemplo, um rompimento com seu parceiro, sair do emprego), e outras podem parecer sem importância (mudança no horário do trabalho; precisar correr até o aeroporto para não perder um voo; ficar preso no trânsito). Registre todos os eventos que você sente que podem ter influência, mesmo que pareçam não ter maiores consequências. Por exemplo, Amy descobriu que até as brigas com o pai, que eram relativamente frequentes, estavam associadas a uma leve baixa em seu humor (para -1). O propósito aqui é observar as conexões entre eventos específicos e certas mudanças de humor. Quando estiver revendo o dia e preenchendo sua tabela, leve em conta questões como as seguintes:

- "O que aconteceu pouco antes de eu começar a me sentir irritável ou hipomaníaco?"
- "O que aconteceu logo depois que meu humor irritável se instalou?"
- "O que aconteceu pouco antes de meu humor sofrer uma tremenda baixa?"

Quando for registrar os estressores, lembre-se de uma questão que foi levantada no Capítulo 5: às vezes é difícil dizer se um estresse foi a causa ou o efeito de seu humor. Com o tempo, a avaliação do humor pode ajudá-lo a determinar o timing dos eventos em relação a mudanças em seu humor. Por exemplo, você precisou correr até o aeroporto e então sentiu uma elevação em sua energia e em seu humor, ou será que você já estava se sentindo acelerado antes de precisar correr até o aeroporto? Você começou a discutir com seu pai e então ficou deprimida, ou já estava deprimida e irritada antes de entrar na discussão? Não se preocupe por enquanto se não tiver certeza do que causou o quê. Em vez disso, simplesmente tente identificar os fatores que coincidem: eventos estressantes, estados de humor e padrões de sono.

A seção "Anotações diárias" também é um lugar para registrar seu uso de álcool e drogas. Se você bebeu ou fumou maconha em um dia específico, registre essa informação como um evento, mesmo que o seu consumo tenha parecido trivial (por exemplo, "tomei uma cerveja" ou "fumei meio baseado"). Então poderá observar por si mesmo se o álcool ou a maconha afetam seu humor no dia seguinte e em que medida. Você pode também perceber melhor se está usando substâncias como uma maneira de aliviar um humor negativo dos dias anteriores ou da semana.

5 Passo 5: registrar seus tratamentos

Registre todas as medicações e dosagens que você toma nas colunas da esquerda da tabela, incluindo medicações que não sejam específicas para tratar de seu transtorno bipolar (por exemplo, comprimidos para pressão). Nos espaços correspondentes do dia do mês que estiver avaliando, anote o número de comprimidos de cada medicação que realmente tomou. Isso ajudará você, seu médico e outros membros da sua equipe a saber se as inconsistências com a medicação estão afetando seu humor no dia a dia. Amy se esqueceu de tomar sua dose noturna quando foi ao concerto, e na noite seguinte também, o que provavelmente contribuiu para a instabilidade de seu humor. Como discutido no Capítulo 7, a maioria das pessoas perde uma dose da medicação uma vez ou outra, mas é importante ter registro dessas inconsistências aparentemente sem consequências. De modo similar, coloque uma marca junto aos dias em que tiver ido a uma sessão de psicoterapia. Como ocorre com a medicação, algumas pessoas são bem constantes e outras muito inconstantes em seu comparecimento à terapia.

Pode ser que você esteja tomando suas medicações apenas "quando necessário". Por exemplo, algumas pessoas tomam uma medicação como o clonazepam apenas quando não conseguem dormir ou se sentem mais ansiosas que de hábito. Escreva "quando necessário" no alto da coluna da esquerda da tabela do humor ao lado das medicações que se encaixem nessa descrição. Algumas pessoas acham que seu humor sofre uma baixa no dia seguinte àqueles em que tomaram uma medicação desse tipo. Outras acham que essas medicações do tipo "quando necessário" (por exemplo, a pseudoefedrina, um remédio para alergia) as deixam temporariamente energizadas, ligadas ou hipomaníacas e interferem em seu padrão de sono.

Seu médico pode usar seus registros de medicação de diversas maneiras. Vamos imaginar que ele ou ela receitaram valproato e um antidepressivo ISRS. Vamos imaginar também que sua tabela indica melhoras em seu humor uma semana ou duas depois de você começar a tomar o ISRS, mas que em seguida reportou uma "montanha-russa" ou uma rápida ciclagem nas emoções e nos níveis de energia. Se todas essas mudanças estão documentadas em sua tabela, seu médico pode sugerir que pare com o antidepressivo ou então ajustará a dosagem a fim de estabilizar seu humor.

6 Passo 6: registrar seu peso e ciclo menstrual

Duas outras informações são úteis de fazer constar na sua tabela de humores. Primeiro, registre seu peso pelo menos uma vez por mês. É melhor você se pesar sempre no mesmo dia da semana para poder ver se suas medicações, estresse ou ciclagem de humor estão associados a mudanças de curto prazo no seu peso. Se você está ganhando peso com um antipsicótico de segunda geração (por exemplo, quetiapina), seu médico pode decidir mudar para outra medicação da mesma classe (por exemplo, risperidona) ou ajustar sua dosagem. Se você é mulher, circule os dias em que teve menstruação. Você e seu médico podem querer examinar se seus ciclos de humor começam antes, durante ou depois que a sua menstruação vem (ver também Capítulo 12).

▉ Avaliar a própria tabela do humor

Compartilhe sua tabela do humor preenchida com seu terapeuta e seu médico a cada visita. Juntos, vocês podem avaliar a influência de certos estressores em seu humor, a influência das perturbações do sono, os efeitos das diversas medicações, e se você está consistente em relação a elas. Mesmo que você não veja seu médico ou terapeuta com regularidade, faça questão de examinar a tabela ao final de cada semana, para ver se algum padrão salta aos olhos. Manter a tabela ao longo de um ano ou mais permitirá que você desenvolva hipóteses de âmbito maior a respeito de quais fatores biológicos ou sociais estão provocando mudanças em seu humor (por exemplo, o período em que você consome mais álcool ou maconha, a chegada do inverno ou da primavera, os feriados de Natal, os períodos de muito trabalho, o começo do ano escolar).

Problemas para mapear o humor

Mapear o humor pode parecer reducionista: não reflete as experiências variadas que você talvez tenha no seu dia a dia. Também é muito focado no presente. Algumas pessoas sentem que suas mudanças de humor estão relacionadas a fatores que não são fáceis de registrar na tabela (por exemplo, eventos traumáticos do passado recente ou da infância). Mas apesar dessas limitações, mapear os humores é uma maneira eficiente de resumir uma boa porção de informações para você e seu médico. Se você usar a tabela do humor como suplemento à sua psicoterapia individual, pense nela como ponto de partida para explorar questões mais amplas que afetam seu humor. Por exemplo, eventos como uma pequena discussão com um parceiro podem ter efeitos profundos em seu humor se eles disparam receios de uma separação ou perda.

Mapear o humor pode também ser difícil de lembrar de fazer todo dia. Tente escolher uma hora para preencher a tabela e mantenha esse horário. Algumas pessoas preenchem a tabela antes de se aprontar para dormir; outras associam isso a uma atividade específica do dia (por exemplo: depois que terminam de jantar, depois de dar uma volta com o cachorro, antes de ver o noticiário da noite). Evite escolher a pior hora do dia para preencher a tabela se essa hora não reflete como você se sentiu a maior parte do dia. Assim, se você costuma se sentir triste logo que acorda, mas se sente melhor, por exemplo, dali a uma hora, escolha outro momento do dia mais representativo do que o início da manhã.

Evite tentar preencher um mês inteiro de eventos na tabela porque se aproxima o dia de uma consulta ao médico, como fazem algumas pessoas. Quanto mais precisa for a informação que você transmite ao seu médico, mais informativa a tabela poderá se revelar para guiar as decisões de tratamento.

DICA DE CUIDADOS PERSONALIZADOS
APROVEITAR AO MÁXIMO A TABELA DO HUMOR

- Preencha a tabela na mesma hora todo dia e faça disso um hábito.
- Não escolha a pior hora do dia para preenchê-la.
- Evite preencher vários dias da tabela logo antes da consulta ao médico.
- Avalie se seus sentimentos depressivos são crônicos e estáveis (como muitas pessoas reportam) ou variam ao longo da semana ou do mês.
- Procure vínculos entre os estressores do dia a dia que afetam seu humor (por exemplo, ficar com raiva porque alguém fica julgando você) e os problemas de longo prazo que vem discutindo com seu terapeuta (por exemplo, por que você às vezes tem uma reação exagerada a comentários críticos feitos por seus pais).

ESTRATÉGIA N.º 2 PARA MANTER O BEM-ESTAR: TER REGULARIDADE NAS ROTINAS DIURNAS E NOTURNAS

> *"Eu realmente sinto que a psicanálise me fez bem. Eram quatro sessões por semana. Mas não acho que tinha algo a ver com falar da minha infância. Havia algo de muito terapêutico em pegar o metrô e ter um lugar para ir de manhã, vendo o mesmo terapeuta todas as vezes, a mesma atendente no estacionamento, voltando no meu carro no mesmo horário... Achei toda essa estrutura muito reconfortante."*
> – Mulher de 40 anos com transtorno bipolar II

No Capítulo 5, discuti os efeitos benéficos sobre o seu humor proporcionado pelas "referências de tempo" externas e pelos potenciais efeitos negativos de eventos ou de exigências sociais que perturbavam suas rotinas diárias e seus ciclos de sono-vigília. ***Manter ativamente rotinas diurnas e noturnas é uma das mudanças comportamentais mais importantes que você pode empreender – além de tomar regularmente*** *suas medicações – para ajudar a manter você no assento do motorista ao lidar com seu transtorno.* Nesta seção, discuto a abordagem da *estabilidade do ritmo social* para manter o bem-estar.

Manter uma tabela do ritmo social

A Métrica do Ritmo Social (Monk *et al.*, 1991, p. 200) é um recurso que consome mais tempo que a tabela de humores, mas tem também o potencial de ser mais informativo. Nesta tabela, você registra quando come, dorme, quando se exercita e socializa, e dá pontuações ao seu humor do dia. Com o tempo, pode trabalhar para regularizar suas rotinas diárias como um meio de estabilizar seu humor. Isso envolve planejar suas atividades habituais em horários previsíveis do dia ou da noite.

A MRS foi desenvolvida como componente central do trabalho de Ellen Frank e David Kupfer em sua terapia interpessoal e de ritmo social [*interpersonal and social rhythm therapy,* IPSRT]. Como discutido no Capítulo 6, Frank e os colegas dela têm demonstrado que a combinação de IPSRT e farmacoterapia é eficaz para melhorar o curso do transtorno bipolar em comparação com a combinação de psicoterapia de apoio e farmacoterapia (Frank *et al.*, 2005). Fui treinado na abordagem IPSRT de Frank há alguns anos e me convenci do valor de registrar o ritmo diário para estabilizar pessoas com transtorno bipolar.

O objetivo de registrar o ritmo social é permiti-lo descobrir relações entre as mudanças em suas rotinas diárias e os seus níveis de estimulação interpessoal, ciclos de sono-vigília e humores. Depois de várias semanas ou meses, você começará a ver que emergem certos padrões (como ocorreu com Amy). Por exemplo, pode descobrir que mudanças em seus níveis de atividade ou nos padrões de sono prenunciam o desenvolvimento de novos episódios. Nas fases iniciais da mania você pode observar uma diminuição gradual no tempo que gasta dormindo e um aumento no tempo que gasta se exercitando. De modo similar, pode descobrir que, à medida que se recupera de um episódio maníaco ou depressivo, sua atividade e padrões de sono voltam naturalmente a ser como eram antes. Isto é, seus padrões de sono e de atividade podem ser um sinal de que seus problemas de humor estão melhorando ou piorando.

MÉTRICA DO RITMO SOCIAL (MRS)
MacArthur Foundation Mental Health Research Network I

Por favor, preencha esta tabela no final do dia.

Dia da semana: _____   Data: _____

AVALIAÇÃO DO HUMOR
(Escolha um): _____
Escala
-5 -4 -3 -2 -1 0 1 2 3 4 5
Muito deprimido   Normal   Muito exaltado

PESSOAS
1 = Apenas presentes
2 = Ativamente envolvidas
3 = Outros muito estimulantes

Descreva seu humor hoje:

ATIVIDADE	Marque se NÃO FEZ	HORA	Marque Pré-12h	Marque Pós-12h	Marque se SOZINHO	Cônjuge/Parceiro(a)	Filhos	Outros familiares	Outra(s) pessoa(s)
ATIVIDADE DE AMOSTRA (só como referência)		6:20	✓			2			1
Levantar da cama									
Primeiro contato (pessoal ou por telefone) com outra pessoa									
Tomar algo de manhã									
Café da manhã									
Sair de casa pela primeira vez									
Trabalho, escola, tarefas de casa, atividade voluntária, cuidar de filhos ou familiares									
Almoçar									
Cochilo da tarde									
Jantar									
Exercício físico									
Lanche/bebida à noite									
Assistir ao noticiário da TV									
Assistir outro programa de TV									
Atividade A _____									
Atividade B _____									
Volta para casa (última vez)									
Ir para a cama									

Reimpresso com permissão de Monk *et al.* (1991). Copyright © 1991 Elsevier Science
Reimpresso com permissão em *Bipolaridade – Transtorno Bipolar* (2019, The Guilford Press).

Assim como a tabela do humor, é melhor preencher a MRS todo dia e revisá-la toda semana, sozinho e com seu terapeuta ou psiquiatra. Manter essa tabela do ritmo social de maneira regular e continuada irá permitir-lhe localizar mudanças nas suas rotinas diárias e em seus ciclos de sono-vigília que podem ter uma importância sutil em determinar seu humor.

A tabela a seguir foi preenchida por Leslie, uma mulher de 40 anos de idade com transtorno bipolar II. Note primeiro o canto superior esquerdo, em que ela escolheu uma avaliação -2 para o humor do dia numa escala de -5 a +5. Nesse aspecto, a tabela é igual à do humor. Mas observe que há 17 atividades listadas no lado esquerdo; a maioria das pessoas faz algumas dessas coisas todo dia. Indique nas casas a que hora você realizou as seguintes atividades: acordar, tomar a primeira xícara de café, ir para o trabalho ou para escola ou realizar alguma outra atividade diária, almoçar, fazer exercício, voltar para casa, jantar e ir para a cama. Essas rotinas condicionam em parte seus hábitos de sono-vigília. Por exemplo, se você tem um expediente de trabalho das 8 da manhã às 4 da tarde em um dia, e no dia seguinte das 4 da tarde à meia-noite, suas horas de dormir e acordar terão uma alteração correspondente de um dia para o outro, e seu humor pode mudar (para cima ou para baixo) nos dias que se seguem. Em contraste, se você come, se exercita e interage com os outros em horários mais regulares, passará a ter a expectativa de dormir a uma certa hora (Frank, 2007).

A MRS também pede que você registre *quem realizou cada uma dessas atividades com você e o quanto essa pessoa ou pessoas foram estimulantes.* O grau em que seus intercâmbios com os outros são provocativos, conflituosos ou de algum outro modo estimulantes, em contraposição aos mais relaxados, pode ser um fator importante para determinar o grau de estabilidade que você experimenta em seus estados emocionais e possivelmente até em seu sono. Digamos que você jantou com seu parceiro, mas teve uma discussão séria, e então cada um foi para um canto da casa (o que merece um "3" em estimulação); você pode ter maior dificuldade para pegar no sono nessa noite. Compare essa noite com outra em que você e seu parceiro tiveram um jantar tranquilo (que pode ser avaliado com um "1" – "apenas presentes").

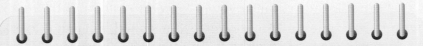

MÉTRICA DO RITMO SOCIAL (MRS)
MacArthur Foundation Mental Health Research Network I

Por favor, preencha esta tabela no final do dia.

Dia da semana: *Dom*   Data: 28/05

AVALIAÇÃO DO HUMOR
(Escolha um): _____
Escala
-5 -4 -3 -2 -1 0 1 2 3 4 5
Muito deprimido   Normal   Muito exaltado

HORA

PESSOAS
1 = Apenas presentes
2 = Ativamente envolvidas
3 = Outros muito estimulantes

Descreva seu humor hoje:

ATIVIDADE	Marque se NÃO FEZ	HORA	Marque Pré-12h	Marque Pós-12h	Marque se SOZINHO	Cônjuge/Parceiro(a)	Filhos	Outros familiares	Outra(s) pessoa(s)
ATIVIDADE DE AMOSTRA (só como referência)		6:20	✓			2			1
Levantar da cama		9:30	✓		✓				
Primeiro contato (pessoal ou por telefone) com outra pessoa		10:00	✓						2
Tomar algo de manhã		9:30	✓						1
Café da manhã		10:00	✓						2
Sair de casa pela primeira vez		10:45	✓						3
Trabalho, escola, tarefas de casa, atividade voluntária, cuidar de filhos ou familiares	✓								
Almoçar		12:00							3
Cochilo da tarde	✓								
Jantar		19:30		✓	✓				
Exercício físico		17:30		✓	✓				
Lanche/bebida à noite		21:00		✓	✓				
Assistir ao noticiário da TV		22:00		✓	✓				
Assistir outro programa de TV	✓								
Atividade A *Conversar ao telefone*		21:30		✓					3
Atividade B									
Volta para casa (última vez)		19:00	✓						2
Ir para a cama		22:00			✓				

Tabela de ritmo social de Leslie
Reimpresso com permissão de Monk *et al.* (1991). Copyright © 1991 by Elsevier Science.

Níveis altos de estimulação por parte de outras pessoas podem ser sentidos como algo muito positivo, mas, ainda assim, talvez afetem seu humor ou seu ciclo de sono. Deborah, 26 anos, descobriu que seu emprego de garçonete à noite, do qual ela gostava muito, envolvia surtos de atividade altamente estimulantes (em geral blocos de 3 horas, nos quais ela era muito solicitada pelos clientes). Ao voltar para casa, ela geralmente tinha mais dificuldade em pegar no sono do que nas noites em que não trabalhava. Ela se sentia melhor quando trabalhava no turno do início da noite.

Katherine, 42 anos, gostava do contato intenso com pessoas que ela mantinha em seu trabalho na seção de roupas de uma loja de departamentos. No entanto, o estímulo social chegou a níveis quase intoleráveis nos fins de semana anteriores às festas de Natal, e ela se viu cada vez mais irritável. Aprendeu a não programar nenhuma atividade social nas noites de fim de semana depois do expediente desses dias, a fim de contrabalançar sua exposição ao estresse e à estimulação.

O exemplo de Leslie: avaliação da tabela de ritmo social

Embora o exemplo de Leslie visto anteriormente mostre apenas 1 dia, podemos desenvolver algumas hipóteses sobre os fatores que afetaram seus estados de humor. Para ela, um estado de humor misto é quando ao longo do dia ela tem depressão, junto com agitação, nervosismo e irritabilidade. Note que embora a amostra do dia ocorra durante a primavera, quando as horas de luz solar são mais longas, ela tinha um dia relativamente curto (acordar à 9h30 e ir para a cama às 22h). Vinha dormindo muito. Também teve várias estimulações intensas durante o dia (como uma discussão ao telefone com o ex-marido a respeito do filho deles e um atrito com uma companheira de quarto que ela sentiu que a estava desrespeitando). Leslie tomava pelo menos uma dose de bebida alcoólica quando sozinha. Além de suas predisposições biológicas, esses fatores podem ter determinado em parte seu humor agitado, deprimido.

É possível que esses eventos e atividades resultassem de seu estado de humor (por exemplo, ela talvez estivesse ansiosa e irritável e, portanto, propensa a enfrentamentos). Para ajudar a determinar o que causou o quê, Leslie coletou informações sobre seus ritmos sociais e humores por um período de vários meses. Começou a ver de que modo as interações com certas pessoas que envolviam provocações, e também os padrões de sono e o álcool, combinavam-se para mudar seu humor, e como seus estados de humor afetavam o timing e a frequência desses eventos e hábitos. Ela passou a ter cada vez mais certeza de que o álcool antes de deitar e o fato de dormir mais de 9 horas combinavam-se para deixá-la nervosa e irritável e mais inclinada a ter atritos com pessoas.

"Como posso regular minhas rotinas diárias?"

O próximo passo é criar estratégias que o ajudem a regular suas rotinas diárias. Manter rotinas regulares pode parecer descomplicado, mas, se você já tentou fazer isso alguma vez, sabe que provavelmente surgirão desafios importantes. Pode fazer isso sozinho, mas também pode perguntar a alguém que conheça você muito bem (parceiro ou cônjuge, amigo próximo) o que acha que impede você de regular suas rotinas (exemplos: programas de TV que você não tinha intenção de assistir, mas que captam totalmente sua atenção; ou o hábito de adiar a sessão de exercícios físicos até terminar todas as suas outras coisas). Então você pode definir alguns horários para as várias atividades (por exemplo, hora de dormir e hora de fazer exercícios) sabendo que terá que enfrentar desafios para cumprir isso.

O primeiro e mais importante ingrediente é ir deitar mais ou menos à mesma hora toda noite e também acordar de manhã sempre por volta do mesmo horário. Tente manter esse padrão nos fins de semana, mesmo quando tiver ido dormir tarde – mantenha-se mais ou menos dentro de trinta minutos a uma hora de seus horários regulares dos dias da semana. É claro que algumas vezes será impossível ir para a cama na hora que definiu, ou acordar numa hora específica, por exemplo, quando você viaja ou faz sai para socializar nos fins de semana, ou seu filho adoece ou você precisa acordar bem mais cedo para ir buscar alguém no aeroporto. Talvez possa controlar alguns desses eventos (por exemplo, escolher ir à sessão da tarde de um filme em vez de na última sessão) e outros não (como uma mudança no turno de trabalho; ou o horário de um voo). Se seu horário for deslocado por uma hora ou duas em determinada noite, tente restabelecer horários definidos de sono-vigília o quanto antes.

Procure manter seus padrões de sono mesmo que os eventos conspirem para fazer você mudá-los. Por exemplo, se você perdeu o emprego, tente levantar à mesma hora que costumava acordar para ir trabalhar. Se o seu novo emprego exige horários diferentes (digamos, entrar às 8 e não mais às 9), ajuste a hora de ir deitar uma hora mais cedo. É sempre melhor passar para o seu novo horário gradualmente, e não de repente.

Você pode também trabalhar com seu terapeuta para tentar *se preparar para eventos que irão mudar suas rotinas diárias* e planejar maneiras de se regular quando eles ocorrerem. Por exemplo, se você sabe que irá trocar de emprego em breve ou viajar em futuro próximo, pode calcular que seu sono será perturbado de algum modo. Faça planos antecipados de ir para a cama e de acordar em horários regulares mesmo depois que esses eventos perturbadores tenham acontecido.

Segundo, se você vem enfrentando problemas para pegar no sono (ver o tópico "Certo, agora que já me deitei na hora, como faço para pegar no sono?", adiante), tente evitar o *sono desmesurado,* como quando você tenta compensar o sono que perdeu durante a semana dormindo o dobro no fim de semana. É provável que descubra que isso piora sua depressão e ansiedade. E também dificulta dormir na noite seguinte.

Terceiro, procure ver se consegue manter os mesmos horários no trabalho ou na escola. Por exemplo, tente programar suas aulas para o mesmo período (digamos, terças e quintas de manhã, evitando aulas noturnas). Evite também concentrar todas as suas aulas em um dia ou dois apenas, deixando os outros três dias vagos. Quanto ao exercício, trace um paralelo com suas horas regulares de trabalho e procure se exercitar sempre nos mesmos horários (logo ao sair do trabalho ou da escola é uma boa hora), em vez de fazer isso mais tarde em uma noite e depois logo de manhã no dia seguinte. Tente também reservar um período regular para relaxar antes de ir para a cama. Evite que suas interações mais estimulantes com parceiros, amigos ou colegas de trabalho ocorram pouco antes de você ir dormir.

Desafios práticos para conseguir manter rotinas regulares

Sempre há problemas práticos a serem resolvidos, é claro. As matérias que você quer fazer na escola podem ser oferecidas nas mais variadas horas do dia ou da noite. Talvez você tenha um trabalho que exija que você viaje bastante, ou faça expedientes mais longos aos fins de semana, ou trabalhe em casa à noite em algumas noites, em outras não, ou envolva turnos de horários diferentes. Um exemplo é o emprego de enfermeira autônoma, quando a pessoa costuma ser chamada para um turno de 8 horas apenas 1 hora antes do horário. Empregos em restaurantes também têm às vezes esse esquema por turnos, com horários variáveis. No Capítulo 13, você encontrará algumas sugestões para negociar horários de trabalho com seu empregador em função das limitações que seu transtorno pode impor.

Darei agora alguns exemplos de como alguns pacientes meus mantiveram ritmos sociais regulares apesar das exigências da escola ou do emprego. Walter teve uma conversa franca com seu empregador a respeito de seu transtorno do humor. O chefe concordou em mantê--lo no turno diurno, das 8h às 17h, em seu trabalho de programador de computação, poupando-o da habitual variação dos turnos, que impõem mudanças constantes de horário. Juanita, que viajava com frequência, sempre tentava dormir o mesmo número de horas todas as noites, mesmo quando estava em outro fuso horário. Manter seus hábitos de sono exigiu um bom grau de assertividade, pois muitas vezes seus colegas de trabalho que viajavam junto com ela insistiam para que ficasse com eles até tarde.

Candace (ver também a "Estratégia n.º 4 para manter o bem-estar", neste capítulo) constatou que seus fins de semana com longos períodos quase sem contato com os outros faziam suas depressões piorarem. Programar atividades não muito agitadas com amigos ou conhecidos aos fins de semana era algo que lhe dava uma sensação maior de consistência de suas rotinas dos dias úteis com as do fim de semana, e melhorava seu humor. De modo similar, Wesley, que ficou deprimido ao romper com a namorada, descobriu que marcar atividades com outras pessoas toda manhã ou, no mínimo, ir até uma lanchonete tomar o café da manhã ajudava a tirá-lo da cama por certo tempo.

A MRS pode ajudar você a elaborar uma programação diária para dormir, comer, exercitar-se e socializar que seja confortável e viável, considerando as suas atuais demandas de vida social, familiar e de trabalho. Tente definir metas para o horário de se deitar e se levantar e procure não se desviar disso mais de 30 minutos ou uma hora, mesmo que se trate de atividades gratificantes (por exemplo, festas, filmes tarde da noite) que você imagina que iriam melhorar seu humor. Talvez seu(sua) parceiro(a) ou alguém que more com você pode ajudar incentivando-o a manter sua programação.

Resistências a rastrear seu ritmo social e regular rotinas

Algumas pessoas se queixam que ficar rastreando o próprio ritmo social é algo chato e que lembra a sensação dos tempos da escola, de ser obrigado a fazer a lição de casa. Como a maioria das técnicas de tratamento e de autogestão, a MRS tem também seu custo em termos de tempo e esforço. Mas, à medida que você se acostuma com ela, perceberá que é possível cumpri-la no final do dia em apenas cinco minutos. Com o tempo, verá que certos itens da tabela são mais importantes de registrar do que outros. Por exemplo, a hora de ir se deitar, a hora de acordar, os horários no trabalho e os horários de se exercitar podem ser cruciais para determinar a estabilidade de seu humor, enquanto seus horários de refeição ou os hábitos de ver TV podem se revelar menos importantes.

Na minha experiência e na de outros clínicos, o maior problema que pessoas com transtorno bipolar enfrentam é nas trocas necessárias para regular suas rotinas: elas implicam renunciar à espontaneidade. As pessoas às vezes se perguntam: "Por que eu não posso ter o mesmo tipo de atitude 'despreocupada' das outras pessoas? Se todo mundo está ficando acordado até duas da manhã nesta festa, por que eu não posso também?".

Essas reações são compreensíveis. Para Amy, manter uma rotina controlada fazia sentir-se diferente dos outros. Mas acabou compreendendo que a imprevisibilidade e o estímulo social que ela desejava eram como uma droga. E no dia seguinte ela sempre tinha uma "ressaca de humor".

É reconfortante saber que você faz algo ativamente para administrar seu transtorno. Com certeza, ao estruturar seus dias e noites você terá benefícios para a estabilidade de seu humor e para sua produtividade. Com o tempo, uma rotina regulada lhe dará uma sensação de segurança e de controle sobre seu destino.

Além de estabilizar o humor, rastrear o próprio ritmo social, segundo alguns dos meus clientes, ajuda a lidar com o transtorno e o estilo de vida deles de maneiras que não imaginavam. Por exemplo, Carmen, 29 anos, descobriu que o rastreamento MRS a ajudou a ter mais consistência em seus hábitos de tomar medicação, que até aquele momento eram aleatórios e imprevisíveis. Depois de preencher a tabela por várias semanas, Mandeep, 35, observou: "Eu tenho o hábito de fazer um monte de coisas para evitar depressão, mas aí fico como um carro sem combustível. Eu quero ter contato com pessoas, mas sem chegar ao ponto de me sentir esgotada por isso. Preciso de um pouco mais de consistência, em vez de ficar o tempo todo buscando estímulos e fugindo de mim mesma".

Não é só quem tem transtorno do humor que precisa de rotinas regulares e organizadas. Pais e mães geralmente precisam seguir rotinas previsíveis para lidar com as atividades diárias dos filhos. Atletas têm que seguir programações de treino rigorosas. Pessoas que alcançam altos níveis de desempenho, como músicos profissionais, costumam ter rotinas altamente controladas para ajudá-las a manter o nível profissional exigido por seu ofício.

Mesmo assim, se você acha que uma rotina rigorosa é muito sufocante, discuta isso com seu terapeuta ou médico. Há acomodações que podem ser feitas. Talvez você consiga identificar o ponto em que uma flutuação de suas rotinas afeta negativamente seu humor.

Por exemplo, talvez um desvio de 30 minutos do seu horário de se deitar não faça diferença, mas uma hora e meia pode afetar muito. Tente ver se consegue identificar nas suas rotinas a margem de flutuação dentro da qual você ainda consegue funcionar bem e se sentir estável.

■ "Certo, agora que já me deitei na hora, como faço para pegar no sono?"

> *"Eu me reviro na cama, olho o relógio, fico fungando e bufando, ando pela casa... faço um pouco de ioga, medito, ligo a TV... o caso é que não consigo dormir. Fico louco da vida quando vejo minha mulher se deitar e, pronto, já está dormindo. Quase me dá vontade de acordá-la pra que ela sofra como eu, mas não faço isso. É assim toda noite, e aí, claro, no dia seguinte no trabalho eu estou feito um bagaço."*
>
> – Homem de 51 anos, com ciclagem
> rápida de transtorno bipolar II

Para algumas pessoas com transtorno bipolar, ir para a cama na mesma hora não é difícil. O problema é pegar no sono e mantê-lo. Nada é mais frustrante do que ficar deitado acordado tentando dormir. Perturbação do sono é sintoma-chave de transtorno bipolar e pode ser efeito colateral de medicações antidepressivas ou psicoestimulantes. Talvez tenha a ver também com cafeína, excesso de açúcar, tabaco ou álcool, especialmente se consumidos perto da hora de deitar.

Você e seu médico podem decidir que uma medicação para dormir é a melhor alternativa para evitar que a perturbação do sono piore seu estado de humor. Exemplos dessas medicações são clonazepam e zolpidem. Embora costumem funcionar bem, não é todo mundo que gosta de tomar (e os médicos às vezes resistem a receitá-las) porque você pode ficar tolerante (isto é, com o tempo pode precisar de uma dose maior para pegar no sono), ou então ser incapaz de dormir se não tomar. Em vez delas, muitos médicos prescrevem uma dose baixa de quetiapina para o sono. Ela não causa dependência, mas, como outros ASGs, pode favorecer ganho de peso (ver Capítulo 6).

Felizmente, há uma literatura sobre intervenções comportamentais para problemas de sono. Michael Otto e seus colegas na Escola de Medicina de Harvard e no Hospital Geral de Massachusetts (Otto *et al.*, 1999) criaram recomendações para melhorar o sono se você sofre de transtorno bipolar (ver quadro ao lado). Algumas dessas técnicas de sono também se aplicam a pessoas sem transtorno bipolar.

Solução eficaz: Lidar com perturbações do sono.

- Evite trabalho ou conversas estressantes na cama antes de tentar pegar no sono;
- Certifique-se de que o quarto fica escuro e facilita pegar no sono;
- Use protetor de ouvido ou máquinas de ruído branco se necessário;
- Reserve um tempo para relaxar antes de ir para a cama;
- Nunca tente "competir" com outras pessoas para pegar no sono;
- Use técnicas de relaxamento muscular ou de respiração (por exemplo, contar as respirações);
- Ajuste seu ciclo de sono antes de viajar.

Exemplos de "estresse no quarto de dormir": ter uma discussão com seu parceiro, preparar tarefas de trabalho para o dia seguinte já na cama, repassar a rotina de trabalho do dia seguinte, checar cotações da Bolsa, verificar seu e-mail ou mensagens de texto ou as redes sociais uma última vez, comer uma refeição reforçada, fazer ligações de última hora. Tudo isso deve ser evitado antes de deitar. Em geral, uma hora antes de dormir evite qualquer atividade estressante ou estimulante, para conseguir relaxar.

Se possível, tente ajeitar o quarto de modo a vedar ruídos (por exemplo, desligue o celular, a TV ou o rádio) ou use plugues de ouvido. É um paradoxo, mas atividades que as pessoas costumam achar necessárias para dormir na realidade podem contribuir para perturbar o sono. Por exemplo, muitos têm o hábito de assistir ao noticiário noturno na cama antes de apagar a luz, mas as notícias provocam uma superestimulação que impede o sono. De modo similar, muitos acham que só conseguem dormir se lerem um pouco, mas às vezes a leitura, mesmo que seja apenas um romance, pode pôr o cérebro para funcionar em várias direções. Se você estava lendo um bom romance policial, talvez ache difícil parar de pensar no enredo! Do mesmo modo, a maioria acredita que o exercício regular ajuda a ter um bom sono, porque deixa você cansado e relaxa seus músculos. Mas ele pode também fazer você ficar acordado se for feito pouco antes de deitar – dê um intervalo de até três horas entre terminar o treino e ir para a cama.

Se você quer investigar que atividades estão contribuindo para os seus problemas de sono, experimente noites com e sem essas atividades e registre as mudanças em sua tabela ou MRS (por exemplo, anotar "sem TV" na quinta à noite e "com TV" na sexta à noite e registrar seu sono em cada um desses dias). Veja se consegue descobrir se o fato de realizar ou deixar de fazer certas atividades afeta seu sono e seu humor.

Algumas pessoas veem o ato de adormecer como uma competição atlética, na qual precisam cumprir o percurso em determinado tempo. Ser incapaz de pegar no sono faz com que se sintam inadequadas ou incompetentes, e então as tentativas de dormir são acompanhadas por uma ansiedade de performance. Procure pensar nos seus problemas de sono não como algo que você esteja fazendo com você, mas como mero sinal biológico de seu transtorno. Em vez de brigar consigo mesmo e de se achar incapaz de dormir, experimente as sensações físicas de estar na cama, por exemplo observando qual é sua sensação corporal, como você experimenta o toque das cobertas ou qual é a sensação do travesseiro debaixo da sua cabeça. É comum também entrar em certo estado meditativo ao ficar observando a própria respiração: conte suas inspirações (sem tentar acelerá-las ou desacelerá-las) ou observe o movimento da sua barriga para cima e para baixo. Se tiver alguma gravação de relaxamento ou de exercícios de meditação, use isso para ajudá-lo a experimentar as sensações que induzem ao sono (Ehrnstrom; Brosse, 2016).

Muitos têm dificuldades para dormir quando viajam. Se você viaja da Costa Oeste dos Estados Unidos para a Costa Leste, pode chegar quando todos ali já estão indo dormir, enquanto para você ainda são 3 horas mais cedo. Viagens transatlânticas (por exemplo, voar de Chicago a Paris) são particularmente difíceis para pessoas com transtorno bipolar, porque trazem uma mudança acentuada nos ritmos circadianos. Mas viagens costumam ser inevitáveis.

Uma maneira de combater as atribulações das viagens é ir ajustando aos poucos seu relógio interno ao novo lugar para o qual você está indo antes de ir de fato. Portanto, ao longo da semana que precede a viagem para um fuso horário mais avançado, vá para a cama uma hora mais cedo que o usual, depois uma hora e meia, e em seguida 2 horas mais cedo, e assim por diante. Quando você chegar, será bem mais fácil se ajustar ao novo fuso horário. Esse procedimento costuma funcionar melhor quando você tem que ficar mais que uns poucos dias no novo fuso.

Há outras estratégias que você pode usar para melhorar seu sono, e algumas vão além do escopo deste livro. Se você tem essas dificuldades, considere ler livros de autoajuda orientados especificamente para problemas com o sono, como o de Paul Glovinsky e Art Spielman (2006), *The Insomnia Answer: A Personalized Program for Identifying and Overcoming the Three Types of Insomnia*; ou o livro de Gregg Jacobs (2009), *Say Goodnight to Insomnia*; ou ainda o de Colleen Ehrnstrom e Alisha Brosse (2016), *End the Insomnia Struggle* [nenhum deles com traduções para o português].

ESTRATÉGIA N.º 3 PARA MANTER O BEM-ESTAR: EVITAR BEBIDA ALCOÓLICA E DROGAS RECREATIVAS

Ruth, uma mulher de 32 anos que havia acabado de ser diagnosticada com transtorno bipolar I, tinha um problema grave com bebida que geralmente começava quando ela estava relativamente livre de sintomas bipolares. Em geral, o pano de fundo desses episódios eram relacionamentos românticos com homens ou problemas nos negócios que acabavam gerando atritos. Suas bebedeiras eram tão intensas que muitas vezes

precisava ser hospitalizada para desintoxicação. Ela acabou recebendo ordens judiciais para se submeter a um programa com dissulfiram [atualmente não comercializado no Brasil], que exigia que fosse duas vezes por semana tomar uma medicação que causava vômitos caso bebesse.

Na visão dela, era o próprio transtorno que a fazia beber. Muitos observadores, incluindo seus médicos e familiares, achavam que era o oposto: que o que vinha primeiro era a bebida, que levava à ciclagem de seu humor. Ela se queixava muito do desconforto que lhe causavam essas oscilações de humor e da ansiedade associada a elas, mas seus sintomas ocorriam tão consistentemente junto com a bebida que era difícil dizer quais se deviam ao transtorno do humor e quais ao álcool. Na realidade, sua família sequer estava convencida de que ela tivesse transtorno bipolar, e achava que era só uma das muitas desculpas que ela vinha arrumando para beber ao longo dos anos.

Durante um intervalo ocorrido cerca de três anos atrás, Ruth convenceu-se de que deveria parar de beber e ficou em abstinência quase seis meses. Suas oscilações de humor melhoraram muito nesse período: ela ainda tinha uma depressão leve, mas sem mania ou sintomas mistos. Foi capaz de arrumar um emprego fixo como garçonete e estava bem melhor, como há muito tempo não ficava. Nesse período de recuperação, porém, Ruth chegou à conclusão de que não tinha nenhum problema real com a bebida. Começou a reinterpretar seu passado quase exclusivamente em termos de seu diagnóstico de bipolar, negando qualquer influência do álcool. Por exemplo, dizia que suas bebedeiras anteriores eram "ciclagem rápida" e "automedicação". Argumentava que não iria perder mais o controle com a bebida porque seu transtorno do humor havia se estabilizado com valproato e citalopram (um antidepressivo).

Por volta do quinto mês de seu período de abstinência, ela viajou até Palm Springs para um fim de semana com o novo namorado. De maneira bem deliberada, parou com o dissulfiram nos cinco dias antes da viagem. Uma semana depois estava de volta ao hospital e precisou de desintoxicação. Sua depressão estava muito mais grave quando ela teve alta do hospital, e, de novo, recebeu ordem judicial de se submeter ao programa com dissulfiram.

DICAS PARA AJUDAR VOCÊ A LIDAR COM SEUS HUMORES

Você provavelmente já ouviu longas advertências, um pouco moralistas, de profissionais de saúde mental, professores ou de seus pais a respeito de não fumar maconha, beber ou usar drogas (isto é, exceto as medicações psiquiátricas). A posição deles pode parecer simplista e insensível à dor emocional que você sente diariamente. Usar substâncias quando você tem transtorno bipolar certamente é algo compreensível, ainda mais se não acredita que as medicações que lhe foram prescritas estão fazendo efeito.

Não faço objeções morais às pessoas que consomem bebida alcoólica ou usam maconha; minhas preocupações se apoiam totalmente na observação de muitas pessoas com transtorno bipolar que vi se destruírem com substâncias. Pessoas com transtorno bipolar são mais fortemente afetadas – em termos de estabilidade de humor e comportamento – por pequenas quantidades de álcool ou substâncias do que outras de mesma idade. Este é especialmente o caso quando se permitem usar álcool ou drogas em momentos em que seus estados de humor já estão instáveis e começando a flutuar. O meu principal conselho é que você entre nisso de olhos abertos, isto é, ciente dos riscos que corre.

Álcool e drogas: quais são os riscos?

A maior parte dos psiquiatras e psicólogos tem como consenso que se você tem transtorno bipolar deve evitar totalmente álcool e drogas recreativas. Como discuti no Capítulo 5, se você regularmente bebe ou usa drogas, suas medicações serão menos eficazes e você provavelmente será inconstante em relação a tomá-las, e consequentemente terá um curso da doença mais difícil. O pior de tudo é que o uso de álcool e drogas coloca você sob risco muito maior de cometer suicídio (Carrà *et al.*, 2014; Schaffer *et al.*, 2014; ver também Capítulo 11).

Alguns médicos vão lhe dizer que você pode tomar bebida alcoólica em quantidade bem baixa (por exemplo, uma única taça de vinho no jantar). De fato, parece que há pessoas com transtorno bipolar que podem fazer isso e continuar estáveis, mas na minha experiência são minoria. Os riscos do álcool e das drogas estão no ponto máximo nas fases que levam e que abrangem um episódio maníaco ou depressivo agudo, e durante o intervalo de recuperação que se segue. É melhor evitar totalmente álcool e drogas (maconha inclusive) durante esses períodos de agravamento e de recuperação.

Muitas pessoas com transtorno bipolar, como Ruth, têm comorbidades de abuso ou de dependência de álcool ou drogas (o que se chama situação de *diagnóstico dual*). Pessoas com diagnóstico dual devem aprender a se tornar abstinentes, porque os dois transtornos podem piorar um ao outro, como aconteceu com Ruth. Se você já teve problemas com álcool ou drogas, considere aderir a um programa de 12 passos como o dos Alcoólicos Anônimos (como Ruth chegou a fazer) ou dos Narcóticos Anônimos. Esses grupos às vezes são um recurso poderoso para ajudar a pessoa a manter a abstinência. Se você não gosta de grupos como os do AA, também há programas de 12 passos ou programas cognitivo-comportamentais para comportamentos de abuso de substâncias (por exemplo, a terapia de reforço motivacional; Miller; Rollnick, 2012).

Spencer, 45 anos, lutou por muito tempo com seu desejo de beber. Por meio de terapia de casal relativa ao seu transtorno e de mapeamento do humor, aprendeu a reconhecer seus sinais prodrômicos de episódios de humor: sutis aumentos da irritabilidade e da raiva, letargia e insônia. Durante esses intervalos de ciclagem, aprendeu a tomar cerveja sem álcool quando estava com a esposa e amigos e todos estivessem bebendo. Ele conseguiu parar de beber. Eis como resumiu sua experiência:

"Eu costumava ser uma pessoa que tomava dois drinques por noite, toda noite, isso por vários anos. Finalmente cheguei à conclusão de que simplesmente não podia continuar assim. Não foi uma coisa moralista; na verdade foi uma decisão simples, concluí que a bebida criava em mim um estado que me deixava infeliz. Por dois dias depois

de beber, mesmo que fosse pequena quantidade, eu me sentia irritado com todo mundo, emocionalmente exaurido, e tinha vontade de dormir o dia inteiro. O preço que pagava era alto demais. Mas antes de conseguir parar, precisei ter uma prova convincente de que o álcool estava piorando a minha vida, de que era algo que eu não precisava fazer comigo. Finalmente vi que o álcool era uma grande contribuição para a minha raiva e para meus problemas com as pessoas. Sem álcool, posso decidir se quero trabalhar melhor minha raiva; fica ao meu alcance fazer isso. Com o álcool, eu simplesmente sou tomado pela raiva."

■ Crenças a respeito de bebida, abuso de drogas e transtorno bipolar

As pessoas geralmente têm crenças equivocadas a respeito de álcool, drogas e transtorno bipolar. Algumas delas estão listadas a seguir.

CRENÇAS EQUIVOCADAS A RESPEITO DE TRANSTORNO BIPOLAR E ÁLCOOL OU ABUSO DE DROGAS

- Álcool ou maconha podem ser usados como estabilizadores do humor.
- Drogas mais pesadas como metanfetaminas, LSD ou cocaína podem ser usadas como antidepressivos.
- Álcool ou substâncias não podem piorar seu transtorno se você está em uma fase em que seu humor permanece estável.

Já ouvi pessoas com transtorno bipolar dizerem que a maconha ou a cocaína são tão eficazes para estabilizar o humor quanto o lítio ou o valproato. Elas argumentam que o álcool acalma, reduz sua ansiedade ou alivia sua depressão; dizem que a maconha as anima quando estão deprimidas. Um paciente declarou: "Para mim, o álcool é como as cordas que impedem um balão de ar quente de subir mais... e, por outro lado, é um disfarce que encobre a depressão".

Algumas pessoas de fato bebem ou usam drogas para se sentirem melhor, mas se essas substâncias estão realmente operando esse truque – em vez de piorar seus humores – essa já é outra questão. Sabemos que o álcool piora a depressão (como nos exemplos de Ruth e Spencer). Pessoas que apresentam transtorno bipolar combinado com problemas com álcool têm ciclagem mais rápida e mais sintomas mistos e ansiedade ou pânico do que aqueles que não bebem (Goldstein, B. I. *et al.*, 2014). O álcool pode também interferir no sono, o que provavelmente piora a mania.

Algumas pessoas costumam supor, como fez Ruth, que sua depressão sempre vem primeiro e usam álcool ou maconha ou cocaína como uma automedicação para essa depressão. Mas, para muitas pessoas com transtorno bipolar, o abuso de álcool vem antes da depressão e não o oposto (Strakowski *et al.*, 2000). Para alguns, instala-se um ciclo vicioso: bebem muito e ficam deprimidos e ansiosos, e então param de beber e experimentam uma recorrência da depressão ou sintomas de pânico, que podem ser atribuídos à privação do álcool. Então tentam se automedicar desses sintomas de humor com mais álcool. Esse padrão agrava o curso de ambos os transtornos.

Atualmente não há evidência de que os usos médicos da maconha se estendam ao transtorno bipolar. Apesar de a maconha não ser tão tóxica quanto o álcool para pessoas com transtorno bipolar, ela pode, ainda assim, ser prejudicial à sua estabilidade de humor. No estudo de Strakowski *et al.* (2000), o uso da maconha foi associado mais de perto com sintomas maníacos, enquanto o uso do álcool foi mais intimamente associado a sintomas depressivos. Um paciente expressou isso do seguinte modo: "A maconha me faz pensar e pensar e pensar, e então me impede de dormir. É como um catalisador para alguma coisa em mim". A maconha pode também interferir em sua atenção e concentração (assim como em sua capacidade de se lembrar de tomar suas medicações). Algumas pessoas dizem que ela as deixa letárgicas e desmotivadas. Outras ficam paranoides ou ansiosas e fisiologicamente superestimuladas.

Ao racionalizarem seu uso de drogas pesadas, alguns dizem que o LSD (ácido), as anfetaminas (bola), metanfetaminas (meta), cocaína (crack) e Ecstasy são realmente antidepressivas. Argumentam que essas drogas podem ajudar na sua depressão mais do que um antidepressivo padrão como a fluoxetina. Alguns até conhecem estudos mostrando que o LSD estimula a ação de certos receptores de serotonina ou que a anfetamina prolonga a atividade da dopamina, como ocorre com certos antidepressivos. Mas estão interpretando de maneira equivocada as implicações clínicas desses estudos. Embora de fato várias dessas drogas afetem os mesmos sistemas neurotransmissores que os antidepressivos, elas não produzem uma verdadeira estabilidade do humor. Em vez disso, produzem surtos de curta duração de atividade neuronal acompanhados por euforia ou irritabilidade (parecido com mania ou hipomania), em vez de aliviar realmente a depressão. Quando o efeito da droga passa, você se sente igual ou, em alguns casos, pior.

Algumas pessoas com transtorno bipolar usam substâncias para intensificar os aspectos eufóricos e grandiloquentes de seus estados hipomaníacos ou maníacos. Sentem-se levadas a procurar ainda mais estimulação e novidade. Cocaína, maconha e anfetamina são as que costumam ser mais usadas dessa forma. O resultado, com frequência, é um grave aumento dos sintomas maníacos ou o início de estados de rápida ciclagem, que às vezes exigem hospitalização.

Você talvez acredite que não há problema em beber ou usar drogas, desde que venha se sentindo bem há um certo tempo. Essa era a lógica de Ruth, e ela fazia o teste frequentemente, e acabava se permitindo ter uma "recaída" na bebida pelo simples fato de ter conseguido passar umas duas semanas com o humor estável. Para ela, a vida cotidiana parecia muito sem graça. Os períodos de altos e baixos que o álcool trazia eram preferíveis a sentir que vida havia ficado comum e chata. Muitas pessoas cujo humor é estável reportam que o álcool e as drogas proporcionam um respiro temporário a sentimentos de vazio. É verdade que essas substâncias muitas vezes ativam os circuitos de recompensa do cérebro. Mas o alívio é temporário, na melhor das hipóteses, e as mesmas substâncias podem disparar estados de humor negativos que são bem mais desagradáveis que o tédio.

O exercício para manter o bem-estar, a seguir, pode ajudá-lo a identificar o que faz você querer beber ou usar drogas (Mccrady, 2007). Tente identificar:

- O que dispara o uso (por exemplo, estar com gente que você quer impressionar).
- Sentimentos que você quer aliviar (por exemplo, depressão ou ansiedade).
- Expectativas sobre o que poderá acontecer (por exemplo, você se sentirá menos inibido socialmente).
- As consequências reais e imediatas de usar a droga/álcool (por exemplo, sentir-se relaxado ou mais confiante, ou sentir-se ansioso, paranoide ou desorientado).
- As consequências estendidas ou proteladas do uso (por exemplo, perturbações do sono, chegar atrasado ao trabalho no dia seguinte, sentir-se irritável, sonolento ou ansioso nos dias seguintes).

Amy aprendeu a evitar certas substâncias e pessoas que ela acreditava que a faziam beber mais. Earl, que fumava muita maconha, aprendeu a planejar atividades que o distraíssem e se dedicava a elas nas horas do dia em que sentia maior probabilidade de querer fumar (em geral no final da tarde, depois que saía da aula). Bethany aprendeu a questionar sua crença de que o álcool aliviava suas depressões. Quando fazia uma avaliação sistemática dos resultados de ter bebido, concluía que de início se sentia melhor, mas depois ficava mais irritável e deprimida. Começou a encarar o álcool mais como uma causa do que como efeito da sua depressão.

> **Solução eficaz:** Pense na bebida ou no uso de drogas como um evento de uma sequência de eventos, não como um ato singular, isolado. Então poderá pensar em mudar essa sequência.

EXERCÍCIO PARA MANTER O BEM-ESTAR
Identificar gatilhos disparadores para abuso de álcool e drogas, suas reações a esses gatilhos disparadores e as consequências

Escreva qual o tipo de álcool ou a droga que você usa com maior frequência (*exemplos:* cerveja, vinho, maconha, cocaína).
_____
_____

Liste as *situações* em que é mais provável você ficar bêbado ou chapado (*exemplos:* estar sozinho; estar com amigos; festas; sexta à noite depois do trabalho; estar com pessoas específicas).
_____
_____
_____

Liste os *sentimentos* que você costuma ter pouco antes de beber/se drogar (*exemplos:* depressão, ansiedade, irritabilidade, excitação).
_____
_____
_____

Descreva que *expectativas* você tem a respeito daquilo que o ato de beber/usar drogas vai lhe proporcionar (*exemplos:* "vou relaxar e me dar melhor com as pessoas"; "vai me ajudar a lidar com situações difíceis"; "vai diminuir minha depressão"; "vou dormir melhor"; "vai me ajudar a pensar com maior clareza").
_____
_____
_____

Descreva as *reais consequências* de beber/usar drogas das últimas vezes que o fez. Procure diferenciar entre (1) o que de fato aconteceu logo depois que bebeu ou ficou ligado (*exemplos:* "relaxei", "entrei numa discussão", "minha depressão aliviou", "fiquei mais social") e (2) os efeitos retardados ("senti mais depressão no dia seguinte", "tive uma ressaca", "cheguei atrasado no trabalho").

Efeitos imediatos:
_____
_____

Efeitos retardados:
_____
_____

ESTRATÉGIA N.º 4 PARA MANTER O BEM-ESTAR: CONFIAR EM APOIOS SOCIAIS

Candace, uma mulher de 49 anos com transtorno bipolar II, sofria de uma depressão que não apresentava melhora com antidepressivos ou estabilizadores do humor. Depois de se frustrar com as muitas medicações que havia tentado, consultou um psicoterapeuta, que observou que ela vivia muito isolada socialmente: havia rompido com o namorado há dois meses, tinha poucos amigos e conhecidos e perdera o contato com os pais e com as duas irmãs. Tinha contato com umas poucas pessoas online, mas não havia conhecido a maioria delas pessoalmente. Seu terapeuta incentivou-a a tentar algumas novas atividades que pudessem ajudá-la a construir um círculo de amigos, o que ela resistiu muito em fazer. Costumava passar os fins de semana sozinha no apartamento, onde "meus pensamentos me comem viva".

Candace tinha alguns hobbies em sua vida atual, mas havia jogado futebol na faculdade. Com alguma relutância, juntou-se a um grupo que jogava futebol aos fins de semana. Sentiu-se esquisita no início. "Não são o meu tipo de pessoa", observou. Das primeiras vezes, precisou se forçar a ir. Aos poucos, porém, descobriu que seus fins de semana haviam se tornado mais estruturados por causa da prática de futebol. Apesar de nunca admitir que gostava da companhia de membros da equipe, percebia que seu humor ficava melhor quando participava da atividade. De início, achou que isso se devia ao exercício físico, mas descobriu que o humor dela também melhorava quando ia a jantares em que cada um trazia algum prato para compartilhar ou nas sessões de cinema na casa de pessoas da equipe.

Ela acabou revelando sua doença a algumas companheiras, que "não ficaram espantadas como achei que ficariam". Uma delas até revelou que também tinha períodos de depressão e quais antidepressivos tomava. Com o tempo, o grupo virou uma segunda família para ela, que começou a namorar um dos homens. Depois de jogar na equipe

> *por seis meses, admitiu em uma das sessões de terapia que sua depressão crônica, embora ainda presente, não estava tão mal como antes de fazer essas conexões.*

O apoio social – sentir conexão emocional com pessoas com as quais você regularmente interage – é um importante fator de proteção contra a depressão. Contar com um grupo de pessoas que você conhece bem, em quem confia a ponto de comunicar-lhes seu transtorno bipolar, e que você encontra com alguma regularidade, vai ajudá-lo a se sair melhor com a ciclagem de seu transtorno.

Você pode ser uma pessoa que normalmente procura os outros, ou alguém que prefere passar o tempo sozinha. Seja como for, quando se está deprimido, é difícil interagir com quem quer que seja. Se você não tem um sistema de apoio formado quando está bem, terá dificuldades em procurar a ajuda que precisa quando a depressão bater. Do mesmo modo, manter contato regular com seu grupo social de apoio quando você está bem irá contribuir muito para evitar uma depressão futura. Quando você se depara com os inevitáveis conflitos que ocorrem com membros da família ou colegas de trabalho, seus amigos e parentes que o apoiam podem ser uma espécie de pista de pouso, trazendo conforto e estabilidade. Podem oferecer uma contrapartida aos conflitos estressantes e minimizar seu impacto. Johnson *et al.* (1999) descobriram que, após um episódio de depressão, as pessoas com transtorno bipolar que tinham um bom sistema de apoio social se recuperavam mais rapidamente e tinham menos sintomas graves de depressão ao longo de seis meses do que aquelas com sistemas de apoio menores ou inexistentes.

Não quero simplificar demais as coisas e deixar implícito que ter pessoas à sua volta é tudo o que importa. Como discutimos no Capítulo 5, níveis altos de conflito com certos membros de seu círculo mais próximo, particularmente com membros da família ou parceiros, mas também com amigos próximos, podem estar associados a um curso mais difícil de sua doença. Os relacionamentos empáticos, aqueles em que se dá e recebe, com membros de seu círculo íntimo, e um tempo de socialização ou junto à família, em um tom ameno e franco, são a melhor proteção contra a sua depressão. Desnecessário dizer que isso nem sempre será possível. O Capítulo 13, sobre os relacionamentos familiares e no trabalho, irá tratar de aptidões que ajudam a maximizar as influências positivas de seu sistema de apoio social.

Seu círculo íntimo

Como você verá nos próximos capítulos, seus apoios sociais podem ser cruciais para impedir que sua doença cicle e fique fora de controle. Mas primeiro vamos identificar quem são essas pessoas.

Preencha o formulário a seguir, "Identifique seu círculo íntimo". Você talvez se surpreenda com sua lista! Para algumas pessoas, o círculo íntimo é composto pelos membros de uma igreja ou templo, de um grupo dedicado a alguma atividade particular (como foi o caso de Candace), ou das pessoas da escola. Mas não é incomum socializar apenas com uns poucos amigos ou familiares. E não é o número maior de pessoas em sua vida que protege você de uma baixa em seu humor, e sim a qualidade desses relacionamentos, o grau em que você se sente bem com você mesmo quando está com eles, e a regularidade do contato.

Preservar amizades mesmo evitando álcool ou drogas

E se o seu círculo social é um que se apoia fortemente em álcool ou drogas? Parar com álcool, maconha ou drogas pesadas de fato pode ter consequências sociais negativas. Por exemplo, algumas pessoas acham difícil sair com seus amigos e não beber. Elas declaram que seus amigos não dão valor aos esforços que elas fazem para permanecer sóbrias. Se esse tipo de problema se aplica a você, considere a possibilidade de discutir seu dilema com um ou mais dos seus amigos, aqueles em que confiar mais. Será que eles compreendem de fato em que consiste seu transtorno e sabem do provável impacto do uso de álcool ou drogas?

IDENTIFIQUE SEU CÍRCULO ÍNTIMO

Liste todas as pessoas que você considera *amigos* – aquelas nas quais sente que pode confiar (conversar, obter apoio emocional) e que você vê ou tem contato por telefone pelo menos uma vez por semana. Liste seus números de telefone ou e-mails na segunda coluna.

_____   _____
_____   _____
_____   _____
_____   _____
_____   _____

Liste quais *membros da família* você vê regularmente e se sente confortável em confiar. Liste seus números de telefone ou e-mails na segunda coluna.

_____   _____
_____   _____
_____   _____
_____   _____
_____   _____

Se você alguma vez tiver problemas (por exemplo, uma emergência médica) e precisar que alguém o ajude, quem provavelmente chamaria e em que ordem (anote pela ordem de preferência, do primeiro ao quarto)? Liste seus telefones ou e-mails na segunda coluna (se já não estiverem anotados acima).

_____   _____
_____   _____
_____   _____
_____   _____

Há quaisquer grupos de pessoas que poderiam ajudá-lo a se sentir menos sozinho ou ajudar se você estivesse com problemas em seu humor (*exemplos:* grupos da igreja ou sinagoga, grupos de apoio como Alcoólicos Anônimos, grupos dedicados a certas atividades – arte, cozinha, aprendizagem de língua estrangeira, meditação ou esportes)?

_____   _____
_____   _____
_____   _____
_____   _____

Se você não se sente à vontade para revelar seu transtorno a qualquer dos seus amigos, cogite dar outras justificativas para o fato de não querer beber. Muitas pessoas hoje em dia respeitam medidas tomadas para melhorar a saúde física e mental e a aptidão física, portanto dizer que você está tentando emagrecer, ou que beber à noite faz você ficar desanimado em se levantar da cama no dia seguinte para fazer exercício, ou que quando você bebe não tem a mesma clareza mental e que precisa dela no trabalho, são coisas que podem fazer com que as pessoas parem de insistir.

Muitos de meus clientes reportam que desistir de álcool ou drogas de fato torna a socialização com outras pessoas mais difícil. Bem poucos, no entanto, experimentam uma rejeição aberta quando seus amigos compreendem suas motivações: afinal, você estará se abstendo de beber ou de fumar pelo desejo de cuidar melhor da saúde – e não porque esteja julgando os outros ou se colocando acima deles.

● ● ● ● ● ● ● ● ● ● ● ● ● ● ●

Ao administrar seu transtorno, pense em estágios. Algumas técnicas são mais fáceis de aplicar quando se está bem (como vimos neste capítulo), e outras, em alguma das diversas fases da doença (Capítulos 9-11). Em capítulos anteriores, enfatizei a importância de se manter consistência com suas medicações, sua psicoterapia e com as consultas ao médico. As estratégias apresentadas neste capítulo, voltadas para manter o bem-estar – isto é, mapear o humor, manter rotinas regulares de sono-vigília, evitar ou minimizar o uso de álcool e drogas, e contar com apoios sociais – podem melhorar os efeitos de seus tratamentos psiquiátricos, mantendo seu humor estável. Nos próximos três capítulos, você verá como as técnicas para administrar seu estilo de vida discutidas aqui podem ser ajustadas quando você percebe que seu humor começa a entrar em uma espiral ascendente ou descendente.

CAPÍTULO 9
Evitar a progressão da mania

Robert, 45 anos, gerenciava uma bem-sucedida empresa de arquitetura paisagista. Ele teve três episódios maníacos em quatro anos, desde que começara a se relacionar com a atual namorada, Jessie, com quem agora morava. Dois de seus episódios levaram a hospitalizações. Ele tinha uma boa relação com os dois filhos, Angie, 18 anos, e Brian, 22. Jessie não tinha filhos.

Seu mais recente episódio maníaco, que havia resultado em hospitalização, envolveu um conjunto de sinais de alerta identificáveis. Segundo seu relato, o primeiro sinal foi ficar desinteressado pelo trabalho e irritado com os colegas, nos quais havia perdido a confiança. Não foi um bom momento para ficar desinteressado; seu negócio estava indo bem graças a um novo projeto habitacional em cujo planejamento ele havia estado envolvido. Nos estágios iniciais de seu episódio maníaco, descreveu que estava ciente de que algo andava errado: seus pensamentos começaram a acelerar e ele vivia cheio de grandes planos e ideias de inovações. Mas ainda conseguia dormir pelo menos 4-5 horas por noite, e não achou necessário ligar para seu psiquiatra.

Segundo Jessie, Robert ficou "exageradamente expressivo" e "assumiu uma atitude de superioridade física" ao longo da semana antes da hospitalização. Ele foi a um dos jogos de basquete da filha Angie "e era um dos torcedores que mais gritava. A certa altura, o treinador pediu que ele ficasse quieto". Em outra noite, Jessie e Robert tinham ido a um restaurante de fast-food e ele havia feito o pedido "berrando" com a garçonete. Depois, pediu desculpas. Jessie e Robert discutiram a respeito da intensificação de seu comportamento e Robert admitiu que estava "exaltado", mas que se sentia bem: "Estou vendo as coisas com clareza muito maior do que já vi na vida".

Eles, por fim, concordaram em contatar a médica, que já fazia quase um ano que não via pessoalmente. Se falaram por telefone, mas ela não chegou a fazer perguntas sobre o estado de humor de Robert; em vez disso, concentrou-se em como ele se sentia em relação à sua situação no trabalho. Ela concluiu: "Você precisa descansar um pouco. Parece esgotado". Não houve recomendação para que ele mudasse o regime de medicação, que consistia em doses relativamente baixas de valproato e verapamil (um bloqueador dos canais de cálcio).

As coisas deram uma guinada para pior quando Robert, irritado por seu filho Brian não retornar suas ligações, foi até a loja de discos onde o filho trabalhava. Ele e Brian tiveram uma discussão junto à caixa registradora, que envolveu uma série de xingamentos. O chefe de Brian ficou bravo e mandou Robert e ele "resolverem seus assuntos em outro lugar". Brian ficou muito chateado e falou para Robert não aparecer mais no seu trabalho.

Nos dias seguintes, o comportamento de Robert se intensificou muito. Seus movimentos ficaram rápidos e frenéticos. Ele estava nervoso, paranoide e insistindo na ideia de fazer uma carreira musical, embora só tocasse sua guitarra muito de vez em quando, como hobby. Comprou uma guitarra muito cara da marca Fender, modelo Stratocaster, mas depois, por impulso, trocou-a por um instrumento que valia muito menos. Ele e Jessie começaram a ter discussões fortes nas quais, segundo Robert: "ela assumiu aquele tom zangado, ressentido e distante, e ficou controladora e dando uma de sabida". Num repente, ele se mudou do apartamento em que os dois moravam, e se instalou no seu escritório. Uma noite, ligou para ela chorando, dizendo que estava começando a ficar em pânico, achando que estava morrendo ou que podia se matar. Para Jessie, ele pareceu bêbado,

> *mas também muito suscetível a qualquer coisa que ela dissesse. Ela ligou para a polícia, que o encontrou no escritório olhando fixo para o teto. Escoltaram-no até o pronto-socorro de um hospital local. Ele foi internado e tratado por duas semanas antes de receber alta com uma nova prescrição de valproato (em dosagem mais elevada) e do antipsicótico risperidona.*

Um episódio maníaco pode causar grande estrago na vida de uma pessoa. Pode comprometer sua situação financeira, destruir casamentos e relacionamentos de longo prazo, acabar com a saúde física, criar problemas com a lei e levar à perda do emprego – pode até fazer a pessoa perder a vida – e os efeitos podem ser duradouros. Em um estudo hoje clássico, William Coryell e seus colegas no Centro Médico da Universidade de Iowa (1993) concluíram que os efeitos sociais e relacionados ao emprego de um episódio maníaco são observáveis por até cinco anos depois que o episódio se resolve.

Se você rememorar seu último episódio maníaco (ou hipomaníaco), é provável que se lembre dele como algo muito alegre e estimulante na época. Uma parte de você pode querer recriar as fases maníacas em razão dos sentimentos de euforia, energia e confiança que costumam acompanhá-los (ver também o Capítulo 7). Quando seu humor está em ascensão, seus processos de pensamento podem lhe parecer muito direcionados, criativos e brilhantes, mesmo que os outros os achem bizarros. Talvez você fosse consciente de que estava ficando maníaco, mas não quisesse bloquear aqueles sentimentos inebriantes. Pode ser que sentisse prazer com o sentimento de estar muito energizado, movido por metas e tendo ideias que os outros achavam difíceis de compreender. Isso ocorre com muitas das pessoas com transtorno bipolar com as quais trabalhei.

Ao relembrar, talvez sinta que, se tivesse como evitar ou pelo menos minimizar os danos associados aos seus episódios maníacos, teria concordado em fazê-lo. Após a hospitalização, Robert expressou muito remorso pelas consequências de seus episódios maníacos: Jessie ameaçava romper com ele, e seu filho Brian não lhe dirigia mais a palavra.

O relacionamento de Robert com seus funcionários também havia sido abalado.

Se você não teve episódios maníacos plenos ou episódios mistos, mas apenas hipomaníacos (isto é, se você tem bipolar II ou um transtorno bipolar não específico), durante a ativação de seus estados talvez não tenham ocorrido muitos danos. Mesmo assim, pode ter constatado que episódios hipomaníacos – assim como ocorre com os mais intensos – provocam depois a manifestação de grandes depressões. O adágio que diz que "tudo o que sobe tem que descer" se aplica perfeitamente ao transtorno bipolar.

Em razão das bases biológicas dos episódios maníacos ou hipomaníacos, não há como impedi-los totalmente. *Mas você pode conseguir controlar o quanto podem chegar a ser graves e limitar os danos que causam. Pode aprender a "interceptá-los" ao reconhecer quando estão começando a ocorrer, e então colocar em ação planos para evitar que você entre ainda mais em uma espiral ascendente.* No caso de Robert, houve uma breve janela de oportunidade na qual seus primeiros sinais eram visíveis e algo mais poderia ter sido feito para impedir que se intensificassem e chegassem a um episódio plenamente desenvolvido. Adiante neste capítulo, veremos mais a respeito do que Robert e Jessie aprenderam no sentido de prever e evitar seus piores sintomas maníacos.

Você pode implementar um plano bem-sucedido para controlar ou diminuir a gravidade de seus episódios maníacos, e então é quase certo que haverá melhora no funcionamento de sua família, emprego e relações sociais. Alguns aspectos desse plano irão envolver coisas que você faz por sua conta e outras que envolvem ações de membros de sua família ou de outras pessoas relevantes em sua vida. Há ainda alguns aspectos que envolvem seu médico e seu terapeuta (se você tiver um). *Quando a mania está se intensificando, você precisa da ajuda dos outros, porque é difícil controlar a si mesmo.* É melhor fazer planos de prevenção quando você está bem, porque, quando vai ficando mais exaltado, terá dificuldades para identificar os perigos potenciais associados ao seu comportamento e o que fazer para interromper o ciclo ascendente.

Eu vejo o desenvolvimento de um episódio maníaco como um trem partindo de uma estação. Quando o trem está começando a se movimentar e alguém quer descer, o maquinista ainda tem tempo de desacelerar antes que alcance plena velocidade. Mas, se a pessoa demorar muito a desembarcar, o trem já estará em sua trajetória habitual e todos os passageiros terão de permanecer nele até que chegue à estação seguinte ou pare em razão de algum acidente. Os episódios maníacos podem dar uma sensação parecida como a desse trem. O segredo é ser capaz de perceber quando o trem começa a andar e tentar descer antes que já esteja a toda velocidade pelos trilhos.

O EXERCÍCIO DE PREVENÇÃO DE RECAÍDAS

Em que medida é importante você saber quando está ficando maníaco? Um estudo indicou que havia dois preditores de uma nova hospitalização no transtorno bipolar: não tomar medicações e não conseguir identificar os primeiros sinais de recaída (Joyce, 1985). Numa visão mais positiva, as pessoas com transtorno bipolar que recebem intervenções educativas com seus parentes, como aprender a identificar sinais precoces de mania e então procurar serviços de saúde mental, têm menor probabilidade de recorrências plenas de mania, ao longo de dois anos ou mais, do que aquelas que não recebem esse tipo de educação (Miklowitz; Chung, 2016; ver quadro "Nova pesquisa", a seguir). Como Robert disse, depois que ele e Jessie começaram a implementar um plano bem-sucedido de prevenção de recaídas: "Eu costumava achar que tinha o controle da situação quando estava maníaco, mas era apenas a doença se manifestando. Agora penso que estou no controle da situação quando consigo parar de ficar mais exaltado".

Neste capítulo, você aprenderá uma estratégia de três passos para saltar do trem antes que a mania se instale a toda velocidade. O método, chamado "exercício de prevenção de recaídas", foi usado com sucesso em nossos estudos de tratamento focado na família para pessoas com transtorno bipolar (ver Capítulo 6). Esse exercício é como os de prevenção de incêndio feitos nas escolas. Assim como um exercício anti-incêndio, o exercício contra recaídas é feito quando tudo está seguro e correndo bem, de modo que você já saiba exatamente o que fazer se ocorrer uma emergência. Ele envolve uma série de passos que você deve cumprir para impedir o dano que pode acontecer se houver uma plena recorrência da mania:

- Identifique seus sintomas prodrômicos.
- Liste as medidas preventivas.
- Crie um plano ou contrato escrito detalhando os procedimentos de prevenção.

Nova pesquisa: Um estudo com equipes de saúde mental em comunidades no Reino Unido indicou que médicos que coordenam cuidados podem aprender facilmente estratégias para ajudar pacientes a identificar os primeiros sinais de alerta de recorrências depressivas ou maníacas e a intervir (Lobban *et al.*, 2010). Um total de 23 equipes de médicos trataram 96 pacientes com cuidados de rotina ou com tratamento de prevenção de recaídas – que teve foco em identificar os gatilhos (causas próximas), isto é, os primeiros sinais de alerta de novos episódios; e em planos de ação (estratégias para lidar com estados de humor). Na média, os pacientes que tiveram tratamento de prevenção de recaídas ficaram livres de novos episódios durante cerca de oito semanas a mais que os pacientes que receberam apenas cuidados de rotina. As avaliações de funcionamento social e ocupacional também foram significativamente melhores no grupo de prevenção contra recaídas.

Como observamos em nossa pesquisa (Rea *et al.*, 2003; Miklowitz *et al.*, 2003), Lobban e colegas concluíram que envolver a família e amigos pode ajudar muito a evitar novos episódios, porque costumam ser os primeiros a reconhecer quando você está ficando doente. É muito mais difícil fazer isso você mesmo.

No primeiro passo, *identificar seus sintomas prodrômicos*, você faz uma lista (em geral com a ajuda de um membro da família ou amigo) dos primeiros sinais que indicam o início de um período maníaco ou hipomaníaco. Identificar sinais de alerta pode também envolver identificar as circunstâncias que despertam esses sintomas (por exemplo, beber muito ou usar drogas, falhar na dosagem das medicações, enfrentar situações de trabalho ou familiares estressantes).

No segundo passo, *listar medidas preventivas*, você faz força para se lembrar das ações que deve tomar caso um ou mais sinais prodrômicos apareçam (por exemplo, marcar uma consulta psiquiátrica de urgência ou providenciar para que outras pessoas tomem conta de seus filhos). Essas ações envolvem você, seu médico e membros de seu círculo mais próximo (ver também os exemplos nas seções que se seguem).

Na terceira fase, você, as pessoas relevantes em sua vida e seus médicos juntam os primeiros dois passos e *elaboram um plano escrito, que é uma espécie de contrato a respeito do que fazer quando você sentir que um episódio maníaco, misto ou hipomaníaco se aproxima*. É importante que todas as pessoas-chave tenham pronto acesso ao contrato, de modo que possam ajudar a implantá-lo quando seu humor começar a escalar, já que é quando você terá menos condições de pedir ajuda.

Este capítulo põe foco apenas na prevenção de episódios maníacos ou mistos. Mas este material também é relevante para prevenir episódios hipomaníacos, que, embora causem menos danos, muitas vezes têm um conjunto de sinais de alerta que podem ser detidos com algumas dessas mesmas estratégias preventivas. Os dois capítulos que vêm a seguir discutem maneiras de prevenir ou minimizar a espiral descendente da depressão. Mas antes de entrar na mecânica concreta para desenvolver um contrato, permita-me dizer algo a respeito da delicada questão que já pode ter lhe ocorrido: trata-se do *desconforto de ter que se apoiar nos outros quando você está ficando doente.*

UMA PEQUENA AJUDA DOS SEUS AMIGOS

"Eu começo berrando, e então de repente estou feliz de novo, meu sono fica todo caótico, meus pensamentos vão tão rápido que não

consigo captá-los direito. Fico na maior animação e muito determinada. Mas a coisa mais estranha para mim é que sequer me dou conta de que estou doente, e, então, por que deveria tomar as medicações se não estou doente? Meu marido sempre percebe primeiro, depois é a minha irmã e por fim meus melhores amigos. Eu sempre sou a última a saber quando estou ficando maníaca."

– Mulher de 33 anos, com transtorno bipolar I

A perda da noção de si mesmo é um sintoma de mania – as pessoas não veem nada de anormal em seu comportamento quando estão no auge de um episódio, e às vezes até quando estão ciclando para a exaltação ou já saindo de um episódio (Silva *et al.*, 2017; Ghaemi; Sachs; Goodwin, 2000). É mais ou menos como quando alguém tem um infarto, mas não tem ideia dos déficits de memória que se seguem, ou quando alguém é hipnotizado ou está num estado onírico e não percebe que está agindo de modo diferente. Por causa dessa falta de visão de si, os parentes próximos (seus pais ou irmãos), um cônjuge ou parceiro romântico, ou seus amigos, podem ser os primeiros a reconhecer sua mania, notando coisas em seu comportamento que você não consegue perceber (ver os comentários de parentes que abrem o "Passo 1", adiante). Por essa razão, é essencial envolvê-los nos três passos do processo de prevenção de recaídas. Volte a ver o exercício do Capítulo 8, que pedia que você listasse aqueles membros da família e amigos em quem achava poder confiar no caso de uma emergência (ou seja, o seu círculo mais íntimo).

Parentes próximos devem estar envolvidos nos cuidados com qualquer pessoa que tenha uma doença crônica, seja um transtorno psiquiátrico ou um dos transtornos médicos tradicionais, como uma doença cardíaca ou diabetes. Sabemos, a partir de pesquisas em psicologia da saúde, que pessoas que contam com as práticas de saúde de longo prazo mais bem-sucedidas aprenderam a envolver os membros de sua família desde o início. Por exemplo, seus familiares as incentivam a ter uma alimentação saudável, parar de fumar ou de entrar em situações nas quais fumar seja encarado como inevitável, ou a fazer exercício. No entanto, envolver os outros é uma faca de dois gumes:

aceitar ajuda ou supervisão de outra pessoa pode causar certa tensão psicológica (Lewis; Rook, 1999).

De onde vem essa tensão? A maioria das pessoas não gosta da ideia de ter outras pessoas – particularmente seus pais – em uma posição de autoridade quando começam a ficar doentes. No limite, a sensação é a de ter que concordar que outra pessoa tire sua independência. São reações compreensíveis e compartilhadas por pessoas que estão afetadas por muitas outras condições médicas. Por exemplo, quem tem diabetes dependente de insulina não gosta da ideia de que outra pessoa lhe injete insulina quando está com aumento da glicose sanguínea. Pessoas com pressão alta ou doenças cardiovasculares não gostam da ideia de que o cônjuge controle sua comida ou a quantidade de sal.

Tendo em conta as questões listadas na "dica de cuidados personalizados" a seguir, considere as várias maneiras de fazer com que o envolvimento dos outros lhe pareça mais aceitável. ***Primeiro, lembre-se de que você está pedindo que intervenham quando você ficar doente, não quando está saudável e levando sua vida cotidiana com competência.*** Talvez seu receio seja de que, se você deixa que os outros controlem uma fase difícil de sua vida, o que virá a seguir é você ter que entregar a eles o controle de outras áreas também. Quem sabe seu medo é de que sua esposa, marido ou parceiro fique o tempo todo o vigiando para verificar o que comeu, se dormiu, se foi trabalhar e se está se socializando de acordo com as regras que ele ou ela tiverem definido a seu respeito. Mas a verdade é que você abre mão do controle apenas sobre um fragmento de sua vida, e só pelo curto período em que você está escalando para a mania. Na verdade, o que você precisa é deixar esse ponto bem claro para eles: que o que você está pedindo é ajuda *apenas* quando ficar doente, não quando estiver bem.

Segundo, tente envolver pessoas com as quais não tenha um longo histórico de disputas de controle. Se você tem um histórico de grandes conflitos com sua mãe ou pai a respeito de independência, é melhor envolver seus irmãos ou seus amigos mais próximos. Talvez haja membros de seu círculo íntimo os quais você veja com frequência e que saberão se algo está errado, e em cuja capacidade de tomar decisões em situações de crise você confie.

DICA DE CUIDADOS PERSONALIZADOS
ENVOLVER SEUS FAMILIARES EM PLANOS DE PREVENÇÃO

Pessoas com transtorno bipolar são especialmente propensas a sentir raiva e ressentimento quando o controle é tirado delas. Já ouvi de vários clientes meus a declaração "Odeio a ideia de passar o controle a quem quer que seja", não importa se o controle é entregue a um ser amado, cônjuge, médico ou (especialmente) aos pais. Por que essa questão é tão presente em pessoas nas fases maníacas do transtorno bipolar? Primeiro, quando você experimenta as sensações internas de caos causadas pelas flutuações de humor, pode ser muito importante sentir que tem controle pelo menos do seu mundo exterior. Segundo, os sentimentos de autoconfiança e poder associados aos primeiros e aos últimos estágios da mania o tornam mais inclinado a rejeitar conselhos, opiniões ou ajuda dos outros. Terceiro, muitas pessoas com transtorno bipolar tiveram más experiências no passado quando os outros – mesmo com boas intenções – tentaram exercer controle sobre elas durante emergências.

Se você tem uma reação negativa a envolver os outros, reflita por que razão sente as coisas desse jeito. O que mais o incomoda em se apoiar nos outros? A questão é em relação ao controle ou à autonomia pessoal? Envolve competição? Você tem medo de que a ajuda acabe deixando você "amarrado"? Ou, ao contrário, sente que já pede coisas demais a essa pessoa? Ao lidar com a questão de qual pessoa escolher para ajudar em emergências, meus clientes têm dito: "A única pessoa que provavelmente faria isso por mim é exatamente a pessoa que eu não quero que tenha ainda mais controle sobre minha vida – minha mãe"; "Meu relacionamento com minha mulher implica que sempre há um preço a pagar. Se eu me apoiar nela, de algum modo ela dará o troco"; e "Meu irmão e eu sempre competimos. Se ele intervier quando eu ficar maníaco, será como dizer, 'Você venceu'". É importante procurar entender quais são as questões envolvidas quando você procura ajuda de membros da sua família.

Um problema prático que pode surgir em relação a confiar em apoios sociais é que talvez ninguém de seu círculo imediato encontre você com frequência suficiente para saber, a partir de uma breve convivência, se está mostrando os primeiros sinais de alerta de mania. Se seus parentes moram longe ou falam com você só por telefone, talvez não consigam observar as mudanças sutis que caracterizam a progressão da sua mania, ou podem não dispor de recursos práticos (por exemplo, acesso ao seu médico) que lhes permitam ajudar. Alguns clientes meus têm resolvido isso confiando mais em amigos próximos ou colegas de quarto para desempenharem essas mesmas funções, ou deixando com os parentes que morem longe os números de telefone de seus terapeutas ou médicos, com instruções para ligar caso fiquem preocupados.

Se você não tem conexões locais com outras pessoas relevantes em sua vida, então é ainda mais importante observar seu humor e seu comportamento e procurar ajuda de seu médico quando precisar. Algumas pessoas usam suas tabelas de flutuações de humor (Capítulo 8) para determinar quando aumentar o contato com seu terapeuta ou médico. Você talvez observe variações muito pequenas em seu humor à medida que o episódio avança, mesmo ao longo de intervalos bem curtos, de alguns poucos dias. Apesar de subjetivas, essas observações podem, ainda assim, moldar seus tratamentos; e são, de longe, preferíveis a ignorar sua doença e deixar que ela siga seu curso.

Nova pesquisa: Eu e meus colegas na Universidade de Oxford (Amy Bilderbeck, Guy Goodwin, John Geddes e outros) realizamos um teste randomizado comparativo entre duas formas de tratamento psicossocial para pessoas com transtorno bipolar. Os participantes preencheram online um diário semanal sobre humores chamado "Cores verdadeiras", respondendo a mensagens de texto enviadas por nossa equipe de pesquisa, que pedia que fizessem avaliações em uma escala sobre depressão e mania (por celular ou e-mail) (Bilderbeck *et al.*, 2016). Na primeira condição de tratamento psicossocial, os participantes também recebiam um livreto informativo com os exercícios que eles deveriam fazer, voltados à gestão do transtorno bipolar. Na segunda condição de tratamento, respondiam às perguntas semanais de monitoramento do humor do "Cores verdadeiras", mas tinham também cinco sessões de terapia individual com um conselheiro leigo, com foco em aprender a respeito da doença e desenvolver um plano para prevenção de recaídas. Por exemplo, os participantes observavam mudanças em seus humores e padrões de sono-vigília e criavam então planos sobre o que fazer caso ocorressem os sintomas prodrômicos de mania, como tentar regular seus padrões de sono-vigília, evitar drogas e álcool, ou discutir mudanças na medicação com seus médicos.

Os dois tratamentos foram associados a avaliações similares de depressão grave e mostraram taxas comparáveis de reinternação ao longo dos 12 meses do estudo. Mas a combinação de terapia psicoeducacional e rastreamento do humor teve uma vantagem especial: os participantes que receberam esse tratamento haviam adquirido maior conhecimento sobre sua doença após 3 meses em comparação com os de rastreamento do humor e livreto de autocuidados. Além disso, o maior conhecimento da doença após 3 meses foi relacionado a estar bem (sem sintomas importantes de mania ou depressão) em proporção mais alta de semanas ao longo dos 9 meses seguintes. Ou seja, pessoas com o tratamento combinado aprenderam mais a respeito de seu transtorno e como manejá-lo, e isso levou a maior estabilidade ao longo do tempo. Este estudo sublinha a importância do rastreamento do humor e de planejar a prevenção de recaída em uma terapia ou contexto de aconselhamento como sendo os componentes-chave para lidar com o transtorno bipolar (Bilderbeck *et al.*, 2016).

1 Passo 1: identificar os primeiros sinas de alerta de mania

"Ele fica desligado, para dentro, com uma espécie de irritação muito grande... desafiador, fala em altos brados, insensível. Ele quase que parece outra pessoa dentro do corpo dele. Mas a essa altura já sei do que se trata."

– Esposa de homem de 50 anos com transtorno bipolar I

"Comecei a pensar que talvez tivesse feito alguma coisa errada no meu trabalho [como reparador de geladeiras]... Talvez tivesse ligado mal os fios e uma geladeira na casa de alguém iria explodir e queimar a pessoa... Fiquei na dúvida se havia apenas pensado nessas coisas ou se havia comentado em voz alta. Isso me faz ficar afastado dos outros. Fiquei taciturno."

– Homem de 60 anos com transtorno bipolar I
descrevendo suas fases maníacas com tons psicóticos

"Ela é tímida 95% do tempo, mas, quando começa a ficar ligada, se abre com todo mundo, conta a vida dela inteira a um caixa de banco, por exemplo; fica impositiva, emotiva e efusiva demais, meio boba ou então chora por nada... Vejo que as outras pessoas se intimidam um pouco e olham pra mim como quem diz 'Por que você não faz nada?' Ela não se dá conta de que é desse jeito que está sendo vista pelos outros."

– Marido de mulher de 37 anos com transtorno bipolar I

Definir a fase prodrômica da mania

Você deve se lembrar de que, no Capítulo 2, descrevi a síndrome maníaca como envolvendo mudanças no humor, nos níveis de energia ou atividade, no pensamento e na percepção, no sono e no controle dos impulsos. Pense no início das primeiras fases de um novo episódio de mania (quer seja seu primeiro ou seu quinquagésimo) como envolvendo algum desses aspectos ou todos (as fases iniciais dos episódios depressivos serão discutidas no próximo capítulo). A *fase prodrômica,* definida em geral como o período da primeira manifestação de sintomas até o ponto em que alcançam o auge da sua gravidade, pode durar de um dia ou dois até vários meses (o estudo de Correll *et al.*, 2014, discutido na página a seguir, indicou 10,3 meses para esse intervalo, em média). Nessa fase prodrômica, talvez seus sintomas sejam leves e não necessariamente perturbadores – portanto, difíceis de detectar. Costumam ser versões atenuadas dos sintomas de um episódio maníaco pleno. Não obstante, estimulo meus pacientes a adotarem uma atitude de cautela: o surgimento mesmo que seja de um ou dois sintomas leves prodrômicos é sinal suficiente para procurar ajuda.

Em um estudo das fases prodrômicas de episódios maníacos, Emily Altman e nosso grupo da UCLA (1992) observamos pessoas com transtorno bipolar por nove meses após uma hospitalização, e avaliamos seus sintomas mês a mês. Alguns tiveram episódios maníacos no período de observação. Os pacientes que desenvolveram mania mostraram aumento muito discreto de *conteúdos de pensamento incomuns* no mês anterior aos episódios plenos. Tais pensamentos refletiam-se em declarações que os pacientes fizeram em entrevistas clínicas com relação a crenças em influências de espíritos, poderes psíquicos ou a respeito do oculto; a planos superotimistas de ganhar dinheiro rápido; à sua impressão de que eram observados atentamente pelos outros ou que riam deles; ou à crença de que sua mente estava mais afiada que a de todos os demais (em suma, sintomas grandiloquentes). Essas mudanças no pensamento eram leves, e às vezes a própria pessoa que os expressava admitia que as ideias soavam estranhas ou sem base real. ***Portanto, mudanças observáveis no conteúdo de seu pensamento e de sua fala podem ser uma dica de que você está começando a ter uma progressão.***

Uma revisão de 28 estudos sobre o pródromo bipolar (Malhi *et al.*, 2014) indicou consistências amplas nos sintomas que as pessoas experimentam antes de seu *primeiro* episódio maníaco. Entre os sinais mais frequentes estão *labilidade do humor* (mudanças frequentes e imprevisíveis entre estados de humor depressivos, irritáveis, ansiosos e exaltados), sintomas de alteração da função psíquica (por exemplo, desatenção), e uma mania subliminar ou temperamento ciclotímico (episódios hipomaníacos curtos, alternados com episódios depressivos breves, subliminares). Nenhum desses precursores é surpresa, pois refletem atributos da doença, apenas em forma menos extrema.

> **Prevenção eficaz:** É na fase prodrômica que você tem maior controle sobre seu destino. Por isso, é importante se preparar para reconhecer até mesmo os mais sutis sintomas de mania. Fique atento especialmente nas horas em que seu humor oscilar muito e você sentir seu nível de energia aumentar ou que as pessoas reagem à sua irritabilidade ou excentricidades.

Um estudo detalhado de 52 adolescentes (média de 16 anos) e jovens adultos com transtorno bipolar I esclareceu os parâmetros do período prodrômico maníaco (Correll *et al.*, 2014). Primeiro, a maioria tinha uma progressão para a mania, longa, de "combustão lenta", caracterizada mais por sintomas subliminares altos e baixos que por rápida deterioração no humor ou no comportamento. Segundo, foram reportados irritabilidade, pensamentos acelerados, aumento de atividade/energia e humor depressivo em pelo menos 50% dos participantes; 65,4% reportaram queda no rendimento escolar ou no trabalho, e 57,7% tiveram oscilações de humor frequentes. Você pode usar esses achados para ajudar a definir sentimentos, pensamentos ou comportamentos que compõem seu período prodrômico.

Liste seus sintomas prodrômicos

Ao que parece, várias pessoas com transtorno bipolar conseguem descrever quando estão ficando maníacas, pelo menos quando perguntadas a respeito disso. A pergunta mais difícil é: como saber de antemão quais sintomas você deve procurar? *Uma maneira de aumentar a probabilidade de você ou outras pessoas conseguirem reconhecer a progressão de um episódio é fazer uma lista, quando você está bem, dos primeiros sinais que você relembra dos seus episódios mais recentes.* Em outras palavras, aproveite a melhor visão que você tem de sua doença quando está bem. Esse tipo de objetividade é mais difícil de manter quando você está desenvolvendo um episódio, mas, se você dispõe de uma lista, isso ajudará a ver de um jeito diferente a progressão de seu humor e dos seus pensamentos e comportamentos. Logo mais vou falar sobre o que você pode fazer de fato quando esses sinais prodrômicos aparecem.

O formulário "Liste seus sinais prodrômicos de mania ou hipomania" a seguir irá ajudá-lo a começar a registrar seus sintomas prodrômicos. Os seus primeiros sinais de alerta, é claro, podem ser diferentes dos que estão listados no formulário. Nancy experimentou a manifestação de seus episódios hipomaníacos como um aumento na ansiedade e na preocupação. Pete reportou que, apesar de se sentir acelerado e internamente estimulado, isolava-se mais quando estava escalando, porque sabia que iria afastar as outras pessoas assim que ficasse plenamente maníaco. Heather ficou obcecada com um certo astro de cinema e começou a "ver coisas pelo canto do olho".

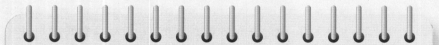

LISTE SEUS SINAIS PRODRÔMICOS DE MANIA OU HIPOMANIA

Com a ajuda de seus amigos próximos ou parentes, descreva com um ou dois adjetivos como é o seu *humor* quando seus episódios maníacos ou hipomaníacos começam (*exemplos:* animado, feliz, mais consciente, obstinado, mais reativo, mal-humorado, irritável, eufórico, ansioso, ligado, divertido, como um ioiô, entusiasmado).

_____

_____

Descreva mudanças em seus níveis de *atividade* e *energia* conforme seu episódio maníaco progride. Inclua mudanças em como você se relaciona (*exemplos:* liga para várias pessoas, faz muitos novos amigos, assume mais projetos ou começa a fazer várias coisas ao mesmo tempo, fala mais e mais rápido, encara todo mundo, dá bronca nos outros, sente muito tesão ou maior motivação para o sexo).

_____
_____

Descreva mudanças no *pensamento* e na *percepção* (*exemplos:* os pensamentos se aceleram, os sons ficam mais altos, as cores mais vivas, você imagina poder fazer o que for, pensa que está sendo observado ou que riem de você, tem maior interesse por religião ou pelo oculto, sente-se mais inteligente e confiante, tem novas ideias para ganhar dinheiro, os outros lhe parecem chatos e burros, tem percepção extrassensorial, aptidões sensitivas, pensa em se ferir ou se matar, rumina coisas, dispersa-se facilmente).

_____
_____

Descreva mudanças em seus padrões de *sono* (*exemplos:* dormir 2 horas menos que o usual, mas não sentir cansaço no dia seguinte; acordar muito no meio da noite; ficar acordado até tarde e compensar com cochilos durante o dia; não precisar tanto dormir).

_____

Descreva algo que fez na semana passada que normalmente você não faria (*exemplos:* gastou muito dinheiro ou investiu dinheiro por impulso, foi multado por excesso de velocidade uma ou duas vezes ou dirigiu de modo imprudente, teve mais encontros sexuais com seu parceiro ou com outros parceiros, apostou dinheiro).

_____

Descreva os *contextos* (quaisquer mudanças, eventos ou circunstâncias) associados a esses sintomas (*exemplos:* aumento no seu estresse por carga de trabalho, parar ou desorganizar seu regime de medicação, perder a consulta ao médico, beber ou usar drogas, iniciar um novo projeto, mudar seu horário de trabalho, viajar a um lugar com outro fuso horário, ter mais conflitos com a família ou nos relacionamentos, iniciar um novo relacionamento ou romper aqueles que vinha mantendo, experimentar mudanças em suas circunstâncias financeiras).

_____
_____

É importante distinguir os sinais precoces de mania daqueles de depressão, que fazem você se sentir mais devagar, fatigado, autocrítico, sem esperança, ou desinteressado pelas coisas (veja o capítulo seguinte). Holly reportou períodos de maior irritabilidade e ansiedade antes de episódios maníacos, mas identificou-os equivocadamente como sinais de depressão. Antes de aprender mais a respeito do próprio transtorno, costumava automedicar sua irritabilidade com remédios vendidos sem prescrição, como óleo de peixe ou SAMe (adenosina e metionina, um produto usado com intenção de melhorar o humor, mas sem evidências científicas). Durante um período de elevação do humor, até convenceu um clínico geral a lhe prescrever um antidepressivo, o que piorou muito seus sintomas maníacos. Com o tempo, ela notou que a irritabilidade e a ansiedade costumavam ser um presságio mais de mania do que de depressão, e aprendeu a confiar nos métodos de prevenção tradicionais, como aumentar a dosagem do estabilizador do humor.

Se você manifestou apenas um ou dois episódios, talvez ache difícil listar seus sintomas prodrômicos. Sua família ou amigos podem ajudar nisso, seu médico também. O Capítulo 2 mostra que as manias podem parecer diferentes para as pessoas que têm o transtorno e para seus familiares e médicos. Talvez você não concorde com a visão de seus parentes de que um certo comportamento seu (por exemplo, a agressividade) ou padrão de pensamento (por exemplo, a desatenção ou a irritabilidade) sejam característicos de quando você está ficando maníaco, mas é melhor listar esses comportamentos ou padrões de pensamento pois podem de algum modo ajudar seus parentes a reconhecer mais cedo seus episódios. Registre também como enxerga seus sinais de alerta precoces ou as circunstâncias que os promovem, mesmo que essas visões não coincidam com o que seus parentes pensam.

DICA DE CUIDADOS PERSONALIZADOS
RECONHECER O PRÓDROMO DE UM EPISÓDIO HIPOMANÍACO

Se você tem transtorno bipolar II, talvez se pergunte se suas hipomanias de fato têm um início e um fim definidos. Episódios hipomaníacos podem ser muito sutis, e como não interferem muito no seu funcionamento no dia a dia podem ser difíceis de distinguir de seu estado usual. Mas até a hipomania envolve mudanças observáveis, físicas, cognitivas e emocionais em relação ao seu estado corriqueiro. Ao montar seu plano de prevenção de recaídas, dê aos primeiros sinais de alerta de hipomania a mesma importância que dá aos alertas para fases maníacas ou mistas.

Sintomas prodrômicos típicos de hipomania são perda de sono (às vezes uma mudança de apenas uma hora ou duas), aumento nos níveis de energia, sentir-se mais orientado a metas, aceleração dos pensamentos ou da fala, sensação de maior criatividade ou de ser capaz de "pensar fora da caixa" e de maior irritabilidade ou impaciência. Talvez você se lembre das mudanças que ocorreram da última vez e fizeram você saber que havia algo diferente. Lembre-se que um pródromo precisa ser uma mudança de seu self usual: se você costuma ser energético, consegue se virar bem com apenas 6 horas de sono e tem o hábito de falar rápido, talvez tenha apenas um temperamento de "alta voltagem" ou "hipertímico". Para algumas pessoas, o aumento da ansiedade é um sinal crucial de hipomania, geralmente combinado com pensamentos acelerados, irritabilidade e maior atividade.

Robert, o homem da situação discutida no início deste capítulo, reportou sentir-se muito sexual e com pensamentos acelerados antes de passar às oscilações de humor. Sua namorada, Jessie, viu isso de outro modo: achou que ele primeiro ficou irritável, e depois espalhafatoso e fisicamente invasivo. Outra pessoa com transtorno bipolar,

Tom, disse que suas manias quase sempre envolviam preocupações religiosas e paranoia. Seus pais o descreveram como "assumindo um certo jeito de olhar" e "sussurrando coisas quase inaudíveis". O médico que tratou Alan, o técnico de geladeiras de 60 anos de idade que acreditava que os outros podiam ouvir o que ele estava pensando, achava que a primeiro sinal prodrômico de Alan era seu "jeito saltitante, animado". Caracterizações como essas são úteis para esclarecer qual é o aspecto de suas fases prodrômicas, a partir de seu ponto de vista privilegiado para enxergá-las e também do ponto de vista privilegiado das outras pessoas.

■ Identificar o contexto em que ocorrem seus primeiros sinais de alerta

É provável que fique mais fácil descrever seus sintomas prodrômicos se você também registrar informações a respeito do contexto em que eles ocorrem. Por exemplo, Robert sentiu que sua irritabilidade durante seu último episódio maníaco estava muito associada ao aumento de suas demandas de trabalho e às preocupações que seus colegas de trabalho expressavam quanto ao perfil das finanças da companhia, e ao fato de pressioná-lo a esse respeito. Para Ruth (ver Capítulo 8), ciclos maníacos eram quase sempre precipitados pelo uso de álcool, às vezes mesmo em pequenas quantidades. No formulário para listar os sintomas prodrômicos, há um espaço para registrar quaisquer circunstâncias (usuais ou incomuns) que você ou algum de seus parentes imaginem associados a seus sinais precoces de alerta.

Identificar circunstâncias em que ocorreram seus episódios maníacos anteriores pode ajudar a minimizar o impacto daquele que vier em seguida. Se você sabe que uma circunstância particular (por exemplo, um aumento no seu volume de trabalho para compensar a folga nos feriados de Natal) esteve associada a seu último episódio (mesmo que você ache que não foi o causador da sua doença), pode decidir ficar mais atento aos seus estados emocionais ou ao seu comportamento durante o próximo período em que suas demandas de trabalho aumentarem. Esse tipo de vigilância pode ajudá-lo a definir quando é o caso de pedir ajuda médica ou de outro tipo, ou de tirar uma folga ou fazer outras acomodações (veja também o Capítulo 13).

Teresa trabalhava como contadora. Ela concluiu que o período de pagar impostos, quando fazia expedientes mais longos, era um gatilho para seus episódios maníacos. Antes que chegasse esse período, ela conseguiu uma prescrição de seu médico para uma medicação tranquilizante (no seu caso, quetiapina) para ser iniciada caso ela começasse a ter dificuldades para dormir, experimentasse aceleração de seus pensamentos ou se sentisse excessivamente orientada por metas. Ela também conseguiu uns dias de folga durante esse período dos impostos, ao se sentir exausta pela falta de sono. Com isso, conseguiu passar pelo período de pagamento de impostos sem ter um episódio pleno, embora fosse consciente de que havia um estado energizado subjacente que estava sendo mascarado apenas parcialmente pela medicação.

2 **Passo 2, Parte A: medidas preventivas que você pode tomar por conta própria ou com a ajuda de outras pessoas**

O que você e as pessoas relevantes em sua vida devem fazer quando você tem um ou mais sinais precoces de alerta? Separei esta seção da seguinte (Parte B), que trata de negociar ajuda com seu médico e o sistema de saúde mental. Mais adiante, colocaremos os Passos 1 e 2 juntos em um contrato escrito (Passo 3).

Nem todos os passos preventivos a seguir se aplicarão a você. Por exemplo, talvez você tenha problemas com dinheiro, mas não com inconveniências sexuais. Pode ter um histórico de tomar decisões por impulso na vida, mas nunca ter dirigido de modo imprudente. Seu padrão individual de sintomas prodrômicos pode ditar quais das medidas preventivas a seguir são mais urgentes e quais podem esperar. Assim, por exemplo, se você tem sintomas prodrômicos como irritabilidade e diminuição da necessidade de sono, talvez queira consultar seu médico, mas pode não ser essencial pedir que alguém guarde seus cartões de crédito (a não ser que a irritabilidade e perturbações do sono tenham, no passado, anunciado um impulso de fazer investimentos arriscados).

■ Administrar dinheiro

> *"Uma vez peguei um taxi até o centro, dei 50% do valor da corrida de gorjeta ao taxista, e então comprei dois vestidos muito caros numa loja de departamentos que imaginei que estivesse fazendo uma grande liquidação. Depois soube que não. Mas comprei os vestidos assim mesmo, sem saber nada a respeito do que estava levando ou se os preços eram bons, e sem estar acompanhada por alguém, algo que normalmente eu teria feito. Gastei mais de mil dólares, que nós não tínhamos. Acabei devolvendo um dos vestidos, mas [quando fiquei maníaca] estraguei o outro, pois esqueci o ferro quente de passar em cima."*
>
> – Mulher de 55 anos com transtorno bipolar I
> descrevendo seu último episódio maníaco

O transtorno bipolar torna muito mais difícil administrar o dinheiro do que em condições normais. Quando as pessoas estão ficando maníacas, e especialmente quando alcançam o auge de sua mania, é comum saírem gastando um monte de dinheiro e investindo de modo impensado. No seu livro *An Unquiet Mind* [Uma mente inquieta], Jamison (1995) oferece bons exemplos de pensamento por trás dessas compras compulsivas. Mas como a autora relata, essas farras de gastos e de investimentos estúpidos podem trazer graves danos à sua vida e contribuir para os seus sentimentos de desesperança depois que o episódio maníaco passa.

A mania tende a gerar "pensamento hiperpositivo", e levar você a superestimar suas capacidades de realizar coisas (por exemplo, ganhar uma bolada de dinheiro) e subestimar os riscos de seu comportamento (por exemplo, o de contrair dívidas) (Mansell; Pedley, 2008). Quando você tem pensamentos hiperpositivos (por exemplo, "Não há como eu perder dinheiro"), pode ser difícil se conter e conseguir avaliar as coisas objetivamente. Na realidade, algumas pessoas não fazem mais distinção entre *imaginar* ser capaz de fazer uma coisa e ter real capacidade de fazê-la. Se você consegue se imaginar capaz de ganhar uma grande quantia de dinheiro sem muito esforço, facilmente concluirá que de fato tem condições práticas de fazer isso?

Você e as pessoas relevantes em sua vida devem ficar atentos para perceber quando você se mostra muito otimista ou hiperpositivo. Já lhe aconteceu, por exemplo, de começar de uma hora para outra a acreditar que descobriu uma maneira rápida de resolver todos os problemas financeiros que vêm o atormentando há anos? Começou a sentir cada vez maior interesse por esquemas do tipo "fique rico rapidamente" ou a se sentir atraído a participar de "pirâmides" financeiras? Notou que aumentou muito sua preocupação com dinheiro ou seu gosto por mercadorias, e se sente estimulado a comprar coisas caras (lembra-se do exemplo de Robert e de sua guitarra, no início deste capítulo)? Começou a achar que precisa ter essas coisas, o quanto antes, se não será "passado para trás"? Convenceu-se de que suas finanças são praticamente ilimitadas? Sente impaciência ou frustração quando seu cônjuge/parceiro(a) lhe diz que você não tem condições de arcar com certos gastos?

Talvez você não seja capaz de evitar que esses pensamentos se instalem, mas as medidas concretas a seguir podem ajudá-lo:

- Peça que alguém guarde seus cartões de crédito.
- Evite ir ao banco, a não ser que alguma pessoa de confiança vá com você.
- Fique longe de suas lojas favoritas.
- Evite ficar assistindo canais de televisão com ofertas de venda de produtos.
- Não dê o número de seu cartão de crédito ou informações sobre sua conta bancária a atendentes de telemarketing ou gerentes de investimentos que ligam oferecendo negócios especiais (aliás, esta é uma prática aconselhável mesmo quando você está se sentindo bem!).
- Evite investir na Bolsa ou mudar suas aplicações de repente, ou fazer retiradas de seu fundo de aposentadoria.
- Guarde distância de operações online com ações.

Em outras palavras, diminuir seu acesso aos *meios* de implementar seus planos reduz a probabilidade de você acabar concretizando-os.

Outra medida prática é arrumar jeitos, quando você está bem, de tornar logisticamente difícil ter acesso a grandes somas de dinheiro a curto prazo. Há várias maneiras de fazer isso, entre elas manter seu dinheiro distribuído em quantias pequenas em várias contas de instituições financeiras diferentes ou manter a maior parte de seu dinheiro em uma conta conjunta que exija o aval do outro correntista para que você consiga fazer saques. Karla, uma mulher de 35 anos com transtorno bipolar I, fez o seguinte acordo com o namorado dela, Taki: Karla fez três cartões bancários de débito das três contas conjuntas dos dois. Cada um de seus cartões estava etiquetado com uma categoria de gastos (por exemplo, "roupas") e tinha um limite de gastos definido. Os dois combinaram de sentar uma vez por semana e verificar que compras ela já havia feito e o quanto estava perto de alcançar o limite em cada categoria.

Prevenção eficaz: Se você acha que está na fase prodrômica da mania ou hipomania, adote a regra das 48 horas: espere 48 horas e tenha pelo menos duas boas noites de sono antes de fazer qualquer compra que exceda certo limite (Newman *et al.* 2001). Nessas 48 horas, discuta essa compra com pelo menos três pessoas de confiança (um familiar, um amigo e o terapeuta ou médico). Enquanto aguarda, pergunte-se:

- Se outra pessoa quisesse fazer o que eu pretendo fazer, que conselho eu lhe daria?
- Qual a pior coisa que poderia acontecer se eu não fosse capaz de levar adiante meus planos?
- Qual a pior coisa que poderia acontecer se eu realmente fosse capaz?

A passagem do tempo, sua própria avaliação crítica da situação e a ajuda dos outros podem ajudá-lo a considerar o quanto é provável que suas decisões financeiras tenham sucesso.

Se você trabalha normalmente com um consultor de investimentos, é possível confiar-lhe a informação sobre a sua doença para que ele ou ela consigam impedir que faça investimentos tresloucados ou que não tenham muito sentido. Uma ideia é pedir que seu consultor determine um limite máximo de dinheiro que você pode aplicar em uma única transação.

É claro que manter controles desse tipo sobre suas finanças implica que você está pensando de maneira bastante racional e é capaz de tomar boas decisões. O pensamento racional costuma ser possível nas primeiras fases da mania (outra razão para você tentar deter seus episódios no início). Mas como você deve saber, depois que os sintomas se aceleram, fica difícil tomar qualquer tipo de decisão lógica e você pode passar a se ressentir muito da intervenção de quem quer que seja. Se conseguir que as pessoas relevantes em sua vida se envolvam *cedo* na progressão desse processo, e confiar nelas o suficiente para que fiquem com seus cartões de crédito, ou coloquem a assinatura final em seus investimentos, ou deem palpites em suas decisões de gastos, será capaz de evitar grandes danos financeiros. Lembre-se: a maioria das grandes decisões financeiras requer uma segunda opinião mesmo nas melhores circunstâncias. Por fim, tenha em mente que pode parecer mais aceitável a você envolver certas pessoas de seu círculo íntimo e não outras em suas finanças. Se não se sente bem com um pai ou mãe nesse papel, peça isso a um amigo próximo, um tio, tia ou primo.

Abrir mão das chaves do carro

Seus episódios maníacos costumam ser caracterizados por guiar de modo imprudente? Com algumas pessoas é assim, com outras não. Um dos meus clientes do sexo masculino resumiu bem: "Meus altos quase sempre acontecem junto com algum problema envolvendo meu carro". Se você não tem um bom histórico em dirigir, seus primeiros sinais de alerta podem sugerir a necessidade de parar de dirigir por um tempo. A mania – igual a consumir bebida alcoólica – faz sua condução ficar perigosa para você e para os outros.

Você corre risco especialmente alto de um acidente de carro se estiver em um estado maníaco e ainda por cima beber e dirigir, como algumas pessoas fazem. Essa é outra situação na qual é fundamental você ter a ajuda dos outros.

As pessoas relevantes em sua vida podem colaborar para ajudá-lo a fazer boas avaliações a respeito de você estar em condições ou não de dirigir de modo seguro. Claro que você pode se ressentir de seu parceiro ou irmãos terem acesso ao carro e você não, mas lembre-se de que é apenas por um período de tempo limitado, até que seus sintomas maníacos ou hipomaníacos vão embora. A opinião de seu médico também será de ajuda se ele ou ela conhecerem seu histórico de condução.

Evitar tomar decisões importantes

Quando tiver um ou mais sinais precoces de alerta, evite tomar decisões que possam afetar o futuro de outras pessoas, particularmente se essas decisões envolvem pessoas que têm um grau de "controle sobre o seu destino". Agora não é uma boa hora de pedir aumento ao seu chefe ou de mudar suas atribuições no trabalho – é provável que você seja visto como alguém complicado e mimado (ver também Capítulo 13 sobre estratégias para lidar no ambiente de trabalho). Se você é empregador, adie sua decisão de reunir os funcionários para comunicar alguma grande mudança estrutural na empresa. Evite igualmente tomar decisões a respeito de sua vida familiar que possam ter consequências de longo prazo, como se casar, se separar ou se divorciar; decidir ter filhos; comprar uma nova casa ou se mudar para outra cidade; mudar de carreira; ou decidir colocar seus filhos em esquema de aulas em casa.

É difícil fazer esses acertos consigo, e mais difícil ainda implementá-los quando você está se sentindo tão bem, tão otimista, e tão exultante. As decisões que você se sente pressionado a tomar podem parecer grandes ideias nessa fase, mesmo que para os outros – ou mesmo para você quando está bem – pareçam pouco realistas e extremamente arriscadas. Talvez você acredite que está tendo "ideias geniais" e que implantá-las só pode resultar em algo benéfico. Tente encarar a pressão que sente em tomar essas decisões, e a sua sensação de grande clareza mental, como parte de sua doença (especialmente se notar também outros sintomas, com uma dispersão, pensamentos acelerados ou um aumento de seu impulso sexual). Pessoas com transtorno bipolar quase invariavelmente tomam suas melhores decisões de vida quando estão em remissão, em estado eutímico, e costumam se arrepender daquelas decisões que tomaram enquanto estavam em estado maníaco ou hipomaníaco.

Evitar situações sexuais de risco

"Eu estava de fato maníaco e cansado de ficar com a Carol e as crianças, então saí e fui até um bar. Então encontrei essa antiga namorada e enchi a cara com ela. Acabamos indo pra cama aquela noite. Não acredito que fiz isso – não sou esse tipo de cara! Na hora parecia uma coisa espetacular. Claro, depois me senti muito mal, e isso realmente prejudicou minha relação com a Carol. Ela sabe a respeito da minha mania e que tem a ver com a biologia e tudo mais, mas me culpa por eu ter me colocado nessa situação. Ela acha que era isso mesmo que eu queria fazer, e que a mania só me deu a desculpa para seguir em frente."

– Homem de 46 anos com transtorno bipolar I,
recém-separado da esposa

Como ocorre com muitas coisas que ofereçam compensações, o sexo exerce uma atração particular quando você está ficando maníaco. Isso pode ocorrer mesmo que você em suas fases estáveis seja uma pessoa sexualmente conservadora. Quando as pessoas estão em progressão de sintomas, envolvem-se em situações sexuais de risco, e às vezes os resultados emocionais – que podem gerar sentimentos de vergonha, humilhação e raiva – fazem piorar as oscilações de seus estados de humor. Como você sabe, encontros por impulso têm alto risco de disseminar doenças sexualmente transmissíveis.

Como discutido no Capítulo 2, a mania é mais caracterizada por ser movida por metas do que por ser uma coisa feliz. Quando você se sente fortemente atraído por recompensas, é difícil controlar-se e questionar se está tomando decisões saudáveis. Algumas pessoas se beneficiam de já saber que têm inclinação a "aprontar" sexualmente quando estão em suas fases prodrômicas ou ativas de mania ou hipomania. Saber que você tem essa característica é o primeiro passo para poder se controlar.

Pessoas com transtorno bipolar, especialmente mulheres, têm maior probabilidade de sofrer abuso sexual quando jovens do que outras da mesma idade sem o transtorno (Palmier-Claus *et al.*, 2016). Experiências de abuso, seja de um pai, amigo da família ou estranho, podem agravar suas dificuldades para regular os estados de humor – ou impor limites aos outros – quando adulto. Ter um histórico de abuso sexual faz certas pessoas encararem encontros sexuais como potencialmente adversos ou mesmo não bem-vindos. Se você sente que memórias de abuso sexual começam a aparecer quando seu humor está escalando, liste essas memórias como um sinal precoce de alerta de mania.

Claro que nada disso significa que você deva evitar totalmente encontros sexuais. Algumas pessoas reportam que seus relacionamentos românticos básicos melhoram quando estão maníacas ou hipomaníacas, pois elas ficam mais bem dispostas sexualmente em relação a seus parceiros. Já outras sentem que a maior frequência de sexo com o parceiro contribui para escalar seus estados de humor. Seja como for, estar maníaco não quer dizer que você tenha que evitar sexo com seu parceiro regular.

> **Solução eficaz:** O fato de a mania poder aumentar seu desejo sexual não significa que você deva evitar a atividade sexual. Na verdade, o sexo pode dar vazão à sua energia se for com a pessoa certa na hora certa. A chave é não deixar que sua mania o leve a ter sexo irresponsável ou arriscado com pessoas que você não conhece bem ou nas quais não confia.

A melhor maneira de evitar situações de risco no sexo é passar o máximo de tempo possível com pessoas que você conhece e nas quais confia, que podem dissuadi-lo de ter encontros sexuais por impulso. Em outras palavras, se você for sair à noite, faça isso com um amigo que saiba a respeito de sua doença e que possa "interferir" se você começar a mostrar que não está tendo um bom discernimento das coisas. Faça um esforço especial para ficar distante de álcool e das drogas: não há nada pior do que tentar se "automedicar" de um humor em progressão consumindo cocaína, maconha ou álcool, que quase com certeza irão contribuir para a progressão de seu humor e para baixar seu limiar e fazê-lo agir impensadamente a partir do mero impulso sexual. Incentive seus amigos a levarem você para casa se acharem que você está prestes a tomar decisões insensatas. Em última instância, a decisão de fazer sexo com alguém é exclusivamente sua, mas permitir que os outros estabeleçam limites (mesmo que na hora isso lhe cause muita irritação) pode impedir que você concretize encontros dos quais pode se arrepender mais tarde.

■ Lembrete para usar suas estratégias de "manutenção do bem-estar"

Quando você está nos primeiros estágios da mania, é essencial implementar as estratégias para manter o bem-estar descritas no Capítulo 8. Não vou repetir todas aqui; basta dizer que agora é uma hora especialmente importante para manter regularidade nas rotinas diurnas e noturnas. Faça o máximo possível para ter uma boa noite de sono (seu médico poderá recomendar algumas medicações indutoras de sono) e para manter seus horários dos dias de semana consistentes com os do fim de semana. Faça todo esforço para evitar interações estressantes com outras pessoas, particularmente membros da família. Siga com rigor seu regime de medicações. Continue mapeando seu humor diariamente para identificar mudanças o mais prontamente possível.

PASSO 2, PARTE B: MANOBRAS PREVENTIVAS ENVOLVENDO SEU MÉDICO

Colaborar com seu psiquiatra para prevenir ou diminuir o impacto de seus episódios maníacos é mais complicado do que parece. A maioria dos psiquiatras dirá que você deve ligar para eles e marcar uma consulta médica de emergência quando achar que sua doença está piorando. Isso soa como uma obviedade. Mas a realidade é que você talvez não acredite que está de fato doente ou então que avalie que a doença ainda não piorou a ponto de justificar que você ligue para o médico. Ou talvez você não se sinta à vontade para ligar, especialmente se ainda não conhece bem o médico ou se não teve uma experiência muito boa das outras vezes que ligou para ele ou ela no passado. Alguns psiquiatras são quase impossíveis de localizar, e este é um aspecto que você pode levar em conta ao escolher um médico para gerenciar sua medicação.

Mesmo que você sinta a necessidade de receber cuidados de emergência, às vezes pode ficar em dúvida se seu médico realmente irá ajudá-lo. Pode ter receio de que ele recomende mudanças na medicação que cause efeitos colaterais piores que os que você já experimenta. Pode ter medo de ser hospitalizado imediatamente, pelo embaraço social que isso traria no trabalho e em casa. Claro que é mais provável você evitar a hospitalização se ligar para seu médico logo, em vez de esperar que as coisas cheguem àquele ponto em que não há mais volta. Mas ligar durante uma emergência requer certa dose de confiança de que o médico irá tratá-lo com empatia e recomendará medidas que consigam aliviar, em vez de piorar, seus sintomas. Esta seção lida com estratégias para você colaborar com seu médico durante emergências.

■ "Quando devo ligar, e o que devo dizer?"

Uma boa regra prática é ligar assim que você sentir que seu humor ou seu nível de energia mudou para cima ou para baixo, ou quando achar (ou alguém relevante em sua vida achar) que você está apresentando um ou dois sintomas prodrômicos. ***Em outras palavras, é*** *melhor errar por ter pedido ajuda sem necessidade, errar porque você ou os outros avaliaram mal a situação, do que errar por achar que está tudo bem quando não está.*

Certifique-se de que os números de telefone de seu médico (ou da clínica onde ele trabalha) estão em lugar de fácil acesso, e o mesmo vale para as informações sobre contatos de emergência. Há espaços em seu contrato de prevenção da mania (disposto adiante no capítulo) onde você pode anotar essas informações. A maioria dos médicos tem um colega "substituto" disponível para emergências aos fins de semana ou nas férias. Geralmente os números de telefone desses médicos de reserva constam das mensagens gravadas nos telefones de seu médico ou na linha de emergência da clínica dele. Quando localizar seu médico ou o substituto dele, esteja preparado para relatar qualquer sintoma prodrômico que você acha que está ocorrendo. Antes de começar seu relato, certifique-se de que fala com um médico, um assistente social ou uma enfermeira psiquiátrica. Vários pacientes meus ficaram um tempo explicando seus sintomas maníacos, para descobrir que estavam falando com um atendente.

A seguir, um exemplo de diálogo telefônico entre uma pessoa com transtorno bipolar I, Chad, e sua psiquiatra, Dra. Eastwood.

Chad: Pois é, doutora, acho que estou saindo dos trilhos de novo.

Dra. Eastwood: O que está acontecendo?

Chad: Estou tomando a medicação, mas ando tendo todo tipo de pensamentos e aquelas outras coisas todas.

Dra. Eastwood: Pensamentos a respeito do quê?

Chad: Ah, a respeito do passado. Do meu pai e da morte dele, essas coisas.

Dra. Eastwood: Como está seu humor, Chad? Algumas mudanças?

Chad: É, estou mais chateado, ficando rabugento, gritando com as crianças. Eu simplesmente não sei se quero continuar com isso de família.

Dra. Eastwood: Como foi o seu sono essas últimas noites?

Chad: Tudo bem, quer dizer, não exatamente; não consigo dormir muito tempo. Levanto e fico andando pra lá e pra cá, esse tipo de coisa. Os pensamentos a mil por hora. Ficar na cama não me parece confortável.

Dra. Eastwood: Ao que tudo indica está acontecendo bastante coisa nesse momento. Algo mais que eu precise saber, Chad? Está tendo algum pensamento de se ferir, algo nessa linha? Você acha que seria bom ficar um tempo internado?

Chad: Não, internado ainda não. Só estou perturbado, é isso. Eu me sinto meio doido, e não consigo dormir.

Dra. Eastwood: Como é que andam as suas medicações?

Chad: Esqueci de tomar o lítio hoje cedo, mas tomei agora à noite.

Nesse diálogo, a Dra. Eastwood fez uma avaliação rápida e concluiu que Chad talvez estivesse na fase prodrômica de um episódio maníaco ou misto. Nesse estágio, a progressão de Chad ainda podia ser tratada em esquema ambulatorial, o que a Dra. Eastwood fez marcando uma consulta de emergência, para aumentar a dosagem de lítio de Chad e acrescentar uma pequena dose de medicação antipsicótica. Um exame de sangue revelou que o nível de lítio de Chad estava baixo, embora Chad afirmasse estar tomando a medicação com relativa regularidade. As mudanças que ela fez no seu regime de medicação deram certo e não produziram novos efeitos colaterais. Em uma semana, a mania de Chad havia parado de escalar e sua depressão foi aliviada, e ele começou a voltar ao seu estado basal.

Chad fez uma descrição de seus sintomas prodrômicos. A Dra. Eastwood guiou-o para que descrevesse seus sintomas e como estava usando a medicação. Ela seguiu um esquema orientado por tarefa e conseguiu evitar que Chad saísse dos trilhos. Note que a Dra. Eastwood não tratou de nenhuma questão psicoterápica ao telefone, não tentou checar os sentimentos de Chad em relação ao pai ou à sua situação familiar atual. A expectativa é que se você ligar nessas circunstâncias de emergência seu médico na maioria das vezes não realize uma sessão de psicoterapia com você. Isso pode ser frustrante porque talvez você sinta que certas questões pessoais ajudam a explicar seus sintomas. Muitas pessoas acreditam, como no caso de Chad, que seus sintomas maníacos são disparados pelo sentimento de perda. Mas a ligação de emergência ao seu médico tem o intuito principal de avaliar se é preciso fazer uma mudança na medicação ou, em circunstâncias mais extremas, se você precisa ser hospitalizado. Depois que seus sintomas se aliviarem, o médico (ou seu terapeuta) poderão ajudá-lo a compreender de que modo seus estressores atuais ou passados ou suas perdas estão contribuindo para a escalada de seu humor.

"E se eu não me sentir à vontade com meu médico?"

Robert, que descrevemos no início deste capítulo, não gostava muito de sua médica e era raro se consultar com ela. Talvez por isso essa médica não foi tão útil como poderia ter sido para impedir seu episódio maníaco. Se ele estivesse em contato com um médico com o qual tivesse bom relacionamento, teria conseguido marcar logo uma consulta, que talvez produzisse bons resultados.

Nem todo mundo se sente à vontade de ligar para o médico numa emergência, e durante uma progressão maníaca seu desconforto pode ser maior ainda (muitas emoções ficam intensificadas na mania). Uma das minhas clientes, Holly, já vinha há tempos frustrada com seu médico. Ela ligou para o Dr. Nelson em várias ocasiões quando sentia estar ciclando rapidamente. O mais comum era que ele não ligasse de volta. Ela pensou em trocar de médico, mas não tinha certeza se de fato havia tentado o suficiente com ele.

Eu incentivei Holly a conversar sobre isso com o Dr. Nelson, um homem que eu sabia ser bastante acessível. Mas Holly se sentiu desconfortável em abordar esse assunto, pois tinha receio de que ele "me dispensasse como paciente". Eu finalmente intercedi e liguei para o Dr. Nelson quando Holly desenvolveu sintomas afetivos mistos e pensamentos suicidas. Ele me contou que já havia tentado várias vezes conversar com Holly, mas que *ela* não retornara suas ligações. Ele também constatou que quando dava orientações a Holly sobre como controlar os sintomas, ela ficava irritada e não cooperava. Portanto, havia frustrações de ambos os lados.

No final, marcamos uma reunião, Holly, Dr. Nelson e eu. Insistimos em estabelecer vários acordos quanto aos passos a dar se ela desenvolvesse sintomas mistos ou maníacos no futuro. O Dr. Nelson forneceu um número de telefone adicional a Holly e reiterou as instruções para casos de emergências ou quando fosse preciso recorrer ao substituto dele nas férias. O tratamento de Holly foi mais bem-sucedido com esse contato direto com o psiquiatra (ver também Capítulo 6).

A melhor opção que você tem é expor suas preocupações ao médico até que se sinta razoavelmente confortável para entrar em contato com ele em uma emergência. Explique seus receios a respeito de novas medicações, dos efeitos colaterais ou sobre a necessidade de hospitalização (há uma discussão adicional a respeito na seção "Quando a hospitalização é necessária?", adiante). Se você chegar à conclusão irredutível de que nunca ligará para ele caso se sinta mal, então é melhor procurar outro médico

"Será que outra pessoa deveria ligar em meu lugar?"

Quando você se sente exaltado, animado e orientado por metas, pode não ver motivo em abrir mão desse estado e aceitar as orientações que seu médico oferece – em geral, para tomar mais medicação. Por isso, talvez faça sentido que alguém próximo a você ligue para o seu psiquiatra ou clínico geral. Dê algum espaço aos membros de seu círculo íntimo para que decidam quando fazer essa ligação, ao verem que você precisa da ajuda de seu médico. Minha forte impressão – tanto em minha prática clínica como em nossos estudos de pesquisa – é de que aqueles que deixaram os membros de seu círculo íntimo ligarem para seus médicos em emergências tiveram evolução melhor. Por exemplo, Paul, o marido de Lorraine, uma mulher de 64 anos com transtorno bipolar I, costumava ligar para o médico da esposa toda vez que ela ficava perturbada, delirante ou agitada. O médico de Lorraine geralmente era capaz de lidar com a escalada pelo telefone, ajustando a medicação em vez de hospitalizá-la.

> **Prevenção eficaz:** Pergunte ao médico se você pode levar um amigo ou parente na consulta. Se você está confuso, disperso, uma pessoa relevante em sua vida será mais capaz de lembrá-lo das instruções do médico quando você precisar implementá-las mais tarde.

O contato entre seus parentes e seu médico exige uma compreensão mútua a respeito das políticas de tratamento. Seu médico deve esclarecer a você e a seus parentes sobre as circunstâncias em que eles deverão ligar (por exemplo, quando você estiver obviamente escalando ou se sentir deprimido; quando recusar todos os seus tratamentos). Seus parentes podem ter algumas expectativas pouco realistas, como as seguintes: que seu médico ligue para eles quando você perder uma consulta ou quando você tiver relatado *quaisquer* sintomas; ou que ele irá discutir com eles previamente qualquer intenção de ajustar a medicação; que eles podem ligar sempre que houver uma discussão familiar ou quando quiserem tirar alguma dúvida sobre o transtorno bipolar. São coisas que nenhum médico costuma fazer.

"O que meu médico irá fazer?"

Em uma sessão de emergência, seu médico provavelmente seguirá os passos descritos no quadro de "Prevenção eficaz", a seguir. Ele ou ela começarão avaliando seus sintomas e reavaliando seu regime de medicação. Seu médico talvez decida fazer mudanças em seu regime já pelo telefone, se não for possível marcar uma consulta. O motivo principal de detectar e tratar seus sintomas o quanto antes é evitar que você seja hospitalizado, mas se não houver outro jeito, seu médico pode ajudar a cuidar disso também.

O mais comum é ele ou ela faça o tipo de pergunta que a Dra. Eastwood fez a Chad. Os médicos variam quanto aos sintomas que costumam enfatizar (alguns focam no humor, outros nos níveis de atividade ou de sono), mas quanto mais coisas você relatar a respeito de seus sintomas prodrômicos (pensamentos acelerados, sentir-se orientado por metas, ter menor necessidade de sono), mais seu médico será capaz de saber o que recomendar. Ele vai querer saber se você pulou algumas doses da medicação, e você deve ser bem honesto a respeito disso. Não é incomum que as pessoas que adentram o estado maníaco ou hipomaníaco esqueçam de tomar alguma dose (especialmente quando têm que tomar vários comprimidos), e isso não deve ser motivo de vergonha.

Prevenção eficaz: Passos que seu médico irá seguir para deter a escalada da mania:

- Avaliar a intensidade de seus sintomas;
- Checar o nível das medicações no seu sangue (lítio, valproato);
- Fazer mudanças no seu regime, como acrescentar ou subtrair medicações ou aumentar a dosagem dos atuais agentes;
- Ter contato mais frequente com você e seus familiares;
- Providenciar uma hospitalização, caso se mostre necessária.

Se você toma lítio ou valproato, o médico talvez peça um exame de sangue. Ele ou ela provavelmente vão querer saber qual é seu nível mínimo, que costuma ser coletado de 10 a 14 horas após você tomar sua última dose (se o exame é feito poucas horas após a pessoa tomar a última dose, é provável que dê a impressão de que ela está com nível suficiente de medicação quando, na realidade, não está). Por exemplo, se você vem tomando lítio e seu nível mínimo é de 0,6 mg/ml ou menos (ver Capítulo 6), o médico pode concluir que você perdeu algumas doses ou que sua dosagem é baixa demais para ter efeito terapêutico. Então ele ou ela pode recomendar que você aumente sua dosagem de lítio, a fim de impedir que a escalada prossiga. Como pode demorar alguns dias para sair o resultado do exame, seu médico talvez decida não esperar por essa informação para mudar a dosagem, especialmente se ele já vem coletando seu sangue para obter essa informação. Se for possível, ele talvez aumente a frequência de suas sessões de tratamento nesse período em que seus sintomas estão piorando.

Se seu médico aumentar a dosagem de seu principal estabilizador do humor, é bom que você e as pessoas relevantes em sua vida se familiarizem com os sinais de neurotoxicidade (ver também Capítulo 6), que são as complicações médicas decorrentes de tomar medicação em excesso. Para o lítio, esses sintomas são sonolência, náusea intensa, desconforto abdominal, diarreia intensa, visão embaçada, fala arrastada, espasmos musculares, ou ficar confuso em relação a localização ou a quem você é. Para o valproato, podem ser tontura intensa, sonolência, respiração irregular e tremores intensos. Se tiver algum desses sintomas, o médico deve ser prontamente notificado – por você ou por um membro de seu círculo íntimo – para que ele ou ela possam fazer o ajuste ou mesmo interromper essas medicações.

Pode-se acrescentar alguma das medicações discutidas no Capítulo 6, como antipsicóticos de segunda geração com propriedades de estabilização do humor, como a quetiapina ou a risperidona, ou benzodiazepinas como clonazepam ou lorazepam. Essas medicações ajudam a trazê-lo de volta de estados ativados, agitados, melhoram seu sono, e tratam do pensamento delirante (por exemplo, paranoia). Se você toma apenas um estabilizador do humor, seu médico talvez acrescente um segundo (por exemplo, o valproato ou o lítio). Essas decisões costumam se basear na escolha do médico mais do que em dados de pesquisa. Por exemplo, não sabemos se o simples aumento da dosagem de lítio ou valproato é mais efetivo ou menos para prevenir recaídas de mania do que acrescentar um desses estabilizadores do humor ao outro.

Não se surpreenda se seu médico achar que a melhor maneira de tratar a progressão de sua mania é você parar de tomar as medicações atuais em vez de receitar uma nova. Se você está ficando maníaco e vem tendo ciclagem rápida (quatro ou mais episódios no último ano), a intervenção mais eficaz pode ser parar de tomar seu antidepressivo (se você toma apenas um). É pouco provável que seu médico faça você começar a tomar outro antidepressivo se você estiver escalando para a mania ou hipomania (ver Capítulo 6). Ele pode também recomendar que você interrompa por um tempo o uso de cafeína ou de broncodilatadores.

■ "Quando a hospitalização é necessária?"

Muitas pessoas com transtorno bipolar nunca precisaram ser hospitalizadas. Além disso, nos últimos anos surgiram alternativas à hospitalização – como a hospitalização parcial, a diurna ou os programas intensivos de tratamento ambulatorial – que são estratégias de curto prazo para emergências. Esses programas permitem monitorar de perto seus sintomas e a reação ao tratamento sem necessidade de você ficar internado. Mas se seus sintomas maníacos alcançam certo nível de perturbação, ou se você está ativamente suicida ou oferecendo perigo aos outros, há uma boa chance de que seu médico lhe recomende ficar hospitalizado por um período. Você tem maior probabilidade de ser hospitalizado se for maníaco (ou misto) do que se for hipomaníaco ou depressivo.

É muito comum as pessoas em episódios maníacos acharem que não precisam ser hospitalizadas. Com frequência, elas insistem em sair do hospital assim que são internadas, achando que estão mais perto de uma recuperação do que seus médicos ou os outros acreditam. Talvez você já tenha tido algumas dessas experiências. Mas se seu médico achar que você tem risco iminente de ferir a si mesmo ou os outros, ou se você não está sendo capaz de cuidar de si, faz parte da responsabilidade profissional e ética dele ou dela procurar a autorização de um juiz para poder prosseguir com o tratamento dentro de um hospital, se necessário com uma ordem judicial que imponha isso. Claro que você não se sentirá à vontade com um curso de ação desse tipo, mas pode ser necessário para preservar sua segurança e a dos demais.

Se seu médico recomendar a hospitalização, costuma ser mais fácil que ele ou ela liguem para o hospital para providenciar um leito para internação. Em alguns casos, você ou seus familiares terão que tomar essas providências (por exemplo, se fizer algum tempo que você não se consulta com seu médico ou se o hospital se recusar a abrir exceções). Como medida de praxe, mantenha o número de telefone do pronto-socorro do hospital recomendado e os cartões de seu plano de saúde em local de fácil acesso (ver o exercício do "Contrato de prevenção de mania", adiante).

"O que vai acontecer comigo no hospital?"

Se você precisar ser internado, provavelmente será avaliado diariamente por um psiquiatra do hospital (que em geral não será o seu médico de sempre). Talvez sejam realizadas algumas sessões de aconselhamento individual ou em grupo relacionadas a questões previsíveis da vida, prevenção de recaídas e ajustes pós-hospitalização. No melhor dos cenários, as visitas de cônjuges ou de familiares serão incentivadas como parte integral do plano de tratamento.

A hospitalização às vezes é vista como uma alternativa assustadora. Muitas pessoas imaginam o hospital psiquiátrico como um ninho de cobras – um local onde tudo é sujo, com pessoas violentas, enfermeiras estúpidas e malvadas, com o tratamento de choque usado como punição e pouca ajuda oferecida. Embora isso seja uma distorção baseada no passado, a verdade é que os hospitais variam muito de qualidade, assim como os médicos e enfermeiras que trabalham neles. Há hospitais excelentes, que oferecem cuidados de saúde mental de altíssimo nível. E outros com baixo orçamento, modelos de intervenção ultrapassados e pouco orientados para o tratamento e para a proteção dos outros. Se você já foi hospitalizado mais de uma vez, deve ter experiências diversas, dependendo do hospital e das condições em que foi internado.

Se precisar ser hospitalizado, leve em conta o seguinte. Primeiro, muitas pessoas confundem ser hospitalizado com ser internado. Esta última condição costuma significar meses ou anos mantido no hospital, sob ordem judicial, porque a pessoa é um perigo para si e para os outros. Já a hospitalização psiquiátrica costuma ser breve, com um tempo médio de 15 dias no Brasil.

Segundo, o tratamento no hospital costuma ser voltado para controlar seus sintomas agudos (como pensamentos ou intenções suicidas) e reduzir o risco imediato a você e aos outros ao seu redor. A hospitalização também permite que você fique "limpo" se andou bebendo ou usando drogas em sua escalada maníaca. Sua estadia no hospital lhe permitirá iniciar um novo regime de medicações ou de ajuste da dosagem, "eliminar" do corpo as medicações atuais, ou tentar outros tratamentos (eletroconvulsoterapia, por exemplo, ou, em alguns hospitais, a cetamina, se você está em depressão aguda e não tem reagido bem a estabilizadores do humor, antipsicóticos ou antidepressivos). Mas sua estadia provavelmente não será longa o suficiente para que você conclua se o novo regime é eficaz ou não a longo prazo.

> **Tratamento eficaz:** Se seu médico, terapeuta e familiares acreditam que a hospitalização irá ajudá-lo, você achará isso menos assustador e mais aceitável se lembrar do seguinte:
>
> - Ser hospitalizado não é como ser internado; dura um curto período.
> - A hospitalização pode ser o melhor modo de controlar sintomas agudos.
> - A hospitalização é uma oportunidade de ter suas medicações reavaliadas e, se necessário, interrompidas.
> - Concordar com a hospitalização não quer dizer que você não controla mais seu transtorno ou a própria vida.
> - A hospitalização pode prover a necessária pausa do estresse diário e dos conflitos familiares e dá a você a chance de adotar um novo enfoque.

Terceiro, a hospitalização não é um fracasso pessoal. Você tem uma vulnerabilidade biológica a episódios maníacos ou depressivos que não está totalmente sob seu controle, e não é culpa sua precisar de hospitalização. Ser hospitalizado não significa que os outros irão assumir o comando de sua vida a partir de agora. Significa apenas abrir mão temporariamente do controle, e por um curto período. Você terá sua vida de volta logo, especialmente se for capaz de colaborar com seu médico e a equipe hospitalar para desenvolver um plano pós-hospital eficaz.

Finalmente, a hospitalização pode lhe dar um descanso ou pausa muito necessários dos estressores de sua vida cotidiana. Embora você preferisse passar uma semana nas Bahamas, uma estada curta ou mesmo um pouco mais longa pode lhe dar tempo para refletir melhor sobre o que está ou não funcionando bem em seu plano de tratamento, em seus relacionamentos atuais, ou em sua carreira. Pode lhe dar também uma certa distância de seus familiares, que tanto você quanto eles podem precisar de vez em quando. A hospitalização de Robert ajudou-o a repensar seus sentimentos em relação a Jessie e a seus filhos, e, depois que recebeu alta, ele se sentiu mais decidido a fazer as coisas funcionarem. É difícil adotar esse enfoque logo após ser hospitalizado pela primeira vez, mas mais tarde você poderá ter uma visão bem diferente dessa experiência.

3 Passo 3: criar um contrato de prevenção da mania

Vamos agora juntar tudo o que foi discutido até aqui neste capítulo em um contrato escrito para prevenção da recaída. O formulário a seguir pede que você resuma o que tiver concluído a respeito de sua fase prodrômica, os passos que você e as pessoas relevantes em sua vida podem tomar para evitar uma recaída completa, e os procedimentos de emergência envolvendo seus médicos. Troque ideias com seus familiares, cônjuge, médico e outras pessoas de sua confiança para ter certeza de que todos entenderam o que está sendo pedido que façam.

Geralmente é melhor criar esse contrato quando você está se sentindo estável e tem uma boa visão retrospectiva para relembrar seu episódio anterior e como ele se desenvolveu. De início, você pode sentir que está sendo pressionado por seus familiares, que lembram das coisas em uma sequência diferente da sua ou o culpam por coisas que não tiveram a ver com você. Tente levar a discussão sem ficar na defensiva – seus familiares podem estar ansiosos em relação ao que se espera deles ou inseguros se serão capazes de fazer o que é pedido.

Ao preencher esse contrato, inclua o máximo possível de opções. Algumas delas provavelmente parecerão mais confortáveis que outras, mas é melhor anotar todas, mesmo que você acabe não utilizando-as. Incentive as pessoas relevantes em sua vida para que sejam sinceras em relação às coisas que elas se sentem à vontade ou não de fazer quando você está ciclando para a mania. Anote no contrato apenas aquelas responsabilidades que você e eles estão dispostos a aceitar de bom grado. Uma alternativa é listar todas as possíveis opções e classificá-las de cima para baixo, por ordem de preferência. Peça que cada um assine o contrato.

CONTRATO DE PREVENÇÃO DA MANIA

Nome do seu médico: _____

Telefone do consultório: _____ Telefone para emergência: _____

Nome do terapeuta: _____

Telefone do consultório: _____ Telefone para emergência: _____

Nome do hospital local: _____ Telefone do pronto-socorro: _____

Nome do plano de saúde: _____ Número da apólice: _____

Número do grupo (se aplicável): _____

1 Liste seus primeiros sinais de alerta (prodrômicos) de um episódio maníaco (do exercício "Liste seus sinais prodrômicos de mania ou hipomania, disposto nas páginas anteriores).

_____

_____

_____

2 Liste as circunstâncias nas quais esses sintomas prodrômicos podem ocorrer com maior probabilidade.

_____

_____

_____

3 Peça a um ou mais membros de seu círculo íntimo que acrescentem quaisquer outros sinais precoces que tiverem observado e, se for o caso, as circunstâncias nas quais esses sinais apareceram pela primeira vez.

_____

_____

_____

4 Liste que atitudes *você* talvez tenha quando esses sintomas começarem a aparecer (*exemplos:* ligar para o médico, fazer exame de sangue; manter rigor no regime de medicação; procurar ter um sono regular; manter as rotinas diurnas e noturnas estruturadas; evitar álcool, drogas ou cafeína; abrir mão dos cartões de banco e da chave do carro; evitar tomar grandes decisões financeiras ou de vida; evitar situações sexuais de risco).

_____

_____

_____

5 Liste que comportamentos seus *parentes, pessoas relevantes ou amigos* podem ter (*exemplos:* ligar para o seu médico; falar com você para dar-lhe apoio; relatar o que você está fazendo que gera preocupação neles; dizer o quanto se importam com você; evitar que você fique sobrecarregado; ligar para o pronto-socorro do hospital; lembrá-lo de tomar as medicações; acompanhá-lo na consulta ao médico; cuidar dos seus filhos; ir com você quando sair à noite; ajudá-lo a administrar

EVITAR A PROGRESSÃO DA MANIA

seu dinheiro, a manter um ciclo regular de sono-vigília, a ficar longe de álcool ou drogas).

6 Liste o que você gostaria que seu *psiquiatra* ou *terapeuta* fizesse (*exemplos:* estar presente em uma emergência; checar seu nível de lítio ou valproato; revisar seu regime de medicação se preciso; ligar para o hospital e providenciar a hospitalização [se preciso]; explicar as coisas aos seus familiares).

Assinaturas   Data

■ Resolver os problemas de seu contrato

As coisas melhoraram para Robert depois que saiu do hospital. Ele arrumou outra psiquiatra, a Dra. Barnard, que esteve com ele várias vezes nas semanas posteriores à sua alta para ajudá-lo a otimizar seu regime de medicação. Robert e Jessie também consultaram juntos um psicólogo, que ajudou a criar um contrato de prevenção de recaídas. Juntos elaboraram uma lista dos sintomas prodrômicos dele, que iam desde uma leve irritação, desconfiança das pessoas, ficar perto demais

dos outros e falar alto demais, um repentino desinteresse por seu trabalho, aumento do desejo sexual, e uma sensação subjetiva de clareza mental. Fizeram uma distinção entre esses sinais precoces e os sinais de suas manias plenamente desenvolvidas, como sentir-se eufórico ou expansivo, ter surtos socialmente inadequados de raiva, gastar demais ou por impulso, ter crenças grandiloquentes a respeito de seu talento musical, perda grave de sono, e uma negação firme de que houvesse algo de errado com ele. Também concordaram com as circunstâncias ambientais associadas às suas escaladas: excessiva carga de trabalho, discussões na família e problemas financeiros.

Robert e Jessie negociaram uma série de medidas preventivas. Uma delas envolvia dar a Jessie liberdade para ligar para a psiquiatra dele se Robert parecesse estar escalando. Também concordaram que quando os sintomas dele fossem ainda leves, Jessie iria ajudá-lo a se distanciar de seus estressores imediatos (por exemplo, incentivá-lo a tirar uns dias de folga do trabalho com ela). Concordaram, como casal, em tentar manter rotinas regulares de sono-vigília, especialmente quando um ou mais de seus sinais prodrômicos fosse observável. Finalmente, Robert consentiu que Jessie o acompanhasse até o pronto-socorro do hospital, se fosse necessário.

Robert, no entanto, não ficou livre de episódios. Seu episódio seguinte começou cerca de dois meses mais tarde, mas dessa vez ele e Jessie o detectaram mais cedo. De novo, ele se recusou a marcar consulta com o médico. Admitiu que talvez estivesse em progressão, mas não quis continuar tomando medicação. Ele e Jessie começaram a discutir. Como Robert mais tarde descreveu, Jessie ficou "rígida, séria, parou de se mostrar amorosa". Jessie se desesperou quando descobriu que a Dra. Barnard estava fora da cidade. Ligou para o substituto da médica, que prescreveu aumentar a dosagem do remédio antipsicótico de Robert, a risperidona. Robert concordou com o ajuste da medicação, o que impediu que tivesse que voltar ao hospital. Mesmo assim, o relacionamento dos dois sofreu dano adicional, e Jessie pensou em se separar. Robert também continuou tendo conflitos com seus colegas de trabalho e com outros familiares durante esse período.

Uma consulta com seu psicólogo, marcada para uma semana depois que Robert havia mudado sua medicação, teve foco em detectar os problemas com o plano de prevenção de recaídas. Robert, que ainda estava hipomaníaco, queixou-se de que o plano não havia funcionado por causa da atitude emocional de Jessie. Disse precisar que ela se mostrasse "mais bondosa e gentil" no jeito de abordar as situações. O psicólogo pediu que ele fosse mais específico, e ele disse: "Eu quero que ela me diga que me ama, e me comunique de uma maneira mais delicada que está achando que eu preciso de ajuda e por quais razões, mesmo que eu não seja receptivo". Acrescentou que desejava que ela não levasse a irritabilidade dele tão para o lado pessoal, e que a encarasse como parte do transtorno dele. Jessie, por sua vez, expressou sua frustração por ver que ele havia faltado às consultas para ajustar a medicação quando a Dra. Barnard estava na cidade: "Eu quero que ele faça isso por mim ou por nosso relacionamento, já que ele não quer fazer por ele". Jessie não tinha certeza se seria capaz de assumir uma postura emocional mais gentil ao lidar com a progressão do humor dele. "É difícil sorrir para um ônibus que está prestes a atropelar você", declarou.

O psicólogo encorajou Robert e Jessie a praticarem uma comunicação nos moldes daquilo que o outro queria: isto é, com Jessie tentando ser mais afetuosa ao lidar com ele e Robert cedendo um pouco do controle a ela. Os dois também discutiram o potencial envolvimento de outros membros da família, como o filho de Robert, na hora das emergências. Mas Robert decidiu que achava melhor blindar Brian o quanto possível de sua doença e não queria que o filho interagisse com seus médicos. Jessie concordou.

Quando voltou de sua viagem, a Dra. Barnard reuniu-se com Robert e Jessie e apresentou-lhes de um plano de medicação a ser empreendido caso Robert tivesse um ou mais sinais prodrômicos e não conseguisse entrar logo em contato com ela: aumentar a dosagem de risperidona e acrescentar benzodiazepínicos para dormir. Ela deixou escrita uma prescrição com um plano de aumentar a dosagem, e combinaram que Robert viria consultá-la assim que possível após iniciar a nova programação de dosagem. Essas modificações foram anotadas no seu contrato modificado (por exemplo, "Robert aumentou a dose de risperidona; Robert vai ligar para a médica ou vai aceitar que Jessie ligue se ele não o fizer; Jessie vai tentar identificar a irritabilidade de Robert como parte da síndrome maníaca"). O casal concordou em voltar a ler o contrato a cada três meses e revisá-lo quando necessário.

Robert continuou tendo ciclagens do humor, mas seus episódios cada vez mais parecem hipomanias em vez de manias plenas. Ele sente ter um bom relacionamento com a Dra. Barnard e com seu psicólogo, e ele e Jessie ainda estão juntos e trabalhando seus problemas. Ele explicou seu transtorno bipolar ao filho, que, com o tempo, foi ficando mais compreensivo.

Encare seu contrato de prevenção da mania como uma obra em andamento. Quando você está saudável, é possível definir os passos para prevenção, combiná-los entre todos e praticá-los, mas ninguém pode ter certeza do quanto irão funcionar bem até que você os coloque em ação. Conhecer seus sinais prodrômicos, acolher bem as informações dos outros e saber quando pedir ajuda são todos pontos essenciais para que o contrato seja eficaz na vida real.

Se você chegar a ter um episódio maníaco apesar de cumprir seu contrato de prevenção, sente-se com seu médico, familiares ou terapeuta depois que a poeira baixar e tente detectar o que deu certo e o que não deu. Você não conseguiu contatar o médico ou o substituto dele? Nesse caso, peça ao médico que recomende ajustes de medicação que você possa fazer por sua conta da próxima vez que começar a escalar. Peça que ele anote o plano de medicação emergencial na forma de uma receita, e deixem acertado que você irá seguir o plano quando aparecerem os sinais precoces de alerta (por exemplo, "aumentar a risperidona quando eu me sentir agitado e incapaz de dormir") e em seguida irá marcar uma consulta presencial, o mais breve possível.

> **Solução eficaz:** Se você tem um episódio maníaco apesar de cumprir seu contrato de prevenção, reserve um tempo para examiná-lo com seu médico e terapeuta para ver o que deu errado e como pode ser revisto.

Aconteceram outros problemas que impediram o contrato de funcionar? Por exemplo, você foi agressivo com pessoas relevantes na sua vida, que então desistiram e se recusaram a continuar ajudando? Seus parentes ficaram controladores demais? Ou, então, você pediu ajuda, mas não havia ninguém disponível? Nesse caso, talvez possa pensar em outros parentes ou amigos com os quais sinta que você tem menor probabilidade de reagir negativamente ou que se disponham mais a ajudar à hora que for.

Será que o contrato não funcionou bem porque você não quis aceitar as recomendações que lhe foram feitas por pessoas relevantes em sua vida? Neste caso, de que maneira o contrato poderia ser modificado para tornar essas recomendações mais palatáveis? Por exemplo, Gabriel recusou a se consultar com o médico que seus pais insistiam que ele visitasse. No entanto, estava disposto a se consultar com um médico que ele havia descoberto por sua conta. Ser capaz de se consultar com o médico de sua preferência foi então acrescentado como alteração ao seu contrato de prevenção da mania. Você verá como o contrato tem muito mais chance de dar certo se você for ajustando-o em cada etapa, se listar várias opções de estratégias em vez de uma única, e for resolvendo os problemas e fazendo revisões à medida que as coisas forem acontecendo.

●●●●●●●●●●●●●●●

Levando em conta as influências da sua neurofisiologia individual, você não deve ter a expectativa de que será capaz de prevenir totalmente os episódios maníacos. ***Mas você tem uma janela de oportunidade nos primeiros estágios da escalada maníaca, na qual pode conseguir diminuir a gravidade do episódio que está se formando.*** Ser capaz de identificar cedo seus episódios e receber tratamento de emergência lhe dará uma sensação maior de autonomia a longo prazo, mesmo que isso signifique ter que transferir um pouco do controle aos outros a curto prazo. Um contrato escrito, especialmente se for criado e preenchido quando você está se sentindo bem, irá aumentar a probabilidade de sucesso dos esforços que você e os outros fizerem na prevenção.

Episódios depressivos têm uma qualidade diferente. Eles não chegam de repente e costumam se alongar mais que os episódios maníacos. Mas do mesmo modo que ocorre com a mania, identificar e combater os sinais precoces de alerta de depressão irá ajudá-lo a se sentir mais no controle de seu transtorno. No Capítulo 10, a seguir, você verá como pode usar o apoio de seu círculo íntimo, e algumas estratégias pessoais, como a ativação comportamental e a restruturação cognitiva, voltadas para impedir que suas depressões se tornem mais sérias e debilitantes.

CAPÍTULO 10
Deter a espiral da depressão

> Um dia você conclui que sua vida inteira é simplesmente horrível, que não vale a pena viver, que você é um horror e uma mancha no terreno da existência humana. *Uma manhã você acorda com medo de ter que viver...* Essa é a coisa que quero deixar clara a respeito da depressão: ela não tem absolutamente nada a ver com a vida. Ao longo da vida, há tristeza e dor e sofrimento, e tudo isso, na hora e no tempo certo, é algo normal – desagradável, mas normal. A depressão é uma região totalmente diferente, envolve uma ausência completa: ausência de afeto, ausência de sentimento, ausência de reação, ausência de interesse. A dor que você sente no curso de uma grande depressão clínica é uma tentativa da parte da natureza (a natureza, afinal, abomina o vácuo) de preencher o espaço vazio.

Elizabeth Wurtzel, *Prozac Nation* (1994, p. 22)

No transtorno bipolar, a depressão pode ocorrer em forma "pura" – quando você se sente extremamente triste, devagar, letárgico, fatigado ou entorpecido – ou como parte de um episódio misto, o que significa que você se sente deprimido e ao mesmo tempo maníaco ou hipomaníaco. Muitos autores descreveram o drama da depressão, tanto na forma bipolar quanto na unipolar (depressão maior) (por exemplo, Jamison, 1995; Jamison, 2000a; Solomon, 2002; Styron, 1992). Mas o mais importante, do ponto de vista privilegiado de poder lidar com a própria doença, é ser capaz de reconhecer os primeiros sinais de alerta de que a *sua* depressão está recorrendo. ***A meta principal deste capítulo é oferecer a você técnicas psicológicas de autogestão que você possa usar durante as fases iniciais da depressão, antes que ela se torne incapacitante.*** Quando as técnicas de autogestão melhoram seu humor nesses estágios iniciais, você consegue evitar as intervenções médicas que costumam ser exigidas quando a depressão alcança seu ponto mais grave.

As intervenções médicas geralmente consistem em agentes antidepressivos, doses mais elevadas de estabilizadores do humor ou antipsicóticos, ECT e hospitalização. Como discutido no Capítulo 6, algumas dessas alternativas trazem riscos de efeitos colaterais, como estimularem inadvertidamente a rápida ciclagem dos estados de humor. Não obstante, é essencial consultar seu médico a respeito das alternativas terapêuticas disponíveis. A autogestão e a psicoterapia pessoal têm lugar importante no tratamento da depressão grave, mas geralmente em combinação com intervenções médicas.

No próximo capítulo, vou falar sobre episódios suicidas e como combatê-los. Pensamentos e impulsos suicidas são um componente muito comum da síndrome bipolar. Não há por que se envergonhar deles – praticamente todo mundo com esse transtorno já pensou em se suicidar em algum momento. Felizmente, há maneiras de se proteger para não afundar ainda mais quando você começa a se sentir desesperançado.

A maior parte deste capítulo é sobre esperança. A depressão é um aspecto doloroso da condição humana, e as pessoas com transtorno bipolar experimentam isso de maneira mais intensa que praticamente todos os demais. Para agravar as coisas, a dor emocional pode não ficar explícita para aqueles que estão à sua volta, e eles podem simplesmente querer que você de uma hora para outra saia dela. Você não consegue fazer isso, mas há coisas que você *efetivamente pode* fazer– com frequência contando com o apoio dos outros – para ajudar a combatê-la.

DEPRESSÃO BIPOLAR: DOENÇA, E NÃO FALHA DE CARÁTER

Alexis, uma mulher de 37 anos com transtorno bipolar II, vem lidando há anos com um estado depressivo – uma condição que às vezes piora e a deixa incapacitada. Ela tem tentado aliviar sua depressão por meio de vários antidepressivos, ervas medicinais, terapia cognitiva, terapia em grupo e, às vezes, "me exercitando até o limite... tentando me animar constantemente até que meu corpo desista". Suas depressões costumavam ser acompanhadas por autoacusações a respeito de ela ser fraca, não ter coragem de enfrentar seus problemas e não ser capaz de cumprir suas metas. Ela já havia ouvido falar que a depressão tinha uma forte base biológica, especialmente no transtorno bipolar, mas nunca havia realmente ligado esse fato à sua situação.

Uma ruptura em relação a isso ocorreu na terapia, quando sua médica lhe disse: "Se você tivesse diabetes, por acaso iria se culpar por não ser capaz de controlar os níveis de açúcar no seu sangue?". Ela começou a alimentar a ideia de que precisava "driblar a depressão" em vez de tentar livrar-se dela e então se sentir uma fracassada por não ser capaz. Quando começou a encarar a depressão como uma doença física, causada por fatores sobre os quais não tinha total controle – e que era algo com o qual ela precisava aprender a conviver –, seu humor começou a melhorar, embora aos poucos. Ela aprendeu que aceitar a realidade de sua depressão não significava que estava desistindo de combatê-la ou que cedia e mergulhava nela de vez.

Acabou entendendo que, quando ficava deprimida, tinha que desacelerar, cuidar de si (dormir regularmente e equilibrar as atividades prazerosas com as de trabalho), "me dar um tempo" em vez de ficar se esforçando tanto para afastar a depressão por meio de uma atividade frenética. Ela não se livrou totalmente da depressão, mas agora tem um enfoque diferente: "Agora consigo ignorar aquelas velhas fitas que ficavam tocando na minha mente dizendo que eu sou uma pessoa ruim. Agora sei que isso é a depressão falando".

◼ Depressão como condição física

Se você pegasse uma gripe muito forte, o que faria? A maioria de nós passaria um tempo convalescendo, sem exigir muito de si nesse período. Do mesmo modo, se você estivesse com uma dor nas costas crônica, provavelmente reduziria suas expectativas em termos de atividade física, procurando não levantar objetos pesados, não se sentar na mesma posição por horas seguidas e escolhendo exercícios que não forçassem as costas. Com toda certeza prestaria muita atenção às coisas que ajudam a aliviar a dor e evitaria as que pudessem piorá-la. Por que não fazemos o mesmo quando estamos com uma dor emocional? As dores emocionais e sociais são processadas por algumas das mesmas regiões do cérebro que processam a dor física (Eisenberger, 2015).

Tente pensar na depressão bipolar do jeito como encararia uma gripe, uma dor crônica, ou uma doença médica de longo prazo como a diabetes. Ninguém pensaria em culpar uma pessoa com diabetes por não ser capaz de controlar a maneira pela qual o corpo dela processa açúcar. Ninguém culparia uma pessoa com epilepsia por ter convulsões, ou uma pessoa com aterosclerose por ter um infarto. Do mesmo modo, você não deve se culpar por ter depressão. Como discutido no Capítulo 5, a depressão bipolar é fortemente influenciada por variáveis bioquímicas, genéticas e neurológicas (cerebrais). Ela *não* é o produto de uma falha de caráter, de um defeito de personalidade ou da falta de fibra moral.

Até mesmo o conhecido conceito que explica a depressão como resultado de uma baixa autoestima é suspeito quando falamos da depressão bipolar. Muitas pessoas pensam que se você está deprimido é porque não se acha grande coisa. Essa avaliação modesta talvez possa caracterizar como você se sente quando está deprimido, mas você é capaz de se sentir muito diferente quando está bem. Em outras palavras, a baixa autoestima não é um traço. Ao contrário, ela pode ser simplesmente um sintoma de sua depressão. Uma das autoridades em nossa área, o Dr. Martin Seligman da Universidade da Pennsylvania, tem comparado a autoestima a um medidor de combustível: é uma medida de como estamos a cada momento – quanto combustível temos no tanque –, e isso pode mudar dependendo daquilo que formos capazes de realizar (Seligman *et al.*, 1996).

A depressão não tem a ver com falta de disposição para aceitar responsabilidades, ou com medo de lidar com a realidade, com preguiça, covardia ou fraqueza. É uma doença. Sem dúvida, há coisas que você pode fazer para se sentir melhor ou pelo menos impedir que a depressão piore. Mas o fato de você ter depressão, ou ter problemas para conseguir fazer com que ela vá embora, provavelmente diz mais sobre seu cérebro e biologia do que sobre seu esforço, força de vontade ou autoestima. Saber desse fato básico a respeito da depressão bipolar não vai fazer com que desapareça, mas pode facilitar a aceitá-la.

DIFERENTES FORMAS DE LIDAR COM A DEPRESSÃO

À medida que você for lendo este capítulo e o próximo, verá que recomendo um conjunto de técnicas variadas para lidar com a depressão bipolar. Elas envolvem mudanças em seu comportamento e na forma de pensar, assim como em seus relacionamentos com os outros. Você verá que algumas dessas técnicas são táticas de distração. *Distração* significa procurar e se envolver em atividades que o mantenham ocupado, que lhe deem prazer, atraiam sua atenção e mantenham sua mente afastada da sua dor e da sua angústia. Uma estratégia afim é a *ativação comportamental*, em que você se envolve mais com seu ambiente, seja por meio de exercício ao ar livre (por exemplo, fazer trilhas, andar de bicicleta), passando tempo com pessoas cuja companhia você curte, ouvindo música, lendo ou visitando lugares onde nunca esteve, mesmo que seja apenas uma nova lanchonete do bairro. As recompensas que vêm de uma ativação maior podem melhorar seu humor a ponto de você querer fazer essas coisas com mais frequência.

Algumas dessas estratégias para lidar com a depressão envolvem *foco emocional*. Isto é, aprender a reconhecer que você está deprimido e experimentando dor, mas que pode olhar para essas emoções, rotulá-las, e aceitá-las sem se sentir tomado por elas, como Alexis aprendeu a fazer. Isso é o que chamamos de *mindfulness* ou "atenção plena". Lidar com as coisas com foco na emoção pode também envolver falar a respeito de seus sentimentos com pessoas que sejam acolhedoras e empáticas.

Uma quarta estratégia, *lidar com o cognitivo*, consiste em combater e desafiar os padrões de pensamento negativo a respeito de situações ou eventos específicos (por exemplo, pensamentos que fazem você se culpar por alguma coisa) e considerar maneiras alternativas de enxergar essas situações ou eventos. Como você verá, essas estratégias não são mutuamente excludentes. Na realidade, as pessoas que se recuperam mais rapidamente de episódios depressivos bipolares parecem ser capazes de pegar um pouco de cada uma dessas estratégias e usar diferentes abordagens em diferentes situações.

VOCÊ ESTÁ DEPRIMIDO NESTE EXATO MOMENTO?

QUATRO ESTRATÉGIAS PARA COMBATER A DEPRESSÃO

- Distração
- Ativação comportamental
- Foco nas emoções/*mindfulness*
- Lidar com o cognitivo

Depressão não é apenas tristeza. Como você deve saber se já teve uma depressão grave, ela faz você se sentir num estado embotado, vazio ou inibido, caracterizado por perda de interesse pela maioria das coisas, pela dificuldade ou mesmo incapacidade de sentir prazer (anedonia), e por um afastamento de todo mundo e de tudo (ver a citação de Elizabeth Wurtzel que abre este capítulo). Algumas pessoas sequer sentem tristeza quando deprimidas. Em vez disso, sentem entorpecimento ou tédio. Se você teve episódios mistos, já deve estar familiarizado com a sensação de fadiga e exaurimento, mas também de estar pilhado, irritável e ansioso ("cansado, mas ligado"). Do mesmo modo que a mania nem sempre é um estado feliz, a depressão não é experimentada apenas como um estado triste; pode ser caracterizada por raiva e apreensão. Diferentemente da mania, a depressão quase nunca é prazerosa ou inebriante.

Tente preencher a "Breve lista de sintomas depressivos: autorrelatório" (Rush *et al.*, 2003) a seguir. Essa escala tem o propósito de medir a gravidade de sua depressão do jeito que você a experimentou na semana anterior. Preencha-a conforme você tenha se sentido a maior parte do tempo (mesmo que a semana anterior não tenha sido característica) e compute sua pontuação total, que pode variar de 0 (nem um pouco deprimido) a mais de 21 (muito deprimido). As quatro respostas a cada item são ponderadas de 0 a 3; você chega à pontuação total do teste somando da seguinte maneira:

- O maior número (de 0 a 3) registrado para as questões de 1 a 4;
- O número para a questão 5;
- O número mais alto das questões 6 a 9;
- A soma das suas pontuações para as questões 10 a 14;
- O número mais alto (de 0 a 3) para as questões 15 e 16.

Em geral, as pessoas que têm pontuações entre 0 e 5 provavelmente não estão deprimidas. As que ficam na faixa de 6 a 10 estão levemente deprimidas; de 11 a 15, moderadamente deprimidas; de 16 a 20, com depressão grave; e 21 ou mais, extremamente deprimidas. Se você está na faixa grave ou extremamente deprimida, com certeza precisará de atenção de seu médico ou terapeuta; algumas pessoas nessa faixa requerem hospitalização. Pontuação abaixo de 20 também costuma exigir tratamento, tanto médico quanto psicológico. Além disso, sua pontuação pode mudar de uma semana para outra. É assim a natureza da depressão, particularmente a de tipo bipolar. Sua pontuação não deve ser influenciada pelo fato de você ter transtorno bipolar I ou II.

Se sua pontuação está na faixa leve a moderada, as técnicas de autogestão deste capítulo serão relevantes para você agora. Podem também ser úteis se você não se sente deprimido (isto é, abaixo de 6), mas quer desenvolver aptidões para prevenir ou aliviar episódios de depressão no futuro. Se sua pontuação está na faixa grave (acima de 15), você pode querer tentar primeiro com medicações; técnicas de autogestão serão mais difíceis de implementar nesse estado.

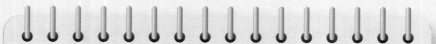

BREVE LISTA DE SINTOMAS DEPRESSIVOS: AUTORRELATÓRIO

Por favor, circule o número junto à resposta de cada item (0, 1, 2 ou 3) que melhor descreva como você se sentiu nos últimos 7 dias.

❶ Adormecer:
0 Nunca demoro mais de 30 minutos para cair no sono.
1 Demoro pelo menos 30 minutos para dormir, menos da metade das vezes.
2 Demoro pelo menos 30 minutos para dormir, mais da metade das vezes.
3 Demoro pelo menos 60 minutos para dormir, mais da metade das vezes.

❷ Sono durante a noite:
0 Não acordo de noite.
1 Tenho sono inquieto, leve, acordo várias vezes durante a noite.
2 Acordo pelo menos uma vez por noite, mas volto a dormir com facilidade.
3 Acordo mais de uma vez por noite e fico uns 20 minutos ou mais acordado, mais da metade das vezes.

❸ Acordar cedo demais:
0 Na maior parte das vezes, acordo não mais de 30 minutos antes da hora em que preciso levantar.
1 Mais da metade das vezes, acordo mais de 30 minutos antes da hora em que preciso levantar.
2 Quase sempre acordo pelo menos uma hora, mais ou menos, antes do que preciso, mas acabo voltando a dormir.
3 Acordo pelo menos 1 hora antes do previsto, e não consigo dormir de novo.

❹ Dormir demais:
0 Não durmo mais do que 7-8 horas por noite, e não tiro cochilos de dia.
1 Não durmo mais de 10 horas em um período de 24 horas, incluindo os cochilos.
2 Não durmo mais de 12 horas num período de 24 horas, incluindo os cochilos.
3 Durmo mais de 12 horas em um período de 24 horas, incluindo os cochilos.

5 Sentir tristeza:
0   Não sinto tristeza.
1   Fico triste menos da metade do tempo.
2   Fico triste mais da metade do tempo.
3   Sinto tristeza praticamente o tempo inteiro.

6 Diminuição do apetite:
0   Meu apetite é o mesmo de sempre.
1   Como com menor frequência ou um pouco menos que o usual.
2   Como muito menos que o usual e fazendo esforço.
3   Raramente como num período de 24 horas, e só se me forçar muito ou quando os outros ficam me convencendo a comer.

7 Aumento do apetite:
0   Meu apetite é o mesmo de sempre.
1   Sinto que preciso comer com maior frequência do que o usual.
2   Estou comendo com maior frequência e maiores quantidades que o usual.
3   Sinto impulso de comer demais, tanto nas refeições quanto nos intervalos.

8 Perda de peso (nas últimas 2 semanas):
0   Meu peso não diminuiu.
1   Sinto que perdi um pouco de peso.
2   Perdi 1 quilo ou mais.
3   Perdi uns 2 ou 3 quilos, ou mais.

9 Ganho de peso (nas últimas 2 semanas):
0   Meu peso não aumentou.
1   Sinto que ganhei um pouco de peso.
2   Acho que ganhei 1 quilo ou mais.
3   Ganhei uns 2 ou 3 quilos, ou mais.

10 Concentração/tomada de decisões:
0   Nada mudou na minha concentração ou capacidade de tomar decisões.
1   Às vezes me sinto indeciso ou acho que minha atenção vagueia um pouco.
2   Em geral, me esforço para focar a atenção ou para poder tomar decisões.
3   Não consigo me concentrar para ler, nem tomar sequer pequenas decisões.

11 Visão de mim mesmo:
0   Vejo-me com igual valor e merecimento que as demais pessoas.
1   Ando me culpando mais que de costume.

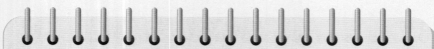

2   Geralmente acho que estou causando problemas aos outros.
3   Quase sempre me vejo pensando em meus pequenos e grandes defeitos.

12 Pensamentos de morte ou suicídio:
0   Não penso em suicídio ou morte.
1   Sinto que a vida é vazia ou fico pensando se vale realmente a pena viver.
2   Penso em suicídio ou morte várias vezes na semana, por vários minutos.
3   Penso em suicídio ou morte várias vezes ao dia, com detalhes, ou já tentei de fato tirar a minha vida.

13 Interesses gerais:
0   Nada mudou no meu interesse pelas outras pessoas ou por atividades.
1   Noto que estou menos interessado em pessoas e atividades.
2   Vejo que tenho interesse apenas em uma ou duas das minhas atividades.
3   Praticamente não tenho mais interesse nas minhas atividades usuais.

14 Nível de energia:
0   Não senti mudança no meu nível usual de energia.
1   Fico cansado mais facilmente do que o usual.
2   Preciso fazer um grande esforço para começar ou terminar minhas atividades usuais do dia a dia (por exemplo, compras, lição de casa, cozinhar ou ir trabalhar).
3   Realmente não consigo realizar a maioria das minhas atividades diárias porque simplesmente não tenho energia.

15 Sentir-se devagar:
0   Penso, falo e me movimento no meu ritmo normal.
1   Acho que meu pensamento está lento ou minha voz soa arrastada.
2   Levo alguns segundo para responder à maioria das perguntas e tenho certeza que meu pensamento está mais lento.
3   Com frequência não consigo responder a perguntas, a não ser com muito esforço.

16 Sentir-se agitado:
0   Não me sinto agitado.
1   Fico inquieto, torcendo as mãos ou mudo de posição a toda hora quando estou sentado.
2   Tenho o impulso de ficar andando pela casa e me sinto muito agitado.
3   Às vezes, não sou capaz de permanecer sentado e preciso ficar andando.

Copyright © UT Southwestern Medical Center; reimpresso com permissão.

COMO SUA DEPRESSÃO VEM E VAI?

A depressão chega e vai embora de diferentes maneiras para cada pessoa. É útil saber que, para alguns, a manifestação da depressão é repentina e intensa, e para outros manifesta-se de forma mais sutil e gradual. Se no seu caso a depressão se instala aos poucos, pode não ficar claro para você (ou para as pessoas relevantes em sua vida) se está tendo um novo episódio ou se é apenas a continuação daquele que já está em curso. Com a experiência, você pode aprender a distinguir pequenas diferenças ao longo do tempo na gravidade de seu humor depressivo ou em seus níveis de energia e atividade.

No primeiro tipo, que chamo de tipo *clássico recorrente*, uma depressão plena ou um transtorno misto desenvolvem-se: (1) quando você vinha funcionando em seu nível basal (o nível de seu humor entre um episódio e outro, mesmo que você não esteja livre de sintomas), (2) ou logo após um episódio maníaco ou hipomaníaco, refletindo o ciclo descendente de sua doença. O início desse episódio depressivo geralmente não é tão repentino como o de um novo episódio de mania ou hipomania. Em vez disso, envolve uma espiral descendente gradual de seu estado de humor ao longo de um período de dias, semanas ou mesmo meses, até você chegar a um estado de depressão clínica plena ou de transtorno misto. Para algumas pessoas, a manifestação pode estar ligada a eventos específicos da vida (ver Capítulo 5).

DICA DE CUIDADOS PERSONALIZADOS
ESTOU NUM EPISÓDIO DEPRESSIVO OU MISTO? MINHA DEPRESSÃO É DE BIPOLAR I OU II?

Compreender o significado diagnóstico de seus episódios depressivos, por exemplo se são mistos, pode ser uma estratégia importante para planejar o tratamento com seu médico. Como vimos no Capítulo 6, ter episódios mistos costuma indicar que você se dará melhor com anticonvulsivantes e antipsicóticos de segunda geração do que com antidepressivos. Mas tenha em mente que as pessoas querem dizer coisas diferentes com o termo *misto*. No meu uso, refiro-me a um estado em que você tem um episódio depressivo pleno (por 2 semanas ou mais) junto com três ou mais sintomas de mania ou hipomania (por exemplo, humor depressivo e irritável com perda de interesse, fadiga, pensamentos suicidas e pouca concentração, aliados a menor necessidade de sono, fala apressada e gastos de dinheiro por impulso). Pode significar também que você tem um episódio maníaco ou hipomaníaco pleno com três ou mais sintomas depressivos simultâneos. Alguns profissionais de saúde referem-se a episódios subliminares como mistos, como quando você tem uma depressão que dura apenas 1 semana combinada com aumento de atividade, pensamento grandiloquente e dispersão por apenas 2-3 dias.

Outra questão que as pessoas costumam revisitar durante seus estados depressivos é: "Sou bipolar I ou II?". Muitas pessoas com bipolar II ficam na dúvida se a gravidade de sua depressão significa que têm na realidade transtorno bipolar I. Na verdade, isso parece não importar: episódios depressivos em bipolar II são tão graves quanto os de bipolar I, e não dá para diferenciá-los com base nos sintomas ou na duração dos episódios. Como expliquei nos Capítulos 2 e 3, a real diferença entre bipolar I e II está na gravidade do polo maníaco da doença – pessoas com bipolar II experimentam apenas episódios hipomaníacos, que são mais breves e menos incapacitantes que os episódios maníacos do bipolar I.

No outro tipo de manifestação depressiva, você tem um estado atual e persistente de tristeza (distimia) que pode estar presente há anos e é bastante desagradável, mas ainda assim permite que você funcione. Então desenvolve-se um episódio depressivo maior que se sobrepõe a esse estado de distimia. Esse novo episódio de depressão bipolar atua numa espécie de "fogo lento": desenvolve-se aos poucos e de modo pernicioso, quase imperceptível, dia a dia. Quando essa depressão grave tem remissão, você pode voltar a um estado de depressão mais leve ou de distimia, mais do que a um estado livre de depressão. Esse ciclo pode ser muito frustrante e desanimador.

Note que, ao descrever esses padrões, não me refiro à depressão como uma mudança em relação ao humor normal. Na minha experiência, a maioria das pessoas com transtorno bipolar nunca se sente como se tivesse alcançado um estado de humor normal. Na realidade, sentem que seus humores estão sempre flutuando. Muitas dizem que estão sempre um pouco deprimidas. Sem dúvida, não fica inteiramente claro o que é ter um humor normal para uma pessoa típica – algumas pessoas parecem se sentir bem o tempo todo, enquanto outras estão sempre um pouco ansiosas e no limite, com raiva, entediadas ou chateadas com as coisas.

É importante ser capaz de reconhecer seus sinais prodrômicos de um novo episódio – os indicadores precoces de que seu estado de humor está mudando. Se você vive em um estado de humor persistentemente baixo, deprimido, os sinais prodrômicos de um novo episódio depressivo serão mais sutis do que os experimentados por pessoas com depressões clássicas recorrentes e refletirão principalmente mudanças no *grau* em que você experimenta sintomas depressivos (por exemplo, a gravidade de seus pensamentos suicidas ou o grau em que se sente exaurido de energia). Não obstante, saber como lidar ou como pedir ajuda quando essas mudanças aparecem pode ser crucial para a sua recuperação e bem-estar. E você pode ser capaz de implementar as estratégias de autocuidado deste capítulo para impedir que a depressão piore ou para que o seu "repique" depressivo seja mais tolerável. Tenha essas metas em mente – *o fato de sua depressão não desaparecer de vez não é sinal de que você falhou em suas tentativas de lidar com ela* (veja o exemplo de Alexis dado anteriormente neste capítulo).

COMO VOCÊ SABE QUE ESTÁ FICANDO MAIS DEPRIMIDO? A ESPIRAL DO HUMOR

Um sintoma de depressão parece nutrir-se de outros: humores negativos como tristeza e ansiedade, aliados a sintomas físicos de depressão como letargia ou insônia, induzem pensamentos negativos (como autodeclarações negativas, ou seja, aquela voz muito crítica e acusatória que fica dentro da cabeça), e esse pensamento negativo alimenta, por sua vez, humores depressivos. A combinação de humores negativos, padrões de pensamento e mudanças físicas pode desmotivá-lo a tentar se empenhar mais, fazendo com que se isole e, com isso, piore seu pensamento negativo e seu humor, e entre em um padrão chamado de espiral do humor. Considere as experiências, a seguir, de duas pessoas com depressões bipolares.

Denise, uma mulher de 27 anos com transtorno bipolar II, convivia com uma depressão leve e um humor pessimista no dia a dia, apesar de ser fiel ao seu regime com lamotrigina e paroxetina (um antidepressivo). Suas depressões mais graves tinham um curso gradual, mas previsível. Seu primeiro sinal de uma recorrência depressiva era ruminar a respeito de coisas que eram reais, mas que ganhavam proporção exagerada. Nas semanas que levaram ao seu episódio mais recente, sentiu-se menosprezada por um colega de trabalho (na frente dos outros, ele levantou a voz e assumiu um tom que a fez sentir como se ele estivesse falando com uma criança). Ela tinha ficado com raiva de si mesma por não ter reagido à altura àquela ofensa. Amplificou o sentido desse evento relativamente menor e começou a achar que ninguém no trabalho gostava dela e que seus colegas a julgavam incompetente. Ficou muito autocrítica, afirmando que era a falta de traquejo social dela que a impedia de ser apreciada pelos outros. Seu humor depressivo piorou, e ela passou a ter cada vez mais dificuldade para ir trabalhar. Seu desempenho deteriorou-se e ela começou a ter insônia. Seguiram-se dias piores e acabou pedindo licença do trabalho, para ficar em casa, inativa e isolada. A essa altura começou a pensar em suicídio.

Denise conseguiu sair da depressão com uma mudança na dose de uma das medicações (uma dose maior de lamotrigina) e psicoterapia regular. Além de identificar e mudar suas autodeclarações negativas quanto ao desempenho dela no trabalho e a como os outros a viam, o terapeuta dela passou-lhe exercícios de ativação comportamental, como passar mais tempo com amigos e vizinhos, dedicar-se a várias formas de exercício físico leve e a atividades que envolviam sua sobrinha mais nova, de quem ela era próxima.

Carlos, 35 anos, tinha transtorno bipolar I com depressões clássicas recorrentes. Ele já havia tido numerosos episódios de depressão e aprendera a identificar os sintomas que sinalizavam a manifestação de um episódio depressivo com aspectos mistos. Seus sinais prodrômicos assumiam a forma de uma leve fadiga, sonolência e pouca concentração. Esses sinais costumavam surgir misturados a sentimentos de ansiedade, receio e uma inquietação, com constantes sobressaltos.

Felizmente, quando ficou um pouco melhor, Carlos e seu terapeuta colocaram em ação um plano de prevenção para enfrentar seus piores sintomas. O plano incluía adotar uma rotina regular para dormir/ acordar, comer mais proteína e menos carboidratos, evitar álcool e maconha, combinar de ter pelo menos um contato por dia com uma pessoa que lhe trouxesse algo de positivo, e fazer pausas no trabalho sempre que precisasse. Ele também manteve um "registro de pensamentos" (ver o quadro "Registro de pensamentos", adiante), anotando exemplos de declarações em que se culpava por algo ou fazia generalizações exageradas sobre sua situação (por exemplo, "Minha vida nunca teve nenhuma alegria ou satisfação"). Ele aprendeu a confrontar esses pensamentos com outros mais adaptativos ("Estou passando por um momento difícil... Já lidei com isso antes e consegui sair... A depressão, por enquanto, irá dar uma cor à minha maneira de sentir as coisas").

O formulário a seguir irá ajudá-lo a listar os sinais prodrômicos da sua depressão (sua espiral de humor). A lista não é exaustiva, e foram deixados espaços em branco para sintomas não incluídos. Ao preencher, tente rememorar a última vez em que ficou deprimido. Se estiver atualmente deprimido, pode conseguir se lembrar das primeiras fases dessa depressão. Quais foram os primeiros sinais? Se você já estava deprimido quando o novo episódio se desenvolveu, como soube que as coisas estavam piorando? Do mesmo jeito que você fez ao listar seus sinais prodrômicos de mania (Capítulo 9), inclua os comentários de seu cônjuge ou outro familiar ou amigo que tenha observado você nas fases iniciais de sua atual depressão.

 LISTE SEUS SINAIS PRODRÔMICOS DE DEPRESSÃO

Cite um par de adjetivos para descrever como é seu *humor* quando surgem seus episódios depressivos (*exemplos:* triste, ansioso, receoso, irritável, rabugento, sem ânimo, melancólico, sem interesse, chateado, entediado).

Descreva o que mudou em seus níveis de *atividade* e *energia* quando seus episódios depressivos começaram (*exemplos:* sentir-se desacelerado; isolar-se das pessoas; mover-se mais devagar; falar mais devagar; fazer menos coisas; ter pouco ou nenhum estímulo sexual; sentir-se fatigado; sentir-se "cansado, mas ligado").

_____
_____
_____

Descreva mudanças em seu *pensamento* e na sua *percepção* (*exemplos:* pensamentos mais lentos; desinteresse por tudo; as cores parecem sem graça; impressão de que as pessoas se movimentam rápido demais; duvidar de si mesmo, criticar-se ou culpar-se; arrepender-se de ações passadas; falta de esperança; pouca concentração; embotado; não consegue tomar decisões; pensa em se ferir ou se matar; fica ruminando ou preocupado demais com as coisas).

_____
_____
_____
_____

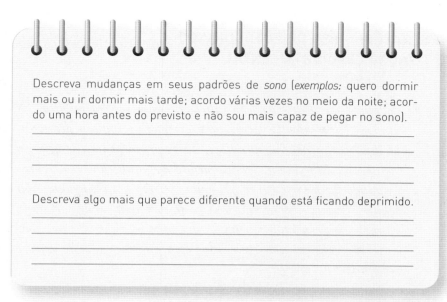

Note como os sinais prodrômicos de depressão diferem dos sinais de mania discutidos no Capítulo 9. Os sinais de alerta depressivos costumam fazer você se sentir desacelerado, pessimista, desmotivado, desinteressado, com preguiça mental e sem esperança. Os sinais de mania fazem você se sentir acelerado, movido por metas, energizado, mentalmente ágil e muitas vezes otimista demais ou grandiloquente. Algumas pessoas experimentam a progressão da mania e a descida na depressão ao mesmo tempo, o que culmina num episódio misto.

Mantenha sua lista de sinais de alerta de depressão em um lugar onde possa encontrá-la mais tarde. Se sentir que seu humor ou nível de energia começa a mudar, consulte a lista para ver se está experimentando uma progressão a um novo episódio. Você pode então agir e introduzir estratégias de autocuidado na hora em que um ou mais desses sinais aparece. Como fez com sua lista de mania, compartilhe esta lista também com seus parentes próximos (cônjuge ou parceiro, amigos próximos, seus pais) de modo que eles também possam aprender a reconhecer quando você está ficando deprimido e como podem ajudar (por exemplo, ouvindo e acolhendo, cuidando dos seus filhos, provendo alguma distração, ajudando a manter você ativo).

ESTRATÉGIA N.º 1 DE AUTOCUIDADO: ATIVAÇÃO COMPORTAMENTAL

"Quando me deprimo, acho difícil até aparecer em público. Eu me isolo, fico cansada, penso tudo em preto e branco, desmereço qualquer coisa boa que aconteça. Mas aprendi a não desistir e a voltar para minha toca. Sei que meio-dia é minha pior hora, então é quando me obrigo a ir à academia. Só rezo para ninguém falar comigo. Outros dias apenas tomo café com uma amiga. É duro, dá medo, sinto-me tão deprimida que acho que não vou ser capaz de ir, que não vou conseguir. Mas, sem dúvida, quando vou isso me ajuda."

– Mulher de 41 anos com transtorno bipolar II

Ativação comportamental é um tratamento usado sozinho ou com terapia cognitiva ou tratamento com atenção plena [*mindfulness*] (Martell *et al.*, 2010). Há dois pressupostos por trás da ativação comportamental. Primeiro, a depressão resulta no abandono das atividades prazerosas ou de *reforço positivo*. Ou seja, ao estar deprimido é menos provável que você faça coisas que ajudem a obter algo de positivo de seu ambiente. Segundo, a falta desses reforços piora sua depressão e faz você querer se isolar ainda mais. Com certeza, se você está deprimido fica bem mais difícil se animar a fazer qualquer coisa. Mas é igualmente verdade que o fato de não se envolver com seu ambiente, em combinação com sua predisposição biológica, mantém você deprimido e acaba fazendo com que se sinta ainda pior.

A depressão dá um jeito de estragar a experiência das coisas que você costumava gostar de fazer. Elas simplesmente parecem não ter mais graça. Às vezes, os eventos que deixaram você deprimido (por exemplo, terminar um relacionamento) acabam também limitando seu contato com pessoas cuja companhia você costumava curtir e diminuem seu acesso a atividades que costumavam lhe dar prazer. Tudo isso o faz querer se isolar. Quando está deprimido, certamente é compreensível que queira ficar na cama, sentado em casa e evitando pessoas. Talvez até precise disso de vez em quando. Mas se esse estado de inatividade passar a dominar sua vida, sua depressão só vai ficar mais grave. Como o prestigioso psicólogo Peter Lewinsohn colocou: "Quanto mais fazemos, menos deprimidos nos sentimos, quanto menos deprimidos nos sentimos, mais ficamos incentivados a fazer coisas" (Lewinsohn *et al.*, 1992, p. 74).

A meta por trás da ativação comportamental é tentar aumentar seu contato com seu ambiente físico e social, até você começar a se sentir melhor a respeito de si próprio. Claro que você precisa dessa cota regular de rotinas e de atividades prazerosas mesmo quando está bem (Capítulo 8), mas é especialmente importante introduzir exercícios de ativação quando você identifica uma piora no estado depressivo. Nesta seção, vou apresentar um breve conjunto de instruções para implementar o método de ativação comportamental.

▪ Faça uma lista de atividades agradáveis

Comece examinando sua última semana ou, se preferir, faça anotações a seu respeito relativas à próxima semana. Seu mapa de humor deve ajudá-lo a juntar informações sobre seus hábitos diários. Faça a si mesmo as seguintes perguntas:

- "Meus dias são caracterizados por falta de rotina organizada?"
- "Há longos períodos de tempo em que não tenho nada para fazer?"
- "Há momentos particulares do dia em que me sinto desanimado?"
- "As manhãs são longas, sem nenhuma expectativa de que me anime?"
- "Tenho receio do fim de semana porque não vou ter o que fazer?"
- "Durmo mais do que preciso porque não há o que eu queira fazer?"

- [Se você trabalha ou vai à escola] "O início do dia de trabalho ou na escola parece mais convidativo porque me obriga a sair de casa?"

Ou alternativamente:

- "Meus dias têm sido dominados por atividades demais, a maioria exigidas pelo trabalho ou pela vida familiar, que eu não acho nada gratificantes?"
- "Tem havido um bom equilíbrio entre atividades prazerosas e atividades que são 'obrigações'?"
- "Estou envolvido em bom número de atividades positivas, gratificantes, que impeçam meu humor de cair numa espiral descendente?"

A seguir, anote o maior número possível de atividades prazerosas ou envolventes que conseguir no formulário a seguir. Pode ser difícil pensar em coisas agradáveis de se fazer quando você está deprimido, mas preencher o formulário será um ponto de partida. Na parte de baixo você vai encontrar uma lista de exemplos de atividades que muitas pessoas acham agradáveis quando se sentem deprimidas. Liste todas as atividades que poderiam ser agradáveis para você, mesmo que não pareçam viáveis (por exemplo, você pode gostar muito de pescar, apesar de não haver nenhum bom lugar para isso perto de sua casa). Algumas pessoas acham que os exercícios de autoconsciência, como a respiração com atenção plena, são relaxantes e aliviam o estresse (ver "Exercício de 3 minutos de respiração com atenção plena", adiante). Você também pode querer tentar exercícios desse tipo.

Se quiser aprender mais a respeito de usar como estratégia a meditação *mindfulness* [de atenção plena], recomendo *Mindfulness contra a depressão: como libertar-se da infelicidade crônica*, de Williams, Teasdale, Segal e Kabat-Zinn (2016), que explica várias práticas de meditação, das quais esta é apenas um exemplo. Ver também: *The Mindful Way Workbook* de Teasdale, Williams e Segal (2014).

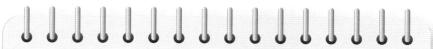

LISTA DE ATIVIDADES PRAZEROSAS

Liste as atividades das que consegue se lembrar que você poderia achar gratificantes e prazerosas. Inclua atividades que o mantenham envolvido com outras pessoas, que aumentem sua sensação de competência e possam permitir-lhe experimentar emoções diferentes da depressão.

_____   _____
_____   _____
_____   _____
_____   _____
_____   _____
_____   _____
_____   _____
_____   _____

(*Exemplos:* fazer uma caminhada; ir a uma igreja ou ao grupo da sinagoga; tocar um instrumento musical; levar o cachorro para passear; assistir a um programa na TV; assistir a um evento esportivo; ir à biblioteca; ligar para conversar com um amigo; falar com um terapeuta; praticar algum esporte; assistir a uma comédia; fazer sexo; andar de bicicleta; ir a uma reunião sobre bem-estar animal; ouvir música; dedicar-se a algum hobby; ir a uma cafeteria; entrar num site de bate-papo; cozinhar; dirigir; costurar; dançar; fazer trabalho voluntário num abrigo para sem-teto; escrever para uma revista; tirar fotos; assistir a alguma aula; pintar ou desenhar; ficar deitado na banheira; comer em um restaurante; ouvir uma fita de relaxamento; ir ao shopping; fazer trilha; jardinagem; rezar; meditar; nadar; almoçar ao ar livre; assistir a uma palestra; lavar o rosto ou o cabelo; tomar sol; brincar com seu bicho de estimação.)

Fonte: Lewinsohn *et al.* (1992).

EXERCÍCIO DE 3 MINUTOS DE RESPIRAÇÃO COM ATENÇÃO PLENA

Estratégias de ativação comportamental podem ser suplementadas por exercícios que o coloquem em contato com seu corpo, sua respiração e seu ambiente no momento presente, ou o que chamamos de "consciência com atenção plena". Da próxima vez que se sentir um pouco ansioso ou em baixa, tente o seguinte:

Encontre uma cadeira confortável para se sentar: sente-se com as costas retas e as mãos sobre as coxas, sem se apoiar no encosto. Você pode também se deitar de costas.

- Feche os olhos ou olhe fixo para algum objeto. Fique por 60 segundos tomando consciência dos ruídos no ambiente – o som do ar-condicionado ou do aquecedor, sons da rua, música, vozes de pessoas. Pergunte a si mesmo: "O que estou experimentando em meus pensamentos, emoções e no meu corpo?". Identifique para si cada sensação, pensamento ou sentimento, seja agradável ou desagradável.
- Agora, pelos próximos 60 segundos, foque na sua respiração. Mantenha atenção na inspiração e na expiração, como se estivesse surfando uma onda. É inevitável que sua mente se disperse. Se sua atenção se desviar e você pensar em outras coisas, perceba o que foi que desviou sua atenção, mas gentilmente leve sua mente de volta à sua respiração.
- Agora, pelos próximos 60 segundos, leve a atenção para o seu corpo inteiro – a barriga, os pés, pernas, coxas, nádegas, estômago, peito, pescoço e expressão do rosto. Observe sua postura e as sensações nas diferentes partes do corpo conforme inspira e expira. Se sua mente vagar, traga sua consciência de volta para o corpo e a respiração.
- Devagar, abra os olhos e volte a ter contado com o ambiente.

Adaptado com permissão de Segal, Williams e Teasdale (2012).
Copyright © 2012 da The Guilford Press.

Não é porque você listou um determinado número de atividades que precisa se dedicar a todas elas. Na realidade, o objetivo aqui é primeiro fazer uma lista de atividades agradáveis e depois introduzir uma por vez, sem se sobrecarregar ou ficar estressado por ter feito muita coisa. Faça um esforço particular para listar atividades que tenham o potencial de (1) manter você envolvido com outras pessoas que o façam se sentir valorizado (por exemplo, uma trilha com uma pessoa amiga), (2) de dar a si mesmo uma sensação de competência e propósito (por exemplo, ter aulas de piano ou de uma língua estrangeira), e (3) de dar a você a oportunidade de experimentar outras emoções que não sejam a depressão (por exemplo, assistir a uma comédia, ter contato com a natureza, andar de bicicleta). Tenha em mente que o que é agradável para outras pessoas pode não ser agradável para você, e vice-versa. Tente colocar na lista apenas atividades que você quer fazer e sabe que vai gostar de fazer.

Programe atividades agradáveis

A seguir, escolha uma ou duas atividades dessa lista para fazer a cada dia da próxima semana (ver o formulário "Programar atividades agradáveis", adiante). Escolha o dia em que vai fazer cada atividade e defina uma hora provável na coluna "dia da semana". Se sentir que uma atividade por dia é muita coisa, escolha uma para fazer dia sim, dia não, ou mesmo uma vez por semana, e vá aumentando a partir daí. Se estiver muito deprimido ou com energia muito baixa, escolha atividades mais fáceis, como vestir uma roupa favorita, tomar um banho de banheira ou passar 5 minutos ao sol. Dá uma sensação terapêutica ser capaz de escolher fazer uma pequena coisa por você todo dia, ou em dias alternados, quando fazer mais que isso ainda não é possível.

Algumas atividades e eventos requerem coordenar seus horários com os de outras pessoas, ou viajar, ter dinheiro e fazer reservas com antecedência (por exemplo, comprar ingressos para um show). Talvez você ache mais fácil escolher atividades que não exijam tanto planejamento. Quem sabe possa introduzir essas outras atividades mais tarde.

Tente escolher atividades que não perturbem sua rotina de trabalho (ou de escola) ou seu ciclo de sono-vigília. Por exemplo, se você gosta de se exercitar, evite fazer isso à noite, pois poderia dificultar seu sono. Se gosta de conversar com determinada pessoa, mas sente que fica muito ligado ou energizado com as conversas, evite fazer isso depois de certa hora da noite. Se descobrir conexões interessantes com pessoas por meio das redes sociais, procure não se dedicar a isso pouco antes da hora de dormir. De início, tente não ser muito ambicioso e evite programar atividades logo de manhã cedo. E se programar vários eventos para o mesmo intervalo de tempo e não conseguir fazer o primeiro, tente mesmo assim levar adiante os demais.

> **Prevenção eficaz:** Envolver-se com seu ambiente social e físico – planejar ativação comportamental – pode ajudar a deter a espiral descendente da depressão. Quando você implementar novas atividades gratificantes, é bom se esforçar, mas também levar em conta que talvez ainda não consiga fazer uma nova atividade todo dia. Dê a você mesmo bastante tempo para se ajustar ao plano.

Em seguida, marque a hora do dia em que realizou cada atividade. Registre seu humor na escala de -3 (depressão grave) a +3 (gravemente maníaco) que você usou para sua tabela do humor. Classifique seu humor antes de começar a atividade e, de novo, assim que terminar. Por exemplo, se a atividade é jardinagem, registre como você se sentiu antes de ir até o jardim e, em seguida, dê a você outra nota pelo seu estado no período de mais ou menos uma hora depois de terminar a atividade. Faça cópias desse formulário antes de preenchê-lo, para poder usar as cópias em branco nas semanas seguintes.

Note que pedi para registrar tanto seus humores exaltados quanto os depressivos. Como você já sabe pelo que vimos em capítulos anteriores, algumas atividades podem favorecer sintomas maníacos. Por exemplo, o exercício costuma melhorar o humor da pessoa, mas alguns exageram no exercício e ficam hipomaníacos. É importante registrar dados a seu respeito para poder definir se certas atividades melhoram seu humor ou se o "corrigem em excesso".

PROGRAMAR ATIVIDADES AGRADÁVEIS

Dia da semana e hora provável	Atividades agradáveis	Hora em que cada atividade foi realizada	Humor antes e após cada atividade (-3 a +3) (Antes) (Depois)
Segunda	1. _____	1. _____	____ ____
	2. _____	2. _____	____ ____
Terça	1. _____	1. _____	____ ____
	2. _____	2. _____	____ ____
Quarta	1. _____	1. _____	____ ____
	2. _____	2. _____	____ ____
Quinta	1. _____	1. _____	____ ____
	2. _____	2. _____	____ ____
Sexta	1. _____	1. _____	____ ____
	2. _____	2. _____	____ ____
Sábado	1. _____	1. _____	____ ____
	2. _____	2. _____	____ ____
Domingo	1. _____	1. _____	____ ____
	2. _____	2. _____	____ ____

Extraído de *Bipolaridade – Transtorno Bipolar*, de David J. Miklowitz. Copyright © 2019 The Guilford Press.

Tratamento eficaz: Degustar emoções positivas

Há estratégias que você pode usar para prolongar as boas sensações associadas a eventos agradáveis. "Degustar" é uma prática meditativa que se refere a prestar atenção, focar e se conscientizar de seus sentimentos positivos na hora em que ocorrem (não importa o que os desencadeou) (Bryant; Veroff, 2007). Assim, se você se senta ao ar livre com alguém de quem você gosta para olhar o mar ou as montanhas, atente-se para as sensações, pensamentos e emoções positivos que ocorrem nessa hora e tente fazê-los durar. Por exemplo, seu coração talvez acelere – experimente as sensações de seu coração batendo e lembre a si mesmo de que um coração acelerado pode significar animação. Se vierem pensamentos negativos (por exemplo, "Hmm, tenho tanta coisa pra fazer depois..."), apenas registre que sua mente foi parar aí e gentilmente traga-a de volta para o momento presente. Se você se sentir confortável, relate suas sensações à pessoa amiga. Evite julgar sua aptidão em fazer essa atividade – degustar é uma prática que pode levar tempo para aprender.

Faça uma revisão do seu plano

Depois de programar atividades prazerosas por uma semana ou mais, avalie se o plano está funcionando. As pontuações que você deu a respeito do seu humor ficaram mais positivas nos dias em que você fez uma ou mais dessas atividades? Para determinar isso, complete o formulário "Impacto do seu plano de ativação comportamental" a seguir, no qual você avalia cada dia da última semana em uma escala de -3 a +3 (usada na tabela do humor); faça uma marca junto aos dias em que completou pelo menos uma de suas atividades. Se seu humor variou consideravelmente em algum dos dias, aplique a pontuação que você acha que caracteriza melhor o dia todo, em vez de como se sentiu em um momento particularmente difícil. Então calcule uma pontuação média do humor para os dias em que você completou e para os dias em que não conseguiu completar suas atividades. A partir dessa visão geral, você deve ser capaz de avaliar se sua prática teve um impacto benéfico em seu humor ao longo da última semana.

Se seu plano ainda não está funcionando bem, considere que é possível que você esteja escolhendo eventos muitos difíceis, que ou exigem muito planejamento ou então são eventos que você na verdade não curte tanto assim. Por exemplo, se você escolheu ter aulas de uma língua estrangeira, mas na verdade não gosta muito do processo de aprender uma língua, talvez seja melhor não incluir essa atividade. Leve em conta também o equilíbrio entre atividades que você deve fazer e aquelas que você realmente gosta de fazer. Se sua depressão está relacionada com a ausência de eventos agradáveis e também em evitar atividades desagradáveis que você precisa fazer (por exemplo, varrer a garagem, preparar o imposto de renda), introduza uma combinação de atividades agradáveis e atividades obrigatórias em sua programação. Comece aos poucos: se você está com depressão grave ou moderada, talvez não seja possível programar uma atividade "obrigatória" todo dia. Tente achar um equilíbrio razoável, como duas atividades agradáveis e uma obrigatória por dia.

IMPACTO DO SEU PLANO DE ATIVAÇÃO COMPORTAMENTAL

Dia da semana	Coisas que você fez durante o dia	Humor neste dia (-3 a +3)	Cheque (✓) se seguiu seu plano de atividade
Segunda			
Terça			
Quarta			
Quinta			
Sexta			
Sábado			
Domingo			

Média do humor para os dias em que você seguiu o plano _____

Média do humor para os dias em que você não seguiu o plano _____

Extraído de *Bipolaridade – Transtorno Bipolar*, de David J. Miklowitz. Copyright © 2019 The Guilford Press.

DETER A ESPIRAL DA DEPRESSÃO   415

DICA DE CUIDADOS PERSONALIZADOS
ACHAR O EQUILÍBRIO EM UM PLANO DE ATIVAÇÃO COMPORTAMENTAL

No meio de um episódio depressivo, talvez fique muito difícil iniciar uma atividade social (por exemplo, ir ao cinema com um amigo). Evite se pressionar demais. Comece com um par de atividades não sociais que você ache fáceis de fazer e vá progredindo a partir daí. Ou seja, você pode trocar "ir a uma *vernissage*" por "ir até uma cafeteria e trabalhar no meu notebook", quer você decida ou não interagir com os outros. Se começar a se sentir sobrecarregado por sua programação semanal, ajuste seu nível de atividade para baixo: se precisar, aproveite os momentos normalmente não programados, distribua as tarefas ao longo da semana e cancele planos de atividades sociais. Use o que você conhece de seu estado interior (que deve ter melhorado com o seu mapeamento de humor e de sono) para implementar um plano que funcione para você (Suto et al., 2010).

Se as coisas correram bem para você até agora, e notou que o seu humor tem melhorado (ou, no mínimo, os seus sintomas prodrômicos depressivos não se agravaram), comece a introduzir mais atividades prazerosas em várias partes do seu dia. Você pode descobrir, por exemplo, que se sente melhor se tiver algo agradável para fazer durante o horário do almoço (por exemplo, sentar-se em uma mesa ao ar livre), bem como algo goste de fazer quando chegar em casa do trabalho, da escola ou de outras atividades (por exemplo, tocar um instrumento musical, dar um passeio). Se não estiver trabalhando ou frequentando a escola, é especialmente importante ter atividades gratificantes no início e no final do dia para que alguma estrutura seja introduzida na sua rotina.

O método de ativação comportamental pode parecer um pouco superficial ou óbvio demais. Algumas pessoas pensam: "Bem, *é claro* que eu deveria estar fazendo essas coisas – o problema é justamente que eu *não consigo*!". Quando sua depressão piora gradualmente, é muito importante voltar a se envolver com seu ambiente e fazer as coisas que lhe dão uma experiência diferente de suas emoções. A chave é não se exigir demais com essas atividades. Não tente fazer muitas coisas de uma vez. De início, escolha algumas que sejam fáceis (por exemplo, uma caminhada, ouvir música, tomar um banho prolongado, desenhar, observar passarinhos, jogar cartas). Depois, trabalhe para chegar a um número razoável de atividades por dia, até notar que está com vontade de que chegue o dia seguinte para poder se dedicar às atividades agradáveis que programou. Faça uma revisão do plano ao final de cada semana para determinar o que não funcionou e por quê. Nas primeiras tentativas, talvez você não seja capaz de completar certos aspectos do plano. Procure fazer com que isso não cause desânimo; pode levar algumas semanas até conseguir formular um plano que realmente funcione para você.

Nova pesquisa: O quanto as estratégias de ativação comportamental são eficazes?

Um novo estudo realizado em Goa, estado na costa ocidental da Índia, lança luz sobre a eficácia das estratégias de ativação comportamental em outro contexto cultural (Weobong *et al.*, 2017). Os pesquisadores colocaram 493 pessoas aleatoriamente escolhidas, tratadas em 10 ambientes de cuidados primários de saúde para sua depressão moderada ou grave (embora não necessariamente com transtorno bipolar) dentro de um Programa de Atividades Saudáveis (PAS) ou de Cuidados Usuais Melhorados (CUM). O PAS consistia de seis a oito sessões de terapia para promover envolvimento e ativação em eventos prazerosos. As sessões incluíam educação a respeito da depressão e seus efeitos em sentir-se motivado, programar atividades, aumentar o contato com redes sociais e treinar resolução de problemas. Dado importante, o PAS foi apresentado por conselheiros leigos sem nenhum treino formal em saúde mental. O CUM não envolve nenhuma mudança nos cuidados usuais com pacientes, embora

> médicos dedicados ao tratamento dessem instrução sobre quando encaminhar o paciente para um cuidado psiquiátrico adicional. Poucos dos participantes do estudo tomavam antidepressivos. Ao longo de 12 meses, os participantes do PAS tiveram menos taxas de depressão e frequências mais altas de remissão (isto é, ficaram livres de sintomas) do que aqueles do CUM. Os que estavam no PAS também ficaram menos propensos a suicídio ao longo do tempo. O programa parece funcionar rápido: a maior parte dos ganhos foram nos 3 primeiros meses de tratamento. Parece que se envolver no próprio ambiente, particularmente na sua rede social, pode ter efeitos duradouros no combate a depressão. A ativação comportamental não foi testada em testes randomizados no transtorno bipolar, mas talvez tenhamos esse tipo de estudos nos próximos anos.

Mesmo que o plano soe simples, você talvez se surpreenda ao ver o quanto ele ajuda a evitar que sua depressão entre numa espiral. Com toda a probabilidade, você conseguirá ter uma sensação de domínio sobre si mesmo ao fazer seu plano funcionar, e isso o motivará a querer estendê-lo mais.

ESTRATÉGIA N.º 2 DE AUTOCUIDADO: REESTRUTURAÇÃO COGNITIVA

Você provavelmente já tem ideia de que seus estados de humor são afetados pelas coisas que diz a você mesmo – aquilo que chamamos de *cognições* ou *autodeclarações*. Muitos estudos têm demonstrado que o pensamento negativo está associado à depressão e a humores ansiosos. Pessoas com depressão costumam ter *crenças essenciais* negativas a respeito de si mesmas (por exemplo, "Não sou uma pessoa de quem se possa gostar"), ou a respeito das pessoas em geral (por exemplo, "As pessoas geralmente são movidas por impulsos egoístas"), ou a respeito de seu futuro ("Nunca vou conseguir alcançar minhas metas, como a de ser amado ou ficar saudável"). A TCC para depressão se baseia na suposição de que certos eventos provocam *pensamentos automáticos negativos,* distorcidos, que refletem crenças essenciais a respeito da própria falta de valor ou de não merecer ser amado (Beck *et al.*, 1987). Esses pensamentos automáticos e crenças essenciais são importantes em causar e manter o humor e alguns comportamentos depressivos (por exemplo, isolar-se dos outros). Na reestruturação cognitiva, você lança luz sobre suas suposições e pode examinar se são lógicas e justas ou se há outras maneiras de encarar e entender suas experiências. Você deve se lembrar da minha discussão sobre a TCC no Capítulo 6; trata-se de um dos tratamentos mais eficazes para depressão maior e para transtornos de ansiedade.

A relação entre pensamentos e estados de humor provavelmente não é de mão única: humores deprimidos também geram pensamentos distorcidos e aumentam o acesso da pessoa a memórias ou imagens negativas. Mark Williams e seu grupo da Universidade de Oxford (Williams; Russell; Russell, 2008) propuseram que estados de humor negativos, mesmo quando menores, aumentam o acesso a "redes" negativas de informação que, então, pioram nosso humor, culminando em episódios de depressão mais sérios. Por sua vez, aprender a modificar pensamentos negativos e os substituir por cognições mais adaptativas ou equilibradas – ou, no mínimo, aprender a observar seus pensamentos e ganhar certo distanciamento deles – pode ajudar muito a aliviar seus estados de humor negativos.

A reestruturação cognitiva envolve uma sequência de técnicas. Primeiro, você identifica pensamentos ou autodeclarações associados a certas situações ou eventos perturbadores da vida e associa tais pensamentos a seu estado de humor. É provável que descubra que certos pensamentos ou imagens são mais poderosos que outros em provocar suas reações emocionais (pensamentos "quentes"). Às vezes, esses pensamentos quentes assumem a forma de previsões pessimistas a respeito do futuro (por exemplo, "Eu sempre vou ser alguém isolado e me sentir sozinho"). Segundo, você avalia a evidência a favor e contra esses pensamentos ou previsões automáticos. Em seguida, com base nessa avaliação dos prós e contras, você aprende a substituir seus pensamentos originais por autodeclarações que proporcionem uma interpretação mais equilibrada de suas experiências. Por último, você observa os efeitos dessas novas autodeclarações em seu humor.

A reestruturação cognitiva tem sido criticada como sendo superficial ou muito presa a uma fórmula. Mas a TCC *não é* uma questão de simplesmente substituir maus pensamentos por bons. ***Em vez disso, envolve tentar conceber maneiras alternativas ou mais equilibradas de compreender as coisas que aconteceram com você e olhar para sua situação de vários pontos de vista diferentes.*** Um exemplo simples: algumas pessoas automaticamente culpam a si mesmas quando alguém as trata mal, sem considerar a possibilidade de que essa outra pessoa esteja tendo um péssimo dia ou que ela provavelmente se comporta de modo similar com as demais pessoas.

Nesta seção, descrevo o método de reestruturação cognitiva e apresento exercícios para ajudar a aprendê-lo. Assim como a programação de atividades agradáveis, a reestruturação cognitiva provavelmente exerce maior poder depois que você notou o surgimento de um ou mais sintomas prodrômicos depressivos, antes que sua depressão se torne de fato grave; é mais difícil identificar ou lutar contra pensamentos negativos quando você está no meio de uma depressão grave. Se quiser explorar esse método mais a fundo, sugiro consultar o livro de atividades A mente vencendo o humor, de Dennis Greenberger e Christine Padesky (2016).

1 | Passo 1: identificar pensamentos negativos – Jake

Jake, 49 anos, debatia-se com graves episódios depressivos bipolares que às vezes assumiam aspectos mistos, como pensamento rápido, ruminativo, e uma sensação de agitação e motivação. Seus episódios maiores costumavam ser precedidos por vários períodos curtos de humor em baixa que eram desencadeados por eventos aparentemente sem muita importância. Quando se sentia bem, era um técnico muito popular de um time infantil de futebol. Mas quando sentia que havia tido um dia

ruim como treinador (por exemplo, havia tido pouca concentração ou as crianças não haviam atendido suas instruções), seu humor despencava. Ele se tornava consciente de uma autodeclaração mais ou menos assim: "O problema é que eu não sou bom para lidar com crianças. Tenho grandes falhas de caráter que elas conseguem ver em mim". Às vezes, era apenas a palavra "caráter" que surgia de repente em sua mente, e então ele sentia o humor desabar. "Caráter" se tornava uma cognição quente associada de perto a seus estados de humor depressivos.

Vinham ocorrendo alguns pequenos atritos com os pais das crianças, e ele os exagerava em sua mente, como quando o pai de um dos jogadores do time reclamou com Jake por não dar mais minutos de jogo ao filho dele. A maior parte do tempo, Jake ia muito bem com as crianças, e elas e os pais muitas vezes expressavam sua aprovação pelo seu trabalho. Mesmo assim, seu pensamento e o humor resultante contribuíram para o seu desejo cada vez maior de parar de vez de ser treinador. Quando solicitado a relatar por que achava que tinha um caráter ruim, tendia a se concentrar em um ou mais erros que havia cometido e ampliá-los ou fazer uma generalização exagerada desses erros ("Eu me mostrei impaciente com um dos garotos. Fui duro demais com ele. Não consigo trabalhar bem com pessoas porque não tenho paciência comigo mesmo").

O primeiro passo na reestruturação cognitiva é tomar consciência dos pensamentos, imagens ou memórias que aparecem quando você tem experiências que pioram seu humor. Esteja particularmente atento a experiências envolvendo seu trabalho, família ou relacionamentos íntimos. Dê uma olhada no "Registro de pensamentos" adiante, que iremos preencher ao longo desta seção. Escolha três experiências negativas (ou talvez irritantes) que você tenha tido na última semana e registre-as na tabela (coluna 1). Avalie a intensidade de seu humor (coluna 2) ao reagir a esses eventos, dentro de uma escala de 0% (não deprimido) a 100% (muito deprimido). (Alternativamente, use a escala -3 a +3 se você se sentir mais confortável com esse formato.) Liste outros humores que possam também ter sentido (por exemplo, ansiedade) e avalie sua intensidade. Tente distinguir entre como você se sentiu durante ou imediatamente após o evento, e como você se sentiu ao longo de todo o dia.

Agora veja se consegue se lembrar de qualquer autodeclaração negativa que tenha vindo à sua mente logo antes de começar a se sentir mal, ou perceba e registre o que tiver surgido em sua mente agora, ao rememorar os eventos. Anote isso na coluna "Pensamentos automáticos". Para ajudá-lo a "resgatar" essas declarações ou pensamentos automáticos, tente ficar sintonizado com questões do seguinte tipo:

- "Por que esse evento aconteceu?"
- "O que se passava na minha mente logo antes de começar a me sentir assim?"
- "O que esse evento diz sobre mim ou sobre o que os outros pensam a meu respeito?"
- "O que isso indica que vai acontecer comigo no futuro?"
- "Qual seria a pior razão possível pela qual isso teria acontecido?"

Não se surpreenda se não tiver consciência imediata de quaisquer pensamentos ou imagens. Você pode achar que não é capaz de lembrar direito de como se sentiu ou de quais foram seus pensamentos após um evento particular. Se tiver dificuldades para se lembrar, pratique colocando foco em eventos recentes que tenham causado fortes reações emocionais em você (por exemplo, rejeição de um parceiro romântico, atritos com pessoas, problemas com seu chefe no trabalho). Tais eventos provavelmente estão associados mais de perto a certos pensamentos ou imagens quentes identificáveis. Tente falar ou escrever a respeito dessa experiência para ver se consegue identificar *pensamentos* como opostos a emoções.

Talvez você ache útil carregar um caderninho ou gravador digital para registrar seus pensamentos quando experimentar eventos que provoquem emoções. Esse tipo de gravação ao vivo irá aumentar suas probabilidades de rastrear os pensamentos com maior precisão, em vez de tentar uma reconstituição deles após o fato. Com o tempo, à medida que ficar mais familiarizado com esse método de rastrear pensamentos, não irá precisar mais de recursos para registrá-los.

1. Situação	2. Humores	3. Pensamentos automáticos (imagens)	4. Evidência a favor do "pensamento quente"	5. Evidência contra o "pensamento quente"	6. Pensamentos alternativos/ equilibrados	7. Agora pontue os humores
Com quem você estava? O que estavam fazendo? Quando foi isso ? Onde vocês estavam?	Descreva cada humor com uma palavra. Classifique a intensidade do humor (0-100%).	Responda algumas ou todas as questões a seguir: •O que se passava na minha mente logo antes de começar a me sentir assim? •O que isso diz a meu respeito? •O que isso significa para mim? Para minha vida? Meu futuro? •O que temo que aconteça? •Qual a pior coisa que pode acontecer se isso for verdade? •O que isso significa para aquilo que os outros sentem/pensam a meu respeito? •O que isso significa a respeito da(s) outra(s) pessoa(s) ou dos outros em geral? •Que imagens ou memórias eu tenho a respeito dessa situação?	Circule o "pensamento quente" na coluna anterior para o qual procura evidência. Escreva evidência factual que sustente essa conclusão. (Tente evitar ler a mente e reinterpretar fatos.).	Faça perguntas a si mesmo para ajudar a descobrir evidência que não sustente seu "pensamento quente" (p. ex., "Quando não estou deprimido, eu penso nesse tipo de situação de algum modo diferente?").	Faça perguntas a si mesmo para gerar pensamentos alternativos ou equilibrados (p. ex., "Há uma maneira alternativa de pensar ou de entender essa situação? Se outra pessoa estivesse na mesma situação, como eu sugeriria que ela a encarasse?") Anote pensamentos alternativos ou mais equilibrados. Avalie o quanto você acredita em cada um (0-100%).	Copie as emoções da Coluna 2. Avalie de novo a intensidade de cada sentimento de 0 a 100%.

Adaptado com permissão de Greenberger e Padesky (2015). Copyright © 2015 The Guilford Press.

Algumas pessoas são mais visuais, e seus pensamentos quentes vêm na forma de imagens perturbadoras (por exemplo, uma imagem de você criança sendo provocado por outras no parquinho; sua memória da expressão facial de alguém). Para outras pessoas, palavras específicas são pensamentos quentes. Para Jake, era a palavra *caráter*. Para Suzanna, era a palavra *doida*. Se palavras ou imagens isoladas são associadas a suas mudanças de humor, registre-as na coluna "pensamentos automáticos", e veja se consegue expandi-las em uma frase completa (por exemplo, "se eu agir dessa maneira, as pessoas vão sempre achar que eu sou doida").

Vamos imaginar que você teve uma conversa desagradável com seu pai na semana passada e que desde então ficou ruminando isso, que ia e voltava. Registre o evento como "conversa com meu pai que não foi boa" na coluna "situação". Vamos supor também que o humor depressivo resultante foi avaliado em 70% (muito deprimido) dos possíveis 100% (extremamente deprimido). Na coluna "pensamentos automáticos", você registra as autodeclarações ou imagens que vieram durante a conversa ou imediatamente após ela. Exemplos podem ser: "Eu nunca serei capaz de preencher as expectativas dele" ou "Eu o decepcionei de novo", ambas com potencial de alimentar seu humor depressivo.

1 Passo 2: Desafiando pensamentos negativos

Agora vamos trabalhar a modificação de seus pensamentos automáticos. Seus pensamentos podem ser vistos como hipóteses, não como fatos concretos a respeito de certos eventos. Complete as duas colunas seguintes, "evidência a favor" de seus pensamentos quentes e "evidência contra". Aja como um cientista observando seu processo de pensamento (Greenberger; Padesky, 2015): há alguma evidência a favor ou contra sua conclusão de que você decepcionou seu pai ou que nunca irá preencher as expectativas dele? Seu pai disse algo que tivesse um teor diferente? Você teve experiências recentes com seu pai que poderiam mostrar que essas suas conclusões não são sempre válidas? Será que você não está subtraindo ênfase de algo positivo que ele tenha dito? Será que seu humor triste não fez você ver a conversa de modo diferente do que ela foi de fato? Você teria visto de outro jeito se estivesse com outro humor? Você teria realmente como controlar o desfecho da conversa?

> **Tratamento eficaz:** Encare seus pensamentos como hipóteses a serem comprovadas ou não diante das informações do mundo real que você colher a respeito deles. Tente projetar pequenos "experimentos" para ver se consegue avaliar essas hipóteses. Assim, se você acha que sua chefe tem atitudes muito críticas a seu respeito, pergunte a uma colega se ela também acha sua chefe rude ou crítica demais com você. Pergunte se ela viu a chefe agindo assim com outros funcionários. Conte à sua chefe algo a seu respeito sem relação com o trabalho (por exemplo, "Ontem vi um filme genial") e veja como ela reage.

O passo seguinte é completar a coluna intitulada "pensamentos alternativos/equilibrados". Esta é a oportunidade de considerar pontos de vista alternativos mais equilibrados (em oposição aos distorcidos), mesmo que você ainda não acredite muito neles. Tente anotar todas as outras causas, justificativas ou conclusões que possa extrair desse evento e avalie cada uma na escala de 0-100% em relação a quanto você acredita nelas (100% significa que você acredita nessa explicação alternativa totalmente, 0% significa que não lhe dá o menor crédito). Exemplos podem ser: "Acho que meu pai simplesmente estava de mau humor naquele dia e então fiquei na defensiva" (40%); "Tocamos no assunto delicado do dinheiro, que sempre nos deixa desconfortáveis" (70%); e "Meu pai expressou certo desapontamento em relação a mim, mas foram tratadas algumas coisas importantes sobre as quais precisamos conversar" (50%). Depois que você tiver criado e refletido sobre esses pensamentos alternativos, faça novas avaliações de seus humores (depressão, ansiedade ou quaisquer outras emoções que tiver listado na coluna 2) usando a mesma escala 0-100% (ou a -3 a +3).

Ao refletir sobre pensamentos alternativos ou mais adaptativos, considere as seguintes estratégias. Escreva uma frase ou duas que resumam todas as evidências "a favor" e "contra" em relação às suas crenças a respeito desse evento. Pense em que conselho você daria a outra pessoa que estivesse na mesma situação, que tivesse os mesmos pensamentos e humores, e tivesse lhe dado as mesmas evidências a favor e contra. Pense nos melhores, nos piores e nos mais prováveis desfechos (realistas) se seu pensamento quente se revelar verdadeiro. Por exemplo, se seu pensamento quente "Eu decepcionei meu pai de novo" se revela verdadeiro, um desfecho pior poderia ser ele lembrar você especificamente de suas falhas da próxima vez que vocês conversarem e você acabar se sentindo pior ainda; um desfecho melhor poderia ser ele pedir desculpas e admitir estar errado, e você se sentir muito bem; um desfecho realista poderia ser você sentir tensão da próxima vez que falar com ele mas ser capaz de levar a conversa para assuntos mais amenos.

> **Tratamento eficaz:** Ao formular opções para autodeclarações negativas:
> - Crie listas de evidências a favor e contra a declaração negativa;
> - Pense em como aconselharia alguém que tivesse o mesmo pensamento negativo;
> - Pense quais seriam os melhores, os piores e os mais prováveis desfechos se seu pensamento negativo fosse verdadeiro.

Jake, o técnico de futebol, aprendeu a avaliar a evidência a favor e contra seu pensamento automático de culpar a si mesmo, expresso como: "Não sou bom em lidar com crianças... tenho falhas de caráter". Havia muitas evidências em contrário, em razão dos muitos comentários positivos que ele recebia sempre da esposa, das crianças e

dos pais delas. Ele foi capaz de criar pensamentos mais equilibrados: "Às vezes as crianças não cooperam tanto, e é justo quando não estou me sentindo no meu melhor"; "Treinar pode ser uma tarefa difícil, não importa o quanto você seja bom nisso"; "Às vezes cometo erros, mas isso é inevitável quando você trabalha com crianças"; "Hoje as crianças estavam superestimuladas e não estavam num bom clima para aprender"; "Nunca vou ser capaz mesmo de agradar a todos os pais". Seu humor começou a melhorar após a introdução e a repetição regular para si mesmo desses pensamentos compensatórios.

■ O exemplo de Katrina

Outra pessoa com transtorno bipolar, Katrina, 41 anos, havia trabalhado como professora primária na Hungria, quando decidiu emigrar sozinha para os Estados Unidos. Um ano após sua chegada, conseguiu emprego em uma escola de periferia para ensinar adolescentes que estavam com desenvolvimento atrasado. Durante um dia particularmente difícil, três dos meninos da classe a xingaram e disseram que ela era a pior professora que já haviam tido. Diziam que ela não sabia falar inglês direito e que devia voltar para a terra dela. Ao final do dia, ela se sentiu muito deprimida e ansiosa e não queria mais voltar a trabalhar. Pegou dois dias de licença, alegando "exaustão mental". Ela relatou os pensamentos que teve como reação ao evento, tais como: "Talvez eu não devesse mesmo ser professora... Não sei se tenho forças ou disposição suficiente... Não sou competente; Não consigo lidar sozinha com isso... Não faço parte desse lugar, não sou capaz de fazer isso". Ela identificou "Não sou competente" como o pensamento quente mais poderoso, que despertava mais emoção, junto com a previsão "Não vou dar certo aqui, vou ter que voltar para a Hungria".

Ao examinar a evidência a favor e contra esse pensamento, Katrina citou o fato de ter precisado chamar a orientadora da escola para ajudá-la a mediar o conflito, que os garotos só gostavam dela quando se mostrava amistosa e informal, mas não quando de fato tentava ensinar, e que ela havia sido mais intensamente afetada por esse incidente do que os outros professores teriam sido. Também foi capaz de gerar evidência contra seu pensamento quente, como o fato de ter recebido avaliações positivas sobre seu jeito de ensinar por parte da administração da escola e que suas experiências anteriores como professora na Hungria haviam sido muito boas. Admitiu que "as crianças são problemáticas e agressivas com todo mundo" e que "já vi os alunos xingando outros professores". Também relembrou que o incidente havia começado depois que um dos meninos havia ofendido verbalmente um colega.

Ela acabou adotando visões mais equilibradas, que não excluíam o próprio papel que havia tido em causar o incidente, mas que incorporavam evidências em contrário: "Sou uma boa professora, mas tenho que lidar com uma classe de alunos difíceis, com a qual qualquer um teria problemas... Às vezes, tenho que lidar com meus próprios limites e descobrir um modo de estabelecer limites às outras pessoas... Ainda estou aprendendo a falar inglês de um jeito mais coloquial... É uma coisa nova para mim, e é normal que peguem no meu pé por causa disso... Eu, de toda forma, estou fazendo diferença na vida deles, e eles estão me ensinando muito a respeito de mim mesma, embora às vezes magoem meus sentimentos". O humor dela em relação à confrontação melhorou significativamente depois que levou em conta esses pensamentos equilibrados. Ao longo do tempo, à medida que sua depressão foi atenuando, ela focou em questões mais amplas, a respeito de querer ensinar ou não, que haviam ficado confusas em sua mente, ocupada com a questão de se ela era realmente boa nisso.

O que difere nos padrões de pensamento da depressão bipolar?

Até aqui, o método da reestruturação cognitiva que descrevi poderia ser aplicado a praticamente qualquer forma de depressão ou ansiedade. O método aplica-se igualmente bem ao transtorno bipolar, mas as depressões bipolares tendem a ser muito mais graves que as experimentadas por pessoas que passam por transições de vida. Portanto, ao elaborar seus pensamentos alternativos ou equilibrados, considere o papel de seu transtorno – particularmente as bases biológicas e genéticas – ao modular sua visão das causas dos eventos negativos. Será que vulnerabilidades que você herdou na atividade ou nos circuitos cerebrais explicam seu comportamento em certas situações melhor do que falhas de caráter? Será que suas reações emocionais no calor do momento não se devem a uma atividade excessiva de certos caminhos neurais, mais do que a uma suposta incapacidade sua de lidar com pessoas?

Jake, por exemplo, reconheceu que treinar um time de futebol não funcionava tão bem quando ele experimentava sinais físicos de depressão ou ansiedade (por exemplo, pouca concentração, irritabilidade, dores de cabeça, baixo nível de energia). Nos dias em que seu desempenho em treinar e sua forma atlética estavam comprometidos, ele procurava introduzir pensamentos equilibrados, como: "Posso ver que meu humor e minha energia estão fora do eixo hoje; este é um daqueles dias em que não posso esperar muito de mim... Não se trata de nenhuma falha de caráter minha; a questão tem a ver com a minha biologia... Minha depressão está me fazendo ver as coisas de um jeito mais pessimista do que deveria – isso não quer dizer que eu não seja uma boa pessoa, só porque não consigo controlar bem meus humores". Apesar de ele nunca ficar feliz consigo quando o treino não corria bem, esses pensamentos lhe davam uma sensação de autoaceitação quando não conseguia alcançar seus padrões de alto desempenho.

A preocupação de Katrina era que: "Eu sou muito instável emocionalmente para conseguir ser uma figura consistente aos olhos deles [seus alunos]". De fato, as interações negativas com seus alunos provavelmente tinham um efeito mais poderoso nos estados de humor dela do que teriam em uma pessoa sem transtorno bipolar, mas isso não era algo que ela tivesse como remediar. Ela aprendeu a ensaiar internamente as autodeclarações como: "Eu certamente terei mais altos e baixos do que uma professora comum", "Nem todas as minhas reações emocionais estarão sob meu controle, mas isso não quer dizer que não possa ensinar" e "Sou boa no que faço, e há um bocado de sentido nisso". Ela também reconheceu a necessidade de se dar mais tempo para relaxar e aliviar a pressão após o trabalho do que seria exigido a alguns de seus colegas.

Considere este outro exemplo. Digamos que você teve uma sucessão de interações negativas com seu chefe ao longo da última semana, mas que a sua relação com ele ou ela costuma ser boa. Será que sua irritabilidade com seu chefe não decorre de seus sintomas depressivos ou mistos, mais do que de um suposto "pavio curto" seu, ou de sua "natureza agressiva", ou de "problemas para se relacionar com as pessoas" ou "problemas com figuras de autoridade"? Não estou dizendo para pôr a culpa de tudo no seu transtorno bipolar. O que estou recomendando é que você tenha uma perspectiva mais equilibrada dos fatores que influenciam os eventos do seu dia a dia, *incluindo* seu transtorno.

Em resumo, a reestruturação cognitiva tem o potencial de ajudá-lo a aliviar seu humor depressivo ao permitir identificar e rever os pensamentos automáticos que dispararam estados de humor negativos. Não se deve subestimar o papel que seu transtorno bipolar pode ter em estimular suas reações emocionais às pessoas, situações e eventos. A reestruturação cognitiva, quando combinada com métodos de ativação comportamental, tem o potencial de ajudar a aliviar sua depressão ou, no mínimo, mantê-la sob controle.

●　●　●　●　●　●　●　●　●　●　●　●　●　●

Este capítulo apresentou ferramentas importantes de autogestão para lidar com a depressão. Implementar essas ferramentas – identificar seus sinais de alerta precoces, programar eventos agradáveis e/ou promover eventos, e reconsiderar a maneira como você encara e reage a eventos em sua vida – pode contribuir muito para controlar a espiral negativa da depressão.

Não fique muito preocupado se você não assimilar esses métodos imediatamente. Eles requerem uma prática guiada e também que você adquira certa habilidade antes que eles possam soar naturais a você. Se tiver acesso a um terapeuta cognitivo comportamental, considere fazer esses exercícios de início com a orientação dele ou dela.

O capítulo a seguir lida com uma questão que muitas pessoas com transtorno bipolar – na verdade, a maioria – enfrentam uma vez ou outra: pensamentos ou ações suicidas. Esse tópico é, para muitos, bastante desconfortável. Mas como com muitos outros aspectos do transtorno bipolar, você conseguirá se colocar no assento do motorista depois que for capaz de encarar os impulsos suicidas como sintomas de sua doença que precisam ser administrados. Você verá o papel especial que a psicoterapia, a medicação, os apoios sociais e as ferramentas de autogestão podem desempenhar para aliviar os sentimentos de desânimo e de desespero suicida.

CAPÍTULO 11

Superar pensamentos e sentimentos suicidas

> Eu estava cada vez mais deprimida e pensando em me matar, e uma hora decidi finalmente fazer isso. Uma noite voltei do trabalho para o meu apartamento e cumpri todo um ritual. Havia decidido que faria isso com uma overdose do meu lítio, já que era a droga que eu tinha em maior quantidade em casa. Tomei, bem aos poucos, ao longo da noite, um comprimido atrás do outro, e então entrei no chuveiro, mas nessa hora comecei a vomitar e a ter uma forte diarreia... Acho que uma hora perdi a consciência, mas tive a presença de espírito de ligar para o Dylan [namorado dela], que acionou o resgate, e eles me levaram ao hospital. Acabei ali, com cateter e máscara de oxigênio e tudo mais. Eu estava com um aspecto horrível, e me sentia horrível. Todo mundo me dizia que eu havia tido muita sorte de continuar viva, mas isso me fazia sentir pior ainda. Com certeza, não me sentia com sorte.

Mulher de 28 anos com transtorno bipolar I, relatando sua primeira tentativa de suicídio

Se você está ciclando para um período de depressão, infelizmente é muito comum que tenha pensamentos de acabar com a própria vida. Talvez já venha tendo esses pensamentos, mas eles muitas vezes se tornam mais graves quando a sua depressão piora. Talvez descubra que seus pensamentos suicidas vêm junto com um aumento da ansiedade e da preocupação. Algumas pessoas com transtorno bipolar tentam suicídio ou chegam a se matar acidentalmente ou por impulso quando estão psicóticas e na fase maníaca. Outras vivem um estado suicida crônico, não só quando têm sintomas de humor. Um paciente disse: "Sei que um dia vou me matar. Vai acontecer. Resta saber quando".

Segundo algumas estimativas, pessoas com transtorno bipolar têm risco 15 vezes maior de cometer suicídio do que pessoas da população em geral. Até 15% das pessoas com transtorno bipolar morrem por suicídio, e 1 de cada 3 tenta suicídio pelo menos uma vez na vida (Novick; Swartz; Frank, 2010). Embora nem todos os estudos encontrem taxas tão altas, há um forte consenso de que pensamentos e sentimentos suicidas são um aspecto comum da doença bipolar, associado aos seus mecanismos biológicos e genéticos. Por exemplo, sabemos que anormalidades em certos genes da serotonina estão associadas a um risco aumentado de suicídio nas populações (Ghasemi *et al.*, 2018). Em outras palavras, impulsos suicidas estão relacionados à genética e à fisiologia de seu transtorno; não são causados por uma falha moral ou por alguma fraqueza de sua parte.

Você não deve se sentir o único ou ter vergonha de seus pensamentos suicidas. Praticamente toda pessoa com transtorno bipolar já alimentou a ideia de suicídio em algum momento. Na realidade, muitas pessoas sem o transtorno também pensaram nisso, mesmo que de passagem. Mas, nas pessoas com transtorno bipolar, os pensamentos se tornam frequentes e intensos e têm maior probabilidade de se transformar em um plano de ação (por exemplo, de se matar tomando comprimidos em algum momento específico). Um de meus pacientes se expressou assim: "Meus pensamentos suicidas costumam ser como uma estação de rádio que está sempre ligada, mas nunca está bem sintonizada a ponto de permitir que a gente ouça o que está sendo dito. Mas, quando eu fico realmente deprimido, a estação soa bem alto e de forma nítida, quase como se alguém tivesse ajustado a frequência".

O DESEJO DE FUGA

Pessoas com transtorno bipolar e outros transtornos depressivos costumam se sentir desesperançadas, como se achassem que nada nunca irá mudar para melhor. Sentem forte necessidade de alívio da "dor psíquica, colorida pelo medo e pela antecipação de uma dor crescente, incontrolável, infindável" (Fawcett; Golden; Rosenfeld, 2000, p. 147). Muitas querem sinceramente morrer. Mas, pela minha experiência, a maioria das pessoas com transtorno bipolar quer encontrar alívio para as circunstâncias de vida intoleráveis e para o sofrimento emocional, mental e físico que acompanha a depressão e a ansiedade. Quando sua depressão entra numa espiral descendente e você tem uma sensação de pavor e apreensão, pode querer desesperadamente viver, mas o suicídio pode ser sentido como a única maneira de sair daqueles sentimentos insuportáveis.

No entanto, por mais intensos que sejam, os pensamentos suicidas podem ser administrados e controlados medicamente. Há forte evidência a partir de meta-análises de que um tratamento de longo prazo com lítio diminui as tentativas de suicídio e sua consecução nas pessoas com transtorno bipolar (Cipriani *et al.*, 2013). Antidepressivos, anticonvulsivantes e antipsicóticos parecem diminuir a agitação e a agressividade que favorecem ações suicidas.

O desafio de lidar com o desespero suicida é encontrar outras maneiras de fugir de seus sentimentos intoleráveis. Como discuto neste capítulo, suas opções podem consistir em várias combinações entre medicações, psicoterapia, ajuda de amigos ou familiares que deem apoio, e técnicas de autogestão. Sua desesperança, sofrimento e vazio são temporários, não são estados permanentes, mesmo que possam não parecer assim na hora.

FATORES DE RISCO PARA SUICÍDIO

Você deve ter ideia de quais são os fatores que aumentam sua probabilidade de chegar a se machucar ou de tentar se matar, portanto você e seu médico podem determinar o grau de perigo iminente. Se você for mudar de médico, fale com sua nova escolha sobre os fatores de risco para que ele ou ela possam determinar a seriedade de suas intenções e possam ser de grande ajuda em uma crise.

Há um risco particularmente mais alto de cometer suicídio se você...

- For homem.
- Tiver transtorno bipolar e também tomar bebida alcoólica ou usar drogas regularmente (além de piorar sua doença e agravar suas intenções suicidas, o álcool e as drogas diminuem a probabilidade de você tomar regularmente estabilizadores do humor ou procurar ajuda dos outros).
- Tiver estado doente há pouco tempo e tido poucos episódios de humor.
- Vem tendo ataques de pânico, agitação, inquietude ou outros indicadores de ansiedade grave.
- Tem inclinação para atos impulsivos, como dirigir de modo imprudente, ou se costuma ter surtos de violência.
- Tiver sido hospitalizado recentemente.
- Já tiver tentado se matar.
- Tiver um ou mais parentes na sua árvore familiar que cometeram suicídio ou atos violentos.
- Experimentou recentemente um evento de vida estressante envolvendo perda (por exemplo, divórcio ou morte de um familiar).
- Estiver isolado de amigos e familiares.
- Não tiver pronto acesso a psiquiatra ou psicoterapeuta.
- Tem sentimentos de desesperança a respeito do futuro e/ou não sente que há fortes razões para continuar vivo (por exemplo, o compromisso de criar filhos).
- Tiver pensado em um plano específico (por exemplo, tomar comprimidos, dar um tiro na cabeça, saltar de um prédio) e contar com os meios para fazer isso (acesso a comprimidos ou a uma arma) (Fawcett *et al.*, 2000; Jamison, 2000b).

Se você se sente inclinado ao suicídio, deve sempre informar seu psiquiatra, terapeuta, familiares ou pessoas relevantes de seu círculo a respeito. Isso é especialmente válido se você tem um ou mais dos fatores de risco acima citados. É melhor revelar seus pensamentos suicidas mesmo que tenha receio de deixar os outros preocupados ou de magoá-los, ou mesmo que esteja convencido de que eles não teriam como ajudá-lo. Muitas pessoas se sentem assim e então não obtêm a ajuda que precisam. É melhor errar por informar seus médicos e pessoas relevantes, mesmo que você não tenha certeza do quanto suas ideias a respeito de se suicidar são consistentes. Mais adiante neste capítulo, discuto o que seu médico, terapeuta, amigos e membros da família podem fazer para ajudá-lo nessas horas.

COMO SE PROTEGER DE CONCRETIZAR AÇÕES SUICIDAS?

> *"Qualquer um que sugira que sair do desespero suicida é uma jornada simples é porque nunca passou por isso."*
>
> – Jamison (2000b, p. 49)

Se você está numa espiral depressiva descendente ou de episódio misto, ou se sua depressão atual vem piorando, deve ter notado um aumento de seus pensamentos suicidas. Eles podem de início ser vagos (por exemplo, "Fico imaginando como deve ser estar morto"), depois mais sérios ("Sei que quero me matar; só não sei como"), e depois mais sérios ainda ("Já pensei em várias maneiras de me suicidar e já defini uma delas, e também a hora e o lugar"). Os sentimentos, pensamentos e comportamentos que compõem um desespero suicida são complexos e não muito bem compreendidos pelos cientistas do comportamento. Mesmo assim, sabemos que há algumas coisas que você pode fazer para se proteger de ter uma atitude impulsiva a esse respeito. Neste capítulo, você irá aprender a montar um plano de prevenção do suicídio.

A prevenção do suicídio envolve diminuir seu acesso aos meios de cometê-lo e aumentar seu acesso a sistemas de apoio (médicos, terapeutas, familiares e amigos). Você talvez questione em que medida esses planos podem funcionar, e a partir de que ponto pode ser tarde demais para adotá-los. Mantenha uma ressalva geral em sua mente quando desenvolver seu plano: você tem mais poder na prevenção do suicídio se conseguir definir um plano quando estiver bem e começar a implementá-lo assim que notar a emergência dos primeiros pensamentos suicidas ou de outros sinais prodrômicos da depressão. Não espere até chegar a se sentir realmente desesperado – não se permita chegar a esse ponto. Quando pensamentos e planos suicidas acompanham o ponto mais baixo de um episódio depressivo ou misto, a tentativa de suicídio pode ocorrer por impulso.

▮ Automutilar-se: indica sempre tendência suicida?

> *"Um dia, me senti tão mal comigo que peguei uma faca e gravei 'Eu me odeio' no meu braço. Quando a ferida começou a sarar, meu namorado, Ari, viu e se assustou. Tentei explicar, mas ele não entendeu. Foi bom não ter riscado minha pele muito fundo – não queria que ficasse gravado pra sempre. Queria que fosse mais uma tatuagem temporária."*
>
> – Jovem mulher de 19 anos com transtorno bipolar II
> relatando automutilação durante fase depressiva

Dentro da categoria de tendências suicidas estão a automutilação e a automutilação não suicida AMNS. Esses termos se sobrepõem às vezes, porque ambos envolvem infligir dano ao próprio corpo. Mas há uma diferença importante: a automutilação refere-se a um dano autoinfligido com intenção suicida. A automutilação pode não ser grave o suficiente a ponto de matar (por exemplo, fazer cortes superficiais ou queimar a pele com cigarro), mas, ainda assim, pode ser movida por pensamentos ou impulsos suicidas. Já a AMNS refere-se a infligir danos sem intenção suicida, como no exemplo acima da jovem. Nas seções a seguir, vou falar principalmente da automutilação com intenção suicida, que é o caso mais comum no transtorno bipolar. Para maiores informações sobre a AMNS em adolescentes e sobre as estratégias para evitar isso, recomendo o livro de Michael Hollander (2017), *Helping Teens Who Cut: Using DBT Skills to End Self-Injury* [Ajudando adolescentes que se cortam: usando habilidades DBT para acabar com a automutilação]; ou o de Lawrence Shapiro (2008), *Stopping the Pain: A Workbook for Teens Who Cut and*

Self-Injure [Parando a dor: um livro de exercícios para adolescentes que se cortam e se automutilam].

◼ Estratégia n.º 1: livrar-se dos meios de se machucar

Uma medida prática que você pode tomar imediatamente é colocar fora de alcance aqueles itens que você poderia usar para se machucar ou se matar. Podem ser armas, soníferos, venenos, cordas e facas afiadas ou outro tipo de arma. Deixe tudo isso com algum amigo de confiança que viva longe de você, ou até com seu psiquiatra ou terapeuta, ou mantenha-os guardados em local que você não possa acessar facilmente. Para evitar overdose com suas medicações psiquiátricas, mantenha em sua casa apenas a dosagem para um par de dias e deixe o resto com um amigo ou parente, que irá lhe entregar conforme a necessidade. Embora essas manobras práticas possam dar a impressão de que apenas arranham a superfície do problema (afinal, você só se livra dos meios, não das próprias intenções), elas diminuem muito as chances de você vir de fato a se matar ou se machucar. Do mesmo modo, limitar seu acesso a armas diminui a probabilidade de você vir a usá-las contra você ou os outros. O suicídio com arma de fogo é muito raro entre pessoas que não possuem uma arma em casa ou tenham acesso fácil a ela.

> **Prevenção eficaz:** Há tempos sabe-se que quando as armas são guardadas travadas, descarregadas e em local que exija chave, e a munição é mantida em local separado também trancado, a probabilidade de a arma ser usada contra si ou contra familiares diminui muito (Grossman *et al.*, 2005). Um estudo sobre comprimidos vendidos sem receita demonstrou fenômeno similar. Na década de 1990, farmácias do Reino Unido mudaram a maneira de vender paracetamol; em vez de vendê-lo em frascos com grande quantidade de drágeas, vendiam a droga em cartelas de plástico que exigiam que o usuário destacasse os comprimidos

> um por um. O uso dessas cartelas foi associado a uma redu-
> ção de 64% em overdoses graves (Turvill; Burroughs; Moore,
> 2000). Em outras palavras, a maior dificuldade de acesso aos
> comprimidos diminuiu a probabilidade de serem usados em
> tentativas de suicídio.

Estratégia n.º 2: consultar seu psiquiatra e terapeuta imediatamente

Se suas próximas consultas com médico e terapeuta estão marcadas para daqui a várias semanas, ligue para eles e os faça saber que você corre risco ou peça a um familiar que entre em contato. Pode ser útil você se reunir com o médico e o terapeuta juntos (quando o médico não assume as duas funções), para que o ajudem a desenvolver um plano integrado de lidar com seus impulsos suicidas, depressão, ansiedade, estresse e medicações. Se não for possível em termos logísticos conseguir um encontro conjunto, peça ao médico que o atende que compartilhe o plano com o terapeuta.

O que seus médicos farão para ajudá-lo quando você começar a se sentir suicida? Com toda probabilidade, vão começar a fazer-lhe perguntas sobre suas intenções suicidas, sobre quaisquer planos que você esteja alimentando e sobre seu histórico de tentativas de suicídio (se ainda não souberem nada a respeito). É provável que passem algum tempo nessas questões antes de explorar as razões pelas quais você quer se matar, que podem estar em primeiro plano na sua mente. Seja honesto em relação às suas intenções suicidas, mesmo que esses sentimentos sejam novos para você, estranhos, ou, na sua visão, vergonhosos. Conte-lhes o quanto você está levando isso a sério, que talvez não se sinta seguro em casa, e se tem acesso a armas ou outros meios de se infligir danos.

Algumas pessoas não se sentem confortáveis em revelar aos seus médicos informações sobre seus impulsos suicidas. Na minha experiência, pessoas com transtorno bipolar costumam temer uma das seguintes coisas: (1) que seus médicos decidam interná-las imediatamente, o que as deixará muito desapontadas, achando que o tratamento que receberam não funcionou; (2) que seus médicos não se sintam à vontade para discutir abertamente a questão do suicídio com elas; ou (3) que seus médicos assumam uma atitude acusatória (por exemplo, duvidando que a pessoa esteja de fato tomando suas medicações) ou que sugiram que a pessoa procure outro médico. Nenhum desses temores é totalmente infundado. Na realidade, seu médico pode de fato hospitalizá-lo se sentir que sua vida corre risco iminente. Tenha em mente que talvez isso seja o melhor que pode lhe acontecer. Como discuti no Capítulo 9, a hospitalização cria a oportunidade de ter sua medicação reavaliada e ajustada. Também vai mantê-lo distante dos estímulos que podem estar provocando seus pensamentos suicidas (por exemplo, certos membros da família, barulhos ou fotos em sua casa; o computador ou o videogame; o som das mensagens de texto chegando ou dos telefones tocando). Se você de fato for parar no hospital, pelo menos alguns dos tratamentos na internação deverão envolver um plano para prevenir suicídio no período pós-alta.

Alguns médicos ficam de fato mais à vontade e são mais eficientes do que outros para lidar com o risco de suicídio. Se você tem receio de que seus médicos (isto é, seu psiquiatra e/ou psicoterapeuta) ficarão pouco à vontade com o fato de você revelar seus pensamentos suicidas, comente isso com eles. Você talvez se surpreenda ao ver o quanto eles podem ser acolhedores ao expressarem suas preocupações com você. É bem provável que seu terapeuta ou médico tenha experiência de cuidar de várias outras pessoas com tendências suicidas e que possa trabalhar melhor ao saber da verdade, mesmo que isso implique de fato rever e reajustar o plano de tratamento. Eles podem ficar chateados por não terem feito seu trabalho direito, mas não é responsabilidade sua cuidar dos sentimentos *deles*. Ao contrário, é essencial que você possa se abrir com eles a respeito de *seus* sentimentos de desesperança ou desespero.

Seu psiquiatra talvez reavalie seu regime de medicação. Entre as opções que ele ou ela podem querer discutir com você está a complementação com um antidepressivo (ou mudar para um antidepressivo diferente daquele que você estiver tomando), aumentar a dosagem de seu estabilizador do humor ou antidepressivo, ou acrescentar um segundo estabilizador do humor (especialmente o lítio, se você não estiver tomando essa droga). Em casos extremos, seu médico pode recomendar uma eletroconvulsoterapia (ECT). Se você tiver sintomas evidentes de ansiedade, agitação ou psicose, seu médico talvez introduza um antipsicótico de segunda geração ou um benzodiazepínico (ver Capítulo 6). Quando a ansiedade ou agitação é controlada com tratamento medicamentoso, os pensamentos suicidas costumam diminuir.

Tente ser realista em relação à rapidez com que seus tratamentos médicos têm probabilidade de fazer efeito. Pode ser muito frustrante ter que aguentar um período de tentativa e erro no ajuste das medicações ou na troca de uma por outra nessa fase em que você já está se sentindo sem ânimo e pessimista. Talvez você sinta o impulso de desistir se a primeira alteração em seu regime não produzir de imediato os efeitos esperados. Seu estado de desespero suicida quase com certeza irá melhorar com os adequados ajustes de medicação, mas pode demorar semanas para que os piores sintomas desapareçam. Não obstante, tenho ficado sempre impressionado com o grau em que até ajustes mínimos na medicação podem fazer efeito, mesmo em pessoas com grande propensão ao suicídio. Um cliente com transtorno bipolar (misto), Gerard (48 anos), tentou se asfixiar trancando-se na garagem e ligando o carro. Após uma breve hospitalização, seu médico acrescentou paroxetina, um antidepressivo, ao seu regime estabilizador do humor. Seus pensamentos e intenções suicidas diminuíram rapidamente, e sua depressão também passou, embora demorasse mais tempo para isso.

O que seu psicoterapeuta irá fazer? A resposta depende da orientação teórica que ele ou ela adote e de quanto tempo faz que o estão tratando. A maioria procurará prover apoio emocional e ensinar maneiras de lidar com seus impulsos suicidas (por exemplo, usando distrações ou técnicas de atenção plena, relaxamento ou reestruturação cognitiva) para aliviar seu sofrimento imediato. Seu terapeuta e você podem examinar os antecedentes, comportamentos e consequências de seus pensamentos e ações suicidas (talvez empregando outros termos). Muitos terapeutas, em especial os da linha da terapia cognitivo--comportamental (TCC), terapia comportamental dialética (TCD) ou orientação interpessoal, encaram os pensamentos ou ações suicidas como ocorrendo dentro de um contexto – como uma reação dentro de uma série de reações possíveis.

Certos eventos, situações, imagens ou memórias podem estimular seus pensamentos ou ações suicidas. Por sua vez, tais pensamentos ou ações podem ser inadvertidamente recompensados por outras pessoas. Para Maria, 39 anos, os pensamentos suicidas costumavam vir em reação à comida. Quando deprimida, comia com voracidade e sem controle, e então se olhava no espelho, achando que tinha ficado gorda e feia naquela mesma noite. Costumava ser nessa hora que vinham os sentimentos suicidas. Se houvesse alguém por perto, procurava confirmação a respeito de sua aparência, mas esses comentários pouco faziam para aliviar seus pensamentos. Ao contrário, ela ficava com pensamentos suicidas ainda mais intensos e então pedia mais comentários de outras pessoas. O terapeuta de Maria auxiliou-a a romper essa cadeia de eventos, trabalhando diretamente essa compulsão alimentar, que para ela era como um meio de automedicar a depressão, e procurou criar padrões de pensamento alternativos quando ela se sentisse pouco atraente, e também evitar que ela tivesse o impulso de buscar confirmações quanto à sua aparência. Na opinião dele, quando ela tinha sucesso em obter conforto dos outros, estava reforçando sem perceber seus pensamentos suicidas, em vez de aliviar o sofrimento.

Seu terapeuta pode também ajudar você a encarar seus sentimentos suicidas em termos de questões de vida mais amplas, como arrependimentos em relação a eventos do passado ou sentimentos de desânimo em relação ao seu futuro. Ele ou ela pode ajudá-lo a entender seus impulsos suicidas em termos de como eles se relacionam com a ciclagem de sua síndrome bipolar. Podem, também ajudá-lo a desenvolver um "plano de segurança", que inclua ligar para ele ou ela e/ou ir ao hospital assim que você experimentar o próximo impulso suicida. É possível que seu terapeuta sugira que membros da sua família, ou seu cônjuge ou parceiro, ou um amigo íntimo, venham a uma consulta com você para garantir que estarão cientes de seus pensamentos suicidas e que poderão ajudar a montar e implantar um plano de prevenção ao suicídio (como o discutido mais adiante neste capítulo).

SUPERAR PENSAMENTOS E SENTIMENTOS SUICIDAS 443

Prevenção eficaz: Muitas intervenções e técnicas de autocuidado se mostram mais eficientes quando implantadas *antes* de você se tornar suicida de maneira ativa e perigosa. Procure usar seus primeiros pensamentos ou imagens suicidas como sinais de que precisa adotar seu plano de prevenção ao suicídio, o que geralmente começa com você alertando seu médico e seu terapeuta. Mesmo quando você superestima a importância desses pensamentos ocasionais, é sempre melhor agir de modo preventivo, ainda que seus esforços venham a se revelar precipitados e desnecessários.

Estratégia n.º 3: usar seu círculo íntimo

> *"Quando começo a pensar no futuro, entro em pânico, e então penso em me matar. Mas, de algum modo, quando encontro outras pessoas, posso fantasiar como as coisas poderiam ser, e isso me injeta alguma energia... me dá um sentido de propósito, como se eu tivesse alguma eficácia ou competência, e fosse capaz de canalizar minha energia numa boa direção. Não se trata só de me livrar da solidão, ou de ter carências. É uma sensação de ser capaz de fazer outras pessoas rirem, ou de afetar outras pessoas de algum modo, e isso me faz sentir vivo de novo."*
>
> – Homem de 43 anos com transtorno bipolar I

Como você já sabe, um dos temas deste livro é o valor de seu círculo íntimo ou dos seus familiares, cônjuge/parceiro(a), e amigos, em ajudar a mantê-lo bem. No Capítulo 9, falei sobre como os membros de seu círculo íntimo podem ajudar a impedir que você escale para um episódio maníaco pleno. Tais pessoas também podem ser úteis quando você tem ideação suicida. Para o homem citado acima, o contato com outras pessoas era como um antidepressivo, dando-lhe sensações temporárias de alívio das emoções penosas. Quando você tem pensamentos suicidas, o contato e o apoio dos outros é absolutamente crucial para impedir que afunde mais.

Saiba que você tem maior chance de rejeitar ajuda quando está mais deprimido e com ideação suicida. Nessas horas, irá se sentir vulnerável, achando que os outros podem rejeitá-lo. Talvez pense que "Eu não tenho como ser ajudado, vou me decepcionar, talvez fique pior ainda", o que acentua seu desânimo. É comum achar que "Estou totalmente sozinho nisso – não há quem possa me ajudar de fato". É importante questionar tais pensamentos negativos e se forçar a procurar o apoio dos outros, mesmo que de início você ache que será inútil. Avalie se de fato estar com os outros irá fazê-lo se sentir pior. ***O mais provável é que suas tentativas de buscar ajuda gerem compaixão nos outros, e isso ajudará a aliviar sua dor. No mínimo, eles podem proporcionar uma distração de seu sofrimento.***

Comece revendo o formulário "Identifique seu círculo íntimo", que você preencheu no Capítulo 8. Quem na sua lista pode ajudar quando você começar a ter pensamentos de suicídio? Se você anda deprimido ou ansioso há algum tempo, a quem recorreu quando precisou "desabafar"? Essa pessoa (ou essas pessoas) conseguiram ajudar a esclarecer pontos importantes e oferecer possíveis soluções, sem fazer você se sentir mais deprimido? Você conseguiu se sentir mais perto dessa pessoa depois de ter se aberto com ela? Esse relacionamento é de mão dupla, ou seja, essa pessoa também o procura em busca de ajuda? Uma das coisas positivas em relação à depressão é que ela pode permitir fazer conexões com os outros de maneiras que você normalmente não faria.

Ao avaliar sua lista, tente pensar em quem você acha que tem maior chance de lhe oferecer apoio de maneiras que você possa achar genuinamente úteis. Há alguém que seja capaz de ouvi-lo falar que quer morrer sem entrar em pânico por causa disso? Algumas pessoas acham que não podem discutir essas questões com membros da família, mas podem fazê-lo com um amigo, parceiro(a) ou cônjuge. Para outras, a opção é um rabino, padre ou outro líder religioso. A questão importante é se você confia que essa pessoa será capaz de ouvi-lo com calma e atenção e reconhecendo seu desespero, sem julgamento.

Também é útil escolher alguém cujo estilo seja otimista e positivo, mas que também tenha um bom senso de realidade (ou seja, alguém ciente das limitações impostas por seu transtorno e seu ambiente). Não escolha alguém do tipo "Poliana". Por fim, se você é próximo de alguma pessoa que tenha boa compreensão do transtorno bipolar (ver "Breve lista de fatos sobre o transtorno bipolar para membros da família" no Capítulo 13), ou de alguém que tenha atravessado pessoalmente períodos de depressão, essa pessoa pode ser capaz de oferecer uma visão única sobre as maneiras de lidar com seu desespero.

Se não houver ninguém na sua lista que se encaixe nessas descrições, tente escolher a pessoa (ou pessoas) que mais se aproxime disso. É melhor incluir um bom número de pessoas, em vez de confiar demais em uma só. Inclua pessoas de seu círculo que geralmente melhoram seu humor (por exemplo, alguém com quem você compartilhe uma atividade prazerosa), mesmo que você não tenha intenção de revelar nada a ela. Registre os nomes no seu "Plano de prevenção ao suicídio" no final deste capítulo.

Agora pense em como você pode ajudar os membros de seu círculo íntimo a lhe prestarem ajuda. Lembre-se dos três estilos de lidar que mencionei no início do Capítulo 10 (foco nas emoções, lidar com o cognitivo e lidar com distrações). Primeiro, estimule as pessoas relevantes em sua vida a *ouvirem você falar a respeito de seus pensamentos e sentimentos*. Diga-lhes que você não espera que elas tentem resolver todos os seus problemas ou que venham com lugares-comuns achando que isso vai eliminar todo o sofrimento, mas que você precisa, isso sim, de ajuda para se concentrar no que está causando sua dor e nas razões disso. Terapeutas costumam ser os melhores nisso, mas se você tem um amigo ou familiar que é um bom ouvinte, pense nessa possibilidade.

Em segundo lugar, peça ao seu amigo ou familiar que o *ajude a encontrar uma maneira de impedir o perigo imediato que você representa para si mesmo*. O objetivo é manter você em segurança. Se não tem sido capaz de ter a iniciativa de ligar para o seu médico ou terapeuta, peça que seu amigo o faça. Peça também que ele ou ela tire as armas ou comprimidos de perto de você. Se precisar ir para o hospital, peça que seu amigo o acompanhe. Se ele não quiser ou não puder ir ao hospital, será que não se disporia a ficar com você algum dia, até mesmo a pernoitar se necessário, até você se sentir fora de perigo? Se você não se sente capaz de tomar conta de seus filhos, será que essa pessoa pode cuidar deles temporariamente ou ajudá-lo a fazer arranjos com alguém que tenha condições?

Em terceiro lugar, use a *distração*. Muitas pessoas ficam preocupadas achando que falar de suas emoções dolorosas possa ser um fardo para os outros. Se você tem essa preocupação, então tente aumentar o tempo que dedica a conviver com pessoas relevantes ou amigos em atividades sociais não estressantes, que exijam pouco esforço. Essas atividades não precisam envolver falar a respeito de suas batalhas pessoais. Convide as pessoas a assistir um filme com você, a fazer uma caminhada, passear de carro, jantar com você, ler junto alguma coisa ou fazer um pouco de ioga. Atividades físicas ou sociais com algum grau de estrutura e que envolvam outras pessoas, como aquelas da sua lista de atividades prazerosas (Capítulo 10), são especialmente importantes nessas horas para tirar sua mente dos pensamentos suicidas.

Leve em conta as limitações dos outros

Talvez você se sinta um pouco cético em relação à capacidade dos membros de seu círculo íntimo em ajudá-lo. Provavelmente tem razão em achar que, se as pessoas em quem você confia não sofrem de transtorno bipolar, não serão capazes de entender bem a profundidade de sua depressão ou por que seus pensamentos suicidas aumentaram de frequência. As pessoas de seu círculo íntimo serão muito valiosas para seu plano de prevenção do suicídio, mas é importante saber o que cada uma é capaz de fazer ou se dispõe a fazer.

Você pode ficar chateado com amigos ou parentes que parecem se irritar cada vez mais com você, insistindo para que saia logo da sua depressão. Seja paciente com eles. A irritação que sentem provavelmente deriva de ansiedades a respeito do que pode acontecer com você ou da frustração por não se verem capazes de ajudá-lo. De igual modo, tente não ficar frustrado quando vierem com platitudes (por exemplo, "Temos apenas uma vida para viver, e precisamos vivê-la até o fim"), que as pessoas costumam dizer quando não conseguem pensar em mais nada para dizer. Se você costuma ter várias conversas com esse tipo de pessoas, lembre-as de que elas fariam muito melhor se apenas ouvissem, sem julgar.

Karen, 35 anos, queixava-se de que ninguém queria ouvi-la falar de seus sentimentos depressivos ou suicidas, e que isso a deixava ainda mais desesperada. O padrão típico dela era passar horas com os outros falando da própria tristeza, e então a certa altura ela comentava: "Bem, agora estou me sentindo bem pior". Não surpreende que os amigos ficassem cansados disso e não quisessem mais ajudá-la. É importante recompensar ou reforçar positivamente os membros de nosso círculo íntimo de vez em quando por seus esforços. Lembre-se de que estão tentando ajudar, mesmo que o que eles façam não seja sempre útil. Eles precisam ouvir *de você* que o simples fato de falar com eles ou de passar um tempo junto é algo que ajuda muito. E provavelmente é verdade, mesmo que em grau mínimo, e é importante você dizer isso a eles.

▇ Estratégia n.º 4: rever suas razões para viver

Haverá tempos em que você, sozinho com seus pensamentos e sentimentos suicidas, começará a ficar sobrecarregado por eles. Isso porque o suicídio é, em parte, um processo cognitivo. Quando as pessoas se sentem mais desesperadas, começam a avaliar os prós e os contras do suicídio, como um meio de resolver seus problemas. O suicídio é sentido como uma alternativa viável quando você acredita que nada do que possa fazer terá um resultado positivo ou que sua depressão ou outros problemas da sua vida irão atormentá-lo sempre.

O outro lado disso é que você ficará mais protegido contra o suicídio se acreditar que é capaz de lidar bem com os problemas da sua vida, e de encarar a vida como algo que tem valor intrínseco, ou sentir que os outros são dependentes de sua existência (Linehan, 1985; Strosahl; Chiles; Linehan, 1992). Em resumo, as pessoas ficam mais protegidas do suicídio quando podem acessar boas razões para viver. Marsha Linehan e seus associados (Linehan *et al.*, 1983) desenvolveram um inventário de razões para viver (ver "Inventário das razões para viver", adiante). Ele foi criado por pessoas sem tendências suicidas, às quais foi solicitado que anotassem as razões por não terem se matado em uma situação em que previamente tinham pensado em fazê-lo, e também as razões pelas quais não fariam isso agora e as razões que as faziam acreditar que tivessem levado outras pessoas a não tomar esse rumo. Quando as pessoas acreditam que são capazes de superar os problemas da vida, e quando sentem uma forte responsabilidade pela família e pelos filhos, têm menor probabilidade de fazer uma tentativa séria de tirar a própria vida.

Embora essa lógica pareça óbvia, ela tem uma implicação para as coisas que você é capaz de fazer por si quando começa a ter pensamentos suicidas. Quando as pessoas ficam com propensão a se matar, costumam ter muita dificuldade para acessar quaisquer razões positivas para estarem vivas. Assim, quando você se sentir bem, faça uma lista das suas razões para viver ou das razões pelas quais não cometeria suicídio se estivesse começando a pensar nessa possibilidade. Então poderá oportunamente rever essas razões, quando o suicídio começar a parecer uma opção viável.

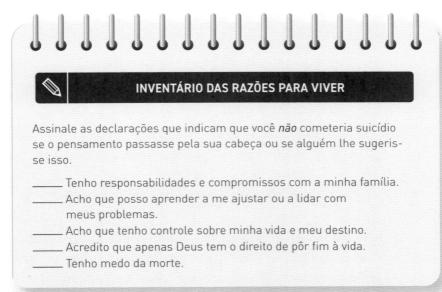

INVENTÁRIO DAS RAZÕES PARA VIVER

Assinale as declarações que indicam que você *não* cometeria suicídio se o pensamento passasse pela sua cabeça ou se alguém lhe sugerisse isso.

____ Tenho responsabilidades e compromissos com a minha família.
____ Acho que posso aprender a me ajustar ou a lidar com meus problemas.
____ Acho que tenho controle sobre minha vida e meu destino.
____ Acredito que apenas Deus tem o direito de pôr fim à vida.
____ Tenho medo da morte.

_____ Quero ver meus filhos crescerem.

_____ A vida é tudo que temos e é melhor do que nada.

_____ Tenho planos futuros e vontade de realizá-los.

_____ Não importa o quanto me sinta mal, sei que não vai durar para sempre.

_____ Eu amo e curto muito minha família e não poderia abandoná-los.

_____ Tenho medo de que meu método de me suicidar possa falhar.

_____ Quero experimentar tudo o que a vida tem a oferecer, e há muitas experiências que ainda não tive e quero ter.

_____ Não seria justo deixar meus filhos para outra pessoa cuidar.

_____ Tenho amor pela vida.

_____ Sou estável demais para querer me matar.

_____ Minhas crenças religiosas me proíbem isso.

_____ O efeito sobre meus filhos poderia ser muito prejudicial.

_____ Magoaria muito minha família e eu não quero que sofram.

_____ Fico preocupado com o que os outros poderiam pensar de mim.

_____ Considero o suicídio moralmente errado.

_____ Ainda tenho muitas coisas a fazer na vida.

_____ Tenho coragem para enfrentar a vida.

_____ Tenho medo do próprio ato de me matar (a dor, o sangue, a violência).

_____ Acredito que me matar não adiantaria muito, nem resolveria muita coisa.

_____ Outras pessoas iriam me ver como alguém fraco e egoísta.

_____ Não quero que as pessoas achem que não tive controle sobre a minha vida.

_____ Não gostaria que minha família se sentisse culpada depois.

Liste outras razões para viver:

_____

_____

Adaptado com permissão de Linehan *et al.* (1983). Copyright © 1983 the American Psychological Association.

Comece checando os itens do inventário os quais você acredita serem verdadeiros. Depois, nos espaços em branco, acrescente suas próprias razões, se não estiverem cobertas pelos outros itens. Tente fazer isso enquanto se sente razoavelmente estável, sem depressão séria. Quando deprimido, suas razões para viver podem ser mais difíceis de endossar, mesmo que você normalmente acredite nelas.

Você verá que os itens cobrem um amplo espectro de razões, incluindo a crença de que você é capaz de lidar e superar seus problemas, o valor que dá à própria vida, o grau em que se sente otimista, as preocupações relacionadas à sua família e filhos, os medos de não ser aprovado socialmente, crenças morais e medos do ato do suicídio em si (Linehan *et al.*, 1983). Algumas dessas razões podem ser mais relevantes para você do que outras. Rever as razões pelas quais você *não* quer se matar quando esse pensamento atravessa sua mente pode ajudar a evitar que mais tarde você aja impulsivamente de modo autodestrutivo.

Estratégia n.º 5: ferramentas para "melhorar o momento"

Muitos sentem que seu desespero suicida está sempre presente como pano de fundo, mesmo quando conseguem se distrair um pouco dele. A prevenção ao suicídio pode incluir aprender a tolerar sentimentos de desespero quando você não consegue eliminá-los (ver a dica de cuidados personalizados "O kit esperança", adiante). A seguir, apresento algumas estratégias voltadas a "melhorar o momento", a fim de tolerar melhor seu desconforto (Linehan; Dexter-Mazza, 2007).

Muitos se voltam para a religião quando estão sozinhas e se sentem deprimidos e com pensamentos suicidas. Para alguns, a religião é praticada melhor em ambientes de grupo, como uma igreja, sinagoga ou templo, mas outros preferem orações solitárias. Para outros, rezar pedindo forças dá uma sensação de propósito e pertencimento. De modo similar, algumas pessoas acham úteis as leituras espirituais, porque colocam o sofrimento dentro de uma perspectiva mais ampla. Ler textos do Dalai Lama pode ser muito inspirador para quem está sofrendo; recomendo: *Uma ética para o novo milênio* (2006); ou *A arte da felicidade* (2000), em coautoria com Howard Cutler.

Se seus pensamentos ou sentimentos suicidas vêm acompanhados por uma significativa ansiedade, você pode se beneficiar de exercícios de relaxamento ou de atenção plena. Em geral, o relaxamento requer que você se sente numa cadeira confortável; tensione e relaxe cada um dos músculos de seu corpo, a começar pelos pés e subindo até chegar ao rosto; e imagine cenas relaxantes, agradáveis (por exemplo, estar deitado na areia da praia). Exercícios de relaxamento ou atenção plena podem diminuir a ansiedade e a agitação que acompanham pensamentos suicidas. Consulte livros que deem a você instruções passo a passo ou então arquivos de áudio sobre como relaxar e respirar mais facilmente (por exemplo, Davis; Eshelman; Mckay, 2008).

Dê mais uma olhada no "Exercício de 3 minutos de respiração com atenção plena" do Capítulo 10, que oferece um método passo a passo para "descentrar-se" (observar suas emoções e sensações físicas a partir de um ponto de vista de observador, sem julgamentos, como quem está menos motivado a se empenhar em evitá-las). Na verdade, algumas pessoas se dão melhor com exercícios de atenção plena – exercícios que deixam você mais consciente de suas atuais sensações e experiências – do que com exercícios de relaxamento (por exemplo, ver Teasdale *et al.*, 2014; Williams *et al.*, 2007).

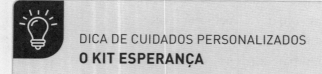

DICA DE CUIDADOS PERSONALIZADOS
O KIT ESPERANÇA

Terapeutas cognitivo-comportamentais desenvolveram outro método para facilitar a tomada de consciência a respeito de boas razões para viver: um "kit esperança" personalizado (Berk *et al.*, 2004; Goldstein, T. R. *et al.*, 2015). Você pode aprender a tolerar estados de extrema tristeza ou ansiedade distraindo-se com itens que envolvam seus sentidos (por exemplo, um perfume, um doce favorito que você nunca se permite comer) ou que o façam se lembrar de momentos mais felizes (fotos com amigos, cartas, uma playlist de músicas favoritas).

Algumas pessoas incluem coisas da infância, como fotos de bichos de estimação, figurinhas de jogadores de futebol ou lembranças de férias com a família. Evite coisas que lembrem ex-cônjuges ou namorados ou eventos que não deram certo. A ideia é juntar elementos de sua vida que o deixem reconfortado e possam ajudá-lo a se sentir esperançoso quando, ao contrário, você se sente em desespero. O kit esperança pode ser modificado quantas vezes você quiser.

Algumas pessoas incluem cartões que deem respostas a pensamentos negativos atuais. Por exemplo, se você perdeu seu emprego e está dizendo a si mesmo, "Sou um inútil, ninguém mais vai querer me contratar", inclua um cartão com um pensamento contrastante (por exemplo, "Já fui contratado antes e sei que tenho muito a oferecer"). Inclua cartões com ideias criativas para ações que você pode fazer e que o distraiam de seu estado, especialmente as que possam criar um estado emocional diferente. Por exemplo, se você tem inclinações musicais, pegue dois ou três pensamentos negativos e faça uma canção a partir deles. Se gosta de desenhar, faça um cartum de você mesmo em uma entrevista de emprego.

Para muitos, o exercício físico ajuda muito. A maioria das pessoas reporta que seu humor melhora bastante e os pensamentos suicidas diminuem depois que se exercitam. Claro, é difícil ter disposição para malhar quando você está com a energia em baixa, apático ou desanimado. Tente algum exercício leve se você se sentir especialmente letárgico, como andar, alongar-se ou andar de bicicleta ergométrica por alguns minutos. Ao se exercitar, foque a atenção em seu corpo e nas sensações físicas que acompanham o movimento.

Se a experiência de qualquer dessas tarefas para "melhorar o momento" for positiva, procure acrescentá-la à sua lista de ativação comportamental (Capítulo 10). É importante tentar essas sugestões mais de uma vez e incorporá-las à sua rotina regular.

DESENVOLVER UM PLANO DE PREVENÇÃO AO SUICÍDIO

Agora tente juntar todas essas informações em um plano para a prevenção ao suicídio. O formulário no final deste capítulo pode ser usado como modelo. Primeiro, liste seus sinais prodrômicos de depressão (ver os exercícios no Capítulo 10). Procure listar quaisquer pensamentos ou impulsos suicidas, mesmo aqueles que parecem efêmeros ou insignificantes (por exemplo, "Comecei a pensar em morrer, mas nunca faria um gesto nesse sentido"). Depois, examine a lista de estratégias de autogestão descritas neste capítulo e no anterior. Circule os itens que pareçam coisas razoáveis para você ou outras pessoas fazerem quando você experimentar pensamentos suicidas ou outros sintomas de depressão. A seguir, mostre esse exercício ao seu médico e/ou terapeuta e a membros relevantes de seu círculo íntimo e veja se eles se dispõem a cumprir essas tarefas caso você entre em crise. Se um amigo ou familiar não se mostrar disposto a aceitar a responsabilidade por um certo item (por exemplo, cuidar de seus filhos), considere atribuir essa tarefa a outra pessoa. Liste cada membro do seu círculo íntimo no final do exercício e indique que itens da lista podem ser designados a ele ou ela. Por fim, mantenha seu plano de prevenção ao suicídio em um lugar facilmente acessível aos membros de seu círculo íntimo.

● ● ● ● ● ● ● ● ● ● ● ● ● ● ●

Suicídio é "uma solução permanente para um problema temporário" (Fawcett *et al.*, 2000, p. 147, tradução nossa). Mas os sentimentos intoleráveis que acompanham as preocupações suicidas podem ser tão dolorosos que são sentidos como permanentes. É importante combater esses estados com uma variedade de ferramentas de autogestão, que ajudarão a ativá-lo e fazê-lo ver suas circunstâncias de pontos de vista alternativos e se envolver com importantes fontes de apoio emocional e prático. Procure ser franco com seu médico e terapeuta a respeito de seus impulsos suicidas e leve em consideração as recomendações que eles derem para tratamento de emergência. Acima de tudo, mantenha a esperança de que seus sintomas depressivos mais graves irão acabar desaparecendo e que você recuperará um estado emocional mais tolerável. É mais difícil vislumbrar uma saída quando você chega ao fundo do poço, portanto tente implementar o maior número possível dessas estratégias assim que experimentar os primeiros sinais de depressão ou de desespero suicida.

O transtorno bipolar é difícil de lidar, tanto para homens quanto para mulheres, mesmo dentro das melhores circunstâncias, mas há problemas complexos, emocionais e de saúde relacionados com a doença e seu tratamento que afetam mais as mulheres do que os homens. No capítulo a seguir, discuto várias estratégias para mulheres, que irão fazer com que se sintam mais empoderadas ao lidar com a doença. Alguns desses tópicos tratam de tomar decisões de tratamento e de saúde na gravidez, quando ela está sendo planejada, logo após o parto ou com a aproximação da menopausa, e enfocam a maneira de fazer o melhor uso das medicações estabilizadoras do humor e minimizar riscos à saúde física. Você verá de que modo algumas estratégias centrais discutidas ao longo deste livro – educar a si mesmo e aos outros sobre a doença, comunicar-se com seu médico e aprender a lidar com os efeitos do estresse sobre seu humor e sua saúde– aplicam-se aos desafios específicos enfrentados pelas mulheres com transtorno bipolar.

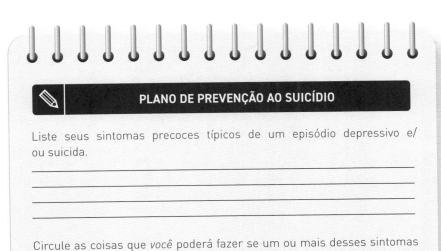

PLANO DE PREVENÇÃO AO SUICÍDIO

Liste seus sintomas precoces típicos de um episódio depressivo e/ou suicida.
_____
_____
_____

Circule as coisas que *você* poderá fazer se um ou mais desses sintomas precoces aparecer, ou se você tiver pensamentos ou impulsos suicidas.

1. Livrar-se de todas as armas perigosas.
2. Ligar para seu psiquiatra e psicoterapeuta e pedir uma consulta de emergência.
3. Implementar seu plano de ativação comportamental programando atividades gratificantes ou que permitam distrações.
4. Desafiar pensamentos negativos por meio de reestruturação cognitiva.
5. Pedir apoio de seu círculo íntimo de amigos e familiares; combine com eles que você concorda em não se machucar se eles não puderem ir até você numa crise.
6. Praticar meditação e técnicas de relaxamento.
7. Exercitar-se.
8. Confiar na ajuda de fontes religiosas e espirituais.
9. Rever seu "Inventário de razões para viver".
10. Rever os itens de seu kit esperança.

Circule as coisas que *seu médico e seu terapeuta* podem fazer.

1. Ir vê-lo em caso de emergência.
2. Modificar seu regime de medicação.
3. Providenciar hospitalização (caso necessário).
4. Ajudá-lo a compreender de onde estão vindo seus pensamentos suicidas e que efeitos estão tendo em você e nos outros.
5. Trabalhar com você estratégias comportamentais para lidar com seus pensamentos e emoções dolorosos.

Circule as coisas que os membros de *seu círculo íntimo* podem fazer.

1. Ouvi-lo, validar seus sentimentos e oferecer sugestões.
2. Evitar uma atitude crítica ou julgá-lo.
3. Ajudar a distraí-lo por meio de atividades mutuamente prazerosas.
4. Ajudá-lo a cumprir com as responsabilidades que tenham ficado muito onerosas ou difíceis de levar adiante (por exemplo, cuidar de filhos).
5. Ficar com você até que se sinta seguro.
6. Fazer um exercício de atenção plena com você.
7. Ligar para o seu médico para ajudá-lo a marcar uma consulta.
8. Levá-lo ao hospital (se necessário).
9. Concordar em guardar suas armas ou comprimidos para mantê-los fora de seu alcance.

Liste os membros de seu círculo íntimo e coloque números depois de cada um, indicando que itens de 1 a 9 eles se dispõem a cumprir (se for o caso, liste mais de um item).

_____ _____
_____ _____
_____
_____ _____
_____

Anote os nomes e telefones de seus médicos.

_____ _____
_____ _____
_____ _____

CAPÍTULO 12
Para mulheres
O que você precisa saber sobre seu transtorno bipolar e sua saúde

Sempre tive problemas com a minha menstruação, com o tipo de anticoncepcional que deveria tomar, e a respeito de como sentia meu corpo quando tomava estabilizadores do humor que me faziam engordar e me sentir estúpida. Mas quando rememoro minha doença, minha maior batalha era quando precisava decidir se manteria ou não as medicações durante a gravidez. Achei que isso seria resolvido, mas então meu psiquiatra disse que se eu engravidasse ele não saberia como lidar com minha medicação, e que eu então teria que procurar outro médico. Além disso, meu obstetra e ginecologista disse que se eu pretendia tomar medicações enquanto estivesse grávida ele não iria mais me tratar! Meu marido insistiu para que eu parasse de tomá-las. Eu não sabia sequer o que *eu mesma* pensava. Então parei com a medicação e engravidei, e então tive outro episódio e fui parar no hospital. Felizmente, meu bebê nasceu saudável. Mas com certeza eu poderia ter contado com um pouco mais de ajuda.

Mulher de 43 anos com transtorno bipolar I

Meu namorado acha que eu tenho apenas tensão pré-menstrual. Isso não chega nem perto do que ocorre na verdade. O que eu tenho é algo muito, mas muito pior. É como se a bipolaridade e a TPM se multiplicassem várias vezes, e o resultado é um estado realmente irritado, intenso, de pânico, combinado com uma profunda tristeza que até eu mesma acho estranha.

Mulher de 27 anos com transtorno bipolar II

> Minhas medicações, que supostamente deveriam ter me ajudado a conter a depressão quando entrei na menopausa, me fizeram engordar uma tonelada e bagunçaram meus hormônios. Então mudei o nome delas: depa-gorda, olanza-porca e desesper-idona.

Mulher de 52 anos com transtorno bipolar II

Se você é mulher, o transtorno bipolar coloca desafios específicos, além daqueles que vimos nos capítulos anteriores. Em particular, vários estágios e eventos da vida reprodutiva de uma mulher podem afetar e são afetados pelo transtorno. Você talvez enfrente os mesmos problemas e indecisões que as mulheres acima citadas. Medicações estabilizadoras do humor na gravidez podem afetar a saúde de seu bebê em desenvolvimento (o chamado *risco teratogênico*), mas o mesmo pode ocorrer se a doença bipolar não for tratada, portanto os riscos devem ser avaliados com cuidado. Nos eventos importantes de sua vida reprodutiva – puberdade (por volta dos 12 anos), gravidez e chegada da menopausa (geralmente após os 50) –, o transtorno pode mudar seu curso, exigindo que você fique alerta para a necessidade de modificar seu tratamento. Além disso, a natureza peculiar do transtorno em mulheres às vezes exige medicações que interajam com aspectos do funcionamento reprodutivo.

Todos esses desafios serão abordados neste capítulo. Conhecer os fatos a respeito do transtorno bipolar em mulheres irá ajudá-la a encontrar o melhor tratamento disponível e ter as melhores chances de lidar com sua doença. Se você é cônjuge ou parceiro de uma mulher com transtorno bipolar, essa informação irá ajudá-lo a entender o que ela está passando e como você pode ajudá-la a obter o tratamento e o apoio de que ela precisa.

O CURSO DO TRANSTORNO BIPOLAR EM MULHERES

Vamos começar com alguns achados de pesquisa já bem replicados, que irão ajudar a orientar você sobre como tratar do transtorno bipolar em mulheres.

ESTRATÉGIAS PRÁTICAS PARA FICAR BEM

- *Mulheres com transtorno bipolar têm depressões mais longas, mais frequentes e mais resistentes a tratamento que os homens.* No início da doença, as mulheres têm maior probabilidade que os homens de receber um diagnóstico incorreto de transtorno depressivo maior. Você pode também ter que aguardar mais anos antes de ser tratada corretamente com medicações para transtorno bipolar, especialmente se tiver o curso de doença bipolar II (Baldessarini; Tondo; Hennen, 1999).

- *Episódios mistos, ciclagem rápida e transtorno bipolar II são mais comuns em mulheres.* Essas condições costumam ser tratadas com combinações de medicamentos complexas – geralmente, estabilizadores do humor acompanhados de antipsicóticos de segunda geração (ASGs), que podem colocar riscos particulares à saúde (por exemplo, ganho de peso).

- *Mulheres têm mais episódios maníacos ou hipomaníacos provocados por antidepressivos.* Por você ser mais propensa à depressão, é mais provável que receba prescrição de um antidepressivo sem um estabilizador do humor. Como você sabe, antidepressivos ministrados sozinhos podem disparar episódios maníacos, mistos ou hipomaníacos.

- *Mulheres têm maior probabilidade de manifestar transtornos físicos e condições dolorosas que os homens.* Enxaquecas, transtornos da tiroide e outros problemas físicos e neurológicos podem complicar sua vida diária e a tomada de decisões a respeito de medicações estabilizadoras do humor.

- *Estabilizadores do humor têm maior probabilidade nas mulheres do que nos homens de causar ganho de peso, resistência à insulina e elevação dos lipídios no sangue.*

- *O próprio transtorno – não só o seu tratamento – pode afetar o funcionamento da mulher durante a gravidez e no período pós-parto, assim como a regularidade de seu ciclo menstrual.* Mulheres com transtorno bipolar têm risco aumentado de depressão pós-parto e de outras complicações da gravidez (por exemplo, nascimentos por cesariana, pré-eclâmpsia, parto induzido) do que mulheres sem transtorno bipolar (Scrandis, 2017).

O transtorno bipolar também está associado a transtornos do peso e aos relacionados a insulina, como diabetes, síndrome ovariana policística e mudanças de humor relacionadas à menstruação.

- *Mulheres têm maior probabilidade que os homens de desenvolver ansiedade, ataques de pânico, problemas com a imagem corporal e transtornos alimentares.* Essas condições comórbidas costumam requerer medicações adicionais ou ajuda por meio de TCC, grupos de apoio mútuo ou psicoterapia orientada para o *insight*.

A boa notícia é que você pode colher os benefícios de uma série de novos achados de pesquisa sobre as consequências biológicas e psicológicas de ser uma mulher tratada para transtorno bipolar. (Para boas resenhas científicas nessa área, ver Haskey; Galbally, 2017; Kenna; Jiang; Rasgon, 2009; Scrandis, 2017.) Temos agora uma boa ideia de quais medicações são mais seguras durante a gravidez, assim como dos riscos associados a parar de tomá-las de repente. Esse conhecimento vem a nós não apenas por meio estudos sobre transtorno bipolar, mas também de estudos sobre condições como epilepsia, para a qual anticonvulsivantes como o valproato e a lamotrigina têm sido o tratamento padrão há vários anos. De modo similar, sabemos mais do que nunca a respeito dos efeitos de medicações estabilizadoras do humor sobre outras funções reprodutivas, como o ciclo menstrual. Saindo da área de medicações, também sabemos o quanto os relacionamentos familiares e conjugais são cruciais para a estabilidade do humor de uma mulher após um episódio da doença. Sabemos, também que várias formas de terapia de casal e familiares, junto com sessões de terapia cognitiva baseada em atenção plena (*Terapia cognitiva baseada em mindfulness*, TCBM), podem ajudar a prevenir recorrências e a reduzir sintomas de depressão bipolar (Miklowitz; Gitlin, 2014b).

Portanto, você tem muito conhecimento acumulado a seu favor. À medida que for lidando com os desafios decorrentes de ter transtorno bipolar e de ser mulher, lembre-se sempre do tema deste livro: *o sucesso no tratamento de seu transtorno bipolar envolve uma constante colaboração entre você, seu médico e, em muitos casos, membros da*

sua família. Muitas das decisões de tratamento que você irá tomar não terão respostas certas ou erradas associadas a elas, o que pode ser frustrante. Além disso, você pode ter que tomar decisões diferentes em fases diferentes da sua vida. Mas conhecer o que a literatura de pesquisa confirma ou não a respeito do tratamento em mulheres irá ajudá-la a fazer escolhas bem informadas. Por exemplo, caso engravide você sentirá que tem maior controle sobre sua saúde e a do seu bebê. Gravidez e período pós-parto são, na realidade, questões que preocupam bastante as mulheres com transtorno bipolar, portanto vamos começar por elas.

GRAVIDEZ

> *"[Meu médico] perguntou se eu planejava ter filhos... eu disse que queria muito ter filhos, o que o levou prontamente a me perguntar o que pretendia fazer a respeito do lítio na gravidez. Comecei dizendo que achava óbvio que os perigos da minha doença superavam muito quaisquer problemas possíveis que o lítio pudesse causar a um feto em desenvolvimento e que eu, portanto, escolheria manter meu lítio. Mas antes mesmo que concluísse ele me interrompeu para perguntar se eu sabia que a doença maníaco-depressiva era uma doença genética... Eu não sou uma estúpida, então disse: 'Sim, claro que sei'. A essa altura, com uma voz gélida e autoritária que eu consigo ouvir até hoje, declarou – como se ele sentisse aquilo como uma verdade divina, e não tenho dúvidas de que ele via isso assim – 'Você não deveria ter filhos'.*
>
> *Fiquei mal, muito mal, achei inacreditável, e me senti muito humilhada. Perguntei se as preocupações dele a respeito de eu ter filhos vinham do fato de eu, em razão da minha doença, ser uma mãe inadequada ou se ele achava simplesmente que era melhor evitar trazer ao mundo outro maníaco-depressivo. Ignorando, ou talvez não percebendo meu sarcasmo, respondeu: 'As duas coisas'."*
> – Jamison (1995, p. 191, tradução nossa)

Muitas mulheres com transtorno bipolar têm me perguntado se deveriam ou não ter filhos. Espero ter respondido com maior empatia e compaixão do que o médico que Kay Jamison teve a infelicidade de consultar. Como eu disse no Capítulo 5, há todas as razões para se ter filhos se você quer tê-los e está em condições emocionais e práticas de criá--los. A probabilidade de que um filho desenvolva transtorno bipolar se um dos pais tem a doença é de 9% em média. Na minha opinião, não é um risco suficientemente alto para influenciar a decisão de ter filhos, como explico com mais detalhes no Capítulo 14. O transtorno bipolar não tem a carga genética de condições como a doença de Huntington. Quando um dos pais tem esse transtorno neurodegenerativo, as chances de que o filho desenvolva são em média de 50%. Essa taxa de risco, e o fato de a doença de Huntington levar a uma morte prematura, faz com que muitos com essa predisposição genética à doença decidam não ter filhos.

O transtorno bipolar apresenta um quadro muito diferente. Dificilmente pode ser visto como uma sentença de morte. Mesmo que a criança herde a sua vulnerabilidade biológica ela pode desenvolver apenas uma forma leve do transtorno ou quem sabe não desenvolvê-lo. E também é possível que haja tratamentos bem melhores disponíveis quando seu filho for adulto.

Claro que se você tem dúvidas a respeito de querer de fato engravidar nesse momento, é importante que tome as devidas precauções para evitar engravidar, já que pessoas com transtorno bipolar são vulneráveis a se envolver em atividade sexual impulsiva (ver o tópico "Escolha de anticoncepcionais", neste capítulo). A respeito de engravidar ou não e quando fazê-lo, é importante ter em mente várias sugestões quanto à maneira de lidar com sua doença e respectivos tratamentos depois que você der à luz.

Ressalvas à gravidez

"Tenho experimentado depressão de modo intermitente desde o ensino médio. A única coisa que de fato funcionou para mim é o lítio. Eu tomo. Quando descobri que estava grávida, disse ao meu médico que não queria continuar tomando. Interrompemos o lítio, mas então comecei a me sentir deprimida de novo. Meus sentimentos a respeito da gravidez até mudaram. Passei a me ressentir do bebê, e do jeito que minha vida estava mudando, sem falar do meu corpo e de todo o peso que eu estava ganhando. Durante uma consulta com

meu obstetra, comecei a chorar e a dizer que não queria mais estar grávida. Isso foi depois do primeiro trimestre, então ele me convenceu a retomar o lítio. Isso sem dúvida ajudou, e no geral estou me sentindo melhor e mais positiva em relação à gravidez, embora me preocupe muito a respeito de talvez estar prejudicando meu bebê com essas drogas. Eu me sinto entre a cruz e a espada."

– Mulher de 33 anos grávida com histórico de episódios mistos de transtorno bipolar I

1 **A gravidez é um período de alto risco para recaídas de transtorno bipolar. Não acredite no mito de que estar grávida irá protegê-la de recorrências de mania ou depressão.** Na realidade, você reduzirá bastante seu risco de recaídas durante a gravidez se mantiver seus estabilizadores do humor ou ASGs. Whitfield e colegas na Escola de Medicina de Harvard (Whitfield *et al.*, 2007) concluíram que 71% das grávidas com transtorno bipolar tinham recorrência da doença na gravidez. A maior parte das recorrências era depressiva ou mista, e cerca de metade ocorria no primeiro trimestre. A taxa foi *duas vezes mais alta* entre as que haviam parado de tomar medicação, em relação às que a haviam mantido na gravidez. As que interromperam a medicação também tiveram *cinco vezes* mais estados de depressão ou mania que as que mantiveram o tratamento. Se você decidir parar, faça isso aos poucos.

Nova pesquisa: Uma metanálise de 37 estudos concluiu que as taxas de recorrência no pós-parto (em geral os primeiros seis meses após o parto) eram três vezes mais altas em mulheres bipolares que não haviam tomado medicação na gravidez do que nas que haviam tomado (Wesseloo *et al.*, 2016). Em outras palavras, a gravidez e o pós-parto são fases de alto risco para muitas mulheres, e as medicações psiquiátricas usadas durante a gravidez para tratar sintomas de humor podem também ajudar a evitar recaídas pós-parto.

② *A maior parte das medicações psiquiátricas impõe ao menos alguns riscos ao bebê em desenvolvimento, mas o mesmo ocorre para quem não toma medicações.* Algumas mulheres com transtorno bipolar têm episódios maníacos na gravidez, com várias formas de comportamento de alto risco (por exemplo, beber e fumar em excesso, direção imprudente, faltar às consultas do pré-natal com o obstetra e não comer direito nem dormir o suficiente). Quando o transtorno é agravado por álcool ou abuso de substâncias, há um risco maior de complicações na gravidez ou no nascimento, como parto prematuro (Scrandis, 2017).

③ *Cuidado com tratamentos "alternativos".* Alguns médicos – e muitas vezes amigos ou familiares – irão incentivá-la, durante a gravidez, a substituir as medicações prescritas, optando por fitoterápicos, vitaminas ou outros compostos vendidos sem receita. Alguns deles podem de fato ser benéficos para a gravidez (um exemplo é o ácido fólico, que reduz o risco de defeitos no tubo neural). Mas, como vimos no Capítulo 6, não há evidência de que compostos naturais como os ácidos graxos ômega 3 (óleo de peixe), óleo de linhaça, erva-de-são-joão ou raiz de valeriana possam substituir o lítio, anticonvulsivantes ou antipsicóticos. Cuidado com a suposição comum de que medicações compradas em lojas de produtos naturais são mais seguras que medicações prescritas.

DICA DE CUIDADOS PERSONALIZADOS
MANTER A SAÚDE, O HUMOR ESTÁVEL E A SAÚDE DO FETO DURANTE A GRAVIDEZ

- Tenha em mente os *fatores que afetam a saúde fetal* que devem ser evitados por todas as grávidas: tabaco, álcool, drogas, obesidade, dieta pobre, excesso de cafeína e desidratação.

- *Não há regras rígidas sobre que medicações tomar ou não durante a gravidez.* A decisão – por exemplo, tomar lítio, lamotrigina, um ASG ou uma combinação – costuma se basear em que medicações já mantiveram você estável antes.
- *O achado de pesquisa mais importante é que altas dosagens de valproato (divalproato de sódio) estão relacionadas a aptidões cognitivas mais baixas em bebês, em comparação com outros anticonvulsivantes.* As linhas de tratamento atuais sugerem evitar valproato na gravidez (Haskey; Galbally, 2017).
- Se seu humor está ciclando com altos e baixos na gravidez, *continuar seu tratamento pré-natal* talvez seja o mais sensato.
- Se decidir parar com suas medicações, a *redução gradual* é sempre melhor do que a retirada abrupta; parar de repente pode causar uma recaída.
- Se você está gravemente deprimida ou tendo um episódio misto, a *eletroconvulsoterapia* apresenta risco menor ao feto do que a maioria das drogas (por mais paradoxal que possa parecer). Embora haja poucos estudos até o momento, a *estimulação magnética transcraniana* (Capítulo 6) pode também ser uma opção.
- Discuta com o médico riscos e benefícios de *amamentar* enquanto tomar medicações.
- Leve sempre em conta a *psicoterapia* ou *práticas de meditação baseadas em atenção plena* como complementos de suas medicações, seja na gravidez, seja no pós-parto, quando você fica mais vulnerável a recorrências.
- *Uma rotina diária relativamente estruturada e previsível* irá ajudar a minimizar sua privação de sono e instabilidade de humor.
- Mantenha o registro de seus humores e medicações e, se não estiver grávida, de seu ciclo menstrual, usando sua *tabela do humor.*

Fontes: Cohen (2007); Haskey e Galbally (2017); Kenna *et al.* (2009); Miklowitz e Gitlin (2014a); Scrandis (2017); Ward e Wisner (2007).

◼ "O que posso esperar de meu médico se eu quiser engravidar?"

Depois que você decidir que quer conceber (não importa se já engravidou antes ou não), consulte seu psiquiatra e seu obstetra para discutir planos de concepção. Certifique-se de tratar dos seguintes tópicos:

- Seu atual método anticoncepcional;
- Os riscos de suas atuais medicações para a reprodução;
- Seu histórico de oscilações de humor quando você interrompeu as medicações (especialmente em gravidezes anteriores);
- O quanto você está reagindo bem às suas atuais medicações;
- Sua saúde física;
- A regularidade de seu ciclo menstrual atual e seu histórico reprodutivo e menstrual;
- Os riscos de conceber dentro do seu atual regime de medicação.

Se você tem transtorno bipolar grave de difícil controle (isto é, se recentemente teve um episódio maníaco ou misto, e se tem histórico de graves recorrências quando para de tomar medicações), talvez você exija tratamento ao longo de toda a sua gravidez. O lítio sozinho ou em combinação com uma medicação antipsicótica costuma ser mais seguro do que o valproato ou a carbamazepina (Haskey; Galbally, 2017; Scrandis, 2017). Se você tem transtorno bipolar de leve a moderado e atualmente se encontra estável (por exemplo, passou o ano inteiro sem um episódio de depressão maior; tem hipomanias, mas não manias plenas), talvez consiga ir aos poucos descontinuando suas medicações antes de conceber.

A maioria dos obstetras irá recomendar uma escala regular de consultas de pré-natal, uma dieta saudável e aulas sobre parto (especialmente se esta for sua primeira gravidez). Podem também recomendar suplementos vitamínicos para o pré-natal. Se você ainda não está em psicoterapia, considere começar antes de engravidar, particularmente se estiver tendo um estresse significativo na sua vida (por exemplo, problemas conjugais ou com seu parceiro) ou se está ambivalente em relação a ter filhos (ver Capítulo 6 para uma discussão sobre terapias eficazes). Problemas desse tipo são muito comuns entre mulheres que planejam a gravidez, sejam elas bipolares ou não.

■ "E se eu já estiver grávida?"

O número de gravidezes não planejadas chega a 50%. Os riscos de uma gravidez não planejada são ainda mais elevados em mulheres com transtorno bipolar, porque mania e hipomania podem levar a escolhas sexuais impulsivas e porque medicações estabilizadoras do humor às vezes têm influência na eficácia das pílulas anticoncepcionais (ver "Escolha de anticoncepcionais", adiante). Dê uma olhada no Capítulo 9, especialmente no tópico intitulado "Evitar situações sexuais de risco", quando seu humor estiver escalando. Trabalhar com um obstetra-ginecologista que esteja familiarizado com transtornos do humor e com os efeitos de diferentes anticoncepcionais no humor pode ser muito útil.

Quer sua gravidez tenha sido planejada ou não, talvez você só fique sabendo que está grávida lá pelo terceiro mês, quando muitas das medicações para doença bipolar já tiverem tido seus efeitos no feto em desenvolvimento. Veja quais são os riscos que você pode querer discutir com seu médico.

- O risco de defeitos no tubo neural (por exemplo, espinha bífida, um fechamento incompleto das vértebras na espinha dorsal) aumenta se você estiver tomando valproato ou carbamazepina entre 17 e 30 dias após a concepção.
- O risco de anomalias cardiovasculares (coração) é influenciado por medicações tomadas entre 21 e 56 dias após a concepção. O lítio traz riscos de anormalidades cardiovasculares (4,1% contraposto a 0,6% das mulheres que não tomam lítio durante a gravidez) (Diav-Citrin *et al.*, 2014).
- Em raros casos, o uso de lítio durante a gravidez pode ser associado à síndrome da hipotonia infantil: letargia, coloração

azulada da pele, tensão muscular anormal e hipotiroidismo. Felizmente, essa síndrome é temporária.

- Anormalidades como lábio leporino ou palato fendido são associadas a medicações (particularmente anticonvulsivantes, como a lamotrigina) tomadas entre a 8ª e a 11ª semanas (de 8 a 20 semanas para anormalidades craniofaciais).

- As alarmantes taxas de malformações fetais (por exemplo, defeitos no coração, espinha bífida) reportadas para algumas medicações estabilizadoras do humor (veja a próxima seção) precisam ser comparadas com a taxa usual de base, de 2-4%, nos bebês de mães saudáveis que não estão tomando medicações psiquiátricas (Stewart, 2011).

Avaliando os riscos da medicação

Os riscos listados na seção anterior são suficientes para convencer algumas mães a parar com as medicações quando descobrem que estão grávidas. Antes de você decidir, avalie os riscos de interromper suas medicações contra os riscos de experimentar mania ou depressão durante a gravidez. A depressão durante a gravidez tem sido correlacionada com baixo peso ao nascer ou com parto prematuro, possivelmente porque mulheres deprimidas costumam ter diminuição de apetite e menor probabilidade de obter cuidados pré-natais adequados. A depressão no final da gravidez é associada a mais cesarianas e a maior necessidade de cuidados neonatais intensivos (Chung *et al.*, 2001). De fato, mulheres que são deprimidas costumam ter menos energia emocional para se preparar para um parto vaginal. Para ter noção se você está deprimida durante a gravidez, veja o quadro a seguir.

Quando estão maníacas e grávidas, algumas mulheres impulsivamente param de tomar medicação e colocam em risco a si mesmas ou aos seus bebês por meio de comportamentos de risco, como abusar de substâncias, dirigir imprudentemente ou ter múltiplos parceiros sexuais. Se não forem tratadas, mulheres grávidas com doença bipolar também têm alto risco de suicídio.

"COMO SABER SE ESTOU DEPRIMIDA ENQUANTO ESTOU GRÁVIDA?"

Pode ser difícil dizer se você está deprimida ou apenas experimentando fadiga, ganho de peso, lentidão, mudanças no apetite e perturbações do sono, que com frequência acompanham a gravidez ou a fase pós-parto. Na realidade, os médicos costumam não detectar a depressão no diagnóstico de pacientes grávidas. Mesmo assim, há importantes diferenças entre os estados de fadiga da gravidez e uma depressão clínica.

Lori Altshuler e colegas (2008) identificaram sete sintomas que indicam depressão maior na gravidez. Esses sintomas podem ocorrer em qualquer dos três trimestres e avançar no pós-parto. Examine a lista e circule qualquer sintoma que você tenha apresentado a *maior parte do tempo na semana passada*.

- Humor depressivo
- Sentimento de culpa
- Redução do interesse e do tempo gasto no trabalho/atividades.
- Lentidão na fala e nos movimentos
- Sentir-se muito pior de manhã ou à noite
- Sentir-se mais cansada que o usual
- Isolar-se dos outros

Se você tem vários desses sintomas, considere consultar seu psiquiatra ou obstetra para determinar se deve retomar as medicações que interrompeu antes de engravidar ou se precisa de dosagem maior. Se tiver um terapeuta, talvez seja bom aumentar a frequência das sessões.

No pós-parto, preencha a "Escala de depressão pós-parto de Edimburgo", disponível em: https://shorturl.at/bLY18. Essa escala tem itens que são mais característicos de depressão durante a fase de pós-parto (por exemplo, sensação de pânico ou sentir-se incapaz de lidar com a situação).

Como você pode ver, decidir se é o caso de parar de tomar medicações ao engravidar é uma escolha difícil e com frequência muito ditada pela emoção: pode ser sentida como se a saúde de seu bebê estivesse sendo contraposta à sua própria saúde. Na média, a maioria dos médicos irá dizer que é mais seguro continuar com as medicações se o seu humor tem se mantido instável antes de conceber. Mas algumas medicações são mais seguras que outras.

■ "Que medicações são mais seguras?"

A seguir algumas comparações:

- Se você está escolhendo entre lítio e valproato, o lítio costuma ser considerado mais seguro. Pelo fato de o valproato oferecer maior risco teratogênico no primeiro trimestre, o melhor é mudar para outro medicamento. Você deve avaliar com seu médico também outras medicações além destas. A lamotrigina parece ser um pouco melhor que o valproato em termos de riscos para o feto, mas tem as próprias complicações (ver menção aos riscos da lamotrigina anteriormente).

- Como discutido nos capítulos anteriores, geralmente é melhor ficar longe dos antidepressivos se você tem transtorno bipolar, em razão do risco de ciclagem rápida ou de episódios mistos. Mas algumas mulheres com transtorno bipolar se dão bem com antidepressivos tomados junto com estabilizadores do humor. Talvez seja melhor continuar com eles se você já veio tomando antidepressivos antes de engravidar e eles a ajudaram a se recuperar de períodos de depressão. Os ISRSs (por exemplo, a fluoxetina) não parecem causar malformações fetais, embora haja poucos estudos a respeito.

- Considere a opção de passar de um anticonvulsivante (como o valproato) para um ASG como a quetiapina. Os ASGs parecem oferecer risco teratogênico menor que os anticonvulsivantes, embora haja poucos estudos comparativos (Einarson; Boskovic, 2009). O problema com alguns ASGs (por exemplo, a risperidona) é que podem elevar os níveis de prolactina (discutidos a seguir) ou causar ganho de peso.

■ "É possível fazer algum teste fetal nas primeiras fases da gravidez?"

Algumas anormalidades fetais podem ser detectadas no pré-natal. Uma opção é o ultrassom ou *ultrassonografia de alta resolução*, que pode ser feito entre a 10ª e a 13ª semanas para examinar a prega nucal e o osso nasal (marcadores de síndrome de Down); e nas semanas 16 a 18, para avaliar a formação do coração, o desenvolvimento vertebral, anormalidades faciais/palatais e o status de outras estruturas anatômicas. Além disso, evidências de defeitos no tubo neural em seu bebê costumam ser sugeridas por altos níveis de *alfa-fetoproteína* em seu sangue, usualmente testado nas semanas 10 a 13 e novamente nas semanas 15 a 21. Seu médico pode também recomendar *amniocentese* (teste do fluido amniótico para checar anormalidades cromossômicas ou infecções fetais) entre as semanas 16 e 21. Entre as semanas 18 e 24, seu médico pode recomendar um *ecocardiograma fetal*, que é similar a um ultrassom, mas dá informação mais direta a respeito da estrutura e funcionamento do coração do bebê. Discuta o regime de teste recomendado com seu obstetra, e o ideal é que seja feito assim que você iniciar os cuidados pré-natais.

■ "O que devo considerar mais tarde na gravidez e durante o parto?"

De novo, pondere os riscos da medicação contra os riscos de recaída se você estiver indo bem. Avalie os pontos a seguir e os discuta com seu médico quando entrar no segundo trimestre:

- Os riscos teratogênicos de algumas medicações continuam vigentes no segundo e terceiro trimestres e podem incluir pequenas malformações físicas (por exemplo, anormalidades nos últimos estágios do desenvolvimento dos pulmões), baixo peso ao nascer, parto prematuro, hipotiroidismo ou problemas comportamentais posteriores. Muitos médicos, porém, irão recomendar que você continue com suas medicações se você veio tomando durante o primeiro trimestre e seu humor se manteve estável.

- Tendo em conta que seu corpo irá metabolizar medicações de modo diferente quando você estiver grávida e quando der à luz, você precisa ficar alerta para sinais de toxicidade da droga em você e no seu recém-nascido. A toxicidade da droga pode ocorrer quando você tem níveis anormalmente altos de uma medicação no sangue. Sinais de que você pode ter desenvolvido toxicidade de lítio são desorientação, vômitos ou tonturas; e os sinais no seu bebê podem ser agitação, espasmos musculares, vômitos e febre. Seu médico deve medir o nível de lítio assim que possível, depois de você dar à luz, e pode recomendar que ajuste sua dosagem.

- À medida que a gravidez progride, mais lítio é excretado pelos rins, portanto os níveis de lítio decrescem. Em outras palavras, você talvez precise de uma dose maior no final do segundo ou terceiro trimestre. Em seguida, a dose precisa ser reduzida significativamente quando você entra em trabalho de parto. Essa ação de compensar pode causar algum tumulto, e é importante discutir qual é a abordagem de seu médico para monitorar seus níveis sanguíneos.

- Discuta a ingestão de líquidos com seu médico. O lítio pode causar desidratação.

- Você pretende amamentar? (Ver tópicos "'E se eu quiser amamentar?'" e "Amamentação e regularidade do sono", adiante.)

- Pergunta: familiares e seu parceiro atual estão disponíveis para se revezar com você e permitir que tenha sono suficiente durante as primeiras desgastantes semanas após o parto? Se não, quais são suas opções para assegurar sono regular (o quanto isso pode ser realista quando temos um recém-nascido em casa)?

TRATAMENTO APÓS O PARTO

"Quando começamos a conversar sobre ter outro filho, minha tendência à depressão pós-parto foi um fator que pesou muito. Ter ficado

deprimida tinha sido difícil não só para mim; havia sido muito difícil também para o meu marido, que me via entrar nisso, ficava preocupado comigo e tinha que assumir muitos dos cuidados com a criança, além de lidar com meu jeito de tratá-lo quando estou deprimida. Eu sabia que corria o risco de ficar deprimida de novo se tivesse outro filho – não tinha certeza nem se deveria tentar outra gravidez. Queria ser mãe de novo, mas tinha receio do que isso poderia acarretar para as pessoas ao meu redor. Chorei muito. Fico feliz ao ver que levamos adiante, pois tivemos um filho saudável, mas foi uma decisão difícil.”
— Mãe de 39 anos com transtorno bipolar I

Para muitas mulheres com transtorno bipolar, o ponto de maior risco de um episódio de depressão ou mania é durante o pós-parto, que costuma ser definido como os seis meses após o nascimento do bebê. Cerca de 15% das mulheres da população em geral têm episódios de depressão nessa época, mas o risco chega a ser três vezes mais alto entre mulheres com transtorno bipolar (Viguera *et al.*, 2000; Wesseloo *et al.*, 2016). Algumas mulheres com transtorno bipolar chegam a desenvolver uma psicose pós-parto (delírios ou alucinações) nas quatro semanas após darem à luz, especialmente aquelas que tiveram um episódio maníaco desencadeado por falta de sono (Lewis *et al.*, 2018). A psicose pós-parto pode incluir fantasias homicidas em relação ao bebê. Mulheres com psicose pós-parto precisam de tratamento imediato e, não raro, a hospitalização.

"O que é depressão pós-parto?"

Como previsível, mulheres que já vinham deprimidas na gravidez têm alta probabilidade de desenvolver também depressão pós-parto. Essa é outra razão pela qual receber tratamento eficaz para depressão durante a gravidez é tão importante.

Episódios depressivos no pós-parto não são a mesma coisa que a "tristeza no puerpério", um período de três a cinco dias de reajuste hormonal após o parto. Nesses dias você pode chorar com frequência, sentir profunda tristeza, achar-se incompetente como mãe e acreditar que foi um tremendo erro engravidar, além de ter dificuldades para se concentrar ou dormir. Tipicamente, esse período cessa em dez dias após o parto. Um episódio depressivo pós-parto, em contraste, dura pelo menos duas semanas (em geral, mais tempo se não for tratado) e é caracterizado pela síndrome depressiva plena, com dificuldade de cumprir as tarefas do dia a dia. Os pais também têm risco de depressão e ansiedade durante o período pós-parto (Hoffman; Dunn; Njoroge, 2017; Singley; Edwards, 2015). Bebês de pais com depressão pós-parto podem desenvolver problemas emocionais, cognitivos e de linguagem ou motricidade, alguns dos quais podem ser detectados ainda nos primeiros meses (Forman *et al.*, 2007).

A boa notícia é que começar ou retomar o lítio pouco antes ou por volta do período do parto, ou um ou dois dias depois, reduz a taxa de episódios de mania ou depressão pós-parto de até 50% para cerca de 10% (Cohen, 2007; Rosso *et al.*, 2016). Por sua vez, bebês nascidos de mulheres com depressão pós-parto costumam "acertar o passo" em termos de seu atraso no desenvolvimento depois que a depressão da mãe cessa (Hoffman *et al.*, 2017; Weissman *et al.*, 2015).

Algumas mães experimentam reduções nos níveis do hormônio da tiroide durante o pós-parto. Os sinais de hipotiroidismo incluem perda de cabelo, extrema fadiga, tristeza e baixo suprimento de leite. Cheque com seu médico se um suplemento de tiroide poderia ajudar você no período pós-parto (ver adiante).

■ "E se eu quiser amamentar?"

Os benefícios que amamentar traz à saúde, da mãe e do bebê, são bem conhecidos, mas é compreensível que você se preocupe com os efeitos de suas medicações no bebê. Uma revisão na revista *Pediatrics* (Fortinguerra; Clavenna; Bonati, 2009) concluiu que a maioria das medicações psiquiátricas é secretada no leite materno, mas elas diferem consideravelmente em seus efeitos adversos para o bebê.

Lítio e anticonvulsivantes podem ser detectados no sangue de recém-nascidos. Logo após o nascimento, fígado, rins e a barreira hematoencefálica do bebê ainda estão em maturação, o que significa que o bebê pode ter no sangue alta concentração de qualquer medicação que a mãe tome. Mas há divergências a respeito de se essas medicações podem ser tomadas ou não durante a amamentação. A *American Academy of Pediatrics* tem afirmado que o lítio não deve ser tomado quando se amamenta, mas a recomendação se baseia em dados muito limitados. Na realidade, Viguera, Newport e colegas (2007) concluíram que a concentração de lítio no sangue em bebês amamentados era de apenas 25% em relação à das mães que tomam lítio, muito mais baixa que o esperado. Além disso, não foram detectados atrasos expressivos de crescimento ou desenvolvimento ou outros efeitos adversos graves, e as pequenas alterações em testes de laboratório do bebê não mostraram ser clinicamente significativas.

DICA DE CUIDADOS PERSONALIZADOS
INTERROMPER AS MEDICAÇÕES NA GRAVIDEZ

Se você decidir parar com as medicações na gravidez e/ou ao amamentar, discuta com seu médico o método adequado para a retirada. Pare aos poucos, não de repente. Certifique-se de ter a postos outros fatores de proteção, como terapia ou grupos de atenção plena [*mindfulness*] (ver adiante) e faça visitas regulares de pré-natal ao seu obstetra/ginecologista e psiquiatra. Avalie voltar a tomar medicações depois que parar de amamentar, o que pode exigir algum tempo para ir aumentando as doses até chegar ao nível anterior.

Embora pareçam ser pequenos os riscos reais do lítio ou valproato para bebês amamentados por leite materno (para o lítio: sedação, nutrição escassa, desidratação, espasmos musculares; para o valproato: letargia, sedação), você se sentirá mais confiante se tomar algumas precauções:

- Certifique-se de que você e seu bebê estão adequadamente hidratados; a rápida desidratação é um efeito colateral do lítio e pode causar febre repentina em você e no seu bebê.
- Tome suas medicações *depois* que terminar de amamentar ou quando seu bebê começar a tirar uma longa soneca, de modo que haja menos em seu leite da próxima vez que der de mamar. Você pode também bombear um pouco do leite de seu peito antes de tomar as próximas doses de medicação.
- Converse com seu médico sobre simplificar seu regime de medicação, de modo que você possa tomar menos medicações ou tomá-las em uma única dose diária.
- Certifique-se de que seu obstetra esteja monitorando os níveis de lítio ou valproato no seu sangue e no do bebê pelo menos mensalmente, para evitar quaisquer riscos de toxicidade, especialmente se seu bebê tem menos de 10 de semanas.

Obviamente, você pode não estar tomando lítio ou valproato. A seguir, algumas sugestões adicionais:

- Se você toma carbamazepina, fique alerta para uma diminuição da vontade de mamar do recém-nascido, ou para sedação ou espasmos. Um pequeno número de bebês desenvolve uma disfunção temporária do fígado com a carbamazepina.
- Se você toma lamotrigina, e especialmente se começou a tomar há pouco tempo, certifique-se de checar se aparecem erupções na pele, em você e no bebê (ver Capítulo 6). O período pós-parto é uma fase de alto risco para o desenvolvimento de erupções com a lamotrigina, e você com certeza vai ter que parar de tomá-la se aparecer uma coceira intensa.
- Os antipsicóticos parecem estar entre os compostos mais seguros de tomar quando se amamenta, especialmente se for em baixas dosagens. No entanto, como você viu em capítulos anteriores, algumas dessas medicações (notadamente a olanzapina) podem fazer você ganhar bastante peso, o que aumenta seu risco de diabetes e outras síndromes metabólicas. Alguns bebês

amamentados pela mãe desenvolvem sedação e letargia quando as mães tomam antipsicóticos.

Amamentação e regularidade do sono

Mulheres que amamentam têm ciclos de sono-vigília mais caóticos que aquelas que dão mamadeira, o que pode pôr você em risco de recorrência maníaca. No período pós-parto, é particularmente importante ter um sono regular, mas também é uma das fases em que isso é mais difícil de conseguir.

Obviamente, a decisão de amamentar é muito pessoal e com frequência ditada pela emoção, e os efeitos em seus ciclos de sono provavelmente não estarão entre as suas primeiras preocupações após o parto. Mas tente ponderar os benefícios de amamentar em relação aos riscos. Se você decidir amamentar, arregimente seus familiares (cônjuge/parceiro(a), sogros e irmãos) e outros em sua rede de apoio, para ajudá-la em outros cuidados noturnos com o bebê que possam interferir no seu sono.

"Quais outros tratamentos existem disponíveis no pós-parto?"

O período pós-parto é uma fase muito estressante e caótica para todos. Embora você provavelmente esteja desfrutando da excitação e da alegria de ter um bebê, pode estar também lidando com as doenças de seu bebê (ou de seus outros filhos), com as visitas longas e às vezes conflituosas dos sogros, e com rotinas imprevisíveis. Talvez se sinta mais próxima de seu cônjuge ou parceiro(a) do que já se sentiu antes, mas, compreensivelmente, pode também estar discutindo mais com ele(a). Se você tinha um emprego durante ou antes da gravidez, pode não ter muita vontade de voltar, mas talvez seu chefe esteja pressionando para que retorne. Esses fatores de estresse, junto com suas vulnerabilidades biológicas, podem contribuir para episódios depressivos pós-parto.

Algumas mulheres com transtorno bipolar escolhem tomar antidepressivos (além de seus estabilizadores do humor) durante os meses do pós-parto, para ajudar a lidar com sua ansiedade e depressão. Se você se deu bem com eles antes, e eles não provocaram episódios mistos ou ciclagem rápida, os adjuvantes antidepressivos são uma opção de tratamento a ser considerada para a depressão pós-parto. Os antidepressivos variam em sua taxa de transferência para o leite, portanto veja com seu médico qual deles é o melhor no seu caso. Alguns médicos recomendam sertralina, paroxetina ou fluvoxamina em vez de outros agentes (Fortinguerra *et al.*, 2009), mas até agora foram realizados poucos estudos sobre o transtorno bipolar quanto a esse aspecto.

Os riscos dos antidepressivos ISRSs para o seu bebê são sedação, náusea e diminuição do apetite, entre outros. Há poucos estudos que indiquem um risco mais alto de "hipertensão pulmonar primária" (dificuldade de respirar) e "síndrome de adaptação neonatal" (irritabilidade, alterações no tônus muscular, temperatura instável) em bebês de mulheres que tomaram ISRSs no terceiro trimestre da gravidez (por exemplo, ver Occhiogrosso; Omran; Altemus, 2012; Salisbury *et al.*, 2016). Não é claro quanto tempo duram esses sintomas; 2 a 4 semanas é a estimativa corrente. Eles podem ser uma fonte de considerável ansiedade para pais enquanto duram.

Muitas mulheres resistem à psicoterapia nos meses de pós-parto, acreditando que seus altos e baixos emocionais podem ser explicados por hormônios, perturbações do sono, ou pela simples exaustão. Certamente esses fatores irão contribuir para o seu estado de humor. Mas você pode também estar ciclando para um episódio depressivo, seus sintomas anteriores de depressão no período anterior ao parto podem estar piorando, ou você pode estar desenvolvendo um estado misto (depressão com agitação, hipomania ou mesmo mania plena). Se você já vinha consultando um terapeuta, agora é uma boa hora para retomar as sessões. Você pode então pedir ajuda em relação às rotinas diurnas e noturnas, as mudanças no estilo de vida e nas relações familiares que está enfrentando agora, e a lidar com o estresse em seu relacionamento principal. Além disso, algumas das técnicas cognitivo-comportamentais descritas no Capítulo 10 podem ser aplicadas agora no período pós-parto (por exemplo, programar atividades prazerosas).

Nova pesquisa: Aulas de atenção plena durante a gravidez

Se você não tem tempo ou recursos financeiros para psicoterapia individual, pense em adotar práticas de meditação como as de TCBM (ver Capítulo 10, *terapia cognitiva baseada em mindfulness* ou "terapia cognitiva baseada em atenção plena"), em grupos que se juntam uma vez por semana por umas duas horas. Não costumam ser caros e há grupos gratuitos, em geral em centros de saúde mental da comunidade ou em centros de lazer.

A atenção plena visa a interromper nossa tendência natural a reagir com fortes emoções a pensamentos negativos ou sensações corporais que estão associados a estresse e humor triste. Na TCBM, aprende-se a ficar presente, focado e sem julgar ao observarmos nossos processos internos emocionais ou de pensamento.

Há pesquisa de apoio sobre o uso de TCBM em mulheres grávidas com depressão. Em um estudo recente, 86 mulheres grávidas com histórico de episódios depressivos (e que, portanto, corriam alto risco de recorrências depressivas) receberam aleatoriamente uma série de oito aulas de TCBM ou de tratamento padrão (acesso a centros de saúde mental). O grupo que recebeu TCBM reportou níveis de sintomas depressivos significativamente mais baixos e taxas menores de recaída depressiva em até seis meses de pós-parto, em comparação com o grupo que recebeu o tratamento usual (Dimidjian *et al.*, 2016). Considerando as muitas mudanças ocorridas quando nasce um bebê, e como você pode sentir seu corpo diferente, o fato de olhar o mundo à sua volta pela abordagem da meditação pode ser uma estratégia importante para reduzir o impacto de seus sintomas de humor. Desenvolver essa prática diária consome tempo, e as recompensas podem não ser imediatamente visíveis, mas os efeitos de longo prazo costumam ser muito poderosos.

ESCOLHA DE ANTICONCEPCIONAIS

Planejar a gravidez obviamente lhe dará maior controle sobre a gestão de seu transtorno e para o desenvolvimento saudável de seu bebê. Essa é uma razão pela qual a contracepção efetiva é importante. Mas, mesmo que você nunca tenha tido intenção de engravidar, é bom conhecer as interações entre as medicações psiquiátricas que está tomando e os anticoncepcionais orais (pílulas). Alguns anticonvulsivantes, como carbamazepina, oxcarbazepina e topiramato aumentam o metabolismo dos hormônios sexuais como o estrógeno e a progesterona e podem tornar seu anticoncepcional menos eficaz. Como resultado, você talvez precise recorrer a outras formas de contracepção (por exemplo, diafragma, camisinha ou uma pílula anticoncepcional com dose mais elevada de estrógeno) caso esteja tomando essas medicações (Joffe, 2007).

A pílula anticoncepcional também pode tornar certas medicações – em particular a lamotrigina e o valproato – menos eficazes por reduzir a concentração da medicação no sangue. Portanto, se você toma pílula anticoncepcional, talvez precise aumentar sua dosagem de lamotrigina ou usar outro método contraceptivo para obter pleno benefício do estabilizador do humor (Scrandis, 2017). Além disso, se você de repente parar de tomar sua pílula anticoncepcional, seu estrógeno irá cair e você pode ter um repentino aumento dos níveis de lamotrigina, o que eleva o risco de erupções ou da síndrome de Stevens-Johnson (ver Capítulo 6). Portanto, certifique-se de notificar seu médico se você parar ou começar a tomar anticoncepcionais orais.

TRANSTORNO BIPOLAR E CICLO MENSTRUAL

Você pode descobrir que seu ciclo menstrual está sendo afetado pelo transtorno bipolar – tanto a biologia da doença quanto as medicações que você toma podem ocasionar isso. As anormalidades típicas da menstruação são ausência de um ciclo (amenorreia), ciclos mais extensos que 35 dias (oligomenorreia) e ciclos irregulares de um mês para outro. Ciclos menstruais irregulares, em geral definidos como ciclos mais curtos do que 25 dias ou mais longos do que 35 dias, ocorrem em 15-20% das mulheres. Em um dos poucos estudos com mulheres com transtornos do humor, a disfunção do ciclo menstrual foi reportada em 34,2% das com transtorno bipolar, em comparação com 24,5% das mulheres com depressão maior e 21,7% das mulheres saudáveis, não deprimidas (Joffe; Kim *et al.*, 2006).

Irregularidades normais ou anormais?

Seu médico deve receber de você um histórico detalhado de seu ciclo menstrual, especialmente se você está ganhando peso em razão das medicações (ver o tópico "Ganho de peso e síndrome metabólica", adiante) ou se estiver com a menstruação desregulada. Há razões tanto normais quanto anormais para ciclos irregulares. As mais típicas são ter acabado de entrar na puberdade (mulheres jovens), amamentar ou estar perto da menopausa. Razões mais problemáticas podem ser uma síndrome ovariana policística (ver o tópico "Síndrome do ovário policístico [SOP]", adiante), níveis elevados de prolactina ou hiperprolactinemia (causada por medicações antipsicóticas; ver o tópico "Elevação da prolactina", adiante), hipotiroidismo (ver o tópico "Transtornos da tiroide", adiante), crescimento benigno da glândula pituitária anterior, excesso de exercício ou perda de peso, e estresse psicológico intenso.

O que a medicação pode ter a ver com isso?

Se você há pouco teve seu ciclo menstrual desregulado, é importante saber se essas irregularidades *pré-dataram* medicações como lítio, valproato ou ASGs. Um estudo de Natalie Rasgon e colegas (2005), com 50% de mulheres com transtorno bipolar que tiveram anormalidades menstruais, reportou que estas começaram antes do primeiro uso da medicação. Mas, mesmo que seus problemas menstruais tenham se iniciado antes, as medicações podem agravá-los pela ação dos estabilizadores do humor no eixo hipotálamo-hipófise-gonadal e seus efeitos periféricos nos metabólitos da testosterona. O valproato parece ter maior efeito no ciclo menstrual que o lítio ou outros estabilizadores do humor (Rasgon *et al.*, 2005). Discuta isso com seu médico:

ciclos menstruais irregulares podem reduzir a fertilidade e agravar doenças de longo prazo como a osteoporose, diabetes não dependente de insulina e doenças do coração (Kenna *et al.*, 2009).

DICA DE CUIDADOS PERSONALIZADOS
INVESTIGANDO IRREGULARIDADES MENSTRUAIS

A maioria das mulheres reporta que seus sintomas de humor – em especial depressão e ansiedade – pioram antes e depois da menstruação. Mas mulheres com transtorno bipolar têm variações de humor mais extremas relacionadas ao seu ciclo (Rasgon *et al.*, 2003). Pode ser difícil discernir se são suas mudanças de humor que pioram as menstruações ou se são estas que pioram seu humor. Suas medicações tornam seus ciclos piores ou melhores? As pílulas reduzem suas mudanças de humor relacionadas à menstruação?

Sua tabela do humor (ver Capítulo 8) pode ajudar a ver se suas menstruações irregulares e mudanças de humor se devem ao transtorno, às medicações ou a outros fatores. Circule os dias em que sua menstruação começa e termina. Depois de fazer isso vários meses, um padrão irá emergir. Talvez descubra, por exemplo, que as mudanças de humor ligadas à menstruação são menos comuns desde que você toma antidepressivos ou que os aumentos nas demandas de trabalho têm a ver com as irregularidades menstruais. Ou descobrir que as irregularidades que você atribui às medicações na verdade têm vida própria.

Leve suas tabelas do humor preenchidas ao seu psiquiatra ou obstetra e discuta as opções. Seu médico pode recomendar que você pare com certas medicações ou altere as dosagens para ver se seu ciclo menstrual (e quaisquer desequilíbrios hormonais associados) voltam ao normal. Obviamente, você pode decidir que não quer arriscar parar ou mudar suas medicações, mas terá uma informação a mais que pode ser útil no futuro.

OUTRAS CONDIÇÕES FÍSICAS RELACIONADAS COM O TRANSTORNO BIPOLAR E SEUS TRATAMENTOS

Várias condições endócrinas (hormonais) podem surgir ou se agravar em razão das medicações que você usa para o transtorno bipolar. Outras condições endócrinas são parte da biologia da doença. Em certos casos, medicações e sua neuroquímica individual se combinam para causar o problema. O que você faz para lidar com as condições varia, dependendo de qual seja a provável causa principal.

Síndrome do ovário policístico (SOP)

A SOP é um transtorno endócrino que aumenta seu risco de diabetes tipo 2, hiperplasia endometrial (que pode pressagiar um câncer do endométrio), redução da fertilidade e doença cardíaca (Kenna *et al.*, 2009). Cerca de metade das mulheres que desenvolvem SOP têm significativos problemas com o peso (alguns causados por estabilizadores do humor). Como o nome implica, os sinais de SOP são cistos anormais nos ovários, mas também acne facial, calvície de padrão masculino, crescimento excessivo de pelos faciais, ganho de peso e altos níveis de testosterona (Barthelmess; Naz, 2014). A condição é diagnosticada por ovulação infrequente, hiperandrogenismo (nível elevado ou aumento da sensibilidade a hormônios esteroides andrógenos, como a testosterona), resistência à insulina e infertilidade. Os cistos anormais são detectados por meio de ultrassom, e o hiperandrogenismo costuma ser detectado por meio de exame de sangue dos esteroides sexuais (por exemplo, testosterona) e hormônios reprodutivos (por exemplo, estrógeno ou progesterona).

> **Prevenção eficaz da SOP e outros transtornos reprodutivos:** Fique atenta à evolução de irregularidades menstruais ou significativo ganho de peso ao começar a tomar um novo estabilizador do humor.

A SOP afeta cerca de 1 em cada 20 mulheres na população em geral, mas você corre o risco mais alto se toma valproato. Talvez a SOP e o transtorno bipolar provavelmente tenham alguma relação (Jiang; Kenna; Rasgon, 2009), mas valproato, carbamazepina e oxcarbazepina aumentam o risco de modo substancial. O estudo STEP-BD (ver Capítulo 6) concluiu que 10,5% das mulheres com transtorno bipolar desenvolvem ciclos menstruais irregulares e hiperandrogenismo em seu primeiro ano com o valproato, em comparação com 1,4% das que tomam lítio ou outros anticonvulsivantes como a lamotrigina (Joffe; Cohen *et al.*, 2006). Entre as mulheres que depois pararam de tomar valproato, houve melhora do ciclo menstrual e níveis mais baixos de testosterona.

Se você está tomando um anticonvulsivante e experimenta irregularidades menstruais, não é o caso de supor que tenha SOP. As irregularidades podem também sinalizar o impacto de estressores, uma gravidez inesperada, níveis elevados de prolactina (ver tópico a seguir) ou o início da menopausa (todos cobertos em alguma parte deste capítulo).

No mínimo, se você está tomando valproato, carbamazepina ou oxcarbazepina e tem irregularidades menstruais, ganhou peso de modo significativo, desenvolveu pelos faciais ou qualquer dos outros sinais reprodutivos listados anteriormente, deve ter seus níveis de testosterona checados e, possivelmente, fazer um ultrassom para ver se seus ovários mostram mudanças policísticas (Isojärvi; Taubøll; Herzog, 2005). Se forem reveladas, é muito provável que precise parar de tomar esses anticonvulsivantes e mudar para um estabilizador do humor diferente (por exemplo, lamotrigina).

Elevação da prolactina

Níveis elevados do hormônio prolactina (hiperprolactinemia) são perigosos porque podem aumentar seu risco de câncer de mama e, quando você também tem ciclos menstruais infrequentes, levar a reduções na produção de estrógeno. Níveis baixos de estrógeno podem, por sua vez, causar infertilidade e redução da densidade óssea, o que aumenta seu risco de osteoporose (Joffe, 2007). Quando elevada, a prolactina pode causar ciclos menstruais infrequentes, galactorreia (vazamento de leite dos seios), aumento dos seios, amenorreia, enxaquecas ou diminuição do apetite sexual (Ali; Khemka, 2008).

Você tem risco maior de hiperprolactinemia se seu tratamento inclui certas drogas antipsicóticas. Entre 48 e 88% das pessoas que tomam risperidona desenvolvem hiperprolactinemia. O risco é alto também com alguns dos outros ASGs (Kishi *et al.*, 2017). Portanto, se você tem histórico familiar de câncer de mama, é particularmente importante ter seus níveis de prolactina checados enquanto tomar ASGs.

Se você tem elevação de prolactina mas nenhuma evidência de irregularidades menstruais, talvez não precise ser tratada por isso. Mas se está tendo sintomas ativos de hiperprolactinemia, pode precisar interromper sua medicação antipsicótica e passar para um agente que tenha menor probabilidade de elevar a prolactina. Se seu médico detecta baixos níveis de estrógeno, assim como uma prolactina elevada, um anticoncepcional hormonal que aumente o estrógeno pode também ser recomendado.

Ganho de peso e síndrome metabólica

Tanto homens quanto mulheres com transtorno bipolar têm risco aumentado de desenvolver obesidade, mas o risco é maior entre as mulheres. *Obesidade* costuma ser definida como um índice de massa corporal de 30 kg/m² ou mais; estar com sobrepeso é usualmente definido como no mínimo 25 kg/m² (para calcular seu índice de massa corporal use a calculadora online em www.calculoimc.com.br). Você pode ter lidado com problemas de peso antes de começar a tomar medicações psiquiátricas; suspeita-se que esses sintomas sejam parte da doença. Não obstante, as medicações podem agravar problemas de peso preexistentes.

Um efeito mais preocupante do ganho de peso da obesidade é a *síndrome metabólica*, que consiste em resistência à insulina ou intolerância à glicose (na qual o corpo não utiliza adequadamente a insulina ou o açúcar do sangue), hiperglicemia (excesso de açúcar no sangue), excesso de tecido gorduroso em volta do estômago, dislipidemia (usualmente indicada por alta taxa de triglicérides e colesterol HDL baixo e LDL alto), pressão alta, entre outros sintomas. A síndrome metabólica afeta 17 a 49% das pessoas com transtorno bipolar e, assim como o ganho de peso geral, afeta mais as mulheres do que os homens (Kenna *et al.*, 2009). Obesidade e síndrome metabólica são fatores de risco para sérios problemas de saúde, como diabetes, hipertensão e problemas cardiovasculares.

Uma primeira coisa que você pode fazer para se proteger de desenvolver a síndrome metabólica é tomar ciência de qualquer ganho de peso decorrente de uma medicação. Quer se trate de um ASG, do valproato ou do lítio, peça para seu médico checar em você evidências de perturbações metabólicas (por exemplo, testar seu colesterol e triglicérides, realizar um teste em jejum de tolerância a insulina ou glicose, e fazer um perfil dos lipídios no sangue). Se há evidência de que seu corpo reage escassamente às medicações prescritas, discuta outras opções de tratamento com ele (ver a "dica de cuidados personalizados" a seguir). Algumas medicações para transtorno bipolar são melhores que outras: por exemplo, pessoas com transtorno bipolar geralmente ganham mais peso com o ASG olanzapina do que com valproato (Novick *et al.*, 2009). Entre os ASGs, ziprasidona e aripiprazol parecem mais "neutros" em relação ao peso que a olanzapina. A quetiapina e a risperidona são ambas associadas a ganho de peso, mas não tanto quanto a olanzapina. A maioria dos ASGs e o valproato são associados a risco de resistência à insulina ou hiperlipidemia.

Entre os estabilizadores do humor, a lamotrigina parece ser melhor que o lítio ou o valproato em termos de ganho de peso. Embora o topiramato tenha propriedades de perda de peso, há escassa evidência de sua eficácia como estabilizador do humor; evite tomar essa medicação apenas para perder peso. Se estiver ganhando peso, seu médico pode recomendar que acrescente uma droga chamada metformina, um agente antidiabético que parece causar perda de peso com relativamente poucos efeitos colaterais.

Claro que, se você ganhou peso, a maioria dos médicos recomendará que se exercite e mantenha uma dieta saudável. Todos sabemos da importância dessas adaptações de estilo de vida, mas elas podem ser extraordinariamente difíceis de implementar quando você está deprimido, o que pode fazer você se sentir ainda mais sem ânimo. Tente não ser crítico em relação a si mesmo se não conseguir manter uma dieta ou um plano de exercícios: você pode ser capaz de retomar esses hábitos de estilo de vida quando seu humor melhorar.

DICA DE CUIDADOS PERSONALIZADOS
PROTEGER-SE DE PROBLEMAS METABÓLICOS

Se começar a ganhar peso, converse com seu médico a respeito de mudar sua dosagem de medicação, tomá-la em outra hora do dia, mudar para medicação que tenha menor risco de ganho de peso (por exemplo, aripiprazol, lamotrigina), ou, se você não tem doença hepática ou renal, acrescentar a droga metformina para promover perda de peso.

Transtornos da tiroide

Perturbações da tiroide aparecem com maior frequência junto da depressão do que de outros tipos de transtorno psiquiátrico. Fique alerta em relação a essas condições, particularmente a baixa produção de hormônios da tiroide, ou *hipotiroidismo,* mais comum em mulheres do que em homens. Algumas mulheres começam a desenvolver problemas de tiroide na época da menarca, outras após o parto, e outras ainda como parte normal do envelhecimento. Uma variedade de fatores – doença autoimune, deficiência de iodo, predisposição genética e certas medicações – podem causar transtornos da tiroide.

Existe alguma evidência de que a ciclagem rápida e o hipotiroidismo (ambos mais comuns entre as mulheres) estão associados, mas nem todos os estudos chegam a essa conclusão (Buoli; Serati; Altamura, 2017). O lítio suprime o hormônio tiroide e causa hipotiroidismo em algumas pessoas. Portanto, seu médico precisa checar sua tiroide como parte de seu controle regular do sangue, especialmente quando você começar a tomar uma nova medicação.

Se você tem um nível baixo de hormônios da tiroide, pode precisar de um suplemento como a levotiroxina. Como se descobriu que ela reduz a frequência dos episódios depressivos, você não precisa necessariamente ter uma tiroide menos ativa para se beneficiar da suplementação para a tiroide. Mas, se você começar a tomar uma suplementação para a tiroide, fique atenta a eventuais sintomas de *hipertiroidismo,* que podem gerar riscos de fibrilação atrial ou osteoporose. Os sintomas de uma tiroide hiperativa são mudanças reconhecíveis no seu ciclo menstrual, calores e suores, palpitações do coração, ficar com "pele salgada", olhos saltados, mudanças no peso ou no apetite, ansiedade e diarreias frequentes ou movimentações no intestino. Seu médico pode medir se você tem hipertiroidismo por meio de exames de sangue convencionais. Se tiver, é provável que precise parar de tomar o suplemento, reduzir a dose ou mudar para outra forma de suplementação. Tomar um suplemento para a tiroide pode ser uma ação de reequilíbrio, mas quando você está com uma depressão que não reage a tratamentos, pode ser mais simples e mais eficaz tomar o suplemento do que acrescentar outro estabilizador do humor ou antipsicótico atípico ao seu mix.

Enxaqueca

Há um vínculo claro entre enxaquecas e transtornos de humor ou ansiedade. Um estudo recente concluiu que a taxa de transtorno bipolar entre mulheres com enxaqueca era quatro vezes mais alta que entre mulheres sem enxaqueca (Jette *et al.*, 2008). Das pessoas que são tratadas para enxaqueca, nada menos que 19% podem ter transtorno bipolar (Kivilcim *et al.*, 2017). Embora os homens também tenham enxaqueca, a taxa entre as mulheres é pelo menos o dobro. As jovens podem desenvolver enxaqueca por volta da primeira menstruação e depois seguir tendo nas fases pré-menstrual ou menstrual de seus ciclos.

As enxaquecas são muito piores que as dores de cabeça comuns: costumam começar de manhã e durar pelo menos 4 horas, podem ocorrer em apenas um dos lados da cabeça, criar uma sensação de latejar, pioram com a atividade física e com frequência exigem que a pessoa descanse na cama. Para tratá-las, você pode usar medicações "triptan" [à base de triptamina] voltadas especificamente para enxaquecas, como sumatriptano ou zolmitriptano. Mas as enxaquecas também podem ser tratadas com sucesso usando valproato ou outros anticonvulsivantes. Se você tem propensão a enxaquecas, evite medicações (por exemplo, a risperidona) que elevem os níveis de prolactina.

O lítio pode melhorar as enxaquecas, mas não é considerado um tratamento de primeira escolha. Um dos velhos antidepressivos, amitriptilina, tem demonstrado experimentalmente reduzir a frequência das enxaquecas, mas os problemas de tomar antidepressivos tricíclicos quando você tem transtorno bipolar tornam essa opção arriscada. A Mayo Clinic tem um site informativo[1] sobre novos tratamentos para enxaqueca: www.mayoclinic.org/diseases-conditions/migraine-headache/diagnosis-treatment/drc-20360207. Em termos mais gerais, certifique-se de que o médico com o qual você trata da enxaqueca conversa com seu psiquiatra a respeito dos efeitos das medicações para enxaqueca em seu humor e sobre potenciais interações medicamentosas com seus estabilizadores do humor.

MENOPAUSA

> *"Passar pela menopausa foi um inferno total. Eu acabei me estabilizando com os suplementos de estrógeno, mas aí, depois de todos esses anos, meu médico resolveu tirar o estrógeno. Por que será que ele não quis entender que sem ele eu ia ficar totalmente bagunçada?"*
> – Mulher de 52 anos com transtorno bipolar II

Não se sabe muita coisa sobre transtorno bipolar e menopausa, exceto que a menopausa é uma época que oferece risco aumentado

---

[1] Site em inglês, mas é possível traduzi-lo automaticamente durante sua navegação. (N.T.)

de oscilações de humor e recorrências. Uma síntese de nove estudos concluiu que 46 a 91% das mulheres bipolares reportaram piora em seus sintomas depressivos durante a menopausa e, com menor frequência, de seus sintomas de mania ou hipomania (Perich; Ussher; Meade, 2017).

Mulheres com transtorno bipolar podem ser mais sensíveis às reduções no estrógeno que ocorrem na menopausa. Obviamente, não é porque seus humores pioram perto, durante ou depois da menopausa que apenas os hormônios expliquem isso. Muitas mulheres têm outas mudanças de vida no final de seus 40 e nos 50 anos, por exemplo, filhos indo embora de casa, divórcios, novos casamentos, doenças, morte dos pais e outras transições. Portanto, se você está perto da idade da menopausa e começa a experimentar uma desestabilização ou piora de seu humor, peça que seu obstetra-ginecologista faça uma avaliação endocrinológica (por exemplo, níveis de hormônio folículo-estimulante, estradiol, hormônio luteinizante, hormônio da tiroide) e converse com seu psiquiatra para ver se precisa ajustar suas medicações (por exemplo, você pode precisar baixar a dosagem de lamotrigina por seus efeitos nos níveis de estrógeno). Pode ser útil também usar sua psicoterapia ou sessões de terapia em grupo para explorar os efeitos que o envelhecimento e recentes transições de vida possam ter sobre sua saúde emocional e física.

Algumas mulheres com transtorno bipolar decidem começar uma terapia de reposição hormonal, ou TRH (geralmente estrógeno e progesterona, embora algumas tomem apenas estrógeno). Há alguma evidência de que a TRH ajuda a estabilizar os humores na perimenopausa (o tempo imediatamente anterior à menopausa; Freeman *et al.*, 2002), e que também reduza sintomas como os calores. A TRH também traz outros benefícios à saúde, como aumentar a densidade óssea, mas há relatos de casos de mulheres em TRH que ficam maníacas ou começam a ciclar rapidamente. Além disso, a TRH aumenta o risco de câncer de mama e de doença cardíaca. Discuta a opção de TRH tanto com seu obstetra-ginecologista como com seu psiquiatra e procure se informar sobre atualizações nessa área, em que as mudanças ocorrem com frequência.

Se a menopausa afeta a depressão, o oposto também é verdade? O Estudo do Humor e Ciclos de Harvard, que envolveu 976 mulheres deprimidas e não deprimidas com idades de 36 a 45 anos, investigou se a depressão tem um efeito sobre a *transição que envolve a perimenopausa*, durante a qual ocorrem várias mudanças biológicas e hormonais (Harlow *et al.*, 2003). A perimenopausa ocorre em mulheres com uma idade média de 47,5 anos e pode durar de 4 a 8 anos. É marcada por um declínio na função ovariana e é uma fase de risco aumentado de recorrências da depressão.

Em comparação com mulheres que não têm histórico de depressão, as mulheres com depressão reportaram ter seu primeiro ciclo menstrual em uma idade mais precoce. Em um estudo de acompanhamento que durou 3 anos, mulheres com histórico de depressão alcançaram a perimenopausa mais cedo do que mulheres que não tinham histórico de depressão, particularmente quando sua depressão era grave e elas estavam tomando antidepressivos para combate-la. Mulheres com depressão também tinham níveis mais elevados de hormônio folículo-estimulante e hormônio luteinizante e níveis mais baixos de estrógeno do que as não deprimidas (Harlow *et al.*, 2003).

Apesar não haver participação de nenhuma mulher com transtorno bipolar, os resultados podem ter implicações no seu caso se você estiver chegando à idade da menopausa: talvez você desenvolva sintomas de perimenopausa antes que mulheres de sua idade, especialmente se estiver tomando antidepressivos, assim como estabilizadores do humor. Se suas menstruações começaram a ficar irregulares, mais curtas, com manchas de sangue entre as menstruações, ou pararam de vez, consulte seu obstetra-ginecologista para fazer uma checagem de seus níveis de hormônios e determinar se você está no início da menopausa. Algumas mulheres optam pela TRH nessa época.

• • • • • • • • • • • • • • •

Algumas coisas com as quais você teve contato neste capítulo podem deixá-la desanimada e fazê-la sentir que está "perdida se fizer, igualmente perdida se não fizer". Sem dúvida, para as mulheres, lidar com o transtorno bipolar pode ser um malabarismo muito mais difícil do que para os homens, e as escolhas que você será solicitada a fazer podem muitas vezes parecer bastante injustas. Felizmente, você tem como ajustar seu tratamento para minimizar efeitos teratogênicos durante a gravidez, efeitos em seu ciclo menstrual, e a probabilidade de desenvolver síndrome do ovário policístico, doenças metabólicas, da tiroide ou hiperprolactinemia. Antes de começar qualquer nova medicação, discuta com seu médico de que maneira os efeitos adversos podem ser reduzidos. Lembre-se de que todas as medicações, mesmo a aspirina, têm efeitos colaterais de longo prazo. (Para maiores informações sobre transtorno bipolar em seus filhos ou nos filhos que você planeja ter, ver Capítulo 14.)

O Capítulo 13 oferece um panorama diferente sobre a questão da autogestão: como lidar de modo eficaz dentro da sua família ou no ambiente de trabalho depois de um episódio da doença. Pessoas com transtorno bipolar costumam experimentar dificuldades nesses dois ambientes – e problemas que não se devem inteiramente ao seu comportamento. Muitos deles derivam do fato de os outros terem uma compreensão inadequada do transtorno (ver a história de Martha, no Capítulo 1). Discutirei a seguir várias estratégias que podem lhe dar maior poder de negociação nos relacionamentos com a sua família, seu ambiente social e no trabalho. Como você tem visto ao longo deste livro, lidar com o seu transtorno envolve familiarizar os outros com os fatos a respeito dele e deixar claro para si mesmo o que pode e o que não pode ser útil para a sua recuperação.

CAPÍTULO 13
Como funcionar bem em casa e no trabalho
Comunicação, habilidades para resolver problemas e como lidar de modo eficaz com o estigma

O transtorno bipolar cria desafios importantes para a sua vida diária: na família, no trabalho e com suas amizades e outros relacionamentos. Quando seus familiares souberam de seu transtorno, talvez tenham dado apoio, ou podem ter ficado invasivos, ansiosos ou bravos. Alguns, quem sabe, ficaram ansiosos para ajudar, e outros mostraram uma rejeição ostensiva. Mas, mesmo depois que cada um aparentemente se ajustar à sua vida com transtorno bipolar, é comum que reapareçam dificuldades após o episódio de humor seguinte.

Do mesmo modo, é possível que você experimente frustração em seu ambiente de trabalho. Provavelmente sua ideia agora é trabalhar e ser produtivo, mas talvez não saiba como lidar com o estigma em relação ao transtorno, com a falta de compreensão dos chefes ou colegas, ou com as demandas do local de trabalho que se mostrem incompatíveis com suas tentativas de administrar a doença. Sabemos que os sintomas do transtorno bipolar afetam a capacidade de a pessoa funcionar no ambiente familiar e no trabalho. A boa notícia é que você pode aprender a negociar os conflitos e demandas de sua vida familiar e profissional por meio de várias habilidades de comunicação e estratégias de autocuidado.

Se tiver tempo, volte ao Capítulo 1 e releia o exemplo de Martha. Depois que ela teve o episódio maníaco e foi hospitalizada, os filhos ficaram ressabiados, com receio e medo. O marido às vezes a rejeitava, outras vezes era superprotetor, até que conseguiu ter uma compreensão melhor do transtorno a partir da terapia de casal. Ao voltar para seu emprego de programadora de computação, Martha teve problemas para se concentrar. De repente, achou a tela do computador confusa e esqueceu como usar alguns programas que antes dominava muito bem. O chefe logo ficou impaciente com a sua performance mais baixa. Os colegas, depois que souberam de seu diagnóstico, a evitavam e pareciam ficar nervosos quando a viam.

Se você acaba de se recuperar de um episódio maníaco, misto ou depressivo, pode estar se sentindo pronto para se reintegrar à família e ao trabalho, mas constata que aqueles com quem convive e trabalha não tratam você como costumavam fazer. Seus entes queridos podem ficar irritados e críticos ou superprotetores. Seu parceiro(a) talvez pareça hesitante em retomar a intimidade com você. No trabalho, é possível que você se sinta "em forma, como antes", mas tenha a impressão de que seus colegas não o veem mais assim. E se você de fato precisa ajustar seu ambiente de trabalho e suas rotinas profissionais para poder manter melhor a estabilidade de seu humor, o quanto será que pode contar a eles sobre seu transtorno para que, mesmo assim, o tratem como a pessoa confiante e competente que você mostrava ser antes?

Essas questões trazem desafios inegáveis, mas sempre fico impressionado com a eficácia com que pessoas com transtorno bipolar aprendem a lidar com eles. É possível retomar relacionamentos próximos com a família ou como casal mesmo após os mais graves episódios de transtorno de humor. O mesmo vale para retomar uma vida profissional bem-sucedida e alcançar conquistas na carreira. Como você verá, manter relacionamentos familiares e de trabalho bem-sucedidos tem muito a ver com a maneira de você se comunicar e resolver os problemas com os outros, e educá-los à medida que passam por seus inevitáveis altos e baixos nas reações ao seu transtorno.

"QUE PROBLEMAS FAMILIARES EU TALVEZ ENCONTRE APÓS UM EPISÓDIO DA DOENÇA?"

No período após um episódio agudo – quando você está a caminho da recuperação –, seus parentes próximos (pais, cônjuge, irmãos, filhos) geralmente vão tentar ajudá-lo. Alguns conseguem se tornar aliados importantes. Por exemplo, após um episódio maníaco, podem alertá-lo de que está fazendo atividades demais ou que seu nível de atividade diária está aumentando. No entanto, parentes e parceiros muitas vezes têm sentimentos confusos a respeito de sua doença e pensamentos confusos sobre como podem ajudá-lo, especialmente se esse é o seu primeiro ou segundo episódio. Nas seções a seguir, vou explorar os problemas mais comuns que surgem em famílias e casais.

■ Reações emocionais negativas de parentes

Randy, encanador, 45 anos, teve dois episódios de depressão maior e vários episódios hipomaníacos. Seu mais recente episódio, uma depressão grave, causou a perda do emprego. Sua mulher, Cindy, tinha uma compreensão rudimentar do transtorno bipolar a partir do que havia lido e de buscas na internet, mas era muito intolerante com a aparente incapacidade do marido de funcionar. Ela cometeu o erro que muitos parentes cometem – patologizou em excesso o comportamento de Randy e usou termos psiquiátricos recém-aprendidos de maneira pejorativa: "Isso aí é sua mania falando"; "Ontem à noite, quando a gente começou a discutir, você estava totalmente em ciclagem rápida"; "Você já está de novo com aquela sua coisa de TDA [transtorno do déficit de atenção]". Nas sessões de terapia de casal, Cindy revelou que, na verdade, não acreditava que os problemas de humor dele tinham origem biológica. Colocava a culpa na "família doida e disfuncional" dele, na sua "natureza temperamental" e "em coisas inconscientes e não resolvidas em relação a mim". Ela tampouco estava convencida

da evidência genética de que o pai de Randy havia tido transtorno bipolar.

As discussões dos dois a respeito das causas do comportamento de Randy tendiam a descambar para diálogos cada vez mais ríspidos, nos quais Cindy ficava repreendendo Randy e ele tentava se defender. O mais comum é que ele acabasse concordando com ela, só para encerrar a discussão, mas então ficava ressentido e se isolava para puni-la. Ela, incomodada pelo afastamento, continuava seu ataque mais tarde com a acusação de que: "Você nunca foi capaz de encarar as coisas diretamente". Ele começou a pensar em parar com as medicações só para provar "que eu consigo lidar com tudo isso sem ajuda de ninguém e de nada".

Por que Cindy está tão irritada? A maioria dos familiares com os quais tenho trabalhado são pessoas bem intencionadas, afetuosas, que honestamente querem fazer o melhor para o seu parente com transtorno bipolar. Mas nem sempre sabem o que fazer quando aquele membro da família reage negativamente à tentativa de ajuda. Acabam se sentindo frustrados e sobrecarregados com o esforço que se exige deles para se adaptarem ao transtorno, e então costumam dizer e fazer coisas que envolvem críticas ou que não ajudam em nada.

As reações de seus parentes ao seu transtorno, particularmente durante o período em que você está se recuperando, costumam refletir os mesmos estilos de lidar ou de *atribuir causas* que você usou em vários estágios de seu ajuste à sua doença (ver Capítulo 4): *subidentificar-se* com o transtorno (atribuir suas mudanças de comportamento – aquelas que provavelmente são parte da doença – à sua personalidade ou a hábitos) ou *superidentificar-se* com ele (atribuir à doença todos ou a maior parte de seus comportamentos, mesmo os normais). Parentes muito críticos costumam subidentificar você com o transtorno, como Cindy vinha fazendo. Podem acreditar que as suas alterações de comportamento de base biológica, relacionadas à doença – incluindo oscilações de humor residuais de seu último episódio que não tenham ainda sido esclarecidas –, são na verdade causadas por seu caráter ou seu perfil moral, suas motivações inconscientes, ou sua falta de empenho. Um membro da família que acredite que esses fatores têm um papel como causa também irá achar que você tem maior controle sobre suas oscilações de humor do que tem na realidade. Seu parente então pode ficar irritado e crítico ou mesmo hostil.

Superproteção

Alternativamente, você pode descobrir que seus parentes fazem questão de observá-lo com extremo cuidado e administrar todos os detalhes de seu transtorno, a ponto de você se sentir tratado como uma criança. Isso com frequência é chamado de "superenvolvimento emocional". Parentes que ficam superenvolvidos (o mais típico é que seja um pai ou mãe ou cônjuge) tendem a superidentificar você com o transtorno ou a rotular suas reações cotidianas como sinais de sua doença. Por exemplo, dizem que sua doença se reflete no fato de você ficar irritado com coisas que podiam muito bem irritá-lo antes de você ficar doente. Às vezes, tanto eles quanto você estão certos – sua raiva pode ser estimulada por coisas reais, mas seu transtorno faz você reagir com um nível de intensidade emocional desproporcional às circunstâncias. De toda forma, você pode começar a sentir que o fato de eles rotularem seu comportamento está fazendo você se sentir pior. Parentes podem lembrá-lo a toda hora das medicações que você tem que tomar, ou dizer que você precisa falar com o médico ou terapeuta a respeito de problemas ínfimos que você enfrente em casa ou no trabalho, ou mesmo ir falar com seu médico sem avisar você disso.

Você pode até constatar, como ocorre com alguns dos meus pacientes, que quando reclama que seus parentes estão sendo superprotetores eles usam seu diagnóstico bipolar como uma arma contra você. Por exemplo, você pode expressar incômodo com um parente por ele ficar fazendo perguntas demais a respeito de suas medicações, e então vê-lo dizer que sua reação é um sinal da sua doença. Então acaba-se entrando num ciclo vicioso em que você se queixa de eles estarem sendo invasivos, o que faz eles reagirem como se você estivesse ciclando para um episódio, o que por sua vez deixa você mais incomodado com o fato de eles o rotularem como alguém mentalmente doente, levando-os a reforçar suas crenças de que você está mesmo ciclando, e os tornando ainda mais críticos e superprotetores. Isso é conhecido como padrão de interação com "emoção expressa", e pode aumentar seu risco de recorrências (Miklowitz; Biuckians; Richards, 2006; Miklowitz; Chung, 2016).

Problemas com intimidade

Vamos ver agora outro tipo de reação emocional que costuma surgir entre cônjuges ou parceiros durante o período de recuperação: um desconforto com a intimidade física. O desconforto de seu parceiro pode não estar associado a críticas ou a superproteção; em vez disso, você talvez sinta a pessoa distante e retraída emocionalmente. A intimidade física pode ter sido interrompida totalmente durante ou logo após seu último episódio (como Martha experimentou com o marido depois de hospitalizada), ou pode ter diminuído aos poucos ao longo do tempo, após múltiplos episódios.

É muito comum os relacionamentos chegarem a um ponto vulnerável no período de recuperação, mesmo que o episódio tenha sido menor. Muitos cônjuges ficam com raiva dos eventos ocorridos durante o episódio e não se sentem confortáveis com a proximidade. É particularmente provável que isso ocorra se você largou as medicações – contra o desejo dele(a) – antes de seu episódio mais recente.

Se você no momento está hipomaníaco, pode ter um aumento no impulso sexual, mas seu cônjuge/parceiro(a) talvez se retraia por alguma desconfiança em relação ao seu transtorno. Por exemplo, é possível que sua parceira fique mais cautelosa em razão de seus recentes surtos de irritabilidade. O oposto às vezes também ocorre: você pode estar deprimido(a) e seu parceiro(a) talvez queira restabelecer o contato físico, mas isso faz você se sentir sob pressão, desconfortável com seu corpo, ou inseguro a respeito de si mesmo como parceiro sexual. Não é incomum que as pessoas percam o apetite sexual durante e após um episódio de depressão.

Se você tem estado bem há algum tempo, quem sabe ache mais fácil negociar intimidade com seu parceiro. Mas mesmo clientes meus que têm continuado bem se queixam que questões básicas de confiança entre eles e seus parceiros foram violadas por seus estados anteriores de doença e que a intimidade emocional e física tem sido difícil de restabelecer. Se você está experimentando um ou mais desses problemas, certamente não é o único. Felizmente, esses problemas de casal podem ser resolvidos usando algumas habilidades de reconstrução de relacionamento, descritas nas próximas seções.

> **Solução eficaz:** O primeiro passo para lidar de modo efetivo com os familiares após um episódio da doença é educá-los sobre seu transtorno. Isso costuma ser uma boa ideia, mesmo que sua família funcione bem, e mais importante ainda após um episódio, quando as emoções negativas às vezes estão no auge.

RECURSOS PARA MELHORAR O RELACIONAMENTO FAMILIAR APÓS UM EPISÓDIO

Educar sua família

Às vezes, parentes ou cônjuges/parceiros(as) têm várias noções equivocadas a respeito da doença, de seus tratamentos ou sobre o que o futuro reserva a todos vocês. Isso pode ocorrer mesmo que eles tenham interagido com seus médicos, lido livros populares ou assistido a filmes sobre o assunto, e ouvido suas explicações.

Informações falhas ou incompletas a respeito do transtorno bipolar podem fazer com que seus entes queridos se mostrem críticos ou superprotetores em relação a você. Faça cópias do quadro "Breve lista de fatos sobre transtorno bipolar para membros da família", adiante, que resume os fatos básicos a respeito do transtorno bipolar. Entregue essa folha sobre os fatos a todos os membros da sua família (quer eles tenham estado com você ou não durante seus episódios), inclusive a seus filhos adultos ou adolescentes, pais, cônjuge/parceiro(a), irmãos e outros parentes da família estendida.

É importante usar uma linguagem corriqueira quando você se comunica com parentes próximos a respeito de seus sintomas ou mudanças no funcionamento. Nos diferentes termos que seus familiares utilizam ao discutir seu comportamento, costumam estar ocultas sutis diferenças nas crenças a respeito do que leva você a se comportar dessas maneiras. Informar seus parentes sobre os fatos a respeito do transtorno pode fazer com que pensem melhor a respeito do que causa suas oscilações de humor. Por exemplo, seus familiares irão lhe dar mais apoio se compreenderem que sua irritabilidade é um sinal da ciclagem de seu transtorno e não uma evidência de que "você ficou bravo" ou "está mais agressivo do que costuma ser" ou "está muito genioso". Do mesmo modo, talvez compreendam e aceitem que você está sofrendo de "humor depressivo" ou "fadiga" ou de "problemas de concentração" em vez de achar que se trata de "preguiça mental" ou "de uma visão pessimista da vida" de sua parte. Membros da família que ficam excessivamente críticos em relação a um indivíduo com transtorno psiquiátrico costumam abrigar a crença de que os sintomas do indivíduo se devem à sua personalidade ou a uma falta de esforço para se controlar (Hooley, 2007).

Familiares que conhecem os fatos básicos sobre o transtorno bipolar também irão apoiar mais seus esforços para manter a consistência em seu tratamento. Parentes bem-intencionados que não entendem o transtorno às vezes encaram o tratamento com medicamentos ou psicoterapia como muletas, ou acham que você se preocupa demais com sua saúde ou seus humores. Podem passar-lhe mensagens diretas ou indiretas indicando que gostavam mais de você antes que começasse a tomar medicação ou fazer terapia. Ou podem infernizá-lo lembrando-o a toda hora de que precisa tomar os remédios, a ponto de você não querer mais tomá-los só por vingança. Em qualquer dos casos, são reações que podem fazer você se sentir ainda mais ambivalente do que já se sente em relação aos tratamentos. Seus familiares precisam saber por que você toma medicações, vai à psicoterapia e se envolve em tarefas de autogestão como regular seu padrão de sono-vigília, e, mais importante, saber se você precisa de ajuda ou não.

Gaste um tempo respondendo às perguntas deles depois que lerem a folha de fatos. Conforme a idade ou nível de instrução, eles talvez achem difícil entender como você experimenta certos sintomas, ou onde a doença pode ter se originado na árvore familiar ou por que você toma essa sua combinação de medicações (por exemplo, um estabilizador do humor *e* um antidepressivo). Se você passa informações sobre seu transtorno a filhos em idade escolar, procure simplificá-las e adequá-las ao seu nível de desenvolvimento. Um homem explicou ao seu filho de 6 anos: "Lembra de como você fica feliz na sua festa de aniversário? Então, às vezes eu fico assim a semana inteira, e aí acho difícil trabalhar". Uma mulher explicou à filha de 7 anos: "Sabe quando você fica agitada, mas geralmente depois de um tempo consegue se acalmar? Quando o papai fica agitado, ele passa da conta e não consegue se acalmar na hora". Outra mulher explicou às filhas que, quando ficava triste, não conseguia desligar os sentimentos como elas faziam. "Sabe quando você está preocupado e alguém conta uma piada, e você se sente melhor? Mamãe fica preocupada, mas não é uma piada que faz ela melhorar – ela precisa de mais tempo." E também esclareceu que elas não deveriam se sentir culpadas quando a vissem deprimida ou isolada.

Use termos apropriados à idade ao descrever seu transtorno. Crianças e adolescentes entendem melhor termos como "pra baixo", "arrasado", "estressado", "pilhado", "ligado", "triste," ou "desanimado" do que "maníaco" ou "deprimido". Talvez você tenha que explicar o transtorno a eles de várias maneiras diferentes em épocas diferentes. Fique atento ao que eles entendem e não entendem. Depois de uma longa explanação sobre o transtorno e suas bases biológicas, uma mãe reportou ter ouvido o filho de 9 anos comentar com um de seus coleguinhas: "Minha mãe tem um bipolar dentro da cabeça dela".

▪ Ajudar parentes a entender as bases médicas de seu transtorno

É importante que seus parentes próximos entendam que, ao menos uma parte de seu comportamento, é determinada biologicamente. Mesmo que não seja essencial que eles compreendam os mecanismos do transtorno que envolvem comunicação celular, será benéfico para eles saber que o transtorno não é algo totalmente sob seu controle. Quando finalmente aceitarem isso, é provável que fiquem menos irritados ou hostis, que foi o que aconteceu com Rebecca:

> "Eu havia comprado ingressos para o show, e então fiquei várias semanas na maior expectativa. Na noite do show, meu marido disse que não iria, que estava muito cansado e deprimido. Fiquei louca da vida – achei que ele devia ter previsto isso. Senti como se ele estivesse fazendo aquilo para me punir e me magoar. Eu queria muito que nós dois fôssemos juntos. Liguei para cancelar a babá e, no dia seguinte, fui até a agência de ingressos para tentar o reembolso, achando que não iam aceitar, que eu estava argumentando de uma posição fraca. Para minha surpresa, disse a eles: 'É que meu marido tem uma doença'. De algum modo, isso fez minha raiva ir embora. Me ajudou a me livrar do sentimento de que ele havia feito aquilo pra me magoar. Foi como decidi explicar isso a mim mesma e aos outros."

A percepção de Rebecca de que o marido havia desistido do show não porque ele *não queria ir*, mas porque ele *não conseguiu se convencer a ir*, fez com que ela ficasse menos ressentida com as limitações que a doença do marido impunha à vida deles. Mas é bom você compreender que a frustação e a insatisfação de seus parentes a respeito de suas dificuldades ou limitações não irão evaporar da noite para o dia. Familiares precisam de tempo e de prática para dar conta das mudanças em suas vidas. Veja a seguir como o relacionamento de Evan com o pai evoluiu:

> "Durante anos, ele não entendia, e a gente mal se falava. Eu havia gritado e berrado com ele e despejado nele todo o ódio que sentia por mim mesmo, e é claro que ele ficou muito bravo. Então fiquei deprimido e menos capaz ainda de lidar com ele. Mas, depois que minha segunda mulher e eu nos separamos e eu perdi meu emprego, finalmente contei a ele que tinha transtorno bipolar, e tratamos disso abertamente. Eu simplesmente falei: 'Pai, essa é uma

das razões principais pelas quais nós dois tivemos tantos problemas'. Expliquei que é uma coisa química e que não tinha a ver com o jeito que havia me criado, e de início ele não acreditou muito. Mas, por outro lado, fez sentido – ele tem uma mente científica e isso pôs um monte de coisas diferentes no devido lugar... meu temperamento, os problemas no emprego, minhas complicações na adolescência. Quando ele conseguiu aceitar isso e conversamos a respeito, ele foi capaz de se desapegar do que achava e pensar melhor nas reações que tinha comigo. E eu fiquei bem mais calmo e menos reativo com ele... a gente se dá muito melhor agora."

BREVE LISTA DE FATOS SOBRE TRANSTORNO BIPOLAR PARA MEMBROS DA FAMÍLIA

O que é o transtorno bipolar?

Ter transtorno bipolar significa que tenho graves oscilações de humor, que me fazem passar de um estado muito energizado (mania, ou uma forma mais leve, a hipomania) a um estado muito baixo, desmotivado e letárgico (depressão). As fases de alta duram de alguns dias a um mês ou mais. As fases de baixa podem ser bem mais longas, de várias semanas a vários meses. Uma de cada 50 pessoas tem transtorno bipolar. Costuma ocorrer pela primeira vez na adolescência ou quando se é adulto jovem.

Quais são os sintomas?

Meus principais sintomas na fase de alta: eu me sinto *feliz demais* e *estimulado* ou *irritado e com muita raiva*. Posso me achar capaz de fazer coisas que ninguém mais consegue (*grandiosidade*). Posso dormir menos que o usual ou não dormir, fazer várias coisas ao mesmo tempo (algumas movidas por metas, outras não), ter mais energia, falar mais rápido e expressar muitas ideias (algumas realistas, outras não), e me dispersar com facilidade.

Posso fazer coisas por impulso quando estou maníaco, como gastar muito dinheiro à toa ou dirigir de modo imprudente.

Outras horas tenho os sintomas de depressão: fico muito triste, na fossa, irritável ou ansioso, sem interesse pelas pessoas e pelas coisas, dormindo demais ou perdendo o sono, com pouca fome ou nenhuma, com dificuldade de me concentrar ou tomar decisões, fatigado, sem energia, me movendo ou falando devagar, sentindo-me muito mal comigo mesmo ou culpado, ou pensando em suicídio ou chegando a fazer algumas tentativas.

De que modo o transtorno bipolar afeta a família?

Meu transtorno bipolar pode afetar minha capacidade de me relacionar com os outros, na família ou no trabalho, especialmente quando fico doente. Nossos problemas familiares ou de relacionamento talvez fiquem mais visíveis durante ou logo após meu episódio de mania ou depressão, mas depois é provável que vão embora quando melhoro. É possível superar os conflitos da família com boa comunicação e sabendo resolver os problemas, com apoio emocional mútuo e incentivo. Podemos ter a ajuda também de uma terapia de casal ou familiar ou de um grupo de apoio às famílias.

O que causa o transtorno bipolar?

Ter transtorno bipolar significa que posso ter desregulações nos circuitos emocionais do cérebro, especialmente na amígdala e no córtex pré-frontal. Talvez tenha herdado essas desregulações de parentes de sangue, mesmo que não saiba dizer quem mais na família pode ter tido. Minhas oscilações de humor podem derivar de estresse na vida ou de mudanças repentinas nos meus hábitos de sono-vigília. Ninguém escolhe se tornar bipolar.

De que maneira o transtorno bipolar é tratado?

Meu tratamento provavelmente inclui medicações estabilizadoras do humor como lítio, valproato ou lamotrigina; ou medicação antipsicótica de segunda geração como risperidona, quetiapina, aripiprazol, ziprasidona, olanzapina, lurasidona, paliperidona ou asenapina. Posso também tomar medicação antidepressiva (por exemplo, sertralina ou escitalopram) ou medicações para controlar minha ansiedade ou problemas com o sono. Essas medicações requerem que eu me consulte com um psiquiatra regularmente para garantir que meus efeitos colaterais não saiam do controle e, para algumas medicações, fazer exames de sangue. Posso me beneficiar também de terapia individual, familiar ou de casal, ou de grupos de apoio. A terapia pode ajudar a aprender a melhor maneira de lidar com humores, identificar a formação de novos episódios, monitorar humores e ciclos de sono-vigília, e a funcionar melhor na família e no trabalho. Se eu for uma das muitas pessoas com transtorno bipolar que têm problemas com drogas ou álcool, programas de apoio mútuo como Alcoólicos Anônimos podem também ajudar a mim e a minha família.

O que o futuro reserva?

É provável que no futuro eu tenha episódios de altos e de baixos. Mas há todas as razões para ter boas expectativas. Com a ajuda de um programa regular de medicações, terapia, exercícios e apoio dos outros, meus episódios de transtorno do humor podem se tornar menos frequentes, menos extremados e menos perturbadores. Com ajuda e apoio, posso conquistar muitas das minhas metas para a minha família e minha vida profissional.

Extraído de *Bipolaridade – Transtorno Bipolar*, de David J. Miklowitz. Copyright © 2019 The Guilford Press.

É improvável que seus parentes adotem logo uma visão médica sobre seu transtorno – o pai de Evan, por exemplo, precisou de bastante tempo. Mas com a exposição repetida a informações educativas, seus parentes podem começar a reavaliar suas crenças de que o seu comportamento tem a ver com má vontade ou intenções negativas da sua parte. Foi o caso de Gray, que, com sua esposa, Arlene, fez terapia de casal para ajudar a se adaptar ao transtorno bipolar dela.

Arlene: Quando me deprimo, é como se baixasse um véu em mim. Muito diferente de quando você fica cansada depois do trabalho. É ficar entorpecida, como se tivesse uma tonelada de cimento no coração.

Gray: Eu sei, querida, mas não acho que ficar se lamentando resolve alguma coisa. Você precisa sair fora disso e lidar com as coisas.

Terapeuta: Arlene, você pode falar mais sobre como é a depressão, e o que você acha que a provoca?

Arlene: Provavelmente é alguma coisa no meu cérebro que fica atrapalhada. Parece físico; eu não sinto que não esteja tentando. Sei o quanto você fica frustrado, Gray, mas precisa entender que também não é uma coisa que eu queira. Se eu pudesse tirar isso de cima, eu tiraria— na mesma hora.

Habilidades de comunicação para reduzir críticas e conflitos

No diálogo entre Arlene e Gray, Arlene fez um esforço para validar o ponto de vista do marido. ***Comunicação eficaz é um componente muito importante para lidar com relacionamentos de família ou conjugais e pode até ajudar na recuperação de um episódio da doença.*** Em um de nossos estudos de terapia focada na família, uma das mudanças mais consistentes ao longo do tempo entre pacientes cujo transtorno bipolar melhorou foi a capacidade mais aprimorada de comunicação com o cônjuge ou com os pais (Miklowitz *et al.*, 2003). A seguir, há uma seleção de habilidades de comunicação que você pode tentar aplicar quando tiver que lidar com críticas, tensões ou conflitos nos seus relacionamentos.

Embora essas habilidades possam parecer fáceis à primeira vista, podem se revelar difíceis de aplicar sob estresse, e exigem que você pratique regularmente. Sem dúvida, casais e famílias não afetadas por transtorno bipolar também precisam se esforçar para usar a comunicação de modo eficaz no dia a dia. Mas o estresse da vida familiar após um episódio de humor requer que você seja ainda mais habilidoso em sua comunicação do que normalmente. E quando seu humor está oscilando para cima e para baixo e você vê seus parentes o atacando injustamente, o fato de usar novas habilidades de comunicação pode ser duplamente difícil. Essas habilidades exigem que você dê um passo atrás ao sentir que a temperatura está subindo e que se coloque no lugar da outra pessoa. Como ocorre com muitas estratégias de autogestão, familiarizar-se com essas habilidades quando você está bem facilitará usá-las quando estiver doente.

Habilidade n.º 1: escuta ativa

Depois de lidar com um episódio de transtorno bipolar ou qualquer outro tipo de estressor importante, você pode ter dificuldades em ouvir os sentimentos, objeções ou dificuldades de seu cônjuge, de seus pais ou de outros familiares. É uma dificuldade muito compreensível; você acaba de passar por um período de intenso tumulto emocional e não está no clima de sentir empatia com a dor dos outros, especialmente se eles deixam implícito que foi você que causou isso. Mas se os membros da sua família não acharem que você ou outras pessoas da família estão fazendo esforço suficiente para ouvir o outro, provavelmente não irão se dispor a cumprir algumas das outras tarefas essenciais para a sua recuperação (por exemplo, ajudar a manter o ambiente da casa o mais livre possível de estresse). Portanto, se seus pais, cônjuge ou filhos estão reagindo a você negativamente ou com críticas, considere a possibilidade de ajudá-los a modular a raiva ouvindo-os e expressando uma compreensão da posição deles, mesmo que não concorde com ela. Essa é uma técnica chamada escuta ativa, e as tentativas de usá-la certamente irão mudar o resultado daquilo que de outro modo seria um troca improdutiva. O quadro "Passos para uma escuta ativa", a seguir, relaciona os passos.

Na escuta ativa, você se torna menos ativo em falar durante a comunicação do que está habituado a fazer, e investe mais na parte de ouvir. Você mantém contato olho no olho com a pessoa que fala, envia sinais não verbais de assentimento, como concordar com gestos de cabeça, parafrasear ou de algum outro modo confirmar que foi isso mesmo o que você entendeu (também conhecido como *escuta reflexiva*), e faz perguntas para esclarecer o ponto de vista de quem fala. É uma habilidade muito boa de usar sempre que você fala com seus familiares, e especialmente útil quando a coisa desanda para a discussão. Nada melhor do que validar o ponto de vista do outro no meio de uma discussão para reduzir a raiva da pessoa – é difícil ficar com raiva de alguém que está fazendo uma tentativa sincera de entender você.

A escuta ativa requer que você evite qualquer implicação de que está pondo a culpa no outro. Ou seja, evite quaisquer declarações reflexivas ou perguntas que impliquem que a outra pessoa está errada em suas reações, ou que envolva rotulações. Por exemplo, uma declaração como "Então você acha que, se for duro comigo, eu vou me portar melhor" não é de fato uma declaração reflexiva, e sim uma acusação. A questão "Por que você precisa bancar o chato se está tentando me levar a fazer algo que é bom pra mim?" pode ser sentida como uma pergunta razoável, mas não vai ajudar a resolver a divergência. É difícil evitar dizer coisas como essas quando você está com raiva ou irritado. Mas, se conseguir se manter no nível de fazer perguntas simples, diretas e parafrasear exatamente o que ouviu de seu parente (até mesmo palavra por palavra, se preciso), terá menor probabilidade de dizer algo que agrave o conflito.

PASSOS PARA UMA ESCUTA ATIVA

- Olhe para a pessoa que fala.
- Preste atenção ao que é dito.
- Assinta com a cabeça ou diga "a-hã".
- Faça perguntas para esclarecer melhor.
- Confirme o que você ouviu (paráfrase).

Adaptado com permissão de Miklowitz (2010). Copyright © 2010 by The Guilford Press.

Examine o seguinte diálogo entre Randy e Cindy. Randy está praticando a habilidade de escuta ativa.

Randy: Você ficou muito brava comigo hoje cedo. O que aconteceu? [pergunta que visa a esclarecer]

Cindy: Tentei puxar o assunto do imposto, e você simplesmente me cortou. Não sei por que fico insistindo.

Randy: (*uma pausa*) Então você ficou frustrada comigo. Você queria que eu resolvesse essa questão de uma vez. [parafraseando]

Cindy: (*ainda irritada*) Sim, é claro que eu queria! E já pedi para você fazer isso um milhão de vezes.

Randy: (*assentindo com a cabeça.*) Certo, eu entendo que é frustrante mesmo. Mas em parte é porque eu estou tendo muita dificuldade para me concentrar. E você se preocupa que talvez eu acabe não fazendo, é isso? [tentando esclarecer]

Cindy: (*mais calma.*) Talvez eu tenha sido muito ríspida com você, mas a questão é quando você vai decidir fazer isso? O dia 15 está logo aí.

A escuta reflexiva de Randy e a validação que fez do ponto de vista de Cindy ajudaram a reduzir a irritação dela e o antagonismo que havia surgido entre os dois. O ideal seria que essa discussão redundasse na solução do problema, que é outra habilidade que ajuda você a negociar um relacionamento mais produtivo com seu cônjuge ou pais (isso será melhor explicado mais adiante neste capítulo).

Habilidade n.º 2: fazer pedidos de maneira positiva para favorecer mudança

Outra maneira de reduzir a tensão e evitar ataques verbais que podem virar uma guerra aberta é expressar seus comentários a membros da família como *pedidos positivos para mudar*. Isso requer expressar, de maneira *específica e diplomática*, o que você gostaria que acontecesse de outro modo em suas interações com seu parente. As críticas dizem às pessoas o que elas fizeram de errado – "Eu fico chateado porque você sempre levanta a questão da minha doença quando há amigos por perto" – e naturalmente geram no outro uma atitude defensiva. Se você fizer essa mesma declaração, mas de um jeito positivo – "Pra mim é muito importante que quando estamos com nossos amigos a conversa gire em torno de interesses comuns, e não sobre minha doença" – é quase certo que isso evitará que seu cônjuge ou parceiro(a) assuma uma atitude defensiva, embora não garanta isso sempre. Se você não tem muita certeza da diferença entre essas duas atitudes, note que os pedidos positivos costumam solicitar que a pessoa faça algo novo e positivo, enquanto a crítica costuma dizer a ela que pare de fazer algo que você sente como desagradável.

Depois de ser hospitalizada por um episódio misto de seu transtorno bipolar, Carol voltou ao seu apartamento e então viu que o pai dela, Roy, ia lá a toda hora, sem avisar, e ficava criticando a bagunça que ela armava na sala. Esse tipo de supervisão era uma questão particularmente sensível para Carol, que tinha a forte sensação de que sua autonomia e independência eram importantes para a sua recuperação. Da parte dele, Roy havia ficado supervigilante e preocupado, temendo que ela caísse em outra depressão. Achava que a preocupação se justificava pelo fato de ela ter tido três episódios de humor no último ano.

Em suas primeiras sessões de terapia familiar, Carol dizia coisas como "É só você não vir mais aqui" ou "Por que você não me deixa em paz?", ao que o pai respondia: "Faço isso porque não acho que você seja capaz de cuidar de você". O terapeuta incentivou Carol a tentar transformar suas críticas em pedidos positivos de mudança. No início ela achou difícil usar essa ferramenta de comunicação, e dizia coisas como: "Pai, você poderia me deixar sozinha um pouco mais? Isso melhoraria muito minha vida". Com o treinamento, ela foi capaz de formular o pedido de modo mais diplomático, e o pai reagiu de modo positivo:

Carol: Pai, por favor, você poderia ligar antes vir aqui? Isso me daria a chance de arrumar a sala antes de você chegar.

Terapeuta: Muito bem, Carol. E diga a ele como isso vai fazer você se sentir.

Carol: Eu iria gostar, e provavelmente me sentiria grata por você se importar com o que eu quero e preciso. E também seria bom ver você.

Terapeuta: Isso foi ótimo. Roy, o que você acha disso que Carol acaba de dizer?

Roy: É muito melhor, é mais fácil de ouvir. E acho que vou fazer isso mesmo! (Risadas.) (Miklowitz, 2010, p. 228)

FAZER UM PEDIDO POSITIVO

- Olhe para o membro de sua família.
- Diga exatamente o que você gostaria que ele ou ela fizesse.
- Diga ao membro da sua família como isso iria fazer você se sentir.
- Use frases como:

    "Eu gostaria que você _____."

    "Eu realmente adoraria se você _____."

    "É muito importante pra mim que você me ajude com _____."

Adaptado com permissão de Miklowitz (2010). Copyright © 2010 by The Guilford Press.

Seus familiares com frequência farão o melhor que podem para tentar ajudá-lo. Eles se beneficiarão de saber, de maneira construtiva, o que podem fazer de outro modo. Formular pedidos positivos pode soar artificial no início, mas ajudará a esclarecer suas necessidades sem afastar seus parentes.

Habilidade n.º 3: resolução de problemas para desativar conflitos familiares

Algumas das discussões que você tem com seus familiares podem ser resumidas a um problema específico que é possível solucionar. Como você sabe, episódios de humor às vezes criam problemas práticos que precisam ser enfrentados por toda a família ou pelos membros de um casal. Podem ser problemas financeiros, dificuldades relacionadas a retomar o trabalho ou ao seu papel na família (por exemplo, cuidar dos filhos), problemas relacionados a seus tratamentos ou medicações, ou conflitos de relacionamento ou situações de vida. Com frequência, problemas não resolvidos alimentam as expressões de crítica ou ressentimento de seus parentes. Quanto mais você puder ajudar a direcionar as conversas com seus familiares para a identificação e solução de problemas específicos, menor será a tensão durante seu período de recuperação.

Os passos no "Formulário para solução de problemas" a seguir oferecem uma estrutura para a resolução de suas divergências. Vamos imaginar, por exemplo, que você teve uma discussão com seu cônjuge ou parceiro(a) a respeito da falta de intimidade em seu relacionamento desde seu último episódio de depressão. Você pode constatar que está cada vez mais irritado, especialmente se não tiver clareza a respeito do que ele ou ela queria. Primeiro, defina o problema (Passo 1): será que a questão ampla da intimidade consegue ser redefinida como um problema mais específico (por exemplo, ausência de tempo para ficarem juntos sem os filhos por perto)? Tente fazer seu cônjuge parar um pouco e ajudar você a definir do que se trata no fundo a divergência. Use suas habilidades de escuta para ajudá-lo a definir o que realmente está o incomodando.

514 ESTRATÉGIAS PRÁTICAS PARA FICAR BEM

Em seguida, incentive-o a sugerir o maior número possível de soluções para o problema que você definiu (Passo 2). Vamos imaginar que você definiu o problema como falta de tempo juntos. Soluções potenciais seriam: conseguir uma hora ou mais do tempo de vocês à noite, em que os filhos não tivessem permissão de intervir; ou definir uma saída à noite por semana; fazer exercício juntos uma ou duas vezes por semana; ou comerem juntos em casa uma vez por semana sem as crianças (ou os pais) presentes. Ao criar soluções, tenha o cuidado de não avaliar de antemão se as ideias são boas ou ruins. É importante como primeiro passo colocar todas as ideias na mesa.

No Passo 3, pondere as vantagens e desvantagens de cada solução proposta. Por exemplo, sair juntos à noite uma vez por semana tem a vantagem de ser divertido e prazeroso; entre as desvantagens podem ser citados os custos, ou estar cansado demais no fim do dia para curtir o programa. Depois tente escolher uma solução ou uma combinação de soluções baseada na discussão que vocês tiveram sobre os prós e contras de cada possibilidade (Passo 4). Por exemplo, você pode concordar que sair uma vez por semana é muito caro, mas que uma refeição em casa juntos enquanto as crianças estão na casa de uma babá atinge o mesmo objetivo (aproximar vocês dois) a um custo menor.

No Passo 5, pense nas tarefas envolvidas em fazer a solução funcionar. Nesse exemplo, você vai ter que escolher uma noite para jantarem os dois juntos, comprar a comida ou cozinhar, e conseguir uma babá. Você vai achar mais fácil implementar a solução – e o resultado provavelmente será mais satisfatório – se vocês dois dividirem as tarefas, de modo que você faça algumas e seu cônjuge cuide de outras.

No Passo 6, tente implementar sua solução e ver se o problema original teve alguma melhora. A solução de problemas não garante que você irá encontrar uma solução que funcione sempre (ou que funcione em uma oportunidade, mas não em outras). Mesmo assim, dê a ele ou ela algum incentivo e expresse gratidão, mesmo que não sinta que o problema da intimidade tenha se resolvido. Por exemplo, diga: "Fiquei feliz de você topar trabalhar junto para tentarmos resolver isso. Eu me sinto bem ao ver que você se importa". Seus parentes precisam saber quando estão fazendo as coisas direito, e é importante dizer isso a eles com a maior frequência possível.

Talvez você faça esse exercício de solução de problemas, mas descubra que o problema original não foi decidido de modo adequado. Por exemplo, o problema pode ser a falta de diálogo mais pessoal, mais íntimo, entre vocês e não simplesmente curtir mais tempo sem os filhos por perto. Nesse caso, tente redefinir o problema e percorrer de novo os passos para a solução (Passo 7). Talvez você seja mais bem-sucedido da segunda vez.

Algumas famílias ou casais acham útil reservar uma hora na semana para sentar e resolver os problemas que tiverem surgido ultimamente. Em geral, trata-se de lidar com problemas como tarefas domésticas, gestão das finanças ou planejar eventos sociais. A estrutura de um encontro regular ajuda a garantir que certas divergências chatas, mesmo que sejam triviais, sejam discutidas e, pelo menos é o que se espera, resolvidas.

FORMULÁRIO PARA SOLUÇÃO DE PROBLEMAS

Passo 1: Pergunte: "Qual é o problema?". Fale e ouça, faça perguntas e anote a opinião de todos.

_____

_____

_____

_____

Passo 2: Liste todas as possíveis soluções, mesmo aquelas que não pareçam factíveis. Não avalie por enquanto os prós e contras de cada solução.

1. _____
2. _____
3. _____
4. _____
5. _____

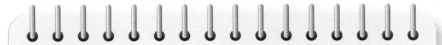

Passo 3: Discuta e liste as vantagens e desvantagens de cada possível solução.
Vantagens *Desvantagens*
1. _____ _____
2. _____ _____
3. _____ _____
4. _____ _____
5. _____ _____

Passo 4: Escolha a melhor ou as melhores soluções possíveis e as anote. Inclua combinações de soluções possíveis.
_____
_____
_____
_____

Passo 5: Planeje como implantar as soluções escolhidas e defina uma data para implementá-las.
Data: _____
Anote o que cada um irá fazer.
_____
_____

Liste de que recursos irá precisar (por exemplo, dinheiro, babá, acesso a um carro, reservas).
_____
_____

Passo 6: Implemente a solução escolhida e elogie os esforços que cada um tiver feito.

Passo 7: Depois de implementar a solução, volte ao Passo 1 e conclua se o problema foi resolvido. Se não, tente redefinir o problema e encontrar soluções que possam funcionar melhor.

De Miklowitz (2010). Copyright © 2010 The Guilford Press. Adaptado com permissão em *Bipolaridade – Transtorno Bipolar*, por David J. Miklowitz (2019, The Guilford Press).

■ Comunicação e solução de problemas com parentes superprotetores

> *"A doença bipolar exige muito emocionalmente da família, e a maioria das famílias não tem habilidades que permitam saber como lidar com isso. A gente se sente sobrecarregado, e o fato é que a situação está acima de nossas habilidades, e não somos capazes de obter respostas do sistema de saúde mental. Enquanto isso, vemos nosso ser amado sofrendo. Quem é que não ficaria superprotetor nessas circunstâncias?"*
>
> — Filho de 34 anos que cuidou da mãe durante os episódios maníacos e depressivos dela

Comunicação e solução de problemas podem ajudá-lo a negociar as dificuldades que surgem quando seus parentes começam a *monitorar demais* seu comportamento, por exemplo medindo sua "temperatura emocional" com excessiva frequência ou se preocupando excessivamente se você tem tomado suas medicações ou dormido o suficiente. Sua primeira tarefa é tentar entender as causas subjacentes ao comportamento deles. Monitorar demais costuma ter a ver com a ansiedade do parente. Se você esteve doente há pouco tempo, seu parente está provavelmente muito preocupado, temendo que você fique doente de novo. Ele ou ela talvez esteja apreensivo e com medo que você tente se matar, ou machuque alguém, abandone a família num impulso, gaste muito dinheiro de modo irresponsável ou prejudique a si ou aos outros de algum outro modo. Essa ansiedade pode se traduzir num desejo de controlar o maior número de coisas possível, o que leva a um comportamento superprotetor.

Use a escuta ativa quando incentivar gentilmente seus parentes a reconhecerem e verbalizarem os medos sobre seu futuro, no caso de eles ainda não terem deixado isso claro. Tranquilize-os dizendo que você irá se esforçar muito para lidar com seu transtorno por sua conta. Por exemplo, você pode dizer: "Sei que vocês têm medo de que eu fique doente de novo e de que as coisas fiquem difíceis para a nossa família [validando os sentimentos deles]. Mas estou me cuidando, e a melhor ajuda que vocês podem me dar é deixar que eu faça o máximo que puder por minha conta". Eles talvez fiquem aliviados ao ouvir você falar desse jeito. Você também pode ser capaz de usar sua habilidade de fazer pedidos positivos para estabelecer limites mais específicos para eles, como Carol fez com o pai.

Leve em conta o papel da solução de problemas ao lidar com parentes que estejam monitorando demais seu comportamento. Será que você consegue criar acordos nos quais faça algo para aliviar a ansiedade deles, e eles, em troca, concordem em não vigiar tanto você? Bart, 18 anos, era lembrado a toda hora pela mãe, Greta, de tomar a medicação e fazer exame de sangue. Ele conseguiu sua vingança de um jeito bem pouco produtivo: deixando drágeas de lítio espalhadas pela casa para que ela as encontrasse (por exemplo, no chão da cozinha, atrás da privada ou debaixo do travesseiro dela). Greta então ficou mais incomodada e ansiosa e aumentou seu monitoramento do comportamento do filho. Bart disse que ele se dispunha a tomar medicação e até a fazer os exames de sangue, mas negava-se a fazê-lo se isso significasse que a mãe dele o "perseguisse pela casa com as drágeas na mão". Compreensivelmente, ele queria sentir que tomar a medicação era uma decisão dele. Greta expressou que duvidava de que ele fosse tomar o lítio se ela não fizesse essa vigilância. Ela se queixou: "Como vou saber se ele está tomando remédio se eu não perguntar?".

Por meio da solução de problemas, Bart e a mãe criaram uma lista de cenários possíveis: Bart assumindo total responsabilidade pela medicação, Greta assumindo toda a responsabilidade, Greta lembrando-o apenas uma vez por dia, Greta tendo mais contato por telefone com o médico dele. Concordaram que Greta, pela manhã, colocaria quatro drágeas de lítio em um pires para Bart tomar. Ele concordou em tomá-las ao longo do dia, e ela em não tocar mais no assunto da medicação, a não ser que no fim do dia encontrasse drágeas no pires ou pela casa. Também acertaram que ela veria o resultado do nível de lítio do laboratório sempre que ele fizesse exames. O acordo funcionou bem para os dois.

E quando é que seu cônjuge ou parceiro(a) está sendo superprotetor? Alguns de meus pacientes relatam que seus parceiros se sentem menos ansiosos quando têm permissão de ir junto às consultas de farmacoterapia com o psiquiatra. Há vantagens em fazer isso: seu parceiro ficará mais seguro se ele ou ela participar de seus cuidados e tiver uma conexão com seu médico (o que pode ser útil em emergências). Ele ou ela também pode ser útil ao se lembrar de certas recomendações do médico das quais você tenha se esquecido (e você também pode se lembrar de coisas que seu parceiro se esqueceu). Se decidir adotar essa linha, é possível criar acordos prévios sobre o papel que você quer que ele ou ela tenha nessas consultas sobre medicação. Por exemplo, você pode dizer: "Quero que você me acompanhe na próxima consulta de medicação, mas eu é que vou falar mais sobre meu estado e sobre como a medicação está atuando. Você pode intervir, mas quem tem que descrever minhas experiências sou eu". Seu parceiro talvez sinta menor necessidade de monitorar seu comportamento se as opiniões dele ou dela forem ouvidas e, quando adequadas, incorporadas ao seu plano de tratamento.

Checando seu uso da comunicação e da habilidade de resolver problemas

Colocar em prática habilidades de comunicação e de solução de problemas depois de um episódio agudo impõe desafios. Como mencionei, mesmo as famílias mais saudáveis podem ter problemas em se comunicar de maneira clara e eficaz. Mas quando você também está lidando com desregulações em seu humor e processos de pensamento, pode ser ainda mais difícil manter alguma distância e fazer suas declarações a seus parentes das maneiras que esbocei aqui, ou fazer uma abordagem passo a passo à resolução de problemas. É provável que se sinta facilmente provocado e impaciente. Com isso, pode logo largar mão das habilidades quando estiver no meio de um conflito com seu parceiro ou parentes, e isso então manterá os ciclos negativos.

Há várias coisas que você pode fazer para lidar com problemas ao implementar habilidades. Primeiro, tente perceber as situações em que você fica perturbado demais para ouvir de modo eficaz ou para tentar resolver problemas, e então saia da situação de modo diplomático. Avalie o cenário em que seu parente está sendo crítico e acusador e que faz com que pensamentos do tipo "isso não é justo" fiquem girando na sua mente. ***Se você sente que a temperatura aumenta e não consegue impedir que a conversa siga uma direção negativa, "peça um tempo".*** Você pode dizer, por exemplo: "Acho que não vou discutir isso agora. Vamos conversar mais tarde, depois que a gente se acalmar". Esse tempo permite que você respire e pense a respeito do que você de fato quer dizer ou não ao seu pai, parceiro ou irmão. Também permite que examine o que está acontecendo dentro de você que está causando tanta perturbação e, o inverso, o que pode estar acontecendo com seu parente (ver o quadro "Terapia baseada em mentalização", a seguir).

Talvez você queira resolver a divergência com seu parente mais tarde ou simplesmente deixar para lá, se achar que não vale o desgaste de outra discussão. Pode haver um período após esse tempo em que as coisas fiquem meio esquisitas e frias em sua casa, mas isso provavelmente teria ocorrido de toda forma se você tivesse deixado a discussão continuar por aquele caminho destrutivo.

Há outra dificuldade que talvez você experimente: você sabe, por exemplo, quais são os passos para usar uma habilidade (por exemplo, a de fazer um pedido positivo), mas se esquece assim que a discussão começa. É difícil se lembrar de se apoiar em habilidades de comunicação quando se está com raiva e no meio de um conflito com alguém que está com raiva de você. Quando relembrar a conversa mais tarde, talvez se lembre de várias coisas que poderia ter dito para ajudar a aliviar a discussão.

Se essa dificuldade lhe parece familiar, pratique usar essa habilidade primeiro com pessoas fora da família, que não o provoquem e com as quais você costuma se sentir à vontade. Por exemplo, faça um pedido positivo a um colega de trabalho ("Eu ficaria muito grato se você pudesse me cobrir no próximo fim de semana para eu poder tirar uma folga") ou tente parafrasear a declaração de um amigo que descreve um problema que esteja vivendo (por exemplo, "Puxa, parece que você está atravessando mesmo uma fase difícil").

> **Solução eficaz:** Você talvez descubra que, ao praticar uma habilidade em circunstâncias não ameaçadoras, fica mais fácil se lembrar de aplicá-la quando há mais coisas em jogo.

Agora examine um cenário em que você faz o melhor que pode com as ferramentas de comunicação, mas parece que isso pouco ajuda no seu relacionamento. Você pode ficar chateado por ser o único que tenta usar habilidades de comunicação ou resolver problemas com eficácia, enquanto os outros parecem continuar agindo como sempre. Por exemplo, você pode ser muito educado ao pedir a seus parentes próximos que mudem de comportamento, mas a maneira com que eles pedem que você faça o mesmo continua soando desafiadora e humilhante. Claro que se você perguntar a eles qual a visão que têm do problema, poderão dizer que estão tentando ser diplomáticos e que é você que, em troca, se mostra defensivo.

TERAPIA BASEADA EM MENTALIZAÇÃO

O processo chamado *mentalização* costuma ser usado em formas de psicoterapia com pessoas que têm problemas para regular as emoções (Bateman; Fonagy, 2010). Segundo esses autores, muitos problemas com a regulação de emoções podem ser atribuídos a *falhas de mentalização* – quando indivíduos fazem uma leitura equivocada das emoções ou intenções dos outros. Para funcionar bem em um relacionamento (dentro ou fora da família), você tem que ser capaz de identificar sentimentos e impulsos importantes em você e entender como eles o direcionam em suas interações com o outro. Depois precisa sair um pouco de você e pensar no que pode estar na mente dessa pessoa, e que a faz reagir de certa maneira. Se houver suficiente confiança no relacionamento, você pode checar a precisão de sua percepção diretamente com ele ou ela. Dificuldades em mentalizar são às vezes o cerne do problema do outro nos seus relacionamentos com familiares, amigos ou parceiro(a).

Latisha, 18 anos, tinha certeza de que os outros na escola dela estava fazendo fofocas a seu respeito, inventando histórias que prejudicavam sua reputação, e a evitando quando tentava se enturmar. Dava vários exemplos, em geral quando já estava se sentindo ansiosa e deprimida quanto às suas habilidades de se socializar. Ela teve o feedback de uma de suas amigas, que contou que, quando Latisha estava nesse estado ansioso, soava agressiva (por exemplo, ela perguntava: "Ei, por acaso vocês estavam falando de mim?"), e então os outros se afastavam. Na terapia, ela aprendeu que sua previsível sequência de ficar ansiosa, agir de modo agressivo e depois ficar tentando entender o afastamento deles contribuía para seu humor depressivo. Seu mantra era "ficar curiosa" a respeito do estado mental de seus pares, mesmo que isso às vezes implicasse fazer-lhes perguntas pessoais. A terapia ajudou a descartar a suposição de que estivessem sempre pensando nela e a julgando.

Se você estiver diante de um impasse desse tipo, considere os benefícios a longo prazo dessa "mudança unilateral". Em outras palavras, tente mudar seu próprio comportamento em relação a seu parceiro ou parentes primeiro, na expectativa de que, com o tempo, eles mudem de comportamento em relação a você. Ou seja, continue tentando! Suas tentativas repetidas de resolver o problema ou de usar de diplomacia (por exemplo, continuando a validar as emoções dos outros mesmo que eles se recusem a fazer isso por você) acabarão tendo um impacto em suas reações, especialmente se você for capaz de manter os formatos descritos sobre escuta ativa ou sobre fazer pedidos positivos de mudança (descritos nas páginas anteriores). Sem dúvida, isso requer alta tolerância a frustração, mas igualmente carrega alto potencial de ser gratificante.

Para aumentar as probabilidades de que seus parentes melhorem a maneira de se comunicar com você, certifique-se de elogiar mesmo as tentativas mais simples da parte deles (por exemplo, "Obrigado por me perguntar se fiquei chateado depois da nossa conversa; fico feliz por você ter percebido que isso me incomodou" ou simplesmente, "Obrigado por me ouvir"). Há alta probabilidade de que, após repetidas discussões, eles façam ou digam algo útil ou que demonstrem levar em conta seu ponto de vista. Esteja pronto a reconhecer as tentativas deles de melhorar as coisas, mesmo que essas tentativas pareçam ofuscadas por todas as demais atitudes deles que fizeram você se sentir pior. Lembre-se da regra de ouro da modificação do comportamento: as pessoas aumentam a frequência daqueles comportamentos que são recompensados pelos outros.

Você pode achar que as estratégias de comunicação ou de solução de problemas descritas aqui são artificiais ou superficiais. Se ainda estiver hipomaníaco ou energizado, talvez ache sufocante tentar falar desse jeito mais comedido e cuidadoso. Afinal, o que vai acontecer com aquelas trocas excitantes, espontâneas, que você costumava ter com seu parceiro ou seus irmãos? Lembre-se de que você está tentando melhorar sua vida durante um intervalo específico –seu período de recuperação. Esse período requer que você seja supereficiente em sua comunicação e nos estilos de resolver problemas, acima e além daquilo que se exige de pessoas que não têm que lidar com o transtorno bipolar. Pense em incorporar essas habilidades como se estivesse provando um novo par de sapatos. De início, eles não vão servir ou não vão parecer confortáveis. Se ainda ficam desconfortáveis depois de você ter usado por um tempo, então você pode decidir que não gosta deles e tirá-los do pé. Mas eles têm o potencial de servir bem se você os for amaciando. Praticar as habilidades repetidamente pode acabar fazendo com que sejam sentidas como naturais e provavelmente levarão a mudanças na maneira como os membros de sua família reagem a você. À medida que se recuperar e seu relacionamento familiar melhorar, você será capaz de voltar às maneiras mais espontâneas de se comunicar ou de fazer saber aos outros quais são suas necessidades.

■ Restabelecer a intimidade física com seu parceiro após um episódio

Na seção anterior, você viu um exemplo de solução de problemas relacionado à intimidade emocional em um relacionamento de casal. Assim como ocorre com a intimidade física, você e seu cônjuge/parceiro(a) provavelmente precisarão de um tempo para se familiarizar de novo um com o outro após um episódio da doença. Se os dois quiserem reatar um relacionamento físico, avalie recorrer à ajuda de um conselheiro de casais especializado em terapia sexual. Terapeutas sexuais incentivam casais a participarem de exercícios de *foco em sensações* que são feitos juntos em casa (isto é, *sem* a presença do terapeuta!).

Após o episódio misto bipolar de Mara, ela e o marido, Kevin, abandonaram a vida sexual. Em uma sessão de terapia conjugal, Kevin explicou: "Nossa meta principal como casal é a recuperação de Mara". Nas sessões conjuntas, ambos reconheceram que o sexo havia se tornado assustador para eles e que a doença havia virado uma desculpa para que não lidassem diretamente um com o outro. Depois que concordaram estar dispostos a retomar uma vida romântica, o conselheiro os incentivou a dar pequenos passos, entre uma sessão e outra, em direção a uma maior intimidade. Na primeira semana, começaram a sair juntos para um encontro à noite em tom de namoro, acrescentando na semana seguinte algumas carícias nas costas, abraçando-se e se beijando na próxima, tomando um banho juntos na seguinte e aos poucos retomando um relacionamento sexual. Essa abordagem relaxada, passo a passo, foi muito importante para Mara e Kevin resgatarem a confiança e intimidade que compartilhavam antes do episódio dela.

Você talvez ache que a orientação de uma terapia de casal não é necessária. Mas muitos casais têm de fato uma ansiedade importante em relação ao sexo. Nesse caso, a terapia pode ensinar técnicas de relaxamento e dessensibilização (como as acima) a serem praticadas com seu cônjuge entre as sessões.

O ponto mais importante a ser lembrado é que a ansiedade ou desconforto a respeito da intimidade é parte natural de lidar, enquanto casal, com o período de recuperação. As pessoas têm medo de se machucar – ele ou ela pode ter receio de que seu repentino interesse seja sinal de sua mania ou então que você esteja sentindo maior atração por outras pessoas. Você talvez se sinta desconfortável com o próprio corpo ou ache que seu parceiro está julgando você. O que antes era natural e automático pode agora parecer roteirizado. Uma pessoa com transtorno bipolar expressou desse modo: "É como uma centopeia que lhe pedem para mostrar como ela move todas as suas pernas ao mesmo tempo e então ela tenta e vê que não consegue fazer isso mais". Muitos casais superam esse desconforto avançando lentamente, sem esperar muita coisa um do outro no início, e dispondo-se a tentar de novo se as primeiras tentativas de intimidade sexual não se mostram tão satisfatórias quanto esperado.

O TRANSTORNO BIPOLAR E O AMBIENTE DE TRABALHO

> Louise, uma mulher de 35 anos com transtorno bipolar I, teve um episódio maníaco que a levou a ser hospitalizada por cinco dias. Antes de desenvolver esse episódio, trabalhava como assistente jurídica em um escritório de advocacia. O que disparou sua hospitalização parece ter sido um processo legal. O escritório insistiu que ela trabalhasse até tarde da noite por várias semanas para ajudar a preparar os argumentos da defesa de um dos advogados para o tal processo.
>
> Seu episódio da doença manteve-a longe do trabalho por quase um mês. Quando já estava quase recuperada, voltou ao emprego. Decidiu não contar ao patrão que ficara internada e, em vez disso, explicou que tivera uma doença física, sem dizer qual, e não deu maiores explicações. Mas depois de duas semanas no emprego, sentia desconforto físico, ficava logo fatigada e irritável, e a partir de então seus patrões começaram a aumentar sua carga de trabalho de novo.

A expectativa deles é que ela esticasse o horário à noite e entrasse mais cedo na manhã seguinte. Ela descobriu que não conseguia funcionar bem mentalmente de manhã depois de ter trabalhado mais tempo na noite anterior. Pior ainda, passaram-lhe uma nova tarefa a ser feita quando chegasse ao trabalho logo cedo: ligar para clientes que estivessem com pagamento atrasado ou que não tivessem respondido a cartas. Ela resumiu sua experiência do seguinte modo:

> *"Foi uma má ideia eu fazer algo desse tipo logo cedo. Ficou difícil para mim até mesmo me levantar da cama para ir trabalhar. Meu corpo estava lento, minha mente devagar. Eu levava muito tempo para sair da minha confusão. Se tivesse que entrar às 9h, precisava levantar lá pelas 6h só para poder pôr a cabeça em ordem. Eu me sentia sob pressão, irritável, e depois deprimida. Meu chefe ficou mais controlador e começou a criticar meu trabalho... fiquei muito estressada e ansiosa, e então tentava me acalmar e não conseguia. Experimentei, então, ficar mais ocupada o tempo todo, mas me senti ainda mais letárgica e não conseguia concluir o trabalho."*

Louise estava prestes a largar o emprego quando decidiu ter uma conversa aberta a respeito do seu transtorno bipolar com uma das sócias do escritório de advocacia, uma mulher que ela imaginou que a apoiaria. Louise desculpou-se por sua irritabilidade e fadiga, e explicou que precisava de horários mais regulares, e que a tarefa antipática que lhe haviam confiado de manhã talvez ela pudesse fazer à tarde. A sócia não se mostrou disposta a fazer concessões quanto ao volume de trabalho designado a Louise ou à qualidade que ela esperava obter do seu serviço. Mas, como Louise era uma funcionária valorizada, a chefe acabou fazendo concessões em algumas outras questões: limitar o número de horas extras noturnas, permitir que fizesse uma parte do trabalho em casa e transferir a tarefa desagradável para o fim da tarde. Esses ajustes fizeram grande diferença para Louise. Ela logo depois decidiu passar a trabalhar apenas por meio período, o que foi muito melhor do ponto de vista da sua saúde e da estabilidade de seu humor.

■ Em que grau os problemas no trabalho são comuns?

Problemas no trabalho afetam a maioria das pessoas com transtorno bipolar. Para elas, o desemprego chega a 65% e a queda no rendimento do trabalho a 80%, embora pessoas com o transtorno tenham nível de instrução mais alto que a população em geral (O'Donnell *et al.*, 2017a; 2017b). As duas maiores razões para as deficiências funcionais são, como esperado, a depressão e o comprometimento cognitivo (Gitlin; Miklowitz, 2017). Vimos em capítulos anteriores que sintomas depressivos contínuos, subliminares, costumam ser mais a regra que a exceção no curso do transtorno bipolar. A categoria de comprometimentos cognitivos inclui problemas na flexibilidade mental (isto é, ao examinar algum problema, a capacidade de gerar prontamente várias ideias e respostas alternativas), a memória verbal e a rememoração (Bonnín *et al.*, 2010).

Apesar desses achados de certo modo desanimadores, há o lado positivo: se você tem transtorno bipolar, pode ainda assim ter sucesso na carreira que escolheu. Um levantamento do Centro de Reabilitação Psiquiátrica da Universidade de Boston concluiu que de 500 profissionais e gerentes previamente diagnosticados com doença psiquiátrica grave (enfermeiros, repórteres de jornal, executivos de corporações, advogados e professores) 73% conseguiram manter o emprego em expediente integral em suas ocupações (Ellison *et al.*, 2008). Dos que responderam, 62% trabalhavam em seu cargo há mais de dois anos, e 69% haviam aumentado o nível de responsabilidade na função. A maioria (84%) tomava medicação psiquiátrica. Acima de tudo, os respondentes disseram que voltar ao trabalho era importante para a sua recuperação.

Como a história de Louise ilustra, pessoas com transtorno bipolar enfrentam consideráveis desafios no ambiente de trabalho. Alguns decorrem do estigma associado ao transtorno bipolar e das reações dos outros. Essa visão negativa após a revelação da doença está intimamente associada ao desemprego no transtorno bipolar (O'Donnell *et al.*, 2017a; 2017b). Ser estigmatizado significa em geral que você irá enfrentar rejeição ou julgamento com base em sua doença, o que leva a sentimentos de alheamento e a condições sociais que dificultam ou impedem que você dê o melhor de si. Não surpreende, portanto, que conflitos com colegas possam afetar diretamente seu funcionamento no trabalho (Michalak *et al.*, 2007; O'Donnell *et al.*, 2017a; 2017b).

Para muitos de meus clientes, o maior desafio é encontrar um emprego que seja satisfatório e estimulante e dê apoio aos seus esforços para administrar o transtorno. A chave é encontrar um bom equilíbrio em relação a horários de trabalho, níveis de estresse e estimulação, apoio social dos colegas de trabalho e supervisores, e satisfação com as direções para as quais seu emprego o leva. Sou otimista em relação a você conseguir achar esse equilíbrio. Nesta seção, discuto algumas estratégias de autocuidados para ajudá-lo a voltar ao mundo do trabalho após um episódio.

Nova pesquisa: Criatividade

Sabe-se há tempos que pessoas com transtorno bipolar têm maior probabilidade que as pessoas sem o transtorno de exercer ocupações criativas (por exemplo, na música e nas artes em geral), mas será que pessoas em ocupações criativas têm maior probabilidade de ser bipolares? Em um estudo da "população total" com mais de 1 milhão de pessoas na Suécia, pessoas com profissões criativas (escritores, músicos) tinham maior probabilidade de ter transtorno bipolar do que um grupo de controle (Kyaga *et al.*, 2013). Mas essa conexão com a criatividade não parece se limitar ao transtorno bipolar: parentes em primeiro grau de pessoas com transtorno bipolar ou depressivo maior, esquizofrenia, anorexia nervosa e autismo tinham maior probabilidade de estar em profissões criativas do que parentes em primeiro grau de pessoas saudáveis, mesmo que tais parentes não tivessem qualquer diagnóstico. A criatividade parece ser uma característica destacada de pessoas com vulnerabilidades a uma variedade de transtornos psiquiátricos.

■ "Como o transtorno bipolar afeta meu desempenho no trabalho?"

"Fiquei hipomaníaco o último fim de semana inteiro, na realidade, chutando o balde. Meus colegas e eu bebemos até 3h da manhã, tanto na sexta quanto no sábado à noite, e então dormi até as 11h no domingo, mas sabia que tinha sido uma má ideia porque precisava levantar às 6h na segunda para ir trabalhar. Esqueci de tomar a medicação na manhã de domingo, e não dormi bem à noite. Na segunda, me senti cansado, rabugento, retraído, irritado com meu chefe, e na verdade não estava trabalhando direito. Meu chefe reagiu, comentou que estava me vendo de péssimo humor, sugeriu que naquelas circunstâncias seria melhor tirar o dia de folga. Ele não sabia do meu transtorno bipolar. Eu consegui sentir aquela velha história da 'figura de autoridade' vindo de novo, mas também identifiquei que estava tendo uma espécie de ressaca depressiva. Fui levando tudo com calma na segunda, depois do trabalho, só fiz coisas pouco estressantes, como falar ao telefone e correr um pouco, depois jantei e deitei à hora de sempre. Dormi bem e na terça estava de volta normalmente. Pedi desculpas ao chefe, e depois disso ficou tudo certo, mas percebi que em alguma hora teria que lhe contar a respeito dos meus problemas."
– Homem de 27 anos com transtorno bipolar II

Conseguir emprego é um desafio no transtorno bipolar; mantê-lo e "subir na carreira" é outro. Como é verdade para a maioria das pessoas, seu estado de humor influencia seu desempenho no trabalho cotidiano. O ciclo deste homem, de privação do sono, uso de álcool e superestimulação seguida de irritabilidade, letargia e depressão poderia ter sido descrito praticamente por qualquer pessoa. A diferença é que esse ciclo é magnificado no transtorno bipolar, e a intensidade do seu humor depois disso pode afetar seu desempenho no trabalho mais do que afetaria normalmente qualquer pessoa.

De que modo os sintomas bipolares se expressam no ambiente de trabalho? Reações maníacas ou hipomaníacas podem se traduzir em perder o controle com coisas que normalmente não iriam incomodá-lo ou em ter tantas ideias ao mesmo tempo na mente que é difícil se concentrar em uma só tarefa. Talvez você inicie mais projetos do que é capaz de realizar, ou fique pulando de uma tarefa a outra sem concluir o que se propôs a fazer originalmente (multitarefa). Nos intervalos hipomaníacos, pode ter maior propensão a discutir com colegas irritantes ou a desafiar seu chefe (um cliente meu disse: "Eu normalmente apenas *acho* meus colegas idiotas. Quando estou maníaco, também *digo* isso a eles"). Você pode ter inclinação a falar demais ou a interromper a fala dos colegas.

Quando você está em uma fase depressiva, seu estado físico fica muito parecido com uma gripe forte. Nessas horas, não é possível você esperar muito de si, nem os outros. Sua reatividade, tanto de pensamento quanto física (por exemplo, a velocidade para digitar), ficará mais lenta. Você fará menos contato olho no olho e também não conseguirá manter uma boa conversação. Pode também sofrer de considerável ansiedade, que talvez piore sua concentração.

Por outro lado, algumas pessoas relatam que o transtorno bipolar melhora seu desempenho no trabalho. Muitas atuam em negócios de alto nível ou em cargos do governo e são conhecidas por sua grande produtividade no trabalho. Elas reportam que quando precisam redigir um grande projeto, fazer uma apresentação oral ou comandar uma importante reunião de vendas, usam o "pico de adrenalina" da hipomania a seu favor.

Como você deve ter visto em capítulos anteriores, um dos traços mais destacados do transtorno bipolar é a instabilidade e imprevisibilidade. Seu desempenho no trabalho pode ser mais afetado pela falta de consistência. De fato, é difícil imaginar como é possível prometer consistência e responsabilização sem saber qual será seu humor em determinado dia. Seu chefe pode se queixar de não ter certeza se um projeto será concluído a tempo, esquecendo-se de que, durante suas fases hipomaníaca ou maníaca, ou mesmo nos períodos saudáveis entre os episódios, você pode ser mais produtivo que os demais. Você talvez fique chateado ao sentir que apenas seu lado depressivo é reconhecido. Uma boa estratégia é manter um controle da sua produção no trabalho (por exemplo, que tarefas você concluiu e quando; com quantos clientes teve contato) de modo que, se preciso, você tenha como documentar sua produção geral durante um período de tempo mais extenso (Michalak *et al.*, 2007).

Na minha experiência, pessoas com transtorno bipolar se beneficiam da hipomania no ambiente de trabalho apenas se souberem aproveitá-la bem. Aproveitar a hipomania requer aprender a reconhecer quando você está tendendo a falar rápido demais, impor limites a você quando o trabalho começa a deixá-lo orientado demais por metas predeterminadas, esforçar-se para cumprir apenas uma tarefa por vez, aceitar feedback dos outros sobre como você pode estar sendo invasivo, e saber dar um passo atrás quando as pessoas reagem mal à sua intensidade. É possível fazer com que sua energia aumentada se traduza em produtividade, mas esteja consciente também de que às vezes você precisa desacelerar e fazer uma pausa.

Revelar-se no ambiente de trabalho: "Devo contar às pessoas sobre a minha doença?"

É possível manter o transtorno bipolar em segredo? Na minha experiência e de muitos colegas, pessoas com transtorno bipolar costumam adotar uma das cinco soluções seguintes em relação a revelar:

1 Contam a todo mundo, incluindo seus chefes e colegas.

2 Revelam a doença ao RH para que seja possível fazer arranjos.

3 Contam a um ou mais colegas de confiança que não exerçam cargos de autoridade sobre elas.

4 Não contam a ninguém, mas admitem ter transtorno bipolar em suas fichas de convênio médico, deixando aberta a possibilidade de que isso seja descoberto pelo empregador (embora o risco seja menor desde o advento da LGPD).

5 Não contam a ninguém no trabalho, e não usam o convênio médico da empresa para cobrir seus custos psiquiátricos.

Não há uma solução válida para todos (se bem que, em geral, recomendo evitar a primeira opção). Vou descrever os prós e contras de revelar ao chefe ou a colegas o seu transtorno, para ajudá-lo a decidir que opção parece ser a melhor para você no seu ambiente de trabalho atual ou futuro.

Desvantagens de revelar seu transtorno ao seu empregador

Se você está empregado atualmente, a desvantagem mais óbvia de revelar seu transtorno é que você pode ser demitido ou rebaixado de cargo ou que isso impeça uma promoção ou aumento. De modo similar, contar a um provável patrão sobre seu transtorno introduz a possibilidade de que ele ou ela decida não o contratar, sem lhe dizer que foi essa a razão da recusa.

Algumas pessoas com transtorno bipolar, entre elas alguns de meus clientes, têm relatado discriminação no trabalho. Não fica claro com que frequência isso ocorre. Em um estudo de Nicholas Glozier (1998), do Instituto de Psiquiatria de Londres, 80 gerentes britânicos de recursos humanos foram solicitados a avaliar dois hipotéticos candidatos a emprego que, com base em um perfil escrito, foram apresentados de modo idêntico (por exemplo, como tendo um bom histórico de empregos anteriores). Um foi descrito como tendo um diagnóstico de depressão e o outro como diabético. Esses gerentes de pessoal mostraram-se menos inclinados a contratar o candidato com depressão e mais propensos a achar que o desempenho desse candidato em uma função executiva traria mais problemas em comparação com o candidato com diabetes. Ou seja, ainda temos um bom caminho a percorrer no sentido de educar empregadores a respeito de depressão e transtorno bipolar, de sua similaridade com outros transtornos médicos, e em como eles podem ou não afetar o desempenho no trabalho. Não está claro se essa falta de disposição para contratar um candidato hipotético se traduz em discriminação quando uma pessoa real com depressão ou transtorno bipolar é contratada.

Se você for demitido ou não for contratado em razão de seu transtorno bipolar, a lei estará do seu lado. No Brasil, pelo Estatuto da Pessoa com Deficiência (Lei n.º 13.146/2015) e pela Constituição Federal a discriminação é proibida. Considera-se discriminação toda forma de distinção, restrição ou exclusão que prejudique, impeça ou anule direitos e liberdades fundamentais da pessoa... A lei define como deficiente aquela pessoa que tem impedimentos de longo prazo de natureza física, mental, intelectual ou sensorial (como é o caso do transtorno bipolar). Discriminação refere-se a comportamento discriminatório da parte do empregador nos procedimentos de seleção de pessoal, práticas de contratação, promoção ou demissão, pagamento ou treinamento. Em termos legais, não se pode negar um emprego igual com salário igual, segregar você dos outros ou classificá-lo de modo a limitar suas oportunidades de avanço (por exemplo, ao transferi-lo para trabalhar na sala de recepção de correspondência) em razão de seu transtorno psiquiátrico.

Se você está qualificado para um emprego, pode solicitar do empregador "ajustes razoáveis". Para uma pessoa com transtorno bipolar, certos ajustes no emprego têm se revelado úteis (Tremblay, 2011; ver quadro "Ajustes razoáveis no ambiente de trabalho para pessoas com transtorno bipolar", adiante). Por exemplo, alguns se saem melhor quando têm permissão de concluir parte de seu trabalho em casa ou dispõem de um "horário flexível". É claro, o empregador precisa saber a respeito do seu transtorno para fazer esses ajustes razoáveis. Ele não pode demiti-lo legalmente ou se recusar a contratá-lo pelo fato de você precisar de ajustes razoáveis, a não ser que ele ou ela consigam provar que tais ajustes imporiam dificuldades indevidas ao negócio (por exemplo, mergulhar a empresa em dívidas ou exigir mudança para outras instalações). Leve em conta que os ajustes podem por si sós criar um estigma: seus colegas talvez fiquem enciumados por você receber tratamento especial e podem não se convencer de que você de fato tem uma deficiência.

Examine a experiência de Janine, uma mulher americana de 37 anos que trabalhava em uma agência de publicidade.

Janine era uma funcionária valorizada na empresa em que trabalhava por sua alta produtividade. Ela dizia que sempre havia tido uma natureza um pouco hipomaníaca e que isso a ajudava em um ambiente de trabalho de alta solicitação como o seu. O primeiro episódio bipolar dela foi uma depressão com sintomas de paranoia, manifestados aos poucos e que passaram a interferir bastante na sua produtividade. Ela tirou uma licença, mas não sabia então que tinha transtorno bipolar. Depois de um tratamento médico bem-sucedido com estabilizadores do humor e agentes antipsicóticos, escreveu uma carta à sua empresa explicando o que havia acontecido. Ao saberem de seu transtorno, demitiram-na sumariamente. Ela consultou um advogado e questionou essa ação em termos legais. Depois de várias comunicações legais de ambos os lados, foi convidada a voltar a trabalhar na empresa, mas disseram que só seria possível se ela fosse antes entrevistada e assumisse trabalho em outro departamento. Ela não concordou com as outras opções oferecidas, e acabou decidindo que não queria mais trabalhar em uma empresa que tivesse esse tipo de atitude em relação a ela. Hoje trabalha em outra empresa, que é mais receptiva às suas necessidades.

É difícil provar que houve discriminação no emprego. Se você acha que está sofrendo discriminação em razão de ter revelado seu transtorno (não importa se foi você que fez a revelação ou outra pessoa), sugiro consultar um advogado da área. Ele pode ajudar a definir se é o caso de tomar uma medida legal contra seu empregador atual ou antigo.

Janine poderia ter processado seu antigo empregador, mas achou que isso seria estressante demais. Processar ou não é uma decisão muito pessoal e, com frequência, uma decisão familiar. Considere o impacto que pode ter na estabilidade de seu humor, assim como o provável desfecho do caso (por exemplo, ser readmitido no antigo cargo, que talvez você não deseje mais ou não se sinta confortável em retomar). Prepare-se para um longo período de frustrações com custo financeiro elevado antes que o caso se resolva. Não obstante, depois de pesar todos os fatores relevantes você pode muito bem decidir que vale a pena levar o caso adiante.

"Meu empregador pode perguntar se eu tenho transtorno bipolar?"

A lei brasileira proíbe qualquer prática discriminatória, portanto, empregadores não devem fazer perguntas diretas que possam ser considerados desta natureza, por exemplo, a respeito de sua deficiência ou exigir avaliações psiquiátricas feitas pela empresa em uma solicitação de emprego ou enquanto você estiver empregado, a não ser que tal exame ou inquirição mostre estar relacionado à função e seja consistente com as necessidades do negócio. Podem pedir um exame médico depois de oferecer o emprego, desde que isso seja exigido de todos os novos funcionários ou faça parte de um programa de saúde da empresa (um exemplo poderia ser um exame físico exigido para todos os novos funcionários de uma casa de repouso). No entanto, eles não podem usar os resultados desse exame para mudar de ideia a respeito da oferta de emprego.

Seu empregador precisa provar que a inquirição a respeito de sua condição de saúde mental é essencial para avaliar se você tem condições de desempenhar os deveres de sua função ou se poderia ser um risco para os outros. Na maioria dos casos, ter transtorno bipolar não significa um risco para os demais, a não ser que você tenha um histórico documentado de violência ou problemas adicionais com abuso de álcool ou drogas. Esses problemas associados poderiam comprometer a segurança dos outros (por exemplo, se você trabalha em uma instituição de cuidados com crianças, opera equipamento pesado ou dirige um veículo).

Se a empresa onde você pleiteia emprego exige um exame médico, ela tem que coletar essa informação de uma forma que possa ser tratada como registro médico confidencial, o que implica você assinar uma liberação de informações por escrito antes que seus registros sejam enviados a quem quer que seja. No entanto, o médico ou enfermeira que o examinar pode informar a um supervisor ou gerente da empresa quais são os ajustes exigidos por seu transtorno, conforme conste do exame médico. Do mesmo modo, se a empresa tem uma equipe de segurança ou de primeiros-socorros, eles podem ser informados de que seu transtorno bipolar talvez exija tratamento de emergência. Essas revelações podem ou não ocorrer em seu ambiente de trabalho, mas, de todo modo, não podem ser usadas legalmente para discriminá-lo.

O que você deve fazer se seu empregador atual ou potencial perguntar sobre seu histórico psiquiátrico, seja diretamente ou na solicitação de emprego? Você pode dizer que não quer responder a essas perguntas (ou deixar em branco) ou assinalar que a pergunta é inapropriada (Court; Nelson, 1996). Se seu empregador insistir, você não precisa mentir a respeito do transtorno. Diga apenas que prefere não discutir o assunto ou que quer antes fazer uma consulta.

Um potencial empregador pode se recusar a contratá-lo ao saber de seu transtorno, mas apenas se conseguir provar que o transtorno interfere nas funções de seu cargo e que não será possível fazer os ajustes razoáveis. Na maioria dos casos, terão dificuldades em provar esses pontos com base no simples fato de você ter transtorno bipolar. Obviamente, você terá que iniciar um processo legal contra o seu possível empregador para provar seu ponto de vista.

▆ Desvantagens de revelar seu transtorno aos colegas de trabalho

Se seus colegas de trabalho ficam sabendo que você tem um transtorno do humor, você pode se sentir estigmatizado – a sensação de que seu comportamento é encarado de modo negativo em razão da sua doença. Em geral, esse estigma fica mais visível para você logo após algum surto maior de mania ou depressão, em parte porque ainda estará deprimido ou hipomaníaco e talvez mais atento às reações dos outros. Mas mesmo pessoas cujo transtorno bipolar tem ficado estável podem se sentir estigmatizadas no trabalho. Por exemplo, imagine que sua doença foi "vazada" por um colega a outros em seu escritório. Julie, 55 anos, ficou muito brava um dia com uma colega, e esta acabou deixando a sala aos prantos. Julie havia revelado sua doença a outra mulher no escritório, que ela considerava uma boa amiga. Após o incidente, essa amiga contou às demais sobre a doença de Julie, como um modo de justificar por que Julie havia reagido daquela maneira aparentemente irracional. Depois disso, Julie sentiu que suas colegas a encaravam com apreensão, e evitavam passar-lhe tarefas que exigissem que trabalhasse junto com as outras.

Revelar sua doença a um colega de trabalho pode levar a reações que você sinta como um estigma, mesmo quando faz essa revelação a pessoas muito bem intencionadas. Por exemplo, elas podem reagir dizendo "minha mãe tinha isso" ou "minha avó também era bipolar". Com isso, tentam dizer que entendem o que você está passando, mas talvez você não goste de ser comparado a parentes doentes dessas pessoas, ainda mais se elas já os descreveram como pessoas abusivas ou que exigiam muito emocionalmente.

O estigma que você sente no trabalho pode ser similar ao que experimenta na família. Por exemplo, colegas podem interpretar problemas nas tarefas que você faz como decorrentes da sua doença, mesmo que você aponte outros funcionários que tenham os mesmos problemas (por exemplo, atrasar uma entrega, reagir com irritação a um chefe desorganizado ou muito severo). Você também pode notar que seus colegas ficam distantes ou muito cautelosos ao lidar com você. Eles podem até reagir de modo mais carinhoso ou sendo muito solícitos (por exemplo, perguntando se você quer falar a respeito de seus problemas, lembrando você repetidas vezes de: "qualquer coisa, pode contar comigo"). Todas essas reações podem soar inúteis, e sinistramente similares àquelas que mais o incomodam no jeito de seus familiares reagirem. Na verdade, tanto colegas quanto familiares, com frequência estão apenas fazendo o maior esforço para descobrir de que modo podem ajudar.

Num aspecto mais positivo, os transtornos do humor estão carregando menos estigma do que costumavam. Graças à coragem de muitas figuras públicas que falaram abertamente de suas experiências com transtorno bipolar ou depressão unipolar (por exemplo, Kay Jamison, Carrie Fisher, Patty Duke, Jane Pauley, Margot Kidder, Catherine Zeta-Jones, Demi Lovato, Mike Wallace, William Styron), e graças a eventos como o Dia Internacional do Transtorno Bipolar, o grande público tem uma consciência e uma aceitação cada vez maiores dos transtornos do humor. Com isso, você pode obter hoje maior compreensão dos outros do que esperaria.

Vantagens de revelar seu transtorno

Também há argumentos a favor de você se abrir a respeito de seu transtorno. Primeiro, revelar pode tirar o estigma e aumentar sua própria aceitação da doença. Você poderá sentir que o transtorno bipolar não é algo tão vergonhoso se contar a um colega e ele não tiver uma forte reação negativa. Depois de saber de sua condição, um colega pode também se abrir a respeito dos próprios problemas com depressão. Alguns de meus clientes escolhem uma pessoa de confiança no trabalho para contar a respeito da doença. Compartilhar uma informação pessoal desse tipo ajuda a aumentar a confiança mútua e a criar uma atmosfera de apoio dentro do ambiente de trabalho. Mas decidir a quem contar requer pensar com cuidado. Em *An Unquiet Mind* [Uma mente inquieta], Kay Jamison (1995) descreve as reações de colegas ao saberem de seu transtorno, que variaram de uma aceitação com empatia e uma aberta rejeição e falta de sensibilidade.

Antes de decidir contar ou não sobre seu transtorno a um colega ou chefe, primeiramente faça a si mesmo várias perguntas (Court; Nelson, 1996):

"Por que quero que ele ou ela saiba?"
"De que maneira isso irá tornar mais fácil minha vida no trabalho – será que levará a ajustes de trabalho específicos?"
"Será útil que alguém saiba a respeito do meu transtorno na eventualidade de ocorrer alguma emergência no trabalho?"
"Vai me fazer sentir mais próximo desse colega – ele é um amigo potencial?"
"Será que falar do transtorno com meu chefe vai ajudar a explicar minhas ausências ou lapsos na produtividade do meu trabalho?"
"Se não há razão para esperar que a doença venha a comprometer meu trabalho, porque os outros precisam saber?"

Há modos de revelar às pessoas seu transtorno sem usar o rótulo *bipolar*. Você pode descrevê-lo como "desequilíbrio químico que afeta meu humor" ou "problema médico com meus níveis de energia que afeta meu trabalho e concentração". Explicações assim resumem tudo o que chefes ou colegas precisam saber para aceitar mudanças em seu desempenho, ou as razões de você se mostrar irritado, isolado ou alheio ultimamente.

> **Solução eficaz:** Se decidir revelar o transtorno ao seu chefe ou a alguém mais no trabalho e isso lhe parecer adequado, use o quadro "Breve lista de fatos sobre transtorno bipolar para membros da família", apresentado anteriormente no capítulo, quando for explicar a doença. O departamento de pessoal de algumas empresas se dispõe a ajudar com o treinamento para revelar o transtorno e a necessidade de ajustes ao seu supervisor, marcando uma reunião para revelar isso e discutir questões legais.

Revelar logo ao seu chefe pode ser um passo para permitir mudanças posteriores na estrutura ou nas suas atribuições (ver quadro "Ajustes razoáveis no ambiente de trabalho para pessoas com transtorno bipolar", adiante). Você pode contar com maior proteção legal se revelar que tem transtorno bipolar quando está bem. Se seu empregador ficar a par disso com antecedência, vocês podem tentar juntos a solução de problemas a respeito de ajustes que pareçam razoáveis durante seus períodos de doença, e depois, quando começar a se recuperar (como fez Louise).

Pode haver situações em que você sente que deve revelar o transtorno ao seu chefe, como quando falta muitas vezes ou tem uma clara deterioração na produtividade de seu trabalho. Algumas pessoas esperam para ver se seu desempenho de fato falha e, então, revelam o transtorno ao chefe ao pedirem uma folga ou outros ajustes no trabalho. Este pode ser um plano sensato, mas o senso de oportunidade é importante: seu chefe pode se sentir incomodado por essa revelação se ela ocorrer quando você, por exemplo, está tentando cumprir um prazo importante. Além disso, quando você está num período ativo da doença, talvez não seja capaz de avaliar se o desempenho no seu trabalho de fato mudou ou precisa de ajustes.

ESTRATÉGIAS DE AUTOCUIDADO PARA LIDAR BEM COM A DOENÇA NO AMBIENTE DE TRABALHO

Ajustar o ambiente de trabalho ao seu transtorno

Praticamente não há literatura de pesquisa sobre que tipos de emprego são melhores para pessoas com transtorno bipolar. Suspeitamos de que pessoas com o transtorno devem evitar empregos que envolvam repentinos surtos de estímulo social com poucas folgas entre eles (por exemplo, garçonete num bar no turno da "happy hour"), viagens frequentes a locais com fusos horários diferentes, ou interações consistentemente estressantes com os outros (por exemplo, trabalho em salas de emergência de hospitais ou gerenciando o departamento de reclamações de uma companhia telefônica). Também suspeitamos de que pessoas com o transtorno se dão melhor com horários de trabalho consistentes e dias de trabalho previsíveis do que em empregos que envolvem expedientes imprevisíveis e turnos em constante mudança (por exemplo, trabalhar nos dias da semana durante uma quinzena, mas aos fins de semana na quinzena seguinte, ou trabalhar no turno da noite e logo em seguida no turno da manhã). Empregos em restaurantes, fábricas, em enfermagem e vendas no varejo costumam exigir turnos variáveis, enquanto empregos em escritório, programação de computadores, bancos e escolas costumam ter horários mais regulares. Mas se você se sente melhor com empregos da primeira categoria, não precisa excluí-los. Vá atrás deles, mas tente definir se você pode obter alguns dos ajustes listados no quadro "Ajustes razoáveis no ambiente de trabalho para pessoas com transtorno bipolar", adiante.

O que são ajustes razoáveis?

São inovações ou modificações nas atribuições de sua função ou na sua programação de trabalho que dão a você melhores condições de ter sucesso no emprego. Ajustes razoáveis costumam ser pedidos por você na condição de empregado e geralmente não são oferecidos de antemão pelo empregador. Lembre-se de que não é possível esperar que seu empregador ofereça ajustes se ele ainda não sabe de seu transtorno e das razões pelas quais tais ajustes são necessários.

No quadro adiante há exemplos de ajustes que são razoáveis de você pedir a um empregador. Não são ajustes que todas as pessoas com transtorno bipolar poderiam esperar. São mais exemplos de coisas que você pode solicitar. Tente determinar quais desses pontos são negociáveis no seu caso e quais não são. É muito improvável que um empregador garanta todos ou mesmo a maioria deles (e alguns desses pontos talvez não tenham a ver com a natureza da operação da empresa ou com suas políticas). Mesmo assim, ele pode aprovar suficientes ajustes para ajudá-lo a funcionar melhor no trabalho. Note que alguns ajustes também beneficiariam empregados que não tenham transtorno bipolar, mas que buscam formas de lidar com seu estresse.

Nem sempre é possível antever que ajustes irão funcionar para você, mas é provável que seu empregador fique mais aberto em relação a esses pedidos depois que você assumir o emprego e entrar na fase de negociação. Certos itens (por exemplo, passar de período integral a meio período, licenças para se ausentar, estilo das avaliações empregador/empregado, mudar o lugar de sua sala) podem ter que ser negociados mais adiante, depois que você já tiver trabalhado certo tempo e identificado os problemas na estrutura existente.

Ralph, 52 anos, era o principal cozinheiro de pedidos rápidos num restaurante fast-food, e supervisionava outros dois cozinheiros. Ele avisou ter propensão a hiperatividade, irritabilidade e ineficácia em noites em que o movimento do restaurante atingia certo volume. Com apoio do patrão,

aprendeu a delegar nessas horas a tarefa de supervisionar o preparo da comida a um dos outros cozinheiros. Ele então continuava como segundo cozinheiro e reassumia como cozinheiro principal no dia seguinte.

Tina, 59 anos, trabalhava como editora de fotografia em uma empresa que colocava os funcionários em cubículos interconectados (ou "baias", como eram chamados). Um de seus colegas insistia em ouvir rádio enquanto trabalhava, o que não era contra as normas da companhia, mas deixava Tina perturbada. Ela não conseguia se concentrar. Tentou conversar com o colega, implorando que usasse fone de ouvido; ele fez que concordou, mas voltou a tocar o rádio alto. Ela começou a ter pensamentos invasivos a respeito de matá-lo. Foi ficando cada vez mais irritada e notou que seus pensamentos começaram a acelerar. Acabou falando com o chefe a respeito do problema sem explicar que tinha transtorno bipolar II. O chefe considerava Tina uma boa funcionária e decidiu permitir que se mudasse para uma sala onde tivesse menos contato com os outros. Esse ajuste ajudou Tina a recuperar seu nível de produtividade anterior.

Beth, 34 anos, com transtorno bipolar I, descobriu que suas oscilações de humor pioravam quando começava a ficar menstruada. Ela trabalhava numa agência de notícias em turnos variáveis; não havia conseguido, por variadas razões, financeiras e pessoais, dispor de um horário regular. Apesar de reduzir um pouco o que recebia de salário, decidiu que todo mês pediria dois dias de folga logo antes do início do seu ciclo menstrual. Ela então voltava ao trabalho assim que cessavam as piores oscilações de humor associadas ao ciclo menstrual.

AJUSTES RAZOÁVEIS NO AMBIENTE DE TRABALHO PARA PESSOAS COM TRANSTORNO BIPOLAR

Horário de trabalho
- Trabalhar em horários regulares, diurnos ou noturnos, em vez de alternar turnos de trabalho diurnos e noturnos.
- Adotar turnos de trabalho que se adaptem melhor aos seus ritmos circadianos (por exemplo, de 10h às 19h em vez de 8 às 17h; trabalhar turnos de 3 horas por 5 dias em vez de turnos de 5 horas por 3 dias).
- Evitar trabalho logo cedo se você sofre de "ressaca de medicação".
- Reduzir as horas de trabalho ou mudar de período integral para meio período quando tiver oscilações de humor.
- Ser dispensado de horas-extras (ou fazer menos).
- Concluir algumas tarefas trabalhando em casa.

Gestão do estresse
- Ter permissão de dividir responsabilidades por projetos com outros.
- Ser colocado em sala ou ambiente mais distante de fontes de ruído e de estímulo.
- Reestruturar seu ambiente de trabalho para evitar superestimulação (por exemplo, trabalhar em local bem iluminado, espaçoso).
- Ser dispensado de fazer certas tarefas que historicamente tenham desencadeado suas oscilações de humor.
- Obter apoio ou aconselhamento de um programa de apoio a funcionários.
- Interromper o trabalho para pausas ou almoço, para aliviar a pressão; exercitar-se, caminhar, meditar ou usar técnicas de relaxamento.
- Fazer maior número de pausas curtas em vez de duas pausas grandes durante os expedientes de 8 horas.
- Poder contar com autonomia na questão de definir metas.

Ausências do trabalho

- Ter permissão para ausências curtas para ir ao médico, com possibilidade de compensar as horas.
- Ter permissão para folgas mais extensas com um atestado médico.
- Ter permissão para sair mais cedo quando tiver oscilações de humor mais graves ou reações de ansiedade/estresse.

Comunicação com seu empregador a respeito de avaliações de desempenho

- Ter comunicação regular e aberta com seu empregador sobre seu desempenho no trabalho.
- Saber o que você faz direito assim como o que estiver fazendo de errado.
- Ser julgado pela produtividade geral e pela conclusão de tarefas ou por outras medidas de produtividade mais individualizadas, em vez de ser julgado apenas pelo número de horas trabalhadas.
- Rever esses ajustes de vez em quando para determinar se estão permitindo que você seja produtivo e permaneça estável.

Equilibrar tempo de trabalho com tempo livre

Uma dificuldade relacionada com o trabalho, e que tenho ouvido de um número de pessoas com transtorno bipolar, é a sensação de ficar ligado e motivado no trabalho e depois se sentir esgotado, exausto ou deprimido ao chegar em casa à noite. Os problemas dessas pessoas são agravados no fim de semana, quando não têm muito o que fazer e sentem como se seu corpo e cérebro estivessem bloqueados. Como resultado, algumas pessoas ficam hipomaníacas quando estão trabalhando e deprimidas quando não estão.

Essa forma de ciclagem é mais provável quando você começa em um novo emprego. Como a maioria dos demais novos empregados, você talvez queira ter um desempenho de alto nível e comece a se exigir demais. Mas então é provável que ocorra um ciclo no qual, no início de um novo emprego você tenta produzir no nível máximo para ser gratificado com elogios, compensações ou promoções por um chefe que reconheça isso. Essa gratificação pode fazê-lo se esforçar ainda mais, levando a mais recompensas, mas também a hipomania ou mesmo mania. Como mencionei no Capítulo 5, eventos para alcançar metas (que envolvam recompensa ou avanço e que aumentam sua confiança e incentivam outras metas) são potentes em precipitar episódios maníacos ou hipomaníacos (Johnson *et al.*, 2008). Infelizmente, esses estados maníacos costumam ser seguidos por episódios depressivos ou mistos, junto com pensamentos e sentimentos negativos a respeito de sua competência ("Eu costumava ser capaz de fazer muito mais"). Por sua vez, seu chefe, que pode não saber de seu transtorno, talvez compare seu desempenho quando deprimido à sua performance quando começou a trabalhar no emprego (em vez de com o desempenho dos outros funcionários da sua empresa). Ele ou ela podem ficar sem entender o que está acontecendo com você.

Prevenção eficaz: Quando iniciar um novo emprego, tenha uma rotina regular diurna e noturna e limite a carga de trabalho inicial. Esses ajustes ajudam a impedir que o trabalho desencadeie hipomania durante o expediente de trabalho e depressão após o expediente.

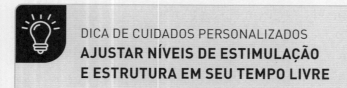

DICA DE CUIDADOS PERSONALIZADOS
AJUSTAR NÍVEIS DE ESTIMULAÇÃO E ESTRUTURA EM SEU TEMPO LIVRE

Quando chegar em casa do trabalho, permita-se relaxar, mas procure também introduzir estrutura (ver Capítulo 8) e algum grau de estímulo de perfil baixo. Evite programar muitas atividades sociais para as noites dos dias úteis. Aos fins de semana, evite se "fartar de dormir" (por exemplo, dormir 12 horas ou mais e levantar só à tarde), tentando compensar a fadiga de levantar às 6h da manhã nos demais dias. Em vez disso, mantenha os horários de deitar e de acordar no fim de semana com uma variação de 1 hora em relação aos horários habituais. Para uma das manhãs (ou as duas) do fim de semana, planeje uma atividade social ou de exercício, para se obrigar a levantar a certa hora. Assim, seu relógio interno ficará regulado na transição do fim de semana para os dias úteis.

Quando começar em um emprego, tente assumir uma abordagem mais cautelosa, comedida. Mostre um desempenho consistente e vá tomando pé da situação, mas evite virar um superastro logo de cara. Saiba avaliar quando está se estressando demais. É melhor ser um funcionário consistente do que um que fica no "liga-desliga", no qual os outros não têm certeza se podem confiar.

Talvez essas recomendações pareçam rigorosas, mas elas o ajudarão a funcionar bem nos primeiros estágios de um novo emprego. Depois que já tiver trabalhado um tempo e estabelecido uma rotina, será capaz de introduzir maior flexibilidade nos seus hábitos diários sem sacrificar a estabilidade de seu humor. Esse equilíbrio varia consideravelmente de pessoa para pessoa, por isso não se apresse para encontrar a solução que funciona melhor para você.

Programas de assistência aos funcionários

Um recurso potencial é o departamento de recursos humanos de seu empregador e/ou seu programa de assistência aos funcionários, ambos projetados em parte para ajudar funcionários a lidar com problemas de saúde que afetem seu desempenho no trabalho. Eles podem oferecer avaliações de desempenho, aconselhamento, recomendações de ajustes ou ajuda na comunicação com seus supervisores imediatos a respeito de suas necessidades. Embora as pessoas tenham experiências variadas com esses programas, eles representam um importante organismo de proteção entre você e seu empregador, e podem oferecer sugestões que os outros talvez não considerassem.

Usar o apoio de reabilitação vocacional

Se você tem encontrado dificuldades para conseguir um emprego que seja adequado a você, ou para manter seu emprego atual, pode ser útil recorrer a um aconselhamento vocacional.

Especialistas em reabilitação vocacional podem ajudá-lo a criar um plano para encontrar um emprego e ter sucesso nele. Esses planos são focados no que você deseja alcançar (por exemplo, emprego de meio período ou em expediente integral; funções em contato com o público ou em ambientes de trabalho mais solitários). A reabilitação pode envolver *teste vocacional* (por exemplo, questionários sobre seus interesses, ambientes que você gosta ou suas habilidades profissionais); treinar *habilidades para procurar emprego* (por exemplo, escrever um currículo, fazer os primeiros contatos por telefone com um empregador, estratégias para uma boa entrevista); e *desenvolvimento de empregos* (localizar empregos na comunidade ou até projetar empregos ligados às suas habilidades).

O *coaching ou treinamento profissional* costuma ser o componente mais ativo da reabilitação vocacional. Um *coach* ou treinador profissional pode ir com você até o novo local de emprego, ajudá-lo a aprender as tarefas exigidas e o incentivar a continuar motivado. Ele ou ela podem ajudar a superar dificuldades de comunicação entre você e seu chefe. Um *coach* profissional pode também ajudar a explicar seu transtorno ao seu supervisor e esclarecer quaisquer aspectos especiais que você deseje incluir (por exemplo, um ambiente de trabalho que tenha o mínimo de dispersões possível).

O empregador às vezes se dispõe mais a ouvir e responder a um *coach* de empregos do que a um funcionário.

Jamal, um rapaz de 25 anos com transtorno bipolar I, ficou estressado em seu emprego numa loja de autopeças depois de ser transferido de uma área de vendas a outra. Não gostou de seu novo supervisor, achou-o sarcástico e pouco acolhedor em relação às limitações impostas por seus estados de humor. Quando estava a ponto de se demitir, o coach profissional de Jamal intercedeu e explicou o transtorno ao seu supervisor. Eles combinaram regras e estratégias para o seu relacionamento de trabalho, segundo as quais Jamal podia sair temporariamente do ambiente de trabalho quando se sentisse sufocado por ele. Ele acabou deixando esse emprego e conseguindo outro, mas se sentiu empoderado porque, na hora em que se demitiu, o estilo de seu supervisor para lidar com ele havia mudado.

DICA DE CUIDADOS PERSONALIZADOS
TRABALHO VOLUNTÁRIO

Na minha experiência, pessoas com transtorno bipolar que fizeram trabalho voluntário em órgãos públicos, abrigos ou instituições de saúde mental enquanto estavam desabilitadas ou de licença médica do emprego anterior disseram que esse foi um aspecto importante de sua recuperação. Quando você está questionando por que ainda precisa estar vivo e tentando entender por que seus dias parecem tão monótonos e sem sentido, o trabalho voluntário em uma posição que envolva "consciência social" ajuda muito a levantar seu astral. O trabalho pode melhorar sua vida de muitas formas, mesmo não sendo remunerado – ajuda a estruturar seus horários e fazer novas amizades e lhe dá um sentido maior de propósito. Além disso, você pode ganhar experiência e habilidades de trabalho nessas equipes, e até obter uma carta de recomendação útil para voltar a fazer trabalho remunerado.

Annie, 30 anos, tinha grande amor por animais, especialmente cães; sua família havia criado cães quando ela era criança. Ela mostrava menor interesse em se relacionar com pessoas, especialmente após seu último episódio de humor, que envolveu um rompimento amoroso e um conflito com os pais. Assim que se sentiu em condições, assumiu trabalho voluntário em um abrigo de animais, de início apenas 2 horas por semana. O diretor do abrigo logo notou sua paixão e habilidade e ofereceu-lhe um cargo remunerado. Embora Annie preferisse o esquema voluntário até se sentir melhor, a atmosfera calorosa do abrigo, combinada com a melhora de seus sentimentos de valor pessoal, foram cruciais para a sua recuperação.

Coaches profissionais podem ser úteis se você precisar de uma licença no trabalho. Se ficar hospitalizado por um episódio maníaco ou depressivo, talvez não esteja em condições de pedir uma licença ao seu empregador. Um *coach* de emprego pode escrever uma carta ou ligar para ele em seu nome.

Solicitação de pensão por deficiência

Se você vem tendo uma série de episódios da doença ou seus sintomas não melhoram e você não tem sido capaz de funcionar bem no trabalho, pode decidir solicitar uma pensão por deficiência. Se previamente pagou o sistema previdenciário por um seguro-deficiência de curto ou longo prazo por meio de seu empregador, terá direito a receber uma pensão se conseguir um atestado médico para isso. Também pode solicitar auxílio-doença por meio da Previdência Social.

Em geral, você solicita pensão por deficiência por meio de uma agência da Previdência Social. O processo de solicitação pode ser demorado e frustrante. O procedimento costuma exigir que seu médico e psicoterapeuta providenciem registros médicos e respondam a questões a respeito de sua habilidade para o trabalho. Se você estiver em contato com um conselheiro de reabilitação vocacional, ele ou ela pode informá-lo melhor sobre os procedimentos de solicitação ou recomendar alguém que faça isso. Em razão da extensão do processo, você talvez já esteja mais estável quando chegar o pagamento dessa pensão do que estava quando fez a solicitação!

Receber auxílio por incapacitação não significa que você precise abandonar a ideia de trabalhar no futuro. Você pode ficar como incapacitado por um período de tempo (por exemplo, durante uma depressão de longo prazo que não venha reagindo bem a medicações) e depois reconsiderar uma volta ao mundo do trabalho após se sentir recuperado. ***Estar recebendo auxílio por incapacitação não deve ser algo estigmatizante ou vergonhoso.*** Na realidade, muitas pessoas com transtorno bipolar e outros transtornos médicos concluem que precisam desse tipo de apoio. No citado levantamento da Universidade de Boston com profissionais e gerentes, um terço deles havia recebido auxílio por incapacitação em algum momento do passado (Ellison *et al.*, 2008).

• • • • • • • • • • • • • •

Apesar do preço que o transtorno bipolar pode cobrar de sua família e de sua vida profissional, acredito firmemente que você pode aprender a lidar de modo eficaz com seu transtorno nesses dois ambientes, assim como dentro da comunidade mais ampla. Como você acaba de ver, lidar requer que você se sinta à vontade com a própria compreensão do transtorno, que eduque os outros a respeito dele, conheça suas limitações, tenha expectativas adequadas a respeito de si mesmo e tente ajustar seu ambiente para maximizar as probabilidades de funcionar no seu melhor. Lembre-se de contar com a ajuda dos outros (amigos, família e colegas de trabalho), para ter apoio quando isso parecer adequado. Constance Hammen e seus colegas na UCLA (Hammen; Gitlin; Altshuler, 2000) concluíram que as pessoas com transtorno bipolar que se saíam melhor no ambiente de trabalho eram aquelas que tinham forte apoio social e de relacionamentos fora dele.

Este livro tem enfatizado a autogestão da doença. Mas o que você (ou os membros de sua família) podem fazer se você achar que um de seus filhos tem transtorno bipolar, ou corre esse risco? Quando é que se aplicam os mesmos critérios de diagnóstico, prognóstico, tratamentos ou estratégias para gestão da doença, e quando é que eles precisam ser diferentes? Esse é o assunto do capítulo final deste livro.

CAPÍTULO 14
"Será que meu filho tem transtorno bipolar?"
Como você pode saber e o que deve fazer

Até aqui tenho falado sobre como você pode lidar com seu transtorno bipolar. Mas, e se você acha que está observando os primeiros sinais de bipolaridade em um de seus filhos, o que deve fazer com essa informação?

Sabe-se há muito tempo que o transtorno bipolar tem forte componente genético. Você talvez esteja preocupado a respeito do que isso significa para seus filhos ou para os filhos que venha a ter no futuro. Algumas pessoas com transtorno bipolar ficam até em dúvida se devem ter filhos. Talvez essa seja uma questão especialmente presente se você acabou de ser diagnosticado (ou o seu cônjuge ou parceiro/a) e pretende constituir família. Não obstante, muitas pessoas que têm a doença há um bom tempo levantam a mesma questão. Se nem você nem seu parceiro tem transtorno bipolar, mas outros parentes de primeiro ou segundo grau têm – irmãos, tias e tios, avós –, talvez se preocupe com a possibilidade de um ou mais de seus filhos terem herdado esses genes e que desenvolvam o transtorno bipolar mais tarde.

Essas preocupações são justificadas. Uma das muitas coisas que nos preocupam em relação a nossos filhos é que possam ter um transtorno do humor, e quando o transtorno bipolar está presente em nossa família essa preocupação é ainda maior. A perspectiva de transmitir o transtorno às gerações seguintes pode gerar sentimentos de ansiedade ou culpa, embora, como comentei em capítulos anteriores, não tenhamos controle sobre os genes que transmitimos. Neste capítulo, espero responder a algumas das questões que você possa ter a respeito do risco do transtorno bipolar para os seus filhos e de seus sintomas associados, e sobre o que se pode esperar se um filho seu for diagnosticado.

Vamos começar com a pergunta que ouço com maior frequência: ***"Se eu tenho transtorno bipolar, meus filhos terão também?"***.

Pesquisadores falam de diversas maneiras a respeito do risco de uma doença, mas, em geral, referem-se à probabilidade percentual, durante o tempo de vida, de que você ou alguém aparentado desenvolva uma doença particular. É difícil quantificar o risco para o transtorno bipolar porque há vários subtipos diferentes e transtornos comórbidos, como discutimos ao longo deste livro. Não obstante, saber os riscos reais e que fatores aumentam esse risco fará com que se sinta mais no controle do resultado de seu próprio transtorno de humor ou daquele do seu filho.

Na população em geral, entre 1 e 2% dos adultos têm transtorno bipolar. Um agregado de estudos clínicos nos Estados Unidos, Europa e Ásia, todos baseados em entrevistas estruturadas e em métodos sistemáticos de diagnóstico, concluiu que, ao longo de 17 estudos com 31.443 crianças (idades entre 7 e 21 anos), 576 (1,8%) tinham alguma forma de transtorno do espectro bipolar (bipolar I, II, e transtorno bipolar não específico ou "não especificado de outro modo"; ver a seguir) (Van Meter *et al.*, 2016).

Se você é mãe e tem transtorno bipolar, as chances de que seu filho o desenvolva são de 10% aproximadamente. O valor aumenta para 25% se incluímos o risco de transtornos do humor em geral, como depressão maior sem mania, transtorno bipolar não específico, assim como os tradicionais transtornos bipolar I e II (Craddock; Sklar, 2013). Fato importante, os filhos de pais bipolares têm maior probabilidade ao longo do tempo de desenvolver transtornos depressivos (30 a 40% em alguns estudos) do que transtornos plenos bipolar I ou II (Duffy *et al.*, 2014; Hillegers *et al.*, 2005). Alguns estudos concluíram que o risco para a prole é mais alto quando o pai ou a mãe desenvolveram o transtorno bipolar precocemente (antes dos 21 anos) em vez de mais tarde (Hafeman *et al.*, 2016; Vieta *et al.*, 2018).

Essas estatísticas refletem médias de certo número de estudos. Talvez você ache reconfortante essa porcentagem relativamente baixa, ou quem sabe ela levante outras questões: será que há algo que eu possa fazer para reduzir ainda mais o risco para o meu filho? Se ele tem depressão agora, será que terá mania mais tarde? Como saber se um sinal é de transtorno bipolar relacionado a um transtorno comórbido comum como TDAH – ou apenas uma angústia de adolescente? Se meu filho for diagnosticado – ou tiver vários aspectos do transtorno bipolar, mas não se qualificar atualmente para esse diagnóstico –, como irá funcionar na escola, em casa ou com seus companheiros no futuro?

Neste capítulo, você verá:

- Como reconhecer os sintomas de transtorno bipolar em crianças e adolescentes: de que modo diferem dos sintomas de outros transtornos ou das oscilações de humor comuns a crianças ou adolescentes.
- Como identificar os sinais precoces de alerta de episódios de depressão ou mania e o que fazer com essa informação.
- Que tipos de desfechos podemos esperar quando uma criança é diagnosticada com transtorno bipolar.
- A natureza dos comprometimentos cognitivos no transtorno bipolar pediátrico e como eles contribuem para os problemas sociais ou escolares.
- Que tratamentos são mais eficazes.

Como você verá a seguir, recomendo começar com uma avaliação psiquiátrica completa de seu filho, feita por um médico competente (ver detalhes adiante sobre como encontrar um). Algumas das suas perguntas podem ser respondidas por essa avaliação, embora você talvez fique ainda perdido com os termos que seu médico emprega para descrever seu filho (por exemplo, Transtorno Disruptivo da Desregulação do Humor [TDDH] ou "bipolar não específico"). Talvez fique em dúvida quanto à validade desses diagnósticos ou o que eles implicam em termos de tratamento e cuidados a longo prazo. A expectativa é que os termos do diagnóstico fiquem mais claros para você depois que ler este capítulo, assim como a conexão entre esses diagnósticos e os tratamentos recomendados.

Por fim, espero ajudá-lo a equilibrar seu conhecimento dos sinais e sintomas de transtorno bipolar em seu filho com a decisão de evitar atuar como "pai ou mãe helicóptero". Tenho visto muitos pais amorosos se tornarem hipervigilantes quando veem que o filho mostra sintomas discretos, e começarem a fazer uma varredura minuciosa das mínimas mudanças de humor da criança. Podem pedir que professores, pais de amigos do filho ou treinadores de esportes os notifiquem de qualquer explosão emocional, choro, irritabilidade ou momentos em que o filho fale muito rápido, ou fique se vangloriando ou fazendo coisas demais ao mesmo tempo. Essa abordagem é certamente compreensível em razão dos riscos envolvidos, mas tem aspectos negativos. Pode levá-lo a exagerar o sentido do que está vendo e criar uma tensão desnecessária em seu filho. Neste capítulo, meu objetivo é dar a você uma compreensão a respeito do que procurar e do que fazer em relação às suas observações, *sem* centrar a vida de sua família em torno da expectativa da emergência da doença.

TRANSTORNO BIPOLAR EM CRIANÇAS: BREVE HISTÓRICO

Quando você tem a preocupação de que um filho em sua família possa já ter transtorno bipolar ou venha a manifestá-lo um dia, é útil saber de que modo nossa compreensão sobre o transtorno bipolar em crianças tem evoluído. Foi apenas nas últimas décadas que se reconheceu que crianças e adolescentes têm depressão. Antes disso, psicólogos e psiquiatras acreditavam que, na pré-adolescência, o desenvolvimento emocional e cognitivo das crianças ainda não estava maduro a ponto de ser possível experimentar humores tristes que incapacitassem. Sabemos agora que isso não é verdade; crianças podem ser diagnosticadas com transtorno bipolar e depressão já aos 5 anos de idade (Luby; Navsaria, 2010). Um estudo em larga escala na comunidade descobriu que 28% das pessoas com transtorno bipolar adulto o haviam desenvolvido antes dos 13 anos e outros 38% entre os 13 e os 18 (Perlis *et al.*, 2004).

Estudos nos Estados Unidos

No início da década de 1980, dois pesquisadores da UCLA, Michael Strober e Gaye Carlson (Carlson, 1990; Strober; Carlson, 1982), examinaram 60 adolescentes (idades entre 13 e 16) que haviam sido diagnosticados com depressão maior. A essa altura, a depressão já era reconhecida em crianças, mas o transtorno bipolar, não. Eles descobriram um conjunto característico de fatores que faziam prever a manifestação do transtorno bipolar em 20% das crianças que o haviam desenvolvido ao longo dos 3-4 anos seguintes. Entre eles, (1) a presença do transtorno bipolar em cada uma das três gerações anteriores; (2) vários aspectos da doença da criança, como episódios de depressão que apareciam de repente, letargia intensa ou sintomas psicóticos (delírios ou alucinações); e (3) reações hipomaníacas ou maníacas a antidepressivos. Esse estudo foi o primeiro a sugerir que os sinais precoces de transtorno bipolar podiam ser observados durante os anos da adolescência, antes da manifestação plena da doença.

Barbara Geller, uma psiquiatra infantil da Universidade Washington de St. Louis, fez muito para esclarecer os limites do transtorno bipolar na infância em pré-adolescentes e adolescentes (idade média de 11 anos) que haviam sido encaminhados para tratamento por um episódio maníaco. Ela descobriu que, como em suas contrapartes adultas, o transtorno bipolar I em crianças ia e voltava entre as recorrências e recuperações, e que as crianças eram afetadas em seu funcionamento escolar e social (Geller *et al.*, 2000). No entanto, apenas 44% das crianças que Geller estudou haviam tido uma recorrência maníaca no acompanhamento realizado durante 8 anos, quando estavam entre as idades de 18 e 21 anos. Esses achados sugerem que, quer em razão do tratamento, de fatores ambientais de proteção (por exemplo, uma família acolhedora) ou pelo curso natural de desenvolvimento da doença, os resultados com crianças podem ser mais positivos do que o esperado (Geller *et al.*, 2008).

Ao longo das últimas três décadas, houve um grande aumento no diagnóstico de transtorno bipolar em crianças, particularmente nos Estados Unidos. Com esse repentino interesse, foram feitos diagnósticos aleatórios e descuidados. Muitas crianças são agora chamadas de bipolares quando haveria outros diagnósticos provavelmente corretos (por exemplo, depressão maior, transtorno de ansiedade generalizado ou TDAH). Nos Estados Unidos, durante o intervalo entre 1994/1995 e 2002/2003, o número de consultas médicas ambulatoriais nos quais o transtorno bipolar foi diagnosticado aumentou 40 vezes em pacientes com menos de 20 anos, enquanto o aumento foi inferior a 2 vezes entre adultos com 20 anos ou mais velhos (Moreno *et al.*, 2007).

O que estava ocorrendo? É provável que, durante os intervalos estudados, os médicos acreditassem que a manifestação do transtorno bipolar pediátrico se refletia em estados quase constantes de irritabilidade entremeados por surtos de raiva ou explosões emocionais. Alguns médicos interpretaram os sintomas de TDAH como manifestações precoces de mania. Em vez de diagnosticar as crianças que mostravam agressividade e irritabilidade crônicas como tendo transtorno desafiador de oposição (TDO) ou transtorno de conduta – como talvez fosse feito em épocas anteriores –, os psiquiatras agora aplicavam o rótulo de transtorno bipolar e prescreviam as mesmas medicações que as destinadas a adultos bipolares. Como resultado, muitas crianças e adolescentes nos Estados Unidos não receberam tratamento adequado, embora não saibamos com que frequência isso ocorreu.

Essas visões mudaram substancialmente nos últimos anos. Hoje, a orientação prática é que crianças não devem receber um diagnóstico bipolar a não ser que mostrem uma clara ciclagem, entrando e saindo de episódios maníacos/hipomaníacos e depressivos caracterizados por múltiplos sintomas que mudam juntos (Goodwin *et al.*, 2016). A irritabilidade crônica não é mais vista como um aspecto definidor de transtorno bipolar.

A reação na Europa

Psiquiatras europeus criticaram fortemente o movimento de bipolaridade infantil dos Estados Unidos, afirmando que médicos americanos estavam dando diagnósticos incorretos. Alguns pesquisadores europeus sugeriram que psiquiatras americanos receitavam estimulantes e antidepressivos em excesso, o que provocava mania em crianças que estavam apenas deprimidas ou tinham TDAH (Reichart; Nolen, 2004). Outros achavam que as companhias farmacêuticas americanas estavam estimulando tais diagnósticos a fim de vender mais remédios. Já outros chegaram a pensar que o transtorno bipolar pediátrico era exclusivo dos Estados Unidos. Em um simpósio internacional em 2003, quando descrevi as características de crianças bipolares que estávamos vendo em nossos estudos, um psiquiatra infantil da Irlanda me perguntou: "Nunca vi uma criança assim em meus 30 anos de prática. Será que é alguma coisa que vocês inventaram do lado de cá do Atlântico?".

Esses choques de pontos de vista podem ter outras raízes. Por exemplo, há uma grande diferença entre Estados Unidos e Europa na maneira com que as doenças são identificadas e tratadas. No Reino Unido, por exemplo, os médicos que tratam de doenças mentais nem sempre dão um diagnóstico, mas podem listar as áreas problemáticas da criança por ordem de importância. Ter um transtorno do humor pode não ocupar um lugar alto na lista de problemas, que inclui abuso físico, cabular aulas e alcoolismo dos pais, o que faz com que a existência de transtorno bipolar em uma criança não seja o foco de atenção.

Também há diferenças populacionais entre Estados Unidos e Europa. O psiquiatra americano Robert Post e seus colegas no Stanley Research Consortium concluíram que o histórico familiar de doença bipolar era mais comum entre adultos com transtorno bipolar nos Estados Unidos do que na Europa, assim como ter experiências na infância de abuso ou de doenças médicas comórbidas (por exemplo, doença da tiroide) (Post *et al.*, 2017). Também apontaram que doenças médicas em geral eram mais comuns em crianças nos Estados

Unidos do que na Europa, diferença influenciada por vários fatores, entre eles exercícios físicos e dieta.

Minha visão dessa controvérsia é que, pelo menos nas décadas de 1990 e início de 2000, os médicos americanos talvez tenham exagerado no diagnóstico de transtorno bipolar em crianças, enquanto os da Europa subdiagnosticaram. Há prós e contras em ambas as posições: ao superdiagnosticar o transtorno, nós nos Estados Unidos talvez tenhamos dado às crianças medicações desnecessárias, notadamente ASGs, antipsicóticos atípicos, que ocasionaram significativo ganho de peso e problemas metabólicos. E a tendência europeia de subdiagnosticar o transtorno bipolar pode ter deixado sem explicação o fracasso escolar, perturbações no relacionamento entre pares e tentativas de suicídio, ou ter feito com que fossem atribuídos a outros diagnósticos, como o de TDAH. Tratamentos que teriam sido eficazes para essas crianças – tanto médicos quanto psicológicos – foram ignorados (Youngstrom *et al.*, 2005).

Hoje, os médicos nos EUA são mais cautelosos em diagnosticar crianças com transtorno bipolar (ou aceitar rotineiramente o diagnóstico bipolar em uma criança encaminhada para tratamento). Mas ainda há distorções no diagnóstico e no tratamento. Por exemplo, médicos podem ainda aplicar o rótulo pelo fato de o transtorno ter linhas gerais de tratamento mais definidas do que outros transtornos: você pode tratar a criança com transtorno bipolar com estabilizadores do humor ou ASGs, e, se ela não reagir bem, com antidepressivos, outros estabilizadores do humor ou antipsicóticos, ou psicoterapia (Schneck *et al.*, 2017). Os algoritmos de tratamento farmacológico para crianças com TDO ou transtorno de conduta são menos óbvios.

Como ajudar crianças e adolescentes

Enquanto controvérsias sobre diagnóstico continuam fomentando provocações entre médicos e pesquisadores de ambos os lados do Atlântico, a área passa ao largo dessas questões sobre se o transtorno bipolar infantil existe ou não para lidar com as necessidades clínicas de crianças ou adolescentes que claramente têm o transtorno ou um alto risco de desenvolvê-lo (Goldstein, B. I. et al., 2017). Você pode ter maior confiança agora do que poderia ter há 10-20 anos de que uma avaliação psiquiátrica padrão com um médico experiente irá levar a um diagnóstico preciso. ***Portanto, como primeiro passo, procure a avaliação de um clínico que esteja familiarizado com o transtorno bipolar infantil e que tenha uma firme compreensão do desenvolvimento infantil normal, para que comportamentos apropriados à idade não sejam atribuídos à doença.***

Uma boa avaliação pode ajudar a determinar se outros transtornos do *DSM-5* captam melhor o quadro sintomático (TDDH, por exemplo), ou se seu filho atende a critérios para um transtorno comórbido (por exemplo, TDAH, TDO ou transtorno de ansiedade generalizada [TAG]), assim como para transtorno bipolar. Em geral, essa avaliação é feita por psiquiatra, psicólogo, enfermeiro psiquiátrico ou assistente social; não costuma ser da alçada de um clínico geral.

"O QUE DEVEMOS PROCURAR?"

Francine, uma mulher de 42 anos, descreveu seu filho Trevor, de 10 anos, como temperamental, taciturno, pensativo, impulsivo, triste e às vezes preocupado com violência e morte. Ela tinha a forte impressão de que o mau-humor do menino afetava seu desempenho na escola e sua capacidade de manter amizades, uma visão que correspondia ao que havia ouvido dos professores dele e da orientadora. Ela receava que Trevor nunca fizesse amizades ou relacionamentos estáveis e não fosse capaz de concluir o ciclo escolar. Procurou assistência na administração escolar do distrito para ajudá-lo com ajustes educacionais; seu pedido levou a colocar o filho num programa de educação individualizada.

Dan, 37 anos, estava preocupado que sua filha Justine, 14 anos, viesse a ser expulsa da escola. No início do ano escolar, ela havia se ausentado por duas semanas em razão de um episódio depressivo. Faltando apenas uma semana para o final do semestre, ela estava faltando rotineiramente às aulas (alegando ódio por vários professores), ficando mais agressiva verbalmente em casa e na escola, e indo dormir cada vez mais tarde. Considerando o histórico familiar de mania, Dan ficou preocupado, achando que ela estivesse manifestando transtorno bipolar, mas sua preocupação mais imediata era de que ela fosse expulsa da escola. Ele explicou à direção que a menina nunca se estabilizara totalmente do seu último episódio depressivo e solicitou que lhe fosse dada uma certa tolerância em relação ao limite de faltas.

■ E quando as oscilações de humor de seu filho são graves?

Ao decidir se é o caso de procurar uma avaliação psiquiátrica, é melhor ter em mente um breve "resumo do caso" que você possa usar para entender se os sintomas de seu filho são suficientemente intensos para justificar um diagnóstico, um tratamento ou ambos. Avalie se seu filho tem os sinais indicadores de instabilidade de humor e energia que costumam pré-datar a um diagnóstico de bipolaridade. Os dois casos que acabamos de citar mostram esses sinais, embora nenhum dos dois tenha ainda o diagnóstico.

Como primeiro passo, tente preencher o "Inventário geral de comportamentos" – uma escala de mania em 10 itens (P-IGC-10M) a seguir. Esse P-IGC-10M é um instrumento de verificação, não um instrumento de diagnóstico. Ele não irá lhe dizer se seu filho tem transtorno bipolar I, II ou não específico. Em vez disso, fornece uma dimensão ao longo da qual a gravidade das oscilações de humor pode ser quantificada (lembre-se da discussão sobre categorias de dimensões *versus* diagnóstico no Capítulo 3). Na realidade, muitas das divergências de diagnóstico entre médicos se resumem a como cada um coloca o ponto de corte entre ter a doença e não tê-la. Pontuações de 15 ou mais no P-IGC-10M indicam alto risco de diagnóstico de bipolaridade (isto é, alta probabilidade de que a criança tenha o transtorno agora ou venha a tê-lo no futuro).

Note que os itens da escala enfatizam os sintomas que se mostram como uma alteração do eu usual de seu filho, que duram alguns dias ou mais, e que refletem humores que variam de um extremo a outro. Tanto Trevor quanto Justine experimentaram significativas mudanças em seus estados de humor, que eram perceptíveis não só aos pais mas também ao pessoal da escola; ambos teriam tido uma pontuação acima de 15. Em contraste, crianças que são irritáveis por temperamento, ou que demonstram comportamentos similares aos da mania por apenas algumas horas por dia, não iriam pontuar alto na escala P-IGC-10M. O médico que você consultar pode ou não conhecer essa escala, mas é bom você levar esse formulário preenchido na primeira consulta – ele pode poupar tempo e ajudá-lo a focar nos sintomas que quer explicar.

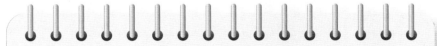

INVENTÁRIO GERAL DE COMPORTAMENTOS
Versão para pais (P-IGC) / Formulário curto – H/B (Versão revisada, 2008)

Aqui estão algumas perguntas sobre comportamentos que ocorrem na população em geral. Pense no quanto são frequentes no seu filho. Utilizando a escala a seguir, selecione o número que descreve melhor a frequência com que seu filho mostrou esses comportamentos **no último ano:**

0	1	2	3
Nunca (ou quase nunca)	Às vezes	Com frequência	Com muita frequência (quase sempre)

Leve os seguintes pontos em consideração:

Frequência: você pode ter notado um comportamento anteriormente na infância ou no início da adolescência, ou mais recentemente. Seja como for, estime com que frequência o comportamento ocorreu **no último ano.** Por exemplo: se notou um comportamento quando seu filho tinha 5 anos, e notou também no ano passado, marque "**com frequência**" ou "**com muita frequência (quase sempre)**". Mas, se ele teve um comportamento apenas por um período isolado na vida, e não fora dele, marque "**nunca (quase nunca)**" ou "**às vezes**".

Duração: muitas perguntas exigem que um comportamento ocorra por uma duração aproximada de tempo (por exemplo, "vários dias ou mais"). A duração dada é uma duração **mínima**. Se seu filho costuma ter o comportamento por durações curtas, marque "**nunca (quase nunca)**" ou "**às vezes**".

Mutabilidade: o que importa não é se seu filho pode se livrar de certos comportamentos, caso os tenha, mas se eles chegaram a ocorrer. Portanto, mesmo que seu filho possa se livrar desses comportamentos, você deve marcar sua resposta segundo a frequência com que ele os experimenta.

Sua tarefa, então, é qualificar a frequência com que seu filho tem experimentado um comportamento no último ano, pela duração descrita na pergunta. Por favor, leia cada pergunta com atenção, e registre sua resposta ao lado dela **marcando um "X" no quadrado adequado.**

0	1	2	3	
☐	☐	☐	☐	1. Seu filho experimentou períodos de vários dias ou mais em que, apesar de se sentir incomumente feliz e com muita energia (claramente mais que de costume), ele também estava fisicamente inquieto, incapaz de ficar parado, precisando se mexer ou pular de uma atividade a outra?
☐	☐	☐	☐	2. Houve períodos de vários dias ou mais em que amigos de seu filho ou outros familiares lhe disseram que ele/ela parecia incomumente feliz ou agitado – claramente diferente do habitual ou de um bom humor normal?
☐	☐	☐	☐	3. O humor ou energia de seu filho ficaram mudando rápido, várias vezes, de feliz a triste ou de quieto a agitado?

| 0 | 1 | 2 | 3 |

☐ ☐ ☐ ☐ 4. Seu filho teve períodos de extrema felicidade e energia durante vários dias ou mais, quando também se sentiu muito mais ansioso ou tenso (agitado, nervoso, no limite) do que o usual (*sem relação com o ciclo menstrual*)?

☐ ☐ ☐ ☐ 5. Houve fases de vários dias ou mais em que, apesar de se sentir incomumente feliz e com muita energia (claramente mais do que o usual), seu filho também teve que lutar muito para controlar sentimentos de raiva ou um impulso de estraçalhar ou destruir coisas?

☐ ☐ ☐ ☐ 6. Seu filho teve períodos de extrema felicidade e intensa energia (claramente mais que o seu usual) em que, por vários dias ou mais, demorou mais de uma hora para pegar no sono à noite?

☐ ☐ ☐ ☐ 7. Você tem notado que os sentimentos e a energia de seu filho estão geralmente em um sobe e desce, e raramente se estabilizam?

☐ ☐ ☐ ☐ 8. Seu filho teve períodos de vários dias ou mais em que se sentiu deprimido ou irritável, e depois outros períodos de vários dias ou mais em que se sentiu muito disposto, animado e transbordando de energia?

☐ ☐ ☐ ☐ 9. Houve algum período em que seu filho, apesar de incomumente feliz e com muita energia, sentia que quase tudo lhe dava nos nervos e o deixava irritado ou com raiva (*a não ser em oscilações relacionadas com o ciclo menstrual*)?

☐ ☐ ☐ ☐ 10. Seu filho teve épocas em que seus pensamentos e ideias estavam tão acelerados que ele/ela nem conseguia articulá-los direito, ou que ele/ela os expressava com tamanha rapidez que os outros se queixavam de não conseguir acompanhar suas ideias?

_____ Pontuação total

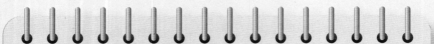

Guia de interpretação:
Pontuação total: Some os itens de modo a chegar a uma pontuação entre 0 e 30. As pontuações são usadas para indicar o risco de transtorno bipolar, e não para indicar se a criança tem transtorno bipolar ou não. Pontuações 0 equivalem a um Risco Mínimo; 1-4, Risco Leve; 5-14, Risco Neutro; 15-17, Alto Risco; 18+, Risco Muito Alto.

Este trabalho de Richard Depue, PhD, Eric Youngstrom, PhD, e Robert Findling, MD, PhD, está licenciado sob um CC by-SA 4.0. Para ver a licença da Creative Commons, visite *https:// creativecommons.org/licenses/by-sa/4.0/legalcode.*

DICA DE CUIDADOS PERSONALIZADOS
"DEVEMOS NOS PREOCUPAR COM SINTOMAS 'SUBLIMINARES'?"

Seu filho pode ter alguns sintomas maníacos ou depressivos e não outros. Talvez tenha múltiplos sintomas de mania, mas que podem não ser muito intensos ou durar tempo suficiente para interferir em sua aptidão para funcionar na escola. O humor dele pode oscilar, indo e voltando, entre euforia, irritabilidade e tristeza, sem se fixar num polo suficiente para atender a todos os critérios diagnósticos. Se seu filho tem vários desses sintomas de baixo perfil, talvez tenha transtorno bipolar subliminar ou não específico (veja também o Capítulo 3). Se o transtorno bipolar também está presente em sua família, é bom ter uma avaliação de seu filho e ver se precisa de tratamento. O tratamento precoce pode ou não envolver estabilizadores do humor ou ASGs. Há programas de psicoeducação e treino de aptidões para a família (ver Capítulo 6) que podem ser relevantes para você (Fristad; Macpherson, 2014; Miklowitz *et al.*, 2013).

A NATUREZA DO DIAGNÓSTICO DE BIPOLARIDADE EM CRIANÇAS

O "Inventário geral de comportamentos" dá uma ideia dos principais indícios de sintomas que são levados em conta ao diagnosticar crianças com transtorno bipolar. Primeiro, o médico precisa definir se os sintomas maníacos, hipomaníacos ou depressivos de seu filho se juntam e formam *episódios* que sejam de determinada *duração* mínima, e se os sintomas dentro desses episódios são incapacitantes, intensos e frequentes (Fristad; Goldberg, A., 2003). O médico de seu filho só deve expedir um diagnóstico de mania se seu filho tiver tido humor exaltado ou intensamente irritável e aumento de atividade (por exemplo, movimentando-se mais rápido ou com movimentos mais "grandiosos") todo dia, durante pelo menos 1 semana ou menos, caso tenha sido necessária uma hospitalização, e pelo menos mais 3 dos seguintes aspectos: pensamento grandiloquente, menor necessidade de sono, fala rápida ou atropelada e/ou "turbilhão de ideias", pensamentos acelerados, dispersividade (atenção facilmente atraída para estímulos irrelevantes), atividade excessivamente orientada para alcançar metas, e comportamento impulsivo ou imprudente (American Psychiatric Association, 2013). Segundo, as mudanças no humor ou no comportamento de seu filho precisam ser graves o suficiente para que os episódios se tornem claramente distinguíveis de seu eu habitual. Terceiro, os sintomas devem ser notados por outras pessoas e estar presentes em vários ambientes (não apenas em casa) e, no caso de mania bipolar I plena, resultar na deterioração do funcionamento nos vários ambientes (como a incapacidade de cumprir a lição de casa ou a higiene pessoal). A incapacitação não é requerida para diagnosticar hipomania no transtorno bipolar II.

Se sua filha está deprimida, ela provavelmente terá dificuldades em concluir a lição de casa ou pode dormir a aula inteira. Se seu filho é maníaco ou hipomaníaco, ele vai falar rápido, pular de um assunto a outro (geralmente interrompendo os outros no processo), contar histórias incríveis e heroicas, ou armar confusões em ambientes públicos, e tudo isso pode afastar seus colegas. Esses são sinais diagnósticos que, tanto isolados como coletivamente, apontam para a necessidade de uma avaliação profissional.

O papel dos transtornos comórbidos

Há várias nuances no diagnóstico de transtorno bipolar em crianças e adolescentes. Você só pode fornecer informações a partir de suas observações, mas essas informações terão grande peso para o médico – você conhece seu filho melhor que ninguém.

Uma área em que suas observações podem ser particularmente úteis é em diagnosticar transtornos comórbidos. Talvez você saiba a partir do desempenho escolar anterior de seu filho que ele ou ela tem importantes dificuldades de atenção ou aprendizagem, mas talvez não fique claro se esses problemas pioram junto com os episódios de transtorno do humor, pois nesse caso os problemas de atenção são considerados parte de uma condição comórbida como o TDAH. Seu filho pode ter um transtorno de fala ou de linguagem que é largamente independente de seu transtorno de humor. Um número significativo de crianças descreve problemas de ansiedade que pioram com os episódios depressivos ou maníacos, mas eles podem também persistir entre os episódios, o que justificaria um diagnóstico separado.

Informações sobre transtornos comórbidos também são cruciais, sejam eles aplicáveis ou não ao rótulo de transtorno bipolar. Considere o caso de um menino de 10 anos que seja descrito como dispersivo, nervoso e agitado. Para o diagnóstico de transtorno bipolar I ou II, seus sintomas de mania/hipomania precisam estar acima e além do que seria esperado para o TDAH ou para um transtorno de ansiedade isoladamente. Para poder incluir a dispersividade ou agitação como sintomas maníacos, precisaríamos saber se isso reflete um desvio significativo do padrão usual dele (ele sempre foi disperso ou é algo recente?) e se piora quando há também outros sintomas de mania (por exemplo, menor necessidade de sono) que estejam piorando ao mesmo tempo. Se esse menino de 10 anos nunca teve um episódio maníaco, não será possível saber se a dispersão e agitação refletem um transorno do humor ou outros transtornos (como o TDAH) que às vezes "pegam carona" no transtorno bipolar.

A complexidade aumenta quando consideramos a idade e o estágio de desenvolvimento da criança. Por exemplo, muitas garotas desenvolvem depressão após a entrada na puberdade, mas podem desenvolver ansiedade ou problemas de atenção desde idade bem anterior. A hipersexualidade, sintoma-chave de mania ou hipomania, às vezes só é plenamente observável na adolescência, mas pode estar presente de forma mais leve na infância (por exemplo, em falas que remetem a atos sexuais, em fazer desenhos pornográficos).

Sintomas em crianças e em adultos: eles são diferentes?

Os diagnósticos colocam um desafio adicional porque os sintomas de humor podem não ter a mesma frequência, gravidade ou duração em crianças do que em adultos. Um exemplo é um episódio misto ou uma rápida ciclagem: numa criança podemos ver alterações de humor significativas ao longo de 1 ou 2 dias, enquanto em adultos os episódios duram de 1 a 2 semanas. De todo modo, você deverá ser capaz de observar episódios de humor em seu filho mesmo que sejam bem breves. Episódios mistos ou rápida ciclagem não são a mesma coisa que irritabilidade ou explosões temperamentais, que são muito comuns em pessoas jovens e costumam ser sinais de outros problemas, como TDAH ou transtornos de ansiedade. No conjunto, o transtorno bipolar de manifestação pediátrica caracteriza-se pelos mesmos sintomas de humor e episódios que são vistos em adultos, embora os sintomas possam ter um aspecto mais infantil e não durem tanto tempo.

Humores e sintomas associados precisam ser entendidos em relação à faixa etária – pode ser normal para uma criança de 8 anos ter um amigo imaginário, mas uma criança dessa idade que diga que tem "500 irmãos que moram todos na Lua" pode estar manifestando grandiloquência ou mesmo delírios. Em um adulto, o humor exaltado pode se expressar por uma jocosidade incomum, falar e rir alto, otimismo excessivo e fanfarronice, ou por uma invasividade física. Em crianças, o humor exaltado pode se traduzir em um tom bobalhão, movimentos descuidados e sem sentido, risadas incontroláveis ou surtos repentinos de choro.

Há diferença entre crianças e adultos nos padrões de curso da doença? Um estudo que examinava o transtorno ao longo do tempo concluiu que: (1) crianças com transtornos do espectro bipolar passam mais tempo com sintomas de humor subliminares do que os adultos; (2) crianças têm intervalos mais longos com sintomas mistos (isto é, sintomas maníacos ou hipomaníacos simultâneos com depressão); e (3) crianças e adolescentes têm mais "mudanças de polaridade" do que adultos, como passar de deprimido a maníaco e de volta a depressivo (Birmaher *et al.*, 2006). É importante ter esses aspectos em mente se você comparar os comportamentos de seu filho com os seus ou de outros membros adultos da família com doença bipolar. Por exemplo, o fato de os episódios de humor de seu filho serem muito breves, mas também mudarem de polaridade muito rápido podem ser mais típicos da faixa etária dele.

ASPECTO DOS SINTOMAS ESSENCIAIS NOS ESTÁGIOS PRECOCES DO TRANSTORNO BIPOLAR

Há um conjunto de sintomas essenciais reconhecíveis durante os estágios iniciais do transtorno bipolar, independentemente de a manifestação ocorrer na infância ou na adolescência. Se seu filho, criança ou adolescente, tem demonstrado um desses sintomas essenciais – especialmente se ele ou ela desenvolveu mais de um sintoma em sequência – é uma boa hora para buscar uma avaliação profissional. Alguns desses sintomas essenciais foram discutidos com relação a adultos nos Capítulos 2 e 3, portanto vou enfatizar aqueles padrões de sintomas que são mais comuns em crianças ou adolescentes.

Se os sintomas são percebidos logo que aparecem, isso é uma oportunidade para tentar intervenções comportamentais como a regulação do ciclo sono-vigília (Capítulo 8), a ativação comportamental (Capítulo 10) ou a psicoeducação familiar (Capítulo 13). Em um estudo sobre crianças com um parente de primeiro grau com transtorno bipolar, concluímos que as que tinham sintomas prodrômicos de depressão ou hipomania mostraram melhores resultados ao longo de 1 ano quando elas e seus pais recebiam 12 sessões de educação familiar e de treinamento em aptidões de comunicação em comparação com crianças que recebiam tratamento educacional mais curto (Miklowitz *et al.*, 2013).

Sinais precoces de alerta de um primeiro episódio

Anteriormente neste livro, comentei a respeito de ficar alerta a sinais "prodrômicos" (alertas precoces) de novos episódios de mania ou depressão, de modo a conseguir minimizar seus efeitos negativos. Cabe a pergunta: existem sinais prodrômicos e sintomas específicos que aparecem antes do primeiro episódio pleno e que você consegue observar em seu filho criança ou adolescente? Uma metanálise de Anna Van Meter e colegas (2017) concluiu que a duração média de sintomas antes da manifestação plena da doença era de 27,1 meses. É um tempo muito longo na vida de uma criança e coloca desafios aos pais que estão tentando saber se há razão para preocupação. Na metanálise, os sinais precoces de alerta mais comuns de um primeiro episódio maníaco eram energia em excesso, seguido por fala atropelada, ficar mais falante, com um humor exaltado, ou ficar extremamente produtivo ou orientado por metas. Esses sintomas estavam presentes de maneira atenuada em pelo menos 50% das crianças que a seguir tiveram um episódio maníaco pleno. Por exemplo, uma criança na fase prodrômica pode estar tendo apenas 5 horas de sono por noite sem sentir cansaço no dia seguinte; num episódio maníaco pleno, ela pode não dormir nada por noites seguidas. Para um episódio inicial de depressão, os sinais de alerta precoce mais comuns são uma diminuição da aptidão de pensar ou se concentrar, hesitações, dificuldades na escola ou no trabalho, insônia, e humor deprimido (Van Meter *et al.*, 2016).

O "Estudo holandês sobre filhos bipolares", no qual adolescentes e adultos jovens (idades de 12 a 21 anos) com pais bipolares foram acompanhados durante 12 anos, concluiu que 88% tiveram um episódio depressivo como episódio inicial de transtorno bipolar (Mesman *et al.*, 2013). Um estudo singular de filhos de pais bipolares na população amish da Pennsylvania concluiu que ansiedade, supervigilância, enfermidades físicas durante a pré-escola, junto com flutuações de humor, choro, perturbações do sono e reações de medo nos anos escolares, foram associados ao desenvolvimento de transtorno bipolar I que ocorreu 16 anos mais tarde (Egeland *et al.*, 2012).

Outras pesquisas mostraram que a instabilidade do humor na infância ou início da adolescência – a oscilação constante de humores, de depressivos a irritáveis, de exaltados a ansiosos ou deprimidos – costuma ser um preditor de episódios maníacos ou depressivos posteriores (Hafeman *et al.*, 2016). Em outras palavras, os sinais de alerta precoce mais comuns de mania ou depressão são sintomas atenuados de mania ou depressão! Não obstante, aprender a reconhecer formas mais brandas desses sintomas em seu filho pode ajudar a identificar estágios iniciais de um episódio em sua ascensão; uma intervenção precoce, por sua vez, pode levar a um episódio de menor duração ou mais leve.

Aprender a reconhecer e rastrear os sintomas de seu filho tem um efeito colateral negativo: ele talvez reclame de você não tirar os olhos dele. Seu cônjuge talvez diga: "Deixe a criança em paz um pouco; é apenas uma criança". E você pode se sentir muito sozinho na tentativa de manter o bem-estar de seu filho. Se esse padrão descreve você, veja o quadro a seguir.

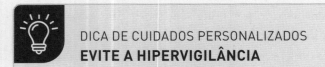

DICA DE CUIDADOS PERSONALIZADOS
EVITE A HIPERVIGILÂNCIA

Como você pode aprender o máximo possível a respeito do transtorno bipolar e observar as mudanças no humor ou padrões de sono-vigília de seu filho sem se tornar hipervigilante ou um pai/mãe supercontrolador? Este é um equilíbrio que vários pais com os quais trabalhei têm tentado encontrar. As estratégias a seguir funcionaram para vários pais, com ajustes conforme a idade da criança, nível da doença e presença de outros apoios à família:

1. Certifique-se de que suas interações com seu filho não se resumam apenas a humores ou outros sintomas. Gaste todo tempo possível falando dos interesses de seu filho, amigos, brincadeiras, esportes, os próximos eventos na escola – sem cair naqueles pontos que podem ter se tornado uma ameaça a ele: humores instáveis, depressão, mania, ciclagem rápida, ataques de raiva ou episódios mistos.

2. Explique a seu cônjuge ou parceiro(a) a difícil situação em que você se encontra entre tentar monitorar os humores de seu filho, observar mudanças em seus próprios humores e níveis de estresse e, ao mesmo tempo, cumprir suas funções de pai ou mãe. Seja direto a respeito de como quer que seu parceiro ajude.

3. Avalie se sua hipervigilância não tem raízes na própria infância. É possível que você esteja querendo ser para o seu filho o pai ou a mãe que nunca teve quando criança – que colocasse em primeiro lugar as necessidades do filho. Tenha em mente que a maioria das crianças se sente melhor com "andaimes". Isso significa oferecer à criança estrutura e apoio quando ela começa a aprender uma tarefa (por exemplo, como lidar com seus humores), e então ir gradualmente retirando esse apoio conforme ela aprende a tarefa por sua conta.

4. Use grupos de apoio, como a Associação Brasileira de Familiares, Amigos e Portadores de Transtornos Afetivos – ABRATA (www.abrata.org.br) para sugestões e apoio quanto ao difícil papel de ser pai/mãe de uma criança com transtorno bipolar.

5. Certifique-se de que está reservando um tempo para si mesmo, que pode assumir várias formas, como tempo com seu parceiro(a), tempo com amigos ou atividades pessoais (por exemplo, ir à academia). A chave é enfatizar partes de sua vida que não necessariamente envolvam filhos. A maioria de nós que tem filhos sabe a importância de ter um tempo pessoal para poder manter o equilíbrio.

Transtorno bipolar subliminar: sinais de alerta precoces ou diagnóstico primário?

Se seu filho tem *transtorno bipolar não específico* ou *transtorno ciclotímico*, ele ou ela terão períodos breves mas recorrentes de mania subliminar (ou mesmo de mania plena) que duram 1 a 2 dias cada, com atividade aumentada, humor irritável ou exaltado, diminuição do sono, fala rápida e sinais de julgamento escasso. Esses períodos causam comprometimento na escola, com amigos ou na família. Crianças com condições subliminares costumam ter históricos de depressão e sintomas associados, como ansiedade, agressividade ou comportamento de automutilação. É importante conhecer esses diagnósticos, porque o médico que você consultar pode usá-los e porque eles podem indicar um risco aumentado de desenvolver transtorno bipolar I ou II nos próximos 4 a 7 anos (Axelson; Birmaher; Strober *et al.*, 2011; Hafeman *et al.*, 2016; Kochman *et al.*, 2005). Como seria de se esperar, o risco para transtorno bipolar I ou II é maior entre aqueles jovens com sintomas hipomaníacos mais intensos (mas subliminares).

Um diagnóstico de transtorno bipolar não específico ou transtorno ciclotímico – como de bipolar I ou II – presume que as mudanças de humor e comportamento de seu filho não são típicas dele quando está se sentindo bem. As mudanças também têm que ser mais extremas do que é típico em termos de desenvolvimento. Por exemplo, para uma criança de 8 anos, dizer que tem amigos que moram no espaço sideral pode ser apropriado. Subir no telhado no meio da noite e ficar falando com eles provavelmente não é.

Muitas crianças com transtorno bipolar não específico ou transtorno ciclotímico nunca chegam de fato a desenvolver uma síndrome bipolar plena. As taxas de conversão diferem se a criança tem um pai ou mãe bipolar ou um irmão com transtorno pleno – nesse caso, suas chances de desenvolver transtorno bipolar I ou II ficam em torno de 58,5% em 5 anos –, mas são mais baixas (35,5%) se não houver parente bipolar (Axelson; Birmaher; Strober *et al.*, 2011). Ou seja, os sintomas de seu filho podem ficar em um nível subliminar sem nunca progredir para bipolar I ou II.

ATRIBUTOS COMUNS NO TRANSTORNO BIPOLAR NA INFÂNCIA

Como já vimos, os sinais de alerta precoces de transtorno bipolar em crianças costumam ser apenas formas atenuadas de sintomas essenciais maníacos ou depressivos. Quais são os atributos mais comuns de transtorno bipolar na infância que ajudam a definir a síndrome? E que atributos são também traços de outros transtornos, como TDAH?

Irritabilidade: sintoma bipolar ou sinal de desconforto?

A irritabilidade, embora costume ser sintoma de episódios maníacos e hipomaníacos em crianças, é também sintoma de outros transtornos psiquiátricos, como o transtorno de ansiedade generalizado, transtornos do espectro do autismo, TDAH, TOD e depressão maior. Pode ser melhor encarada como sinal de desconforto – uma maneira que a criança tem de comunicar que está ansiosa, deprimida, confusa, frustrada ou estressada por não ser capaz de atender às expectativas dos adultos. Como observado anteriormente no capítulo, a irritabilidade é uma das causas principais da confusão diagnóstica em relação ao transtorno bipolar da infância: **episódios maníacos não devem ser confundidos com episódios de explosões de raiva.** Os surtos de raiva costumam ser precipitados por certas situações ou estressores (como mudanças repentinas de planos), e podem refletir a incapacidade de regular emoções (ver, a seguir, a discussão sobre Transtorno Disruptivo da Desregulação do Humor [TDDH]). Fique cético se um profissional de saúde mental disser que seu filho é bipolar só porque tem ataques de raiva.

Atualmente, achamos que a irritabilidade em uma criança está associada à mania apenas quando representa um desvio claro do estado usual da criança e é *episódica*, o que significa que vai e vem em conjunção com outros sintomas que definem episódios maníacos ou depressivos. Quando a irritabilidade é crônica, achamos mais provável que seja um precursor do transtorno depressivo maior ou de transtornos de ansiedade na fase adulta (Leibenluft *et al.*, 2006).

■ Ciclagem ultrarrápida e ciclos ultradianos

Embora essas expressões costumem ser intercambiáveis, *ciclagem ultrarrápida* refere-se a ter episódios todo mês, enquanto *ciclos ultradianos* são mudanças de humor múltiplas dentro de um único episódio. Algumas crianças têm *ciclos ultradianos* que vão de um humor plenamente depressivo a humor maníaco/exaltado em 24 ou 48 horas. Podem ter mudanças extremas de energia ou níveis de atividade, que acompanham essas mudanças de humor, ou sua fala pode oscilar de pessimista a grandiosa. Em outras palavras, podemos dizer que a criança teve um episódio misto de um mês de duração, mas que nesse período ciclou diariamente entre humores depressivos e hipomaníacos. Esses padrões parecem ser mais comuns em crianças do que em adultos (Birmaher *et al.*, 2006).

DICA DE CUIDADOS PERSONALIZADOS
LIDAR COM A INSTABILIDADE DE HUMOR DE SEU FILHO

Se seu filho regularmente tem amplas variações de humor ao longo do dia, há um "teste decisivo" para definir se você precisa levá-lo a mais uma (ou à primeira) consulta psiquiátrica: essas oscilações de humor perturbam o funcionamento familiar, isto é, fica mais difícil preparar o jantar, aprontar a criança (ou seus irmãos) para a escola ou que eles façam a lição de casa? Ou, então, isso perturba o desempenho dele na escola, como deixá-lo incapaz de se sentar durante a aula inteira ou incliná-lo a se meter em brigas?

Se seu filho já toma estabilizadores do humor, talvez seja preciso ajustar essas medicações, pois talvez não estão provendo o controle que você e ele esperam. Se as variações de humor são previsíveis, ocorrendo apenas em certas situações, talvez você decida definir suas reações de acordo com elas. Isso pode significar,

> por exemplo, ignorar surtos de irritabilidade que ocorrem quando ele acaba de acordar ou quando você sugere atividades mais estruturadas para ele fazer à noite, se for nessa hora que ele costuma ficar entediado ou deprimido. Se ele fica ansioso e irritável antes de uma prova, às vezes um tempo livre tranquilo e umas palavras de apoio podem ser tudo o que ele precisa.

Perturbações do sono e diminuição da necessidade de dormir

Como os adultos, crianças com transtorno bipolar têm significativos problemas para cair no sono ou mantê-lo, especialmente durante um episódio depressivo. Elas podem se queixar de que não conseguem dormir, acordam sentindo-se agitadas, e têm que se arrastar todo dia até a escola. Podem querer tirar uma soneca assim que voltam para casa. Não ir à escola por não se sentirem bem começa a ficar algo cada vez mais comum.

Durante a mania, crianças ou adolescentes podem se virar bem com pouco sono. Ficam acordados até tarde da noite mandando mensagens de texto a amigos ou em salas de bate-papo online, jogam videogame, veem programas ou falam no celular com amigos que também estão acordados a essa hora. Podem até virar a noite. No dia seguinte, dizem que não estão cansados, embora tenham dormido só um par de horas. Isso é o que chamamos de *necessidade diminuída de sono* – que difere de insônia ou outros problemas do sono, que podem fazer a criança se sentir cansada no dia seguinte.

Tratamento eficaz: Alterações no sono

Se seu filho está depressivo ou maníaco, será difícil você definir horas de sono e vigília – os ciclos circadianos dele podem ter trajetória própria. Alterações do sono são uma das razões principais que levam certos pais a decidir que é hora de o filho tentar medicação antipsicótica (por exemplo, quetiapina), para ajudá-lo a cair no sono e mantê-lo. Há programas cognitivo-comportamentais úteis para lidar com o sono (por exemplo, Ehrnstrom; Brosse, 2016; ou www.sleepio.com). Embora com foco em adultos, tais programas têm exercícios que seu filho pode tentar fazer (por exemplo, manter o quarto escuro e sem dispositivos eletrônicos).

Depressão e pensamentos e comportamentos suicidas

A depressão na juventude é similar à depressão em adultos, mas pode ser de instalação e superação mais rápidas. Seu filho pode acordar com grave depressão um dia e então sair dela também de repente. Em crianças com transtorno bipolar I grave, a depressão pode estar associada a pensamento delirante, com frequência centrado em temas mórbidos como "meu corpo está apodrecendo" ou "estou sendo punido". Adolescentes com depressão bipolar correm risco especialmente alto de tentar suicídio.

É importante levar em conta diferenças relacionadas ao sexo em quem reporta depressão, seja como parte do transtorno bipolar ou de doença depressiva unipolar. A depressão é igualmente comum em garotos e garotas durante o período que vai até a puberdade. Após a puberdade, a depressão se torna três vezes mais comum em garotas do que em garotos (Hankin; Abramson, 2001). Os meninos podem não admitir a depressão de modo algum, e, em vez disso, relatam se sentir entediados ou vazios. Podem expressar sua infelicidade por meio de agressões, isolamento ou abuso de substâncias. Nas meninas, é mais provável que fiquem remoendo problemas relacionados com suas amigas, com namoros e com sua imagem corporal. Mas ideações e comportamentos suicidas não se limitam a adolescentes. Em um estudo de pacientes bipolares mais jovens (idades de 7 a 13 anos), cerca de 50% tinham ideações ou comportamentos suicidas ativos (West *et al.*, 2014).

A realidade é que pensamentos suicidas são muito comuns em adolescentes e não costumam ser presságio de uma tentativa de suicídio (Hawton et al., 2005). Mesmo assim, pensando em uma prevenção de longo prazo, toda ameaça precisa ser levada a sério. Se seu filho diz coisas como "Não sei por que estou aqui" ou "Minha vida não tem sentido", mesmo que não diga nada a respeito de se machucar, você deve contatar o psiquiatra e o terapeuta dele. Se ele ou ela não tem provedores desses cuidados, a presença de pensamentos suicidas é uma boa razão para iniciar contato com um.

Se os pensamentos se tornam mais específicos, como quando adolescentes expressam um plano concreto para causar danos a si mesmos ou se matar usando recursos dos quais já disponham (overdose de soníferos, por exemplo), considere providenciar uma hospitalização psiquiátrica para manter o adolescente a salvo durante um breve período. As hospitalizações são assustadoras para adolescentes e pais, mas costumam prover uma solução de curto prazo a uma situação de alto risco. Certifique-se de restringir o acesso do adolescente a comprimidos, facas ou armas. Reveja o Capítulo 11 para outras estratégias a serem usadas quando seu filho ou filha tem ideação suicida. A maioria dos métodos para lidar com isso que são destinados a adultos – como as estratégias "Razões para viver" e "Melhorar o momento" – também têm valor para crianças e adolescentes.

Kaitlyn, 17 anos, tinha transtorno bipolar I, diagnosticado quando ela tinha 13. Ela vinha pensando em suicídio quase diariamente desde que havia iniciado um tratamento focado na família com seus familiares. Negava que quisesse se matar, mas já havia feito duas tentativas, ambas com overdose de analgésicos. Surpreendentemente, os pais não sabiam que essas tentativas haviam ocorrido até a levarem a uma clínica para avaliação. A mãe tirava importância dos pensamentos suicidas da menina dizendo: "Toda adolescente pensa essas coisas". Durante a primeira sessão da família,

o irmão de 15 anos de Kaitlyn revirou os olhos e se recusou a levar a iniciativa a sério. Ele e a mãe pareciam concordar em achar que Kaitlyn era a "rainha do drama". O pai dela, que tinha a experiência do suicídio do próprio pai, estava mais inclinado a levar as ameaças em conta.

Durante uma série de sessões de terapia familiar, Kaitlyn esclareceu que suas duas tentativas anteriores haviam se relacionado a experiências de perda ou separação. Em uma ocasião ela havia rompido com o namorado, e na outra os pais haviam passado por uma breve separação.

O "contrato" de tratamento envolvia vários acordos entre Kaitlyn, seus pais e o terapeuta. Primeiro Kaitlyn concordou em contatar o pai no trabalho (ou abordá-lo em casa) caso seus pensamentos suicidas voltassem, e especialmente se sentisse que estavam ficando fora de controle. Ela e o pai concordaram em ter uma conversa a respeito do que a estava perturbando, e ele prometeu ajudá-la a encontrar maneiras temporárias de distraí-la dos seus pensamentos. Tempos atrás, ela havia descoberto que, quando estava em casa, se dançasse hip-hop no quarto dela e ficasse "berrando com a cara enfiada no travesseiro" seus pensamentos suicidas tinham alívio temporário.

Kaitlyn expressou o desejo de que os pais evitassem ser tão críticos em relação a ela e culpá-la por ter "sentimentos ruins". O médico trabalhou com Kaitlyn e sua família algumas formas de comunicação e de dar apoio mútuo, especialmente quando Kaitlyn expressasse pensamentos de ferir a si mesma. Os pais tinham seus próprios desejos, como querer que ela ligasse para o terapeuta para pedir ajuda quando tivesse pensamentos suicidas, a fim de entender de onde vinham aqueles seus pensamentos. Em uma sessão de gestão dos medicamentos, o psiquiatra recomendou que a menina tentasse uma dose maior de lítio. Ela não ficou muito animada com a ideia, mas concordou em tentar por 3 meses. Juntando o apoio da família e a proteção adicional proporcionada pelas medicações, Kaitlyn ficou mais estável. Ao final do tratamento familiar, continuou levemente deprimida, mas não fez nenhuma outra tentativa de suicídio.

Essa ilustração não tem intenção de sugerir que todo adolescente que manifesta sinais de transtorno bipolar esteja pensando em se suicidar, mas que esse é um aspecto a ser levado em conta já que pode ficar encoberto. Se um dos pais tem a confiança do filho (mesmo que apenas temporariamente), pode estar em melhor posição para ajudar o adolescente a lidar com impulsos de automutilação, que talvez ele tenha muita dificuldade para ignorar.

Automutilação

À parte as tentativas de suicídio, comportamentos de automutilação (por exemplo, cortar-se) são cada vez mais comuns em adolescentes e parecem mais comuns no transtorno bipolar do que na depressão maior (Weintraub *et al.*, 2017). Às vezes, cortar-se reflete impulsos autodestrutivos, ou pode estar associado a outros comportamentos de alto risco (por exemplo, dirigir bêbado ou drogado, fazer movimentos muito perigosos no skate, ficar até tarde da noite para conversar com pessoas na internet). Alguns programas de tratamento promissores para automutilação em adolescentes estão descritos no quadro "Tratamento eficaz", a seguir.

Tratamento eficaz: Há programas de tratamento focados em prevenir a automutilação em adolescentes com esta tendência. O mais promissor parece ser a terapia comportamental dialética (TCD) (Linehan; Wilks, 2015), que mostra forte base de evidência em vários transtornos psiquiátricos, entre eles o transtorno bipolar (Goldstein, T. R. *et al.*, 2015). A TCD envolve tratamento tanto individual como em grupo (ou familiar), e usa um formato de treinamento de aptidões para ensinar estratégias voltadas a lidar com as próprias emoções, como aceitação, atenção plena, tolerância a perturbações e eficácia interpessoal. Outro tratamento, a terapia baseada em mentalização (TBM), tem foco em esclarecer os sentimentos do adolescente sobre si mesmo e o incentivar a ficar curioso com as emoções e motivações dos outros e em como diferem das suas. Esse tratamento, que costuma ser ministrado individualmente ou em formato individual e familiar, tem mostrado ser eficaz no tratamento da automutilação na adolescência (Rossouw; Fonagy, 2012).

Problemas cognitivos

Geralmente, os problemas cognitivos são avaliados por testes de neuropsicologia, como repetir uma lista de palavras ou copiar uma figura desenhando-a. Esses estudos nem sempre chegam às mesmas conclusões ao comparar crianças bipolares e crianças saudáveis. Não obstante, a maioria dos estudos indica que, quando comparadas com voluntários saudáveis da mesma idade, crianças com transtorno bipolar têm problemas com a memorização de palavras ou histórias, com atenção, memória operacional, funções executivas (aptidões como planejar, organizar e tomar decisões), percepção visual e memória visual (Pavuluri *et al.*, 2009; Walshaw; Alloy; Sabb, 2010). Alguns estudos constataram problemas também com leitura e fluência verbal (Joseph *et al.*, 2008).

Estudos de neuroimagem têm concluído que crianças com transtorno bipolar têm menor ativação das áreas pré-frontais do cérebro (envolvidas na função executiva, memória, orientação por metas e controle emocional). Déficits corticais pré-frontais podem se manifestar como problemas para relembrar do que tratava uma história, compreender os passos para realizar uma tarefa, manter-se na execução da tarefa ou regular as reações emocionais. Crianças com transtorno bipolar costumam ter correspondentemente maior ativação das áreas "límbicas" do cérebro inferior, como a amígdala, que desempenha papel crucial na regulação das emoções. A ideia aqui é que o desenvolvimento anormal da amígdala pode levar a problemas no processamento das emoções no circuito que a conecta ao córtex pré-frontal, também conhecido como circuito do "controle afetivo" (Townsend; Altshuler, 2012). Em crianças com transtorno bipolar, o córtex pré-frontal tem melhor controle sobre os impulsos que chegam da amígdala, levando a maior contenção na expressão de emoções. Tratamentos farmacológicos, e até alguns tratamentos psicossociais, podem melhorar a aptidão das áreas pré-frontais em modular a amígdala e outras áreas límbicas (Chang; Saxena; Howe, 2006).

Esses achados de pesquisa podem ser bem desanimadores para os pais, que ficam especulando se o filho foi relegado a uma vida de funcionamento cognitivo medíocre. No entanto, há uma expressiva variação no funcionamento escolar e social das crianças que têm transtorno bipolar. Algumas mostram significativas melhoras na cognição quando tomam estabilizadores do humor ou medicação antipsicótica. Além disso, os déficits de aptidão não são sempre estáveis ao longo do tempo: comprometimentos vistos em uma idade não se manifestam necessariamente mais tarde.

DICA DE CUIDADOS PERSONALIZADOS
"OS PROBLEMAS COGNITIVOS DO MEU FILHO INDICAM TRANSTORNO BIPOLAR?"

Se você observa que seu filho tem problemas de memória verbal, em manter a atenção ou processar visualmente, eles podem não ser causados pelas mesmas vulnerabilidades subjacentes que causam o transtorno bipolar. Podem decorrer inteiramente de outro transtorno, ou de um que seja comórbido ao transtorno bipolar, como o TDAH. Uma bateria completa de testes neuropsicológicos aplicados por psicólogo qualificado – em geral acompanhado por um relatório em linguagem para leigos – irá responder muitas de suas questões sobre a origem do comprometimento cognitivo de seu filho e sobre o que esperar ao longo do tempo. Esta bateria de testes não revela se seu filho tem transtorno bipolar, mas pode esclarecer áreas que sejam mais difíceis para ele ou ela na escola, e identificar ajustes possíveis em um plano educacional individualizado (PEI). Você pode pedir uma ressonância magnética, mas talvez não compense o tempo e dinheiro envolvidos. Imagens do cérebro não são ferramentas diagnósticas. Em geral, fique cético se um provedor disser que testes neurológicos ou neuropsicológicos de qualquer tipo determinam se seu filho tem um "cérebro bipolar".

A coisa importante a lembrar é que as dificuldades escolares da criança raramente se devem a uma motivação inadequada. Na ausência de sintomas de humor claros, é fácil acreditar que seu filho deveria ser capaz de se esforçar mais. Considere que há boa possibilidade de que ele já esteja se esforçando muito, mas as limitações cognitivas associadas ao seu transtorno de humor ou a um transtorno comórbido afetam seu desempenho mesmo quando seus sintomas de humor não são óbvios.

Há tratamentos que enfatizam o retreino e correção cognitivos, e alguns deles demonstraram ser eficazes, pelo menos em adultos com transtorno bipolar (por exemplo, ver Torrent *et al.*, 2013; Deckersbach *et al.*, 2010). Para crianças, pode ser mais útil trabalhar primeiro com a escola para determinar que tipos de ajustes podem ser feitos em um plano educacional individualizado. Psicólogos escolares podem também encaminhar você a especialistas locais que trabalhem com crianças com problemas de atenção e memória. A Juvenile Bipolar Disorder Research Foundation tem uma excelente série de artigos para famílias que estão tentando garantir o sucesso do filho no sistema escolar, incluindo os ajustes que podem ser úteis (www.jbrf.org/page-for-families/educational-issues-facing-children-with-bipolar-disorder).

"O QUE DEVEMOS FAZER COM A NOSSA PREOCUPAÇÃO?"

Com essa visão geral do transtorno bipolar que você tem agora, está em melhor posição para avaliar se há de fato algo que justifique sua preocupação. Se achar que há, o primeiro passo é providenciar que seu filho seja avaliado por um profissional médico que tenha bom conhecimento e experiência sobre o transtorno bipolar em crianças, mesmo que não seja a sua especialidade.

■ "O que devemos esperar de uma avaliação abrangente?"

Na clínica de Transtornos de Humor em Crianças e Adolescentes da UCLA (www.semel.ucla.edu/champ), começamos com entrevistas estruturadas de diagnóstico da criança e também, em separado, com pelo menos um dos pais, que possa relatar os sintomas e o histórico dela. Em três ou quatro encontros de 1-2 horas cada, os psiquiatras e psicólogos infantis avaliam seus sintomas de transtornos do humor, psicose, TDAH, transtornos da alimentação, transtornos de ansiedade, transtornos do espectro autista, transtornos de oposição ou conduta e de abuso ou dependência de substâncias. Registramos um histórico completo de desenvolvimento (Quando seu filho começou a falar, andar? Quando você começou a notar problemas?); histórico social (por exemplo, os pontos fortes *versus* as dificuldades de seu filho em fazer amigos e mantê-los); e histórico familiar (se há transtornos psiquiátricos na família). Anotamos também quaisquer experiências adversas na infância – como abuso físico ou sexual, trauma, doença física grave ou perda de um pai ou irmão – que possam causar ansiedade ou sintomas de estresse pós-traumático. Durante uma sessão final de devolutiva à família, expomos nossas impressões sobre o diagnóstico, revisamos algumas conclusões das avaliações médicas e quaisquer outros resultados de testes, e apresentamos nossa formulação a respeito de como estressores ambientais – presentes e passados – podem estar afetando a criança. Também repassamos as opções de tratamento médico e psicológico que estejam disponíveis localmente.

Claro que o que estou descrevendo aqui é o "modelo Rolls-Royce" de avaliação diagnóstica. É possível que haja poucos profissionais médicos em sua região especializados em transtornos do humor na infância, ou talvez que estejam com a agenda cheia procurando atender o máximo possível de crianças. Você tem a opção de tentar alguns dos vários centros especializados em transtornos do humor que há pelo país, geralmente localizados nas grandes cidades (ver o capítulo "Recursos para pessoas com transtorno bipolar", no tópico de "Organizações nacionais e internacionais").

Ambiguidades e divergências em diagnósticos causam considerável ansiedade nos pais que, compreensivelmente, querem respostas. Mas é importante aguardar até que o profissional ofereça um diagnóstico com um grau razoável de certeza antes de seguir adiante e definir o tratamento. A avaliação diagnóstica deve não só chegar a um diagnóstico presuntivo; a pessoa que o fornece deve orientar a respeito de direções de tratamento. Ele ou ela devem avaliar se seu filho pode se beneficiar mais de medicações ou se as terapias que estiverem disponíveis em sua localidade podem ser úteis. O médico talvez recomende que você comece com medicações (com acompanhamento de sessões para gestão da medicação com um psiquiatra), sessões de apoio à família, terapia individual para a criança ou mesmo uma "espera atenta", o que significa ficar de olho nos sintomas de seu filho e consultar um profissional se ele piorar. Como você verá adiante neste capítulo, não há recomendações de tratamento que funcionem para todas as crianças com ou em risco de desenvolver transtorno bipolar. Se você não se sentir confortável com as recomendações que lhe forem dadas, procure uma segunda opinião.

"Que tipo de profissional devemos consultar?"

A localidade em que você mora, sua condição financeira, seu plano de saúde e a disponibilidade de profissionais na sua cidade provavelmente irão determinar quem seu filho irá ver, mais que quaisquer decisões que você tome a respeito do profissional que julgar mais adequado. A seguir, algumas questões a ter em mente quando você e seu filho procurarem uma avaliação. Embora talvez você não tenha como fazer essas perguntas ao profissional antes da sua primeira consulta, provavelmente terá uma boa ideia das respostas ao final dela.

1 ***De que maneira o profissional fará a avaliação?*** Idealmente, o profissional avalia o curso dos sintomas de humor ao longo da vida de seu filho, por exemplo, quando começaram, se chegaram a desaparecer alguma vez por um período de tempo mais extenso (digamos, seis meses), e quando (ou com que frequência) os sintomas têm reaparecido (recorrências). O transtorno bipolar é uma doença cíclica, e a única maneira de estabelecer esse aspecto é compreender a manifestação, o curso e a duração de episódios anteriores e se houve períodos de funcionamento saudável entre eles.

2 ***De que maneira o profissional explica por que o transtorno bipolar (versus outro transtorno) é o diagnóstico correto para o seu filho?*** O médico consegue explicar, a um nível em que você (e idealmente seu filho também) possam entender, em que o diagnóstico de transtorno bipolar difere de outros transtornos associados? Ou então o avaliador diz algo como "Eu não uso o sistema do *DSM-5*" ou "Não acho que diagnósticos sirvam para muita coisa"? Se ele ou ela enfatiza dimensões em vez de categorias (por exemplo, "Acho que seu filho está no espectro autista" ou "ele tem um nível moderado de depressão, mas não é grave"), tudo bem, mas ele precisa ser capaz de esclarecer que dimensões são mais relevantes para o seu filho, onde ele ou ela colocam seu filho dentro dessas dimensões, e como tais dimensões moldam o tratamento. Você pode perguntar se o avaliador acha que os comportamentos de seu filho se devem a um transtorno do humor, se são reações a eventos ambientais (por exemplo, uma mudança recente, uma doença na família), ou mesmo fruto do desenvolvimento normal. Se você tiver uma explicação alternativa sobre o comportamento de seu filho, exponha-a.

3 ***O avaliador tem um bom conhecimento e experiência do desenvolvimento normal dos jovens?*** Ele ou ela devem ser capazes de responder perguntas do tipo: "Como podemos saber se ele está manifestando sintomas de humor ou se são comportamentos normais da adolescência?". Ou: "Será que esses altos e baixos têm a ver com o fato de ele estar chegando à puberdade?". Ou: "Como sabemos se esses sintomas são realmente delírios ou apenas crenças fantasiosas que as crianças às vezes têm?".

4 ***O avaliador perguntou se há histórico familiar de transtornos psiquiátricos?*** Alguns profissionais fazem apenas uma pergunta: há mais alguém na família com transtorno bipolar? Na maioria dos casos, isso não esclarece o histórico familiar de seu filho. Sabemos que a presença de mania em um parente de primeiro ou segundo grau coloca a criança em um risco bem maior de transtorno bipolar (Axelson, Birmaher, Strober *et al.*, 2011). Portanto, seu avaliador deve perguntar a respeito dos dois lados da família, tias/tios, e em duas gerações afastadas de seu filho (por exemplo, avós). Também deve perguntar a respeito de depressão, alcoolismo, esquizofrenia, comportamento criminoso, hospitalizações psiquiátricas e outros transtornos nas famílias, além do transtorno bipolar.

DICA DE CUIDADOS PERSONALIZADOS
COMO ENCONTRAR O PROFISSIONAL CERTO

- Procure um profissional médico que disponha de tempo para avaliar os sintomas e o funcionamento de seu filho. Não é bom sinal se você sentir que ele está com pressa de encerrar a entrevista. Um médico que diagnostica seu filho e recomenda medicação em apenas 45 minutos provavelmente não é o ideal.
- Por outro lado, tampouco espere sair da sua primeira consulta psiquiátrica com uma prescrição e um plano de tratamento. É incomum que médicos façam essa determinação tão rápido. O único cenário em que isso pode ocorrer é se seu filho já está sendo tratado com sucesso com alguma medicação e você quer manter o regime, mas precisa trocar de médico.
- O profissional é um psiquiatra infantil ou de adultos? Psiquiatras de adultos podem ser muito competentes em diagnosticar crian-

ças, mas às vezes deixam de considerar o papel importante de certos marcos do desenvolvimento (por exemplo, atrasos de linguagem) ao interpretar seu histórico.

- Certifique-se de que o profissional tem atendido crianças com transtornos do humor. Alguns psicólogos e psiquiatras nunca viram uma criança bipolar antes, mas não revelam isso. Pergunte: "Você se sente confortável em diagnosticar crianças com transtorno bipolar? Essa é uma área de sua especialidade, ou você poderia recomendar alguém?". Na minha experiência, esse histórico do profissional é bem mais importante do que o fato de ele ser médico formado, doutorado ou diplomado como assistente social ou em enfermagem.

- O profissional se dispõe a redigir um relatório sobre seus achados que você possa compartilhar com outros profissionais ou com a direção da escola? Esses relatórios podem ter um custo adicional e consumir tempo, mas, se forem bem feitos, vão prevenir uma série de problemas mais tarde.

- E se você tiver dúvidas quanto às conclusões do profissional? Você deve expressar essas dúvidas e pedir respostas. Costuma ser uma boa ideia buscar uma segunda opinião, mesmo que fazer outra avaliação psiquiátrica seja algo que se mostre trabalhoso para você e seu filho. Aquele que fornece uma segunda opinião geralmente vê coisas que o anterior não viu, e juntos podem oferecer opções de tratamento diferentes, mas às vezes complementares.

"COMO POSSO SABER SE MEU FILHO TEM TRANSTORNO BIPOLAR EM VEZ DE OUTRA COISA – OU TRANSTORNO BIPOLAR *E MAIS* OUTRA COISA?"

A expectativa é que seu profissional o ajude a determinar se seu filho tem transtorno bipolar ou outro transtorno, como TDAH ou ansiedade. Como foi descrito em capítulos anteriores, há outros transtornos psiquiátricos que são às vezes confundidos com o transtorno bipolar ou podem ocorrer junto. As comorbidades são mais a regra do que a exceção no transtorno bipolar infantil – a maioria das crianças que o manifestam têm também no mínimo uma outra doença. Isso torna o diagnóstico de crianças e adolescentes mais desafiador.

Julie, 12 anos, foi diagnosticada inicialmente com transtorno de ansiedade social, porque tinha medo de ficar junto com as amigas, que poderiam julgá-la. Um grupo de meninas na escola havia se juntado contra ela e escrito provocações na página do Facebook. Pouco após esse evento, ela caiu em profunda depressão. Seu primeiro médico recomendou que frequentasse grupos de treinamento de aptidões sociais. No entanto, a mãe não se convenceu desse diagnóstico de ansiedade social, pois Julie antes disso havia feito amizades e às vezes chegava a ser a "alegria da festa". Quando ficou claro que Julie só ficava com ansiedade social quando estava deprimida, seu diagnóstico de ansiedade foi abandonado e o foco do tratamento passou a ser o alívio de seus sintomas depressivos. Quando ela se recuperou do episódio depressivo, sentiu-se muito mais capaz de lidar com os outros, embora um sentimento residual de desconfiança de seus companheiros continuasse a incomodá-la. Seu diagnóstico final foi de transtorno depressivo maior.

Transtornos comórbidos são importantes de levar em conta durante a avaliação inicial de seu filho, porque podem piorar o curso do transtorno bipolar e indicar a necessidade de tratamento mais intensivo (ou de tratamento de outro tipo). Crianças com transtorno bipolar têm altas taxas de comorbidade com TDAH (cerca de 60%; Lan *et al.*, 2015) e transtornos de ansiedade (30 a 40%; Sala *et al.*, 2010; Yen *et al.*, 2016). Uma criança que tenha transtorno bipolar comórbido com TDAH ou com transtorno de ansiedade terá desatenção, dispersividade ou estados físicos de ansiedade entre os episódios maníacos ou depressivos. Se esses sintomas ocorrem apenas quando a criança está maníaca ou deprimida (como no caso de Julie), podem ser apenas manifestações de transtorno do humor.

TDAH

No Capítulo 3, o tópico "O diagnóstico parece adequado? Ou será que você tem outro tipo de transtorno?" sobre falsos diagnósticos e transtornos comórbidos descreve muitas das maneiras pelas quais podemos distinguir o transtorno bipolar adulto de outros transtornos, e a maioria também se aplica a crianças e adolescentes. O quadro a seguir resume algumas das principais diferenças entre transtorno bipolar e TDAH.

Como você pode ver, vários sintomas ocorrem em ambos os transtornos: irritabilidade, fala rápida, dispersão e aumento de energia. Outros sintomas – como grandiosidade e humor exaltado – são aspectos-chave do transtorno bipolar e só raramente ocorrem no TDAH. Crianças com TDAH geralmente são dispersas, mas as que têm transtorno bipolar podem experimentar a dispersividade apenas quando maníacas ou hipomaníacas. Para perceber essas diferenças, o médico precisa avaliar o curso da doença ao longo do tempo: o transtorno bipolar é *episódico,* enquanto o TDAH é visto como um estado relativamente constante de comprometimento do funcionamento cognitivo (a não ser que a criança se beneficie de tratamento com psicoestimulantes ou outros agentes).

Sintomas que distinguem o transtorno bipolar infantil do TDAH

SINTOMA	TRANSTORNO BIPOLAR	TDAH
Humor exaltado, grandiosidade	Comum durante mania	Raro
Menor necessidade de sono	Comum durante mania	Raro
Turbilhão de ideias	Comum durante mania	Raro
Ciclos ultradianos	Comum	Raro
Hipersexualidade	Muito comum durante mania	Raro
Psicose	Comum durante episódios	Raro

SINTOMA	TRANSTORNO BIPOLAR	TDAH
Irritabilidade	Comum durante episódios	Problema contínuo
Fala rápida	Comum durante mania	Problema contínuo
Dispersividade	Comum durante mania	Problema contínuo
Maior energia e atividade	Comum durante mania	Problema contínuo

Fontes: Geller *et al.* (1998); Kim e Miklowitz (2002).

Transtorno Disruptivo da Desregulação do Humor (TDDH)

Você já pode ter ouvido falar do Transtorno Disruptivo da Desregulação do Humor (TDDH), especialmente se a criança é um menino e tem descontroles de temperamento. Esse transtorno foi introduzido no *DSM-5* para prover um "lar diagnóstico" a crianças que têm explosões de raiva e ficam cronicamente irritadas, mas que de resto não se encaixam nos critérios de transtorno bipolar. Esse diagnóstico tem vários aspectos centrais em crianças e adolescentes: (1) explosões temperamentais graves e recorrentes que são claramente desproporcionais à situação, com verbalizações furiosas e/ou agressividade física (por exemplo, quebrar uma vidraça porque lhe foi negado um lanche); (2) as explosões de temperamento são inconsistentes com o nível de desenvolvimento (a criança não tem mais idade para esse tipo de birra); (3) as explosões ocorrem em média três ou mais vezes por semana; (4) e, entre essas explosões, a criança fica irritável, com raiva, triste ou ansiosa praticamente todos os dias, a maior parte do dia (American Psychiatric Association, 2013).

É possível ver como esse transtorno pode ser confundido com o transtorno bipolar. Na realidade, a intenção geral desse diagnóstico é reduzir a frequência com que os profissionais de saúde mental diagnosticam o transtorno bipolar, e presumivelmente reduzir o número de crianças que recebem prescrição errônea de antipsicóticos de segunda geração (ASGs). Mas há alguns problemas com o diagnóstico de TDDH. Primeiro, uma proporção significativa de crianças que têm TDDH têm também transtorno opositor desafiador (TOD) ou transtorno de conduta (Axelson, Birmaher, Findling *et al.*, 2011). Portanto, uma criança com um quadro sintomático complexo pode acabar tendo diagnóstico de TDDH e TOD ou transtorno de conduta em vez de transtorno bipolar, o que não acrescenta muita clareza.

Um problema maior é que o curso esperado e o tratamento de TDDH não são bem definidos. Alguns dados de longo prazo sugerem que não é estável ao longo do tempo (Axelson *et al.*, 2012). Além disso, quando uma criança é explosiva e raivosa, com frequência as melhores opções de medicação são os ASGs ou antidepressivos, as mesmas drogas usadas no transtorno bipolar. No curto espaço de tempo desde que o TDDH se tornou um diagnóstico oficial (2013), tem havido redução nos diagnósticos de bipolaridade infantil, mas não houve mudanças significativas nas recomendações de medicação (Faheem; Petti; Mellos, 2017). Se seu filho tem diagnóstico de TDDH, talvez seja bom perguntar ao profissional quais implicações esse diagnóstico tem para o tratamento: de que modo irá diferir do tratamento para uma criança com transtorno bipolar?

Tenha em mente que a irritabilidade pode ser da variedade maníaca (por exemplo, "Quero fazer grandes coisas, e meus pais estão me atrapalhando"), mas pode também ser um sinal de depressão (por exemplo, "Eu só quero que me deixem sozinho; não quero falar com ninguém"). Por si só, a irritabilidade, sem outras mudanças de humor ou comportamento, não se mostra útil no diagnóstico.

Transtornos por uso de drogas e álcool

Embora não sejam sintomas de síndrome bipolar, os transtornos por uso de substâncias são muito comuns em adolescentes com o transtorno bipolar. Alguns usam drogas como metanfetaminas; Ecstasy; cocaína ou crack; ou abusam de estimulantes prescritos ou analgésicos narcóticos como oxicodona, hidrocodona ou fentanila. Podem relatar que curtem as fases de alta de mania e hipomania e, por isso, procuram nas drogas uma maneira de replicar esses estados.

Mais comum em nossa clínica é nos depararmos com garotos que fumam maconha todo dia ou várias vezes por semana. Eles podem abordar os médicos pedindo uma receita para maconha medicinal, imaginando que isso ajuda seu transtorno bipolar, ou em razão de ansiedade, dor, dores de cabeça ou por uma série de outras razões. Seu argumento frequente é que a maconha estabiliza seus humores melhor do que estabilizadores do humor como lítio e lamotrigina. Podem tentar convencer você a conseguir maconha para eles ou justificar seu ponto de vista com o médico, especialmente se souberem que você também fuma.

Minha opinião a respeito pode soar antiquada: ***Não concordo com isso. Não há evidência de que a maconha seja um bom tratamento para o transtorno bipolar em jovens ou adultos.*** Na realidade, pessoas bipolares que com frequência vivem entrando e saindo de hospitais fumam maconha regularmente e também usam outras drogas (Strakowski *et al.*, 2000). Ao que parece, a maconha interfere com os efeitos biológicos dos estabilizadores do humor ou com os antipsicóticos de segunda geração; portanto, não faz sentido tomar essas medicações e ao mesmo tempo fazer uso pesado de maconha. Seja cético em relação a afirmações de que a maconha medicinal é o tratamento de eleição para transtornos psiquiátricos – simplesmente não há evidência disso, e, da mesma forma que vale para produtos farmacêuticos em geral, há interesses comerciais subjacentes ao uso disseminado da maconha.

Problemas físicos comórbidos

Transtornos físicos comórbidos são também comuns no transtorno bipolar de manifestação precoce. Seu filho pode ser obeso ou ter fatores de risco para doença cardiovascular, como pressão alta ou valores de glicose acima do padrão. Crianças com transtorno bipolar também têm risco de aterosclerose acelerada (estreitamento das artérias por depósitos de gordura) (Goldstein, B. I. *et al.*, 2015), em razão de uma dieta inadequada ou de colesterol alto. Não sabemos ao certo se esses problemas emergem como parte do transtorno bipolar (por exemplo, um estilo de vida depressivo e sedentário associado a comer demais) ou refletem uma reação ao seu tratamento (por exemplo, ganho de peso propiciado por antipsicóticos). Também é possível que haja genes que afetam tanto o humor quanto a saúde física.

O que você pode fazer como pai? Assim como vale para qualquer criança, é essencial incentivar hábitos alimentares saudáveis em casa, como não usar comida como uma forma de modular a ansiedade, evitar o impulso de satisfazer a compulsão por carboidratos, e evitar "beliscar" entre as refeições. Desnecessário dizer, quando se trata de adolescentes é mais fácil falar do que fazer. Adicionalmente, ter depressão pode tornar o desejo por carboidratos ainda mais forte. Recomendo o guia de autoajuda de Linda Craighead, *The Appetite Awareness Workbook* (2006), como um bom ponto de partida para ajudar seu filho a aprender estratégias para evitar comer em excesso.

"Quer dizer que nem todos os adolescentes são bipolares?"

Alguns pais de adolescentes, depois que submetem o filho a uma avaliação psiquiátrica completa e revisam a miríade de incertezas diagnósticas que costumam acompanhar essa avaliação, têm a sensação de que fecharam o círculo e voltaram à questão-chave que tinham originalmente: como saber se isso não é apenas angústia juvenil, ou o habitual sobe e desce dos hormônios dos adolescentes? O que é ser um jovem bipolar e o que é ser um jovem normal? É uma pergunta que também me fiz quando tratei de algumas famílias de crianças com instabilidade de humor ou sinais de alerta precoces de transtorno bipolar.

Eu ouvi essa pergunta tantas vezes que montei uma lista com algumas das diferenças comportamentais principais entre "jovens saudáveis" e jovens bipolares (ver quadro a seguir). Note que o transtorno bipolar e o comportamento adolescente estão em um *continuum*: muitos sintomas de humor podem ser vistos isoladamente em jovens comuns, mas sem que haja outros sintomas ou comprometimentos funcionais associados a episódios maníacos ou depressivos plenos.

Toda vez que você se encontrar às voltas com essa pergunta, experimente consultar este quadro e ver se o comportamento que acabou de testemunhar é consistente com outros sinais de transtorno bipolar ou se parece mais uma variação de humor de adolescente. Pode ser as duas coisas, já que o transtorno bipolar irá exagerar alguns dos traços que normalmente associamos à adolescência – humores instáveis, correr riscos e promover conflitos familiares.

O que é ser um adolescente bipolar em contraposição a ser um adolescente "normal"?

JOVEM SAUDÁVEL	JOVEM BIPOLAR
Assume mais riscos, tem humor instável e entra em conflitos familiares	Os mesmos três fatores, mas bem mais incapacitantes; riscos podem levá-lo a ser detido; conflitos na família às vezes violentos.
Excitação em geral adequada ao contexto (por exemplo, "eufórico" no Natal)	A excitação muitas vezes é inadequada ao contexto e afasta os outros.
Experimentação sexual ocasional	Várias situações de sexo não seguro ou impulsivo. Tem tido vários parceiros.
Tem "dias ruins" com um único sintoma de humor, mas o funcionamento é estável	Tem constelações de sintomas de humor que ocorrem juntos, duram vários dias e comprometem o funcionamento.
Irregularidades ocasionais no sono	Deprimido, não tem horários regulares de sono, ou então dorme muito pouco ou vira noite quando o humor está exaltado.
Argumentativo, cheio de opiniões e rebelde, mas é possível controlá-lo	Quando em episódio, pode ser abertamente hostil ou fisicamente agressivo com os pais, professores ou outras figuras de autoridade.

"O QUE PODEMOS ESPERAR DAQUI EM DIANTE?"

Como mencionado anteriormente, uma avaliação psiquiátrica pode produzir vários resultados, desde um diagnóstico definitivo de transtorno bipolar a um diagnóstico de outro transtorno ou um diagnóstico provisório ou mesmo um plano do tipo "vamos aguardar e observar", ou então a conclusão de que você não tem com o que se preocupar. Se o médico concorda que há motivo para preocupação a respeito do transtorno bipolar em seu filho, você certamente terá que perguntar a respeito do que o futuro reserva a ele. O que acontece com crianças ou adolescentes com transtorno bipolar ao longo do tempo?

Zadie, agora com 20 anos, foi uma adolescente rebelde, raivosa e impulsiva. Segundo os pais, os problemas dela começaram logo após chegar à puberdade, aos 12 anos. Seu ciclo menstrual era associado a amplas oscilações de humor e muita raiva; em uma ocasião, ela bateu no irmão mais novo. Consultaram um endocrinologista, mas nada de anormal foi encontrado que explicasse suas variações de humor. Seus surtos começaram a ocorrer também nos intervalos entre as menstruações.

Aos 15 anos, ela se envolveu com uma garota que conheceu no lar comunitário. Conforme o relacionamento ficou mais íntimo, ela foi se tornando cada vez mais hostil com os pais. Começou a desaparecer no meio da noite, saindo furtivamente pela janela do seu quarto para encontrar sua parceira e os demais amigos. Fumava maconha toda noite, mas negava consumir álcool – "me deixa com enjoo". Depois de Zadie passar várias noites fora de casa sem atender ao telefone, os pais chamaram a polícia. Os policiais a acharam andando por uma rodovia; ela tentou fugir e foi colocada na viatura. Na cadeia, ficou correndo de um lado para outro da cela, batia a cabeça na parede, jogava água da privada nas pessoas próximas, berrava a plenos pulmões e ficava cantando músicas tão alto que os outros detidos mandaram-na calar a boca. Ela disse que não havia consumido nada além de maconha.

Seu episódio maníaco durou 2 semanas e exigiu hospitalização. Durante a internação e depois, o psiquiatra tratou-a com risperidona, valproato, e alprazolam para o sono. Semanas após a alta, ela caiu em depressão, e os pais a tiraram da escola pelo resto do semestre. As crenças de Zadie a respeito dela e de seu futuro ficaram mais negativas: "Já estraguei tudo, então por que tentar? Faculdade, sem chance!" eram pensamentos comuns. Rompeu com a namorada, o que contribuiu para a depressão. Acrescentaram bupropiona, junto com terapia individual, com pouco sucesso.

Zadie teve mais um episódio depressivo maior logo depois de completar 16 anos. Mas naquele ano as coisas começaram a mudar. Decidiu que queria fazer faculdade e começou a passar um tempo depois da escola com um grupo de teatro. Seu humor melhorou. Ela manteve *as medicações, apesar de terem incômodos efeitos colaterais e de fazê-la ganhar peso. Aos 17 anos, começou a estudar para o vestibular. Ela concluiu o colegial e foi aprovada em uma universidade pública. Durante o verão, antes da faculdade, teve dois intervalos breves (1 a 2 dias) de comportamento "eufórico", mas nada que exigisse tratamento de emergência. Em uma entrevista de acompanhamento quando tinha 20 anos, relatou que não havia tido episódios adicionais de humor ou sintomas desde os 16. Os pais confirmaram seu relato.*

Jovens bipolares se tornam adultos bipolares?

Costumamos descrever o transtorno bipolar como uma doença para a vida toda, portanto dar o diagnóstico a uma criança pode, compreensivelmente, ser desconfortável tanto para pais quanto para ela. Eles perguntam: "O que será que meu filho vai enfrentar no futuro? Se ele é bipolar agora, ou se pode desenvolver logo mais o transtorno bipolar, como será para ele quando for adulto? Será que não vai piorar?".

Um estudo recém-publicado sobre crianças de pais bipolares dá respostas parciais a essas questões. Em um acompanhamento durante 8 anos de crianças com e sem pais bipolares, Danella Hafeman e colegas da Universidade de Pittsburgh (2016) concluíram que crianças com certas características (instabilidade de humor, depressão e ansiedade, e um pai bipolar cuja doença começou antes dos 18) tinham uma probabilidade de 50% de desenvolver o transtorno bipolar, em comparação com apenas 2% das crianças que não tinham nenhum desses atributos. Essa pesquisa, apesar de apontar fatores que claramente predispõem crianças ao transtorno bipolar, também apontou a heterogeneidade nos resultados de crianças que estão geneticamente em risco.

O que esperar de crianças que já têm transtorno bipolar – continuarão tendo episódios maníacos conforme vão crescendo? Barbara Geller (mencionada anteriormente) e seus colegas acompanharam um grupo de 115 crianças que haviam tido episódios maníacos plenos ou mistos na infância ou início da adolescência (idade média de 11 anos) ao longo dos 8 anos seguintes (Geller *et al.*, 2008). Dessas crianças, a maioria (73%)

teve uma recaída de mania durante os 8 anos do acompanhamento. Ao final desses 8 anos, 54 dos participantes eram agora adultos, com idades entre 18 e 21; desses 54, apenas 44% haviam tido recorrências de mania após os 18. Trinta por cento (30%) haviam tido depressão e 35% transtornos por uso de substâncias após os 18. Ao que parece, o padrão de curso mostrado por Zadie, que teve os episódios mais extremos no meio da adolescência e depois "suavizou" com a idade, não é atípico: crianças com transtorno bipolar I nem sempre têm uma vida de recorrências regulares (Axelson; Birmaher; Strober *et al.*, 2011; Birmaher *et al.*, 2014) (ver quadro "Nova pesquisa", a seguir).

A boa notícia, portanto, é que nem toda criança bipolar cresce e se torna um adulto bipolar. Tampouco é certo que seu filho irá piorar com o tempo ou ter incapacitações contínuas. Infelizmente, não temos suficientes dados a longo prazo para dizer com certeza quais crianças terão outros episódios de humor ou com que frequência a síndrome é um fenômeno adolescente restrito no tempo. Mas a grande heterogeneidade nos resultados em quase todos os estudos sugere que há fatores de risco ou de proteção (ver Capítulo 3) que afetam algumas crianças mais que outras. A meta da medicação personalizada é descobrir que tratamentos se adequam melhor a quais perfis de risco ou de proteção, maximizando as chances de seu filho ter o melhor resultado possível.

Funcionamento a longo prazo na escola e no trabalho

Stella, 19 anos, tinha sintomas mistos subliminares caracterizados por comportamento impulsivo, problemas de sono, pensamentos suicidas e fadiga quase constante. Depois de várias entrevistas, conseguiu o emprego de recepcionista em um restaurante local. Mas, na primeira semana, teve piora nos sintomas depressivos. Ligou três vezes avisando estar doente e, em outro dia, faltou no turno sem avisar. No início da semana seguinte foi demitida.

Nova pesquisa: Crianças com transtorno bipolar sempre se livram dos sintomas?

O estudo "Course and Outcome of Bipolar Youth (COBY)" examinou o que ocorre com crianças bipolares ao longo do tempo usando uma medida dimensional do curso da doença – o número de semanas que elas ficam bem. Afinal, uma doença pode ser tolerável se os piores sintomas só estão presentes algumas semanas por ano. O estudo, realizado em três ambientes universitários, acompanhou 367 crianças e adolescentes com transtornos do espectro bipolar (bipolar I, II ou não específico) por 4 anos (Birmaher *et al.*, 2014). A conclusão foi de que crianças podem ser classificadas segundo seu padrão de curso de 4 anos como segue: (1) um grupo rotulado como "predominantemente eutímico" (24% da amostra) ficou livre de sintomas em média 84,4% das semanas do estudo; (2) um grupo "moderadamente eutímico" (34,6%) ficou bem em 47,3% das semanas; (3) um grupo "doente com um curso de melhora" (19,1% da amostra) ficou bem em 42,8% das semanas; e (4) um grupo de "jovens predominantemente doentes" (22,3%) ficou isento de sintomas apenas em 11,5% das semanas.

O que isso significa? De novo, os desfechos são muito heterogêneos: no estudo "COBY", cerca de 1 em cada 4 crianças diagnosticadas com transtorno do espectro bipolar ficou livre de sintomas pela maior parte dos 4 anos seguintes. As que se mostraram predominantemente eutímicas tiveram manifestação de mania mais tarde (12 anos) do que crianças com diferentes cursos da doença (9 a 11 anos). Crianças com cursos da doença mais eutímicos também tiveram: (1) sintomas depressivos menos graves no início do estudo, (2) menor histórico familiar de transtornos psiquiátricos, e (3) menor incidência de abuso sexual na infância. Alguns desses fatores são passíveis de mudança. Por exemplo, se notamos depressão cedo o suficiente, podemos atuar para

> ajudar a criança a ficar livre de sintomas ajustando a medicação ou combinando-a com formas de psicoterapia baseadas em evidência (discutidas adiante neste capítulo). Podemos incentivar pessoas na família que tenham transtornos psiquiátricos a obter tratamento para se tornarem cuidadores mais eficazes.

Crianças e adolescentes que crescem com transtorno do espectro bipolar têm que se esforçar para funcionar socialmente e na escola, embora, de novo, haja considerável variação conforme a criança. Às vezes, o comprometimento deve-se a transtornos comórbidos, como TDAH; em outros casos, seus intervalos de bem-estar não são longos o suficiente para permitir que eles acertem o passo na escola. Algumas crianças sofrem com sintomas depressivos que afetam sua capacidade de estudo, de manter o foco ou de ficar à altura das exigências de uma tarefa. Elas podem não ser capazes de dizer a você que estão com sintomas continuados de depressão (por exemplo, ruminações, falta de concentração) que interferem com seu desempenho.

Há uma coisa que é particularmente importante ter em mente quando seu filho está travando relacionamentos sociais, na escola ou no ambiente de trabalho: ele não pediu para ter transtorno bipolar e pode estar fazendo o melhor possível para regular seus humores. Seus problemas para funcionar podem muito bem estar além do seu controle pessoal. Se ele não está disposto a tomar medicações, você pode achar que ele não está levando a doença a sério e que poderia se esforçar mais para melhorar seu funcionamento. Embora isso possa ser verdade, a maioria dos adolescentes e jovens adultos de fato experimentam ficar sem a medicação de vez em quando. Eles podem precisar provar a si mesmos que as medicações são necessárias de fato, e não apenas um aspecto de sua infância.

Se seu filho está às voltas com essas questões – que se referem tanto à sua noção de eu quanto às suas medicações –, procure ser paciente com o processo de tomada de decisão. Expresse suas preocupações, notifique seus médicos e, se seu filho achar que isso pode ajudar, lembre-o de tomar as medicações. De resto, evite entrar em disputas de poder com ele a respeito do tratamento.

■ Os efeitos do transtorno bipolar infantil na família

Se o convenci de alguma coisa, é de que ser pai/mãe de uma criança com transtorno bipolar requer um equilíbrio muito difícil. Os pais costumam reportar altos níveis de sofrimento e de problemas físicos de saúde (Algorta *et al.*, 2017). Se você tem transtorno bipolar também, pode experimentar mais sintomas quando seu filho está sintomático, como aquele adesivo de para-choque que diz: "Doença mental é hereditária – você herdou de seus filhos". E, como eu disse antes, é igualmente verdade que as crianças cujos pais têm transtornos do humor ficam mais estáveis quando os pais também se estabilizam (Weissman *et al.*, 2015). Não sabemos em que direção essa flecha causal está apontada – de pais para filhos ou de filhos para pais –, mas muito provavelmente ela é bidirecional.

Você pode estar preocupado também com seus outros filhos, que podem não ter desenvolvido quaisquer sintomas ainda. O risco de transtorno bipolar em um irmão de uma criança com transtorno bipolar é em média de 10-15%, similar à taxa de transmissão de pais para filhos (Craddock; Sklar, 2013). No entanto, irmãos podem desenvolver outros transtornos de saúde mental que não o bipolar – podem ter reações agudas a estresse, depressão ou ansiedade que talvez sejam ligadas diretamente ao que está acontecendo com seu irmão ou irmã.

É importante educar seus outros filhos a respeito do transtorno do irmão. Se seus filhos já tiverem idade suficiente, talvez você consiga usar a "Breve lista de fatos sobre transtorno bipolar para membros da família" do Capítulo 13, que foi projetada para ajudar membros da família a entender o transtorno bipolar. Se seus filhos são mais novos, você terá que explicar em uma linguagem que eles possam entender. Talvez tenha que explicar várias vezes e de diferentes maneiras, mas provavelmente acabarão absorvendo. Na minha experiência, as crianças compreendem muito melhor o que se refere a doença mental do que julgamos.

O ponto-chave é comunicar que o "irmão bom" não é responsável pela maneira de o outro se comportar (a não ser que você suspeite que ele o está provocando de propósito). Diga a ele que você entende o quanto é difícil quando o irmão dele "dá chilique" ou reage com uma raiva desproporcional. "Seu irmão tem problemas com os humores dele. Fica muito bravo ou às vezes fica triste demais e pode querer descontar em você – mas não é culpa dele e tampouco é culpa sua" são bons conceitos a enfatizar.

Se um de seus filhos perguntar por que o irmão tem que tomar comprimidos, você pode querer explicar de uma maneira mais geral e não técnica: "Ele toma comprimidos para que seus humores melhorem, e eles ajudam, mas às vezes não fazem efeito na hora". Claro que seu filho bipolar pode se sentir estigmatizado por essas conversas, portanto evite entrar nos detalhes pessoais dele com os irmãos. Em vez disso, dê-lhes informações suficientes para que possam tentar ter empatia com a dor emocional do irmão.

Finalmente, se um dos seus filhos não bipolar declarar que está se sentindo negligenciado, ou se o comportamento dele mostrar ser uma tentativa transparente de chamar sua atenção, comente em tom de apoio: "Sei que às vezes a gente age como se não desse bola quando você conta o que está acontecendo com você, ou que você talvez ache que não é justo a gente se preocupar tanto com o Brad. Eu entendo por que se sente assim, mas é que o Brad está passando por um momento especialmente difícil agora. Te amamos muito, e você pode sempre nos contar as coisas que são importantes para você, boas ou ruins".

"COMO PODEMOS AJUDAR ENQUANTO FAMÍLIA?"

Na minha experiência, os pais se mostram muito conscienciosos em relação a providenciar os tratamentos necessários e os serviços escolares a seus filhos, desde que se encontrem disponíveis em suas localidades. O que podem subestimar é a importância de ajudar o filho a compreender o próprio transtorno: isto é, o que está acontecendo com ele e como aceitá-lo. Vamos examinar de que modo é possível discutir o diagnóstico com seu filho, algumas boas maneiras de verificar seus estados de humor ao longo do tempo, e como lidar com seu comportamento de oposição ou com explosões emocionais dentro da família.

Discutir o diagnóstico com seu filho

Como seria de se esperar, as crianças costumam ter reações fortes em relação a diagnósticos psiquiátricos, dependendo de seu nível de compreensão. Se seu filho acaba de receber um diagnóstico de bipolaridade pela primeira vez, tente conversar com ele a respeito. Evite expressar alarme ou fazer declarações taxativas sobre o que isso pode significar para o futuro dele. Tente apresentar sua compreensão de uma maneira inócua, que não o faça se sentir diferente ou deficiente: "Significa que você tem alguns problemas com seus humores, que oscilam muito para cima e para baixo, como quando você não consegue dormir, ou se sente triste demais, ou começa a ficar com muita raiva de alguém, ou sente que tem excesso de energia. Muitas crianças têm essas oscilações de humor – talvez você não fique sabendo que outras crianças também têm isso, a não ser que elas contêm". Enfatize que ter transtorno bipolar não significa que seu filho está fazendo algo de errado.

Quanto a discutir medicações já de imediato, fica a seu critério. Se seu filho é adolescente, o médico provavelmente já comentou com ele ou ela a respeito dos estabilizadores do humor ou ASGs que estiver recomendando. Nesse caso, você pode perguntar: "O que você achou (ou sentiu) quando o médico lhe contou isso?". Se seu filho for mais novo, o médico talvez não tenha perdido tempo em explicar as medicações. Com adolescentes, evite dizer que elas são algo absolutamente necessário, mesmo que você ache isso. É melhor dizer: "Tomar medicação é uma coisa que a gente deve discutir. Imagino que você tenha opiniões definidas a respeito". Se preciso, coloque a questão das medicações como um experimento: "Vamos tentar por 3 meses e ver se faz diferença. O que você acha?".

Acompanhar os sintomas com uma tabela do humor

No Capítulo 8, vimos a importância de se manter uma tabela sobre o humor e o sono no dia a dia, para ter mais elementos nas consultas sobre medicação. A melhor maneira de fazer isso é você e seu filho manterem uma tabela semanal das mudanças no humor e nos padrões de sono-vigília dele. Se ele ou ela concordar, peça que mantenha a própria tabela, e depois compare com a sua no final de cada semana. O registro do humor pode ajudar você e o médico de seu filho a saber quando uma intervenção de emergência – incluindo uma hospitalização ou uma dose aumentada de medicação – se mostra necessária para impedir um episódio pleno. Manter uma tabela regular do humor pode até ajudar você a distinguir entre um novo episódio da doença e oscilações de humor que se mantenham dentro da faixa previsível.

A seguir, você encontrará uma tabela que tem apresentado bons resultados na nossa clínica. Ela foi projetada por uma garota de 13 anos! Você pode copiá-la e preenchê-la se achar adequado. Na segunda página da tabela, você vai encontrar um exemplo de como uma criança preencheu a dela. Se seu filho se dispuser a manter essa tarefa para rastrear seus humores, peça que ajude você a escolher as palavras que descrevam seus diferentes estados de humor, de preferência palavras que distingam bem os altos e baixos. Por exemplo, a menina citada de 13 anos de idade descreveu seu humor em determinado dia nos seguintes termos: super-hiper (totalmente maníaca no humor e na energia); energizada (hipomaníaca, exaltada ou irritável no humor, mas não fora de controle); equilibrada (aprumada, "meu humor usual"); mal (deprimida, pessimista, com pouca energia e sem curtir as coisas); e com raiva (que, segundo ela, era seu estado mais comprometido). Note que ela também anotava a hora em que acordava e se deitava, além de frases para descrever seus diversos humores (por exemplo, "Gostaria de viver dentro de uma bolha").

Procure usar descrições de humor com as quais você e seu filho concordem. Palavras como *caótico* ou *ligado* podem ser melhores do que *hiper*, e *tranquilo* pode ser melhor do que *equilibrado*, mas verifique se seu filho se refere ao mesmo estado que você quando usa cada termo. Se você constata muitas mudanças no decorrer de um único dia, peça a ele ou ela que indique classificações para a manhã e para a noite. Uma classificação pode ser um simples "X" no ponto relevante das linhas sombreadas.

COMO ME SINTO

Coloque um X na linha perto do termo que descreve como você se sentiu nesse dia. Você pode usar um X e um Y se quiser fazer classificações separadas para manhã e noite. Fique à vontade para usar outros termos para os humores.

	Segunda	Terça	Quarta	Quinta	Sexta	Sábado	Domingo
Super-hiper ou:_____							
Energizado ou:_____							
Equilibrado ou:_____							
Mal ou:_____							
Com raiva ou:_____							
Acordei às:							
Deitei-me às:							

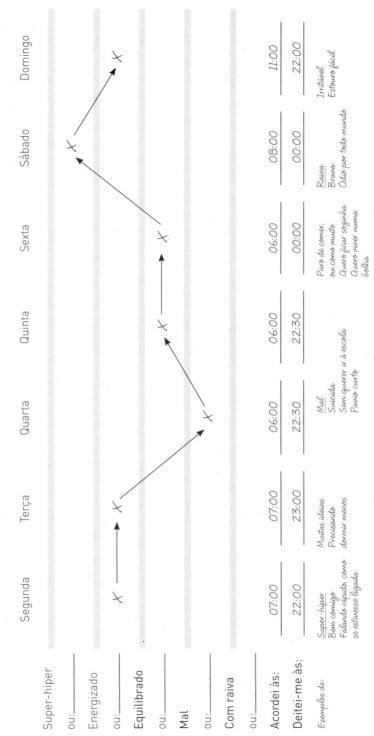

MEDICAÇÕES PARA TRANSTORNO BIPOLAR INFANTIL: POR QUE, QUANDO E QUAIS?

Allison, uma menina de 17 anos com transtorno bipolar I, foi tratada com vários "coquetéis" diferentes durante seus anos de adolescência. O regime de medicações em vários pontos incluiu lítio, valproato, quetiapina, bupropiona e anfetaminas. Ela se queixava com frequência dos efeitos colaterais. Tinha um terapeuta que ela sentia que era útil, mas, conforme se aproximava a hora da formatura do colegial, ainda estava deprimida e ansiosa. Teve vários episódios hipomaníacos entre os longos períodos de depressão, sem que experimentasse uma volta consistente aos humores normais entre esses intervalos.

No verão antes de começar a faculdade, consultou outro psiquiatra, especializado em transtorno bipolar. Estava relutante em ver esse novo médico, achando que ele simplesmente iria acrescentar outras medicações ao seu tratamento. Na verdade, ele recomendou que ela, antes de começar a faculdade, "desmamasse" de todas as medicações, exceto o lítio. Permitiu que mantivesse uma receita de alprazolam, caso se sentisse muito ansiosa ou não conseguisse dormir.

Ao final do verão, Allison se sentiu melhor do que jamais havia se sentido, sem sinais de hipomania ou depressão. Seus pais tinham receio de que ela ciclasse para cima, mas seu primeiro semestre na faculdade correu muito bem, apenas com lítio. Nas férias, ao voltar para casa, sentiu algum retorno de sintomas depressivos, que foram desagradáveis, mas não incapacitantes. Seu médico recomendou mais exercício de manhã (ela escolheu uma aula de ioga) e tentar um treino "leve" de boxe. Ela conseguiu atravessar seu primeiro ano de faculdade sem medicações adicionais.

Digamos que seu filho teve uma avaliação psiquiátrica completa, e o médico recomendou estabilizadores do humor, ASGs ou antidepressivos. Será que é o caso de seguir essas recomendações? Decidir se é o caso ou não de incentivar seu filho a tomar medicações psiquiátricas é algo muito difícil. Nenhum de nós gosta de ver o filho tomando medicações, especialmente quando estas têm sérios efeitos colaterais e não oferecem garantia de funcionar. Ouvimos histórias de crianças que tomam montes de medicações com apenas 12 anos de idade. Por que alguém iria querer ver o filho condenado a uma vida inteira tomando vários remédios? Por outro lado, você talvez esteja vendo o quanto seu filho sofre e o quanto a vida dele ou dela poderia ser mais plena se seus humores se estabilizassem.

Expliquei em capítulos anteriores por que a maioria de nós acredita que as medicações são a primeira linha de tratamento do transtorno bipolar. Sabemos que psicoterapias e tratamentos complementares ou alternativos não tratam adequadamente do transtorno bipolar quando ministrados isoladamente. Seja cético em relação a profissionais que dizem a você coisas como "ser bipolar não é o ponto que eu focalizo... Eu me importo mais em desenvolver um relacionamento com a criança e explorar seu histórico" ou "a maioria das crianças que atendo não precisa de medicamentos". Esse tipo de posição pode soar como música aos seus ouvidos, mas tal médico ou não atende regularmente crianças bipolares ou vê apenas crianças que estão com formas mais leves ou moderadas da doença, para as quais as medicações são mais uma questão de qualidade de vida do que uma necessidade de saúde. Se o seu filho tem de fato transtorno bipolar I ou II, é alta a probabilidade de que precise tomar medicações antes que possa ser capaz de se beneficiar de uma psicoterapia.

E se ele ou ela tem uma condição subliminar como transtorno bipolar não específico? A decisão de tomar medicação muitas vezes depende do grau de comprometimento presente. Se a criança está perdendo aulas, queixando-se de que não consegue dormir, e parece irritável, isolada, desinteressada e infeliz, as medicações provavelmente são necessárias. Se seu filho anda pilhado e cheio de planos, faz um monte de coisas e costuma ter pouco sono, examine se esses sintomas estão piorando com o tempo. Ele está indo bem na escola, em casa, e com seus companheiros, ou há cada vez mais problemas em um ou mais desses contextos? Ele é capaz de se concentrar ao fazer as tarefas na aula assim que chega à escola? À noite consegue fazer a lição de casa? O relacionamento familiar tem uma base sólida, ou os humores dele estão começando a perturbar todo mundo?

Mania aguda ou transtorno misto: quais as medicações?

A Federal Drug Administration (FDA) aprovou as seguintes medicações para o tratamento de mania ou episódios mistos em pacientes de 10 a 17 anos: risperidona, aripiprazol, quetiapina, olanzapina, ziprasidona e (para pacientes entre 13 e 17 anos) asenapina. O lítio tem indicação da FDA para tratamento de mania aguda e prevenção de recorrências em crianças de 12 anos ou acima (Goldstein, B. I. *et al.*, 2017). Note, nessa lista, a ausência do valproato: a evidência para valproato no tratamento de mania aguda em crianças é fraca, quando muito.

Como você provavelmente percebeu, as medicações recomendadas para transtorno bipolar infantil são as mesmas do transtorno bipolar adulto, com algumas ressalvas importantes. Primeiro, a tomada de decisões de tratamento pode envolver um número de equilibrismo maior com crianças do que com adultos. Quando é possível começar com medicações pesadas como os antipsicóticos? Os jovens são mais suscetíveis que os adultos a efeitos colaterais metabólicos como ganho de peso. Não obstante, os ASGs parecem ser mais eficazes do que estabilizadores do humor como o lítio para mania em crianças (Liu *et al.*, 2011; Correll; Sheridan; Delbello, 2010; ver o quadro "Tratamento eficaz", a seguir).

Tratamento da depressão aguda

Como ocorre com adultos, a depressão é mais difícil de tratar que a mania em crianças. Hoje, a única medicação que tem indicações da FDA para depressão bipolar em pacientes de 10 a 17 anos é a combinação de olanzapina/fluoxetina, não comercializada no Brasil com essa formulação, apenas separadamente. Há um punhado de estudos apoiando lítio e lamotrigina para crianças com depressão bipolar, mas não foram feitos testes randomizados mostrando efeitos claros desses agentes *versus* placebo. Mesmo assim, costumam ser as medicações mais usadas para depressão em crianças bipolares.

> **Tratamento eficaz:** O estudo chamado "Treatment of Early Age Mania (TEAM)"
>
> Em um teste de tratamento de 8 semanas com 290 crianças entre 6 e 15 anos, todas em episódios agudos de mania ou episódios mistos, Barbara Geller e associados (2012) exploraram se as reações das crianças a estabilizadores do humor eram comparáveis a suas reações a ASGs. A peculiaridade do estudo é que a maioria dos participantes eram crianças em idade escolar. Ao longo de 8 semanas, a proporção de crianças com alívio significativo dos sintomas foi mais alta para risperidona (68%), um ASG, seguido por lítio (35%) e valproato (24%). Mas ganho de peso, índice de massa corporal e níveis de prolactina eram mais altos para risperidona do que para estabilizadores do humor. Os resultados do estudo TEAM sugerem que pode haver um jogo de compensações entre eficácia e efeitos colaterais metabólicos ao tratar de crianças com mania.

Embora ainda não aprovado pela FDA, existe pelo menos um teste em larga escala indicando que a lurasidona é mais eficaz que placebo para depressão bipolar em crianças (idade média de 14) ao longo de um período de seis semanas. Esse estudo indicou que a lurasidona também era eficaz para aliviar ansiedade e melhorar o funcionamento, sem causar ganho de peso significativo. Seus efeitos colaterais mais comuns (em comparação com placebo) foram náusea e dormir em excesso (Delbello *et al.*, 2017).

A maioria dos médicos evita usar antidepressivos com crianças com transtorno bipolar, reconhecendo os riscos de mania induzida por antidepressivo (ver Capítulo 6). Não está claro se o risco é comparável em crianças e adultos com transtorno bipolar (Bhowmik *et al.*, 2014). De todo modo, as orientações práticas recomendam que, se seu filho com transtorno bipolar for tomar um antidepressivo para depressão ou ansiedade, ele deve tomar também um antipsicótico ou um estabilizador do humor (Schneck *et al.*, 2017). Essa combinação pode não eliminar o risco de mania, mas irá reduzi-lo.

No início do tratamento de depressão, o médico de seu filho deve obter amostras de sangue para determinar se ele tem um nível baixo de hormônio da tiroide ou se certos níveis metabólicos (por exemplo, perfil de lipídios em jejum) são um argumento contra o uso de ASGs. Níveis baixos de hormônio da tiroide são correlacionados a depressão em adultos e o lítio pode comprometer o funcionamento da glândula tiroide.

Cuidados de manutenção

Como explicado anteriormente, as medicações usadas para estabilizar o episódio agudo podem não ser as mesmas usadas para evitar futuros episódios de depressão ou mania (tratamento de manutenção). Seu filho pode estar tomando várias medicações em altas doses durante os 9 a 12 meses necessários para a recuperação de um episódio maníaco ou misto (Geller *et al.*, 2008; Miklowitz *et al.*, 2014), mas o médico dele talvez possa simplificar o regime antes disso. Muitos médicos recomendam que crianças continuem com ASGs em combinação com estabilizadores do humor pelo tempo suficiente para certificar-se de que a mania foi controlada, após o que recomendam interromper o antipsicótico durante os cuidados de manutenção.

Muitas crianças com transtorno bipolar são mantidas com medicações para TDAH e estabilizadores do humor. O consenso é de que aquelas com transtorno bipolar e TDAH podem receber sais mistos de anfetamina assim que estabilizam seu estado de humor. Estimulantes devem ser combinados com estabilizadores do humor e/ou ASGs em vez de ministrados isoladamente (Scheffer *et al.*, 2005). As orientações gerais para manter uma criança com um antidepressivo nos cuidados de manutenção seguem um conjunto similar de regras.

Nova pesquisa: Suplemento de ômega 3 para crianças com transtorno bipolar subliminar

Crianças com transtorno bipolar subliminar precisam da mesma medicação pesada usada em adultos com transtorno pleno? Mary Fristad e seu grupo na Escola de Medicina da Universidade Estadual de Ohio fizeram dois testes randomizados de óleo de ômega 3 em crianças com depressão maior, transtorno bipolar não específico ou ciclotimia (Fristad *et al.*, 2016; Vesco *et al.*, 2018). Randomicamente, crianças em idade escolar (7 a 14 anos) receberam ômega 3 com ou sem duas sessões semanais de terapia psicoeducacional baseada na família por 12 semanas, ou então placebo, com ou sem terapia psicoeducacional. O teste não permitiu outras drogas psicotrópicas, exceto estimulantes ou adjuvantes do sono. As crianças com ômega 3 (com ou sem terapia) tiveram maior melhora que as do grupo placebo com sintomas de depressão e pontuação de função executiva dada pelos pais (por exemplo, autorregulação emocional ou comportamental) por 12 semanas. Tais achados sugerem que, pelo menos nas condições subliminares que não progridem para transtorno bipolar pleno, o ômega 3 pode ser um bom lugar para começar.

DICA DE CUIDADOS PERSONALIZADOS
AJUSTES DA DOSAGEM

As doses de medicações às vezes precisam ser ajustadas para mais ou para menos, buscando o equilíbrio entre benefícios e efeitos colaterais. Quando seu filho está ficando mais sintomático ou sofre com efeitos colaterais adversos e você não consegue contatar o médico, pode ficar tentado a ajustar a medicação por sua conta.

> Embora seja compreensível, aconselho a não fazer isto. Algumas interações negativas entre drogas podem ocorrer apenas em dosagens mais altas, não nas mais baixas. Além disso, pode ser muito difícil saber que medicação está causando que efeito colateral, ou mesmo se o efeito colateral se deve de fato às medicações ou ao próprio transtorno (por exemplo, estimulantes podem causar irritabilidade, mas o TDAH também). É melhor deixar uma mensagem de emergência com o médico, mesmo que fique apenas gravada. Explique o que você precisaria saber e por que acha que é importante obter uma resposta agora em vez de esperar a próxima consulta presencial de seu filho. Se achar que seu filho corre risco de suicídio ou está ficando psicótico, leve-o ao pronto-socorro mais próximo e avise ao médico que você tomou essa providência.

"O que devo saber a respeito do tratamento psicossocial?"

Intervenções psicossociais claramente têm um lugar no tratamento do transtorno bipolar infantil. Alguns pais não querem que o filho tome nenhuma medicação psiquiátrica e procuram intervenções psicossociais para a estabilização. Há prós e contras nessa posição. Como discuti antes, a decisão de tentar ou não medicação deve se basear no atual nível de comprometimento da criança na escola e em casa: se ela vive cabulando aulas, ameaçando ou tentando suicídio, cortando-se, provocando grandes discussões na família, com a sexualidade exacerbada ou entrando em brigas, é provável que precise ser estabilizada com medicações para que possa se beneficiar de psicoterapia.

Os tratamentos psicossociais mais bem-estabelecidos para o espectro bipolar pediátrico envolvem psicoeducação familiar e construção de aptidões. Vários grupos de pesquisa, entre eles o meu na UCLA (e o meu anterior na Universidade do Colorado Boulder), têm demonstrado que intervenções na família – junto com medicações – estão associadas a melhores resultados no transtorno bipolar do que breves tratamentos de apoio (por exemplo, duas ou três sessões educacionais apenas) além das medicações (Miklowitz; Chung, 2016). Os ingredientes da nossa terapia focada na família (terapia familiar ou TFF) incluem: (1) dar conhecimento à família e à criança dos sinais e sintomas do transtorno bipolar e ajudá-los a aprender a reconhecer os sinais precoces de alerta na criança; (2) ajudar os pais a desenvolver as aptidões necessárias para lidar com o sistema de saúde mental e a intervir quando a condição da criança se agravar; e (3) mostrar aos pais e ao filho como se comunicar e como resolver problemas de modo mais eficaz enquanto família.

O que você pode esperar ganhar com TFF ou outras formas de psicoeducação familiar? Primeiro, conhecer melhor o transtorno é associado a obter serviços de saúde mental de melhor qualidade, e obter esses serviços costuma melhorar o progresso da criança. Adicionalmente, quando pais e seus filhos desenvolvem na terapia uma melhor comunicação e estilos de solução de problemas mais abertos e flexíveis dentro da família, e quando pais aprendem a mencionar os atributos positivos assim como os negativos do comportamento da criança, estas têm trajetórias de sintomas mais favoráveis do que com outros tratamentos (Fristad; Macpherson, 2014; Macpherson *et al.*, 2016; West *et al.*, 2014; O'Brien; Miklowitz; Cannon, 2014).

Há alguma evidência inicial de que o tratamento familiar ajuda a estabilizar crianças que estão nos estágios prodrômicos da doença. Estudamos 40 pré-adolescentes e adolescentes com depressão maior ou transtorno bipolar não específico, todos tendo um parente em primeiro grau com transtorno bipolar. Encaramos essa amostra como de "alto risco". Encaminhamos aleatoriamente metade dessas crianças a 12 sessões de tratamento focado na família ao longo de 4 meses, com pais e irmãos; a outra metade recebeu duas sessões de devolutiva de diagnóstico e planejamento de tratamento. Todas as crianças tiveram a opção de tomar (ou continuar a tomar) estabilizadores do humor ou ASGs ou estimulantes, conforme ministrados por seus próprios psiquiatras ou por um psiquiatra do estudo; 60% optaram por isso. Em 1 ano, as do no grupo da TFF mostraram uma recuperação mais rápida de seus sintomas depressivos e uma melhora mais acentuada nos sintomas hipomaníacos (Miklowitz *et al.*, 2013). Não sabemos ainda se tratamentos como a TFF, acrescentados às medicações, podem impedir ou pelo menos retardar a manifestação do transtorno bipolar em adultos, mas essa é uma questão que deveremos ser capazes de responder nos próximos anos (Miklowitz *et al.*, 2017).

CONCLUSÕES E DIREÇÕES

Reconhecer que crianças e adolescentes podem se tornar bipolares é um avanço em nosso campo, e pode facilitar o diagnóstico e tratamento de transtornos do espectro bipolar agora que os médicos têm acesso a modos mais sistemáticos de coletar informações diagnósticas e avaliar progressos (por exemplo, usando entrevistas estruturadas ou avaliações online de estados de humor). Mas nosso melhor reconhecimento da doença não nos permitiu, ainda, adequar tratamentos específicos a crianças e situações familiares particulares. Embora saibamos que as medicações melhores para mania em geral diferem das que são melhores para depressão, também sabemos que combinar medicações, intervenções psicossociais e atuação dos pais (como buscar soluções junto aos sistemas escolares) são cruciais para crianças com o transtorno. No futuro, jovens com transtorno bipolar poderão receber combinações de medicações e tratamentos psicológicos ajustadas na medida a cada estágio da doença, e também a atributos individuais da criança – idade, se há ou não histórico familiar de transtorno bipolar, e levando em conta padrões de comorbidades (Malhi *et al.*, 2017).

Um dos maiores problemas das famílias tem sido a pouca disponibilidade de tratamentos farmacológicos e psicossociais ministrados por especialistas. Onde procurar esses tratamentos, ou algo próximo deles pelo menos? A crescente disponibilidade de cuidados baseados em evidência em vários centros de saúde mental, e mais os programas online, aos poucos vai mudando o cenário da saúde mental para melhor. O capítulo "Recursos para pessoas com transtorno bipolar" a seguir é um bom início para localizar profissionais, assim como recursos online que podem ser úteis a você, seu filho e sua família.

O transtorno bipolar coloca vários desafios que são difíceis de entender, exceto para aqueles que sofrem dele. Agora que você chegou ao final deste livro, espero que tenha se convencido de que as estratégias aqui recomendadas – informar-se o melhor possível sobre o transtorno, obter tratamento médico consistente, aproveitar ao máximo a psicoterapia, confiar em seus apoios sociais e usar as ferramentas de autogestão – podem ajudá-lo a lidar com o transtorno no dia a dia. Como muito bem expressou um de meus pacientes que tem se mantido estável há algum tempo: "Aprendi a controlar meu transtorno em vez de ser controlado por ele".

RECURSOS PARA PESSOAS COM TRANSTORNO BIPOLAR

ORGANIZAÇÕES INTERNACIONAIS

A seguir, listamos organizações abrangentes que oferecem não apenas uma série de serviços e informações online, mas também, em muitos casos, serviços comunitários assistenciais e contatos de telefone/e-mail.

O **Balanced Mind Parent Network** (800-826-3632; www.dbsalliance.org/) é um programa dirigido por pais da Depression and Bipolar Support Alliance. Oferece informações e apoio a membros da família, profissionais da saúde e ao público em geral a respeito da natureza, causas e tratamentos de transtornos do humor de manifestação precoce e suas condições comórbidas. A organização tem uma linha de ajuda e várias comunidades de apoio online para pais. São particularmente úteis as informações sobre como localizar um provedor de saúde mental em sua área que atenda crianças com transtornos do humor. O site oferece, ainda, exemplos de tabelas do humor, artigos sobre como se preparar para primeiras consultas médicas e informações sobre estudos de pesquisa.

A **Bipolar UK** (11 Belgrave Road, London, SW1V 1RB, UK; 0333 323 3880; www.bipolaruk.org.uk) é uma organização assistencial dirigida pelos usuários, que oferece grupos de autoajuda, publicações e outras informações práticas para aqueles que convivem com o transtorno bipolar. Contém um link útil para serviços de emprego e um quadro de mensagens online, o "eCommunity".

A **Brain and Behavior Research Foundation** (646-681-4888 ou 800-829-8289; www.bbrfoundation.org) é a maior organização não governamental sustentada por doações nos Estados Unidos, dedicada a levantar e distribuir fundos para pesquisas sobre a natureza, causas e tratamento e prevenção de doenças mentais graves, entre elas transtorno bipolar, esquizofrenia, depressão e transtornos de ansiedade graves. Seu site tem informações atualizadas a respeito de diagnóstico e tratamento de transtornos psiquiátricos severos.

A **Canadian Mental Health Association (CMHA)** (416-646-5557; www.cmha.ca/; e-mail: info@cmha.ca) ajuda pessoas com doenças mentais e problemas abuso de substâncias por meio de grupos de autoajuda, apoio de pares, material escrito, oficinas e aulas.

A **Depression and Bipolar Support Alliance** (800-826-3632; www.dbsalliance.org/FindSupport), uma organização que sempre admirei, dedica-se a educar seu público e suas famílias a respeito de transtornos do humor (notadamente o transtorno bipolar), buscando diminuir o estigma geral dessas doenças, incentivando a autoajuda, intermediando fundos de pesquisa e melhorando o acesso a cuidados. A DBSA tem filiais em várias cidades, que oferecem grupos de apoio gratuitos liderados por pares. Conta também com grupos de apoio online. A DBSA apresenta um aplicativo chamado Wellness Tracker, que ganhou o prêmio de "melhor aplicativo" da Healthline.

A **International Bipolar Foundation** (858-598-5967; www.ibpf.org) é uma organização dedicada a apoiar pessoas com transtorno bipolar e suas famílias, e a educar o público para a redução do estigma em relação à doença. Há uma ênfase especial em crianças e adolescentes com o transtorno e em como encontrar cuidados. Por meio dela é possível se comunicar com outras pessoas que estão lidando com as mesmas questões individuais ou familiares. Há mais de 40 *bloggers* que regularmente escrevem para o site, sobre relacionamentos, medicações, terapia e estratégias eficazes para lidar com o transtorno. O premiado *My Support Newsletter*, de Muffy Walker, disponível no site, faz uma cobertura abrangente dos estudos recentes, novos tratamentos, eventos e palestras agendadas, e livros.

A **International Society for Bipolar Disorder** (www.isbd.org) visa a promover o conhecimento das condições bipolares na sociedade em geral, educar profissionais de saúde mental, incentivar a pesquisa sobre transtorno bipolar e promover colaborações internacionais. Sua revista, *Bipolar Disorder: An International Journal of Psychiatry and Neurosciences*, está se tornando uma fonte primária para novas pesquisas em diagnóstico, etiologia e tratamento de condições bipolares. A organização patrocina a International Conference on Bipolar Disorder, uma fonte dos últimos achados de pesquisa. A ISBD publica uma *newsletter* e tem várias salas de bate-papo, entre elas, uma seção "pergunte aos especialistas".

A **Juvenile Bipolar Research Foundation** (914-468-1297; www. jbrf.org) promove e apoia ativamente a pesquisa científica focada nas causas e tratamentos do transtorno bipolar em crianças. Os pesquisadores da JBRF acreditam ter identificado uma condição hereditária no cérebro, a Fear of Harm (FOH) [medo de dano], e têm identificado um tratamento para crianças que se enquadram em um perfil específico. O site da JBRF fornece informações sobre fóruns educacionais para pais e professores; como se filiar a listas de serviços profissionais para membros da família, médicos e terapeutas; e novos estudos de pesquisa e achados pertinentes ao transtorno bipolar de manifestação na infância. Particularmente útil para os pais é uma seção sobre preocupações educacionais, por exemplo, como preparar um programa escolar individualizado para a criança. Contém uma ferramenta de busca rápida, fácil de usar e barata, para auxiliar pais e profissionais médicos em avaliações de crianças sobre o transtorno bipolar.

A **Mental Health America** (800-969-6642; www.mentalhealthamerica.net) é a mais antiga e maior organização sem fins lucrativos nos Estados Unidos que lida com todos os aspectos da saúde e da doença mental. Informações sobre pesquisas, atualizações da legislação e indicações de profissionais médicos estão disponíveis no site.

A **National Alliance on Mental Illness** (800-950-NAMI [6264]; www.nami.org) é uma organização popular de apoio de autoajuda e defesa para pessoas com doenças mentais graves (entre as quais transtorno bipolar, depressão recorrente e esquizofrenia) e seus familiares e amigos. A NAMI oferece grupos de apoio a pais e um programa educacional estruturado ministrado por pais de pessoas com graves transtornos psiquiátricos chamado "NAMI Family-to-Family".

O **National Institute of Mental Health** (866-615-6464; www.nimh.nih.gov/) oferece publicações com informações atualizadas sobre sintomas, curso da doença, causas e tratamento do transtorno bipolar. Entre os tópicos estão transtorno bipolar em crianças e adolescentes, suicídio, tratamentos médicos e seus efeitos colaterais, doenças comórbidas, tratamentos psicossociais, fontes de ajuda para indivíduos e famílias e estudos sobre pesquisa clínica.

O **National Network of Depression Centers** (734-332-3914; www.nndc.org) é uma rede de centros de cuidados abrangentes para depressão e transtorno bipolar nos Estados Unidos, coordenada pela Universidade de Michigan. É formada por uma série de universidades comprometidas a implementar protocolos e pesquisas consistentes de alto nível. Fornece indicações sobre centros especializados nos Estados Unidos.

A **Organization for Bipolar Affective Disorders Society** (403-263-7408; www.obad.ca/) abriga uma variedade de grupos de apoio para ajudar canadenses afetados diretamente ou indiretamente por transtorno bipolar, depressão ou ansiedade. Os grupos estão nas cidades de Calgary, Edmonton e Alberta.

SITES

As indicações a seguir são recursos restritos à internet. Eles oferecem uma variedade de informações e costumam contar com aspectos interativos como salas de bate-papo e fóruns, mas não têm presença física na comunidade e tampouco telefone para contato (quando indicado, disponibilizam e-mail).

O **Bipolar Child** (www.bipolarchild.com), desenvolvido por Demitri e Janis Papolos, é um recurso online projetado para acompanhar o livro de mesmo nome. Oferece achados de pesquisa pertinentes a crianças com transtorno bipolar, uma *newsletter* sobre novas abordagens de tratamento, amostras de programas educacionais individualizados, informações sobre as próximas palestras e dicas sobre como iniciar um grupo de apoio (ver também *www.jbrf.org*).

O **Bring Change to Mind** (www.bringchange2mind.org) é dedicado a combater o estigma e a discriminação e a aumentar a consciência a respeito da doença mental. A organização foi criada pela atriz Glenn Close, que tem uma irmã com transtorno bipolar (contém um vídeo de uma entrevista de Close com sua irmã). Entre as várias ferramentas, há uma que propicia uma conversa interativa com ilustrações sobre como falar com pessoas a respeito de doença mental.

O **Internet Mental Health** (www.mentalhealth.com) provê um link direto para tópicos específicos relacionados ao transtorno bipolar, além de resumos de pesquisas relevantes publicadas. É um site particularmente útil para se informar de novas pesquisas sobre medicações. Tem questionários sobre autoavaliações de humor e tabelas do humor que você pode baixar.

O **McMan's Depression and Bipolar Web** (www.mcmanweb.com) é um site abrangente com muitos links para pesquisas em andamento, relatos de experiências pessoais e uma página de opiniões. O administrador do site, John McManamy, é um premiado jornalista e escritor da área de saúde mental.

O **Medline Plus** (www.nlm.nih.gov/medlineplus) oferece links para publicações e testes clínicos do National Institute of Mental Health. Contém também visões gerais de pesquisas em andamento sobre bipolaridade e informações sobre crianças, adolescentes, jovens adultos e idosos com o transtorno. Provê também um link para o recurso de busca da Medline sobre os artigos mais recentes relacionados ao transtorno bipolar.

O **Pendulum Resources** (www.pendulum.org) oferece informação sobre os critérios de diagnóstico do *DSM* para transtorno bipolar, tratamentos médicos atuais, livros mais prestigiados por portadores de condições de saúde mental e familiares, artigos sobre como lidar com a depressão ou o transtorno bipolar em você e em entes queridos, escritos e poesias de pessoas com transtorno bipolar, links a outros sites relevantes e atualizações sobre estudos de pesquisa. Uma seção compila resumos de estudos de pesquisa relevantes para tópicos específicos relacionados ao transtorno bipolar.

O **Psycom.net** (www.psycom.net/depression.central.bipolar.html) é um site informativo que oferece respostas a perguntas frequentes sobre transtorno bipolar; discute linhas gerais de tratamentos; fornece informações atualizadas sobre novas abordagens de medicamentos, diagnósticos diferenciais, terapias adjuvantes e suicídio; relatos em primeira pessoa; e uma ferramenta de autoavaliação.

LIVROS SOBRE TRANSTORNO BIPOLAR OU DEPRESSÃO

Obras com informações

FRANK, E. *Treating bipolar disorder: A clinician's guide to interpersonal and social rhythm therapy.* New York: Guilford Press, 2007.

GOODWIN, F. K.; JAMISON, K. R. *Manic-depressive illness.* 2nd ed. New York: Oxford University Press, 2007.

JAMISON, K. R. *Touched with fire: Manic-depressive illness and the artistic temperament.* New York: Macmillan, 1993.

JAMISON, K. R. *Night falls fast: Understanding suicide*. New York: Vintage Books, 2000.

JAMISON, K. R. *Exuberance: The passion for life*. New York: Knopf, 2004.

MIKLOWITZ, D. J. *Bipolar disorder: A family-focused treatment approach*. 2nd ed. New York: Guilford Press, 2010.

MIKLOWITZ, D. J.; GITLIN, M. J. *Clinician's guide to bipolar disorder*. New York: Guilford Press, 2014.

PAPOLOS, D. F.; PAPOLOS, J. *The bipolar child: The definitive and reassuring guide to childhood's most misunderstood disorder*. 3rd ed. New York: Broadway Books, 2007.

WHYBROW, P. C. *A mood apart: Depression, mania, and other afflictions of the self*. New York: Basic Books, 2015.

WILENS, T. E.; HAMMERNESS, P. G. *Straight talk about psychiatric medications for kids*. 4th ed. New York: Guilford Press, 2016.

Guias de autoajuda

AMADOR, X.; JOHANSON, A. L. *I am not sick, I don't need help!* 10th anniversary ed. Peconic, NY: Vida Press, 2011.

BASCO, M. R. *The bipolar workbook: Tools for controlling your mood swings*. 2nd ed. New York: Guilford Press, 2015.

BAUER, M.; LUDMAN, E.; GREENWALD, D. E.; KILBOURNE, A. M. *Overcoming Bipolar Disorder: A comprehensive workbook for managing your symptoms and achieving your life goals*. Oakland, CA: New Harbinger, 2009.

BIRMAHER, B. *New hope for children and teens with bipolar disorder*. New York: Three Rivers Press, 2004.

BRONDOLO, E.; AMADOR, X. *Break the bipolar cycle: A day-by-day guide to living with bipolar disorder*. New York: McGraw-Hill, 2007.

COHEN, B. M.; LOWE, C. *Living with someone who's living with bipolar disorder: A practical guide for family, friends, and coworkers.* San Francisco: Jossey-Bass, 2010.

COPELAND, M. E.; MCCAY, M. *The depression workbook: A guide for living with depression and manic depression.* 2nd ed. Oakland, CA: New Harbinger, 2002.

EHRNSTROM, C.; BROSSE, A. L. *End the insomnia struggle: A step-by-step guide to help you get to sleep and stay asleep.* Oakland, CA: New Harbinger, 2016.

FAST, J. A.; PRESTON, J. D. *Loving someone with bipolar disorder: Understanding and helping your partner.* Oakland, CA: New Harbinger, 2004.

FRISTAD, M. A.; GOLDBERG Arnold, J. S. *Raising a moody child: How to cope with depression and bipolar disorder.* New York: Guilford Press, 2003.

GREENBERGER, D.; PADESKY, C. A. *Mind over mood: Change how you feel by changing the way you think.* 2nd ed. New York: Guilford Press, 2015.

MIKLOWITZ, D. J.; GEORGE, E. L. *The bipolar teen: What you can do to help your teen and your family.* New York: Guilford Press, 2007.

PHELPS, J. *Why am I still depressed?: Recognizing and managing the ups and downs of bipolar II and soft bipolar disorder.* New York: McGraw-Hill, 2006.

ROBERTS, S. M.; SYLVIA, L. G.; REILLY-HARRINGTON, N. *The bipolar II workbook.* Oakland, CA: New Harbinger, 2014.

SMITH, H. T. *Welcome to the jungle: Everything you ever wanted to know about bipolar disorder but were too freaked out to ask.* Newburyport, MA: Conari Press, 2010.

WILLIAMS, M.; TEASDALE, J.; SEGAL, Z.; KABAT-ZINN, J. *The mindful way through depression: Freeing yourself from chronic unhappiness.* New York: Guilford Press, 2007.

▨ Relatos em primeira pessoa

BEHRMAN, A. *Electroboy: A memoir of mania*. New York: Random House, 2002.

CHENEY, T. *Manic*. New York: HarperCollins, 2009.

FISHER, C. *The princess diarist*. New York: Blue Rider Press, 2016.

GREENBERG, M. *Hurry down sunshine: A father's story of love and madness*. New York: Vintage Press, 2008.

HAMILTON, S. F. *Fast girl: A life spent running from madness*. New York: Dey Street Books, 2016.

HINES, K.; REIDENBERG, D. J. *Cracked, not broken: Surviving and thriving after a suicide attempt*. Lanham, MD: Rowman & Littlefield, 2013.

HINSHAW, S. P. *Another kind of madness: A journey through the stigma and hope of mental illness*. New York: St. Martin's Press, 2017.

HORNBACHER, M. *Madness: A bipolar life*. New York: Houghton, 2008. Mifflin. JAMISON, K. R. *An unquiet mind*. New York: Knopf, 1995.

JAMISON, K. R. *Robert Lowell, setting the river on fire: A study of genius, mania, and character*. New York: Knopf, 2017.

PAULEY, J. *Skywriting: A life out of the blue*. New York: Ballantine Books, 2005.

SIMON, L. *Detour: My bipolar road trip in 4-D*. New York: Washington Square Press, 2002.

SOLOMON, A. *The noonday demon: An atlas of depression*. New York: Touchstone, 2001.

STEELE, D. *His bright light: The story of Nick Traina*. Des Plaines, IL: Dell, 2000.

STYRON, W. *Darkness visible: A memoir of madness*. New York: Vintage Books, 1992.

WEILAND, M. F.; WARREN, L. *Fall to pieces: A memoir of drugs, rock 'n' roll, and mental illness*. New York: William Morrow, 2009.

REFERÊNCIAS

ABBASI, J. Ketamine minus the trip: New hope for treatment-resistant depression. *Journal of the American Medical Association*, v. 318, n. 320, p. 1964-1966, 2017.

AKISKAL, H. S.; KILZIEH, N.; MASER, J. D.; CLAYTON, P. J.; SCHETTLER, P. J.; SHEA, M. T. The distinct temperament profiles of bipolar I, bipolar II and unipolar patients. *Journal of Affective Disorders*, v. 92, n. 1, p. 19-33, 2006.

ALGORTA, G. P.; MACPHERSON, H. A.; YOUNGSTROM, E. A.; BELT, C. C.; ARNOLD, L. E.; FRAZIER, T. W. Parenting stress among caregivers of children with bipolar spectrum disorders. *Journal of Clinical Child and Adolescent Psychology*, Febr. 26, 2017. [Epub].

ALI, J.; KHEMKA, M. Hyperprolactinemia: Monitoring children on long-term risperidone. *Current Psychiatry*, v. 7, n. 11, p. 64-72, 2008.

ALLAIN, N.; LEVEN, C.; FALISSARD, B.; ALLAIN, J. S.; BATAIL, J. M.; POLARD, E. Manic switches induced by antidepressants: An umbrella review comparing randomized controlled trials and observational studies. *Acta Psychiatrica Scandinavica*, v. 135, n. 2, p. 106-116, 2017.

ALTMAN, E.; REA, M.; MINTZ, J.; MIKLOWITZ, D. J.; GOLDSTEIN, M. J.; HWANG, S. Prodromal symptoms and signs of bipolar relapse: A report based on prospectively collected data. *Psychiatry Research*, v. 41, p. 1-8, 1992.

ALTSHULER, L. L.; COHEN, L. S.; VITONIS, A. F.; FARAONE, S. V.; HARLOW, B. L.; SURI, R. The Pregnancy Depression Scale (PDS): A screening tool for depression in pregnancy. *Archives of Women's Mental Health*, v. 11, n. 4, p. 277-285, 2008.

ALTSHULER, L. L.; SUGAR, C. A.; MCELROY, S. L.; CALIMLIM, B.; GITLIN, M.; KECK, P. J. Switch rates during acute treatment for bipolar II depression with lithium, sertraline, or the two combined: A randomized double-blind comparison. *American Journal of Psychiatry*, v. 174, n. 3, p. 266-276, 2017.

ALTSHULER, L. L.; SUPPES, T.; BLACK, D.; NOLEN, W. A.; KECK, P. E. J.; FRYE, M. A. Impact of antidepressant discontinuation after acute bipolar depression remission on rates of depressive relapse at 1-year follow-up. *American Journal of Psychiatry*, v. 160, p. 1252-1262, 2003.

AMERICAN PSYCHIATRIC ASSOCIATION. *Diagnostic and statistical manual of mental disorders*. 4th ed. text rev. Washington, DC: Author, 2000.

AMERICAN PSYCHIATRIC ASSOCIATION. *Diagnostic and statistical manual of mental disorders*. 5th ed. Arlington, VA: Author, 2013.

AMSTERDAM, J. D.; WANG, G.; SHULTS, J. Venlafaxine monotherapy in bipolar type II depressed patients unresponsive to prior lithium monotherapy. *Acta Psychiatrica Scandinavica*, v. 121, n. 3, p. 201-208, 2010.

ANDREASEN, N. C. The relationship between creativity and mood disorders. *Dialogues in Clinical Neuroscience*, v. 10, n. 2, p. 251-255, 2008.

AXELSON, D. A.; BIRMAHER, B.; FINDLING, R. L.; FRISTAD, M. A.; KOWATCH, R. A.; YOUNGSTROM, E. A. Concerns regarding the inclusion of temper dysregulation disorder with dysphoria in the Diagnostic and Statistical Manual of Mental Disorders, Fifth Edition. *Journal of Clinical Psychiatry*, v. 72, n. 9, p. 1257-1262, 2011.

AXELSON, D. A.; BIRMAHER, B.; STROBER, M. A.; GOLDSTEIN, B. I.; HA, W.; GILL, M. K. Course of subthreshold bipolar disorder in youth: Diagnostic progression from bipolar disorder not otherwise specified. *Journal of the American Academy of Child and Adolescent Psychiatry*, v. 50, n. 10, p. 1001-1016, 2011.

AXELSON, D. A.; FINDLING, R. L.; FRISTAD, M. A.; KOWATCH, R. A.; YOUNGSTROM, E. A.; HORWITZ, S. M. Examining the proposed disruptive mood dysregulation disorder diagnosis in children in the Longitudinal Assessment of Manic Symptoms Study. *Journal of Clinical Psychiatry*, v. 73, n. 10, p. 1342-1350, 2012.

BALANCE investigators and collaborators, Geddes, J. R.; Goodwin, G. M.; Rendell, J.; Azorín, J. M.; Cipriani, A. Lithium plus valproate combination therapy versus monotherapy for relapse prevention in bipolar I disorder (BALANCE): A randomised open-label trial. *Lancet*, v. 375, n. 9712, p. 385-395, 2010.

BALDESSARINI, R. J.; TONDO, L.; GHIANI, C.; LEPRI, B. Illness risk following rapid versus gradual discontinuation of antidepressants. *American Journal of Psychiatry*, v. 167, n. 8, p. 934-941, 2010.

BALDESSARINI, R. J.; TONDO, L.; HENNEN, J. Treatment delays in bipolar disorders. *American Journal of Psychiatry*, v. 156, n. 5, p. 811-812, 1999.

BARNETT, J. H.; SMOLLER, J. W. The genetics of bipolar disorder. *Neuroscience*, v. 164, n. 1, p. 331-343, 2009.

BARTHELMESS, E. K.; NAZ, R. K. Polycystic ovary syndrome: Current status and future perspective. *Frontiers in Bioscience (Elite Ed.)*, v. 6, p. 104-119, 2014.

BATEMAN, A.; FONAGY, P. Mentalization based treatment for borderline personality disorder. *World Psychiatry*, v. 9, p. 11-15, 2010.

BAUER, M. S.; MCBRIDE, L. *Structured group psychotherapy for bipolar disorder: The life goals program*. New York: Springer, 1996.

BECK, A. T.; RUSH, A. J.; SHAW, B. F.; EMERY, G. *Cognitive therapy of depression*. New York: Guilford Press, 1987.

BENAZZI, F.; BERK, M.; FRYE, M. A.; WANG, W.; BARRACO, A.; TOHEN, M. Olanzapine/fluoxetine combination for the treatment of mixed depression in bipolar I disorder: A post hoc analysis. *Clinical Psychiatry*, v. 70, n. 10, p. 1424-1431, 2009.

BERK, M. S.; HENRIQUES, G. R.; WARMAN, D. M.; BROWN, G. K.; BECK, A. T. A cognitive therapy intervention for suicide attempters: An overview of the treatment and case examples. *Cognitive and Behavioral Practice*, v. 11, p. 265-277, 2004.

BERRETTINI, W. Evidence for shared susceptibility in bipolar disorder and schizophrenia. *American Journal of Medical Genetics, Part C*, v. 123C, p. 59-64, 2003.

BHOWMIK, D.; APARASU, R. R.; RAJAN, S. S.; SHERER, J. T.; OCHOA-PEREZ, M.; CHEN, H. Risk of manic switch associated with antidepressant therapy in pediatric bipolar depression. *Journal of Child and Adolescent Psychopharmacology*, v. 24, p. 551-561, 2014.

BILDERBECK, A. C.; ATKINSON, L.; MCMAHON, H.; VOYSEY, M.; SIMON, J.; PRICE, J. Psychoeducation and online mood tracking for patients with bipolar disorder: A randomised controlled trial of Facilitated Integrated Mood Management versus Manualised Integrated Mood Management. *Journal of Affective Disorders*, v. 205, p. 245-251, 2016.

BIRMAHER, B.; AXELSON, D.; GOLDSTEIN, B.; STROBER, M.; GILL, M. K.; HUNT, J. Four-year longitudinal course of children and adolescents with bipolar spectrum disorders: The Course and Outcome of Bipolar Youth (COBY) study. *American Journal of Psychiatry*, v. 166, n. 7, p. 795-804, 2009.

BIRMAHER, B.; AXELSON, D.; STROBER, M.; GILL, M. K.; VALERI, S.; CHIAPPETTA, L. Clinical course of children and adolescents with bipolar spectrum disorders. *Archives of General Psychiatry*, v. 63, n. 2, p. 175-183, 2006.

BIRMAHER, B.; GILL, M. K.; AXELSON, D. A.; GOLDSTEIN, B. I.; GOLDSTEIN, T. R.; YU, H. Longitudinal trajectories and associated baseline predictors in youths with bipolar spectrum disorders. *American Journal of Psychiatry*, v. 171, n. 9, p. 990-999, 2014.

BONNÍN, C. D. M.; MARTÍNEZ-ARÁN, A.; TORRENT, C.; PACCHIAROTTI, I.; ROSA, A. R.; FRANCO, C. Clinical and neurocognitive predictors of functional outcome in bipolar euthymic patients: A long-term, follow-up study. *Journal of Affective Disorders*, v. 121, v. 1-2, p. 156-160, 2010.

BOUFIDOU, F.; NIKKOLAOU, C.; ALEVIZIOS, B.; LIAPPAS, I. A.; CHRISTODOULOU, G. N. Cytokine production in bipolar affective disorder patients under lithium treatment. *Journal of Affective Disorders*, v. 82, p. 309-313, 2004.

BROHAN, E.; GAUCI, D.; SARTORIUS, N.; THORNICROFT, G.; GAMIAN-Europe Study Group. Self-stigma, empowerment and perceived discrimination among people with bipolar disorder or depression in 13 European countries: The GAMIAN-Europe study. *Journal of Affective Disorders*, v. 129, n. 1-3, 56-63, 2011.

BRYANT, F. B.; VEROFF, J. *Savoring: A new model of positive experience*. Mahwah, NJ: Erlbaum, 2007.

BUOLI, M.; SERATI, M.; ALTAMURA, A. C. Biological aspects and candidate biomarkers for rapid-cycling in bipolar disorder: A systematic review. *Psychiatry Research*, v. 258, p. 565-575, 2017.

CADE, J. F. J. Lithium salts in the treatment of psychotic excitement. *Medical Journal of Australia*, v. 36, p. 349-352, 1949.

CARLSON, G. A. Child and adolescent mania: Diagnostic considerations. *Journal of Child Psychology and Psychiatry*, v. 31, p. 331-342, 1990.

CARLSON, G. A.; GOODWIN, F. K. The stages of mania: A longitudinal analysis of the manic episode. *Archives of General Psychiatry*, v. 28, p. 221-228, 1973.

CARRÀ, G.; BARTOLI, F.; CROCAMO, C.; BRADY, K. T.; CLERICI, M. Attempted suicide in people with co-occurring bipolar and substance use disorders: Systematic review and meta-analysis. *Journal of Affective Disorders*, v. 167, n. 125-135, 2014.

CARRENO, T.; GOODNICK, P. J. Creativity and mood disorder. *In*: GOODNICK, P. J. (Ed.). *Mania: Clinical and research perspectives*. Washington, DC: American Psychiatric Press, 1998. p. 11-36.

CHANG, K.; SAXENA, K.; HOWE, M. An open-label study of lamotrigine adjunct or monotherapy for the treatment of adolescents with bipolar depression. *Journal of the American Academy of Child and Adolescent Psychiatry*, v. 45, p. 298-304, 2006.

CHUNG, T. K.; LAU, T. K.; YIP, A. S.; CHIU, H. F.; LEE, D. T. Antepartum depressive symptomatology is associated with adverse obstetric and neonatal outcomes. *Psychosomatic Medicine*, v. 63, n. 5, p. 830-834, 2001.

CIPRIANI, A.; BARBUI, C.; SALANTI, G.; RENDELL, J.; BROWN, R.; STOCKTON, S. Comparative efficacy and acceptability of antimanic drugs in acute mania: A Multiple Treatments meta-analysis. *Lancet*, v. 378, n. 9799, p. 1306-1315, 2011.

CIPRIANI, A.; HAWTON, K.; STOCKTON, S.; GEDDES, J. R. Lithium in the prevention of suicide in mood disorders: Updated systematic review and meta-analysis. *British Medical Journal*, v. 346, f3646, June 27, 2013.

COHEN, L. S. Treatment of bipolar disorder during pregnancy. *Journal of Clinical Psychiatry*, v. 68, suppl. 9, p. 4-9, 2007.

COLOM, F.; VIETA, E.; MARTINEZ-ARAN, A.; REINARES, M.; BENABARRE, A.; GASTO, C. Clinical factors associated with treatment noncompliance in euthymic bipolar patients. *Journal of Clinical Psychiatry*, v. 61, p. 549-555, 2000.

COLOM, F.; VIETA, E.; MARTINEZ-ARAN, A.; REINARES, M.; GOIKOLEA, J. M.; MARTÍNEZ-ARÁN, A. A randomized trial on the efficacy of group psychoeducation in the prophylaxis of bipolar disorder: A five year follow-up. *British Journal of Psychiatry*, v. 194, n. 3, p. 260-265, 2009.

COLOM, F.; VIETA, E.; TACCHI, M. J.; SANCHEZ-MORENO, J.; SCOTT, J. Identifying and improving non-adherence in bipolar disorders. *Bipolar Disorders*, v. 7, n. 5, p. 24-31, 2005.

CORRELL, C. U.; HAUSER, M.; PENZNER, J. B.; AUTHER, A. M.; KAFANTARIS, V.; SAITO, E. Type and duration of subsyndromal symptoms in youth with bipolar I disorder prior to their first manic episode. *Bipolar Disorders*, v. 6, n. 5, p. 478-492, 2014.

CORRELL, C. U.; SHERIDAN, E. M.; DELBELLO, M. P. Antipsychotic and mood stabilizer efficacy and tolerability in pediatric and adult patients with bipolar I mania: A comparative analysis of acute, randomized, placebo-controlled trials. *Bipolar Disorders*, v. 12, n. 2, p. 116-141, 2010.

CORRELL, C. U.; SIKICH, L.; REEVES, G.; RIDDLE, M. Metformin for antipsychotic-related weight gain and metabolic abnormalities: When, for whom, and for how long? *American Journal of Psychiatry*, v. 170, n. 9, p. 947-952, 2013.

CORYELL, W. Maintenance treatment in bipolar disorder: A reassessment of lithium as the first choice. *Bipolar Disorders*, v. 11, suppl. 2, p. 77-83, 2009.

CORYELL, W.; SCHEFTNER, W.; KELLER, M.; ENDICOTT, J.; MASER, J.; KLERMAN, G. L. The enduring psychosocial consequences of mania and depression. *American Journal of Psychiatry*, v. 150, p. 720-727, 1993.

COURT, B. L.; NELSON, G. E. *Bipolar puzzle solution: A mental health client's perspective*. Philadelphia: Taylor & Francis, 1996.

CRADDOCK, N.; SKLAR, P. Genetics of bipolar disorder. *Lancet*, v. 381, n. 9878, p. 1654-1662, 2013.

CRAIGHEAD, L. W. *The appetite awareness workbook: How to listen to your body and overcome bingeing, overeating, and obsession with food*. Oakland, CA: New Harbinger, 2006.

DALAI LAMA. *Ethics for the new millennium*. New York: Riverhead Books, 1999.

DALAI LAMA; CUTLER, H. *The art of happiness: A handbook for living*. New York: Riverhead Books, 1998.

DALAI LAMA. *Uma ética para o novo milênio: sabedoria milenar para o mundo de hoje*. Rio de Janeiro: Sextante, 2006.

DALAI LAMA; CUTLER, Howard. *A arte da felicidade: um manual para a vida*. São Paulo: Martins Fontes, 2000.

DALWOOD, J.; DHILLON, R.; TIBREWAL, P.; GUPTA, N.; BASTIAMPILLAI, T. St John's wort: Is it safe in bipolar disorder? *Australian and New Zealand Journal of Psychiatry*, v. 49, n. 12, p. 1226, 2015.

DAVIS, M.; ESHELMAN, E. R.; MCKAY, M. *The relaxation and stress reduction workbook*. 6th ed. Oakland, CA: New Harbinger, 2008.

DECKERSBACH, T.; NIERENBERG, A. A.; KESSLER, R.; LUND, H. G.; AMETRANO, R. M.; SACHS, G. Cognitive rehabilitation for bipolar disorder: An open trial for employed patients with residual depressive symptoms. *CNS Neuroscience and Therapeutics*, v. 16, n. 5, p. 298-307, 2010.

DECKERSBACH, T.; PETERS, A.; SYLVIA, L.; URDAHL, A.; MAGALHÃES, P. V. S.; OTTO, M. W. Do comorbid anxiety disorders moderate the effects of psychotherapy for bipolar disorder?: Results from STEP-BD. *American Journal of Psychiatry*, v. 171, n. 2, p. 178-186, 2014.

DELBELLO, M. P.; GOLDMAN, R.; PHILLIPS, D.; DENG, L.; CUCCHIARO, J.; LOEBEL, A. Efficacy and safety of lurasidone in children and adolescents with bipolar I depression: A double-blind, placebo-controlled study. *Journal of the American Academy of Child and Adolescent Psychiatry*, v. 56, n. 12, p. 1015-1025, 2017.

DIAV-CITRIN, O.; SHECHTMAN, S.; TAHOVER, E.; FINKEL-PEKARSKY, V.; ARNON, J.; KENNEDY, D. Pregnancy outcome following in utero exposure to lithium: A prospective, comparative, observational study. *American Journal of Psychiatry*, v. 171, n. 7, p. 785-794, 2014.

DIMIDJIAN, S.; GOODMAN, S. H.; FELDER, J. N.; GALLOP, R.; BROWN, A. P.; BECK, A. T. Staying well during pregnancy and the postpartum: A pilot randomized trial of mindfulness based cognitive therapy for the prevention of depressive relapse/recurrence. *Journal of*

Consulting and Clinical Psychology, v. 84, n. 2, p. 134-145, 2016.

DMITRZAK-WEGLARZ, M.; RYBAKOWSKI, J. K.; SUWALSKA, A.; SKIBINSKA, M.; LESZCZYNSKA-RODZIEWICZ, A.; SZCZE-PANKIEWICZ, A.; HAUSER, J. Association studies of the BDNF and the NTRK2 gene polymorphisms with prophylactic lithium response in bipolar patients. *Pharmacogenomics*, v. 9, n. 11, p. 1595-1603, 2008.

DUFFY, A.; HORROCKS, J.; DOUCETTE, S.; KEOWN-STO-NEMAN, C.; MCCLOSKEY, S.; GROF, P. The developmental trajectory of bipolar disorder. *British Journal of Psychiatry*, v. 204, n. 2, p. 122- 128, 2014.

DUNCAN, W. C.; BALLARD JR.; E. D.; ZARATE, C. A. Ketamine-induced glutamatergic mechanisms of sleep and wakefulness: Insights for developing novel treatments for disturbed sleep and mood. *Handbook of Experimental Pharmacology*, 2017. [Epub].

EGELAND, J. A.; ENDICOTT, J.; HOSTETTER, A. M.; ALLEN, C. R.; PAULS, D. L.; SHAW, J. A. A 16-year prospective study of prodromal features prior to BPI onset in well Amish children. *Journal of Affective Disorders*, v. 142, n. 1-3, p. 186-192, 2012.

EHLERS, C. L.; KUPFER, D. J.; FRANK, E.; MONK, T. H. Biological rhythms and depression: The role of zeitgebers and zeitstorers. *Depression*, v. 1, p. 285-293, 1993.

EHRNSTROM, C.; BROSSE, A. L. *End the insomnia struggle: A step-by-step guide to help you get to sleep and stay asleep*. Oakland, CA: New Harbinger, 2016.

EINARSON, A.; BOSKOVIC, R. Use and safety of antipsychotic drugs during pregnancy. *Journal of Psychiatric Practice*, v. 15, n. 3, p. 183-192, 2009.

EISENBERGER, N. I. Social pain and the brain: Controversies, questions, and where to go from here. *Annual Review of Psychology*, v. 66, p. 601-629, 2015.

EL-MALLAKH, R. S.; VÖHRINGER, P. A.; OSTACHER, M. M.; BALDASSANO, C. F.; HOLTZMAN, N. S.; WHITHAM, E. A. Antidepressants worsen rapid-cycling course in bipolar depression:

A STEP-BD randomized clinical trial. *Journal of Affective Disorders*, v. 184, p. 318-321, 2015.

ELLISON, M. L.; RUSSINOVA, Z.; LYASS, A.; ROGERS, E. S. Professionals and managers with severe mental illnesses: Findings from a national survey. *Journal of Nervous and Mental Disease*, v. 196, n. 3, p. 179-189, 2008.

FAHEEM, S.; PETTI, V.; MELLOS, G. Disruptive mood dysregulation disorder and its effect on bipolar disorder. *Annals of Clinical Psychiatry*, v. 29, n. 2, p. 84-91, 2017.

FAWCETT, J.; GOLDEN, B.; ROSENFELD, N. *New hope for people with bipolar disorder*. Roseville, CA: Prima Health, 2000.

FEARS, S. C.; SERVICE, S. K.; KREMEYER, B.; ARAYA, C.; ARAYA, X.; BEJARANO, J. Multisystem component phenotypes of bipolar disorder for genetic investigations of extended pedigrees. *JAMA Psychiatry*, v. 71, n. 4, p. 375-387, 2014.

FORMAN, D. R.; O'HARA, M. W.; STUART, S.; GORMAN, L. L.; LARSEN, K. E.; COY, K. C. Effective treatment for postpartum depression is not sufficient to improve the developing mother-child relationship. *Development and Psychopathology*, v. 19, n. 2, p. 585-602, 2007.

FORTINGUERRA, F.; CLAVENNA, A.; BONATI, M. (2009). Psychotropic drug use during breastfeeding: A review of the evidence. *Pediatrics*, v. 124, n. 4, e547-e556, 2009.

FRANK, E. *Treating bipolar disorder: A clinician's guide to interpersonal and social rhythm therapy*. New York: Guilford Press, 2007.

FRANK, E.; KUPFER, D. J.; THASE, M. E.; MALLINGER, A. G.; SWARTZ, H. A.; FAGIOLINI, A. M. Two-year outcomes for interpersonal and social rhythm therapy in individuals with bipolar I disorder. *Archives of General Psychiatry*, v. 62, n. 9, p. 996-1004, 2005.

FRASER, L. M.; O'CARROLL, R. E.; EBMEIER, K. P. The effect of electroconvulsive therapy on autobiographical memory: A systematic review. *Journal of ECT*, v. 24, n. 1, p. 10-17, 2008.

FREEMAN, M. P.; SMITH, K. W.; FREEMAN, S. A.; MCELROY, S. L.; KMETZ, G. E.; WRIGHT, R.; KECK, P. E. J. The impact of reproductive events on the course of bipolar disorder in women. *Journal of Clinical Psychiatry*, v. 63, n. 4, p. 284-287, 2002.

FRISTAD, M. A.; GOLDBERG ARNOLD, J. S. *Raising a moody child*. New York: Guilford Press: 2003.

FRISTAD, M. A.; MACPHERSON, H. A. Evidence-based psychosocial treatments for child and adolescent bipolar spectrum disorders. *Journal of Child and Adolescent Psychology*, v. 43, n. 3, p. 339-355, 2014.

FRISTAD, M. A.; VESCO, A. T.; YOUNG, A. S.; HEALY, K. Z.; NADER, E. S.; GARDNER, W. Pilot randomized controlled trial of omega-3 and individual-family psychoeducational psychotherapy for children and adolescents with depression. *Journal of Child and Adolescent Psychology*, v. 7, p. 1-14, 2016.

GEDDES, J. R.; CALABRESE, J. R.; GOODWIN, G. M. Lamotrigine for treatment of bipolar depression: Independent meta-analysis and meta-regression of individual patient data from five randomised trials. *British Journal of Psychiatry*, v. 194, n. 1, p. 4-9, 2009.

GEDDES, J. R.; MIKLOWITZ, D. J. Treatment of bipolar disorder. *Lancet*, v. 381, n. 9878, p. 1672- 1682, 2013.

GELLER, B.; BOLHOFNER, K.; CRANEY, J. L.; WILLIAMS, M.; DELBELLO, M. P.; GUNDERSON, K. Psychosocial functioning in a prepubertal and early adolescent bipolar disorder phenotype. *Journal of the American Academy of Child and Adolescent Psychiatry*, v. 39, p. 1543-1548, 2000.

GELLER, B.; LUBY, J. L.; JOSHI, P.; WAGNER, K. D.; EMSLIE, G.; WALKUP, J. T. A randomized controlled trial of risperidone, lithium, or divalproex sodium for initial treatment of bipolar I disorder, manic or mixed phase, in children and adolescents. *Archives of General Psychiatry*, v. 69, n. 5, p. 515-528, 2012.

GELLER, B.; TILLMAN, R.; BOLHOFNER, K.; ZIMERMAN, B. Child bipolar I disorder: Prospective continuity with adult bipolar I disorder; characteristics of second and third episodes; predictors of 8-year outcome. *Archives of General Psychiatry*, v. 65, n. 10, p. 1125-1133, 2008.

GELLER, B.; WILLIAMS, M.; ZIMERMAN, B.; FRAZIER, J.; BERINGER, I.; WARNER, K. L. Prepubertal and early adolescent bipolarity differentiated from ADHD by manic symptoms, grandiose delusions, ultra-rapid or ultradian cycling. *Journal of Affective Disorders*, v. 51, p. 81-91, 1998.

GHAEMI, N.; SACHS, G. S.; GOODWIN, F. K. What is to be done?: Controversies in the diagnosis and treatment of manic-depressive illness. *World Journal of Biological Psychiatry*, v. 1, n. 2, p. 65-74, 2000.

GHASEMI, A.; SEIFI, M.; BAYBORDI, F.; DANAEI, N.; SAMADI, R. Association between serotonin 2A receptor genetic variations, stressful life events and suicide. *Gene*, v. 658, p. 191- 197, 2018.

GIGNAC, A.; MCGIRR, A.; LAM, R. W.; YATHAM, L. N. Recovery and recurrence following a first episode of mania: A systematic review and meta-analysis of prospectively characterized cohorts. *Journal of Clinical Psychiatry*, v. 76, n. 9, p. 1241-1248, 2015.

GILMAN, S. E.; NI, M. Y.; DUNN, E. C.; BRESLAU, J.; MCLAUGHLIN, K. A.; SMOLLER, J. W.; PERLIS, R. H. Contributions of the social environment to first-onset and recurrent mania. *Molecular Psychiatry*, 20(3), 329-336, 2015.

GITLIN, M. J.; MIKLOWITZ, D. J. The difficult lives of individuals with bipolar disorder: A review of functional outcomes and their implications for treatment. *Journal of Affective Disorders*, v. 209, p. 147-154, 2017.

GLOVINSKY, P.; SPIELMAN, A. *The insomnia answer: A personalized program for identifying and overcoming the three types of insomnia.* New York: TarcherPerigee, 2006.

GLOZIER, N. Workplace effects of the stigmatization of depression. *Journal of Occupational and Environmental Medicine*, v. 40, p. 793-800, 1998.

GOGHARI, V. M.; HARROW, M. Twenty year multi-follow-up of different types of hallucinations in schizophrenia, schizoaffective disorder, bipolar disorder, and depression. *Schizophrenia Research*, v. 176, n. 2-3, p. 371-377, 2016.

GOLDBERG, J. F.; BURDICK, K. E.; ENDICK, C. J. Preliminary randomized, double-blind, placebo-controlled trial of pramipexole added to mood stabilizers for treatment-resistant bipolar depression. *American Journal of Psychiatry*, v. 161, n. 3, p. 564-566, 2004.

GOLDSTEIN, B. I.; BIRMAHER, B.; CARLSON, G.; DEL-BELLO, M. P.; FINDLING, R. L.; FRISTAD, M. A. The International Society for Bipolar Disorders Task Force Report on Pediatric Bipolar Disorder: Knowledge to date and directions for future research. *Bipolar Disorders*, v. 19, n. 7, p. 524-543, 2017.

GOLDSTEIN, B. I.; CARNETHON, M. R.; MATTHEWS, K. A.; MCINTYRE, R. S.; MILLER, G. E.; RAGHUVEER, G. Major depressive disorder and bipolar disorder predispose youth to accelerated atherosclerosis and early cardiovascular disease: A scientific statement from the American Heart Association. *Circulation*, v. 132, n. 10, p. 965-986, 2015.

GOLDSTEIN, B. I.; GOLDSTEIN, T. R.; COLLINGER-LARSON, K. A.; AXELSON, D. A.; BUKSTEIN, O. G.; BIRMAHER, B.; MIKLOWITZ, D. J. Treatment development and feasibility study of family-focused treatment for adolescents with bipolar disorder and comorbid substance use disorders. *Journal of Psychiatric Practice*, v. 20, n. 3, p. 237-248, 2014.

GOLDSTEIN, T. R.; FERSCH-PODRAT, R. K.; RIVERA, M.; AXELSON, D. A.; MERRANKO, J.; YU, H. Dialectical behavior therapy (DBT) for adolescents with bipolar disorder: Results from a pilot randomized trial. *Journal of Child and Adolescent Psychopharmacology*, v. 25, n. 2, p. 140-149, 2015.

GOODWIN, F. K.; FIREMAN, B.; SIMON, G. E.; HUNKELER, E. M.; LEE, J.; REVICKI, D. Suicide risk in bipolar disorder during treatment with lithium and divalproex. *Journal of the American Medical Association*, v. 290, p. 1467-1473, 2003.

GOODWIN, G. M.; BOWDEN, C. L.; CALABRESE, J. R.; GRUN-ZE, H.; KASPER, S.; WHITE, R. A pooled analysis of 2 placebo-controlled 18-month trials of lamotrigine and lithium maintenance in bipolar I disorder. *Journal of Clinical Psychiatry*, v. 65, n. 3, p. 432-441, 2004.

GOODWIN, G. M.; HADDAD, P. M.; FERRIER, I. N.; ARON-SON, J. K.; BARNES, T.; CIPRIANI, A. Evidence-based guidelines for treating bipolar disorder: Revised third edition recommendations from the British Association for Psychopharmacology. *Journal of Psychopharmacology*, v. 30, n. 6, p. 495-553, 2016.

GORDON-SMITH, K.; FORTY, L.; CHAN, C.; KNOTT, S.; JONES, I.; CRADDOCK, N.; JONES, L. A. Rapid cycling as a feature of bipolar disorder and comorbid migraine. *Journal of Affective Disorders*, v. 175, p. 320-324, 2015.

GREENBERGER, D.; PADESKY, C. *Mind over mood.* 2nd ed. New York: Guilford Press, 2015.

GREENBERGER, D.; PADESKY, C. *A mente vencendo o humor: mude como você se sente mudando o modo como você pensa.* 2. ed. Porto Alegre: Artmed, 2016.

GROF, P. Sixty years of lithium responders. *Neuropsychobiology*, v. 62, p. 27-35, 2010.

GROF, P.; DUFFY, A.; ALDA, M.; HAJEK, T. Lithium response across generations. *Acta Psychiatrica Scandinavica*, v. 120, n. 5, p. 378-385, 2009.

GROSSMAN, D. C.; MUELLER, B. A.; RIEDY, C.; DOWD, M. D.; VILLAVECES, A.; PRODZINSKI, J. Gun storage practices and risk of youth suicide and unintentional firearm injuries. *Journal of the American Medical Association*, v. 293, p. 707-714, 2005.

GROVER, S.; AVASTHI, A. Mood stabilizers in pregnancy and lactation. *Indian Journal of Psychiatry*, v. 57, suppl. 2, S308-S323, 2015.

GRUNZE, H. Stimulants for treating bipolar disorder: Pro and con. *Harvard Review of Psychiatry*, v. 22, n. 6, p. 358-362, 2014.

HAFEMAN, D. M.; MERRANKO, J.; AXELSON, D.; GOLDS-TEIN, B. I.; GOLDSTEIN, T.; MONK, K. Toward the definition of a bipolar prodrome: Dimensional predictors of bipolar spectrum disorders in at-risk youths. *American Journal of Psychiatry*, v. 173, n. 7, p. 695- 704, 2016.

HAMILTON, S. F. *Fast girl: A life spent running from madness*. New York: Dey Street, 2016.

HAMMEN, C.; GITLIN, M.; ALTSHULER, L. Predictors of work adjustment in bipolar I patients: A naturalistic longitudinal follow-up. *Journal of Consulting and Clinical Psychology*, v. 68, p. 220-225, 2000.

HANKIN, B. L.; ABRAMSON, L. Y. Development of gender differences in depression: An elaborated cognitive vulnerability-transactional stress theory. *Psychological Bulletin*, v. 127, n. 6, p. 773-796, 2001.

HARLOW, B. L; WISE, L. A.; OTTO, M. W.; SOARES, C. N.; COHEN, L. S. Depression and its influence on reproductive endocrine and menstrual cycle markers associated with perimenopause: The Harvard Study of Moods and Cycles. *Archives of General Psychiatry*, v. 60, n. 1, p. 29-36, 2003.

HARMANCI, H.; ÇAM, Ç. F.; ETIKAN, İ. Comorbidity of adult attention deficit and hyperactivity disorder in bipolar and unipolar patients. *Noro Psikiyatr Ars*, v. 53, n. 3, p. 257-262, 2016.

HARRISON, P. J.; GEDDES, J. R.; TUNBRIDGE, E. M. The emerging neurobiology of bipolar disorder. *Trends in Neuroscience*, v. 41, n. 1, p. 18-30, 2018.

HARROW, M.; GROSSMAN, L. S.; HERBENER, E. S.; DAVIES, E. W. Ten-year outcome: Patients with schizoaffective disorders, schizophrenia, affective disorders and mood incongruent psychotic symptoms. *British Journal of Psychiatry*, v. 177, p. 421-426, 2000.

HARVEY, A. G. Sleep and circadian functioning: Critical mechanisms in the mood disorders? *Annual Review of Clinical Psychology*, v. 7, p. 297-319, 2011.

HASKEY, C.; GALBALLY, M. Mood stabilizers in pregnancy and child developmental outcomes: A systematic review. *Australia and New Zealand Journal of Psychiatry*, v. 51, n. 11, p. 1087-1097, 2017.

HASLAN, N. Concept creep: Psychology's expanding concepts of harm and pathology. *Psychological Inquiry: An International Journal for the Advancement of Psychological Theory*, v. 27, p. 1-17, 2016.

HAWTON, K.; SUTTON, L.; HAW, C.; SINCLAIR, J.; HARRISS, L. Suicide and attempted suicide in bipolar disorder: A systematic review of risk factors. *Journal of Clinical Psychiatry*, v. 66, n. 6, p. 693-704, 2005.

HIBBELN, J. R. Fish consumption and major depression. *Lancet*, v. 351, p. 1213, 1998.

HILLEGERS, M. H.; REICHART, C. G.; WALS, M.; VERHULST, F. C.; ORMEL, J.; NOLEN, W. A. Five-year prospective outcome of psychopathology in the adolescent offspring of bipolar parents. *Bipolar Disorders*, v. 7, n. 4, p. 344-350, 2005.

HIRSCHFELD, R. M.; WILLIAMS, J. B.; SPITZER, R. L.; CALABRESE, J. R.; FLYNN, L.; KECK, K. P. E. Development and validation of a screening instrument for bipolar spectrum disorder: The Mood Disorder Questionnaire. *American Journal of Psychiatry*, v. 157, p. 1873-1875, 2000.

HOFFMAN, C.; DUNN, D. M.; NJOROGE, W. F. M. Impact of postpartum mental illness upon infant development. *Current Psychiatry Reports*, v. 19, n. 12, p. 100, 2017.

HOLLANDER, M. *Helping teens who cut: Using DBT skills to end self-injury*. 2nd ed. New York: Guilford Press, 2017.

HOOLEY, J. M. Expressed emotion and relapse of psychopathology. *Annual Review of Clinical Psychology*, v. 3, p. 329-352, 2007.

HOOLEY, J. M.; SIEGLE, G.; GRUBER, S. A. Affective and neural reactivity to criticism in individuals high and low on perceived criticism. *PLOS ONE*, v. 7, n. 9, e44412, 2012.

IKEDA, M.; SAITO, T.; KONDO, K.; IWATA, N. Genome-wide association studies of bipolar disorder: A systematic review of recent findings and their clinical implications. *Psychiatry and Clinical Neurosciences*, 2017.

INSEL, T. R. Translating scientific opportunity into public health impact: A strategic plan for research on mental illness. *Archives of General Psychiatry*, v. 66, n. 2, p. 128-133, 2009.

ISOJÄRVI, J. I. T.; TAUBØLL, E.; HERZOG, A. Effect of antiepileptic drugs on reproductive endocrine function in individuals with epilepsy. *CNS Drugs*, v. 19, n. 3, p. 207-223, 2005.

JACOBS, G. D. *Say good night to insomnia: The six-week, drug-free program developed at Harvard Medical School*. New York: Holt Paperbacks, 2009.

JAMISON, K. R. *Touched with fire: Manic-depressive illness and the artistic temperament*. New York: Free Press, 1993.

JAMISON, K. R. *An unquiet mind*. New York: Knopf, 1995.

JAMISON, K. R. *Night falls fast: Understanding suicide*. New York: Vintage Books, 2000a.

JAMISON, K. R. Suicide and bipolar disorder. *Journal of Clinical Psychiatry*, v. 61, suppl. 9, p. 47-56, 2000b.

JAMISON, K. R. *Exuberance: The passion for life*. New York: Vintage, 2005.

JAMISON, K. R. *Robert Lowell, setting the river on fire: A study of genius, mania, and character*. New York: Knopf, 2017.

JETTE, N.; PATTEN, S.; WILLIAMS, J.; BECKER, W.; WIEBE, S. Comorbidity of migraine and psychiatric disorders: A national population-based study. *Headache*, v. 48, n. 4, p. 501-516, 2008.

JIANG, B.; KENNA, H. A.; RASGON, N. L. Genetic overlap between polycystic ovary syndrome and bipolar disorder: The endophenotype hypothesis. *Medical Hypotheses*, v. 73, n. 6, p. 996-1004, 2009.

JOFFE, H. Reproductive biology and psychotropic treatments in premenopausal women with bipolar disorder. *Journal of Clinical Psychiatry*, v. 68, n. 9, p. 10-15, 2007.

JOFFE, H.; COHEN, L. S.; SUPPES, T.; MCLAUGHLIN, W. L.; LAVORI, P.; ADAMS, J. M. Valproate is associated with new-onset oligoamenorrhea with hyperandrogenism in women with bipolar disorder. *Biological Psychiatry*, v. 59, n. 11, p. 1078-1086, 2006.

JOFFE, H.; KIM, D. R.; FORIS, J. M.; BALDASSANO, C. F.; GYULAI, L.; HWANG, C. H. Menstrual dysfunction prior to onset of psychiatric illness is reported more commonly by women with bipolar disorder than by women with unipolar depression and healthy controls. *Journal of Clinical Psychiatry*, v. 67, n. 2, p. 297-304, 2006.

JOHN, H.; SHARMA, V. Misdiagnosis of bipolar disorder as borderline personality disorder: Clinical and economic consequences. *World Journal of Biological Psychiatry*, v. 10, n. 4, pt. 2, p. 612-615, 2009.

JOHNSON, S. L.; CUELLAR, A.; RUGGERO, C.; PERLMAN, C.; GOODNICK, P.; WHITE, R.; MILLER, I. Life events as predictors of mania and depression in bipolar I disorder. *Journal of Abnormal Psychology*, v. 117, p. 268-277, 2008.

JOHNSON, S. L.; MURRAY, G.; FREDRICKSON, B.; YOUNGSTROM, E. A.; HINSHAW, S.; BASS, J. M. Creativity and bipolar disorder: Touched by fire or burning with questions? *Clinical Psychology Review*, v. 32, n. 1, 1-12, 2012.

JOHNSON, S. L.; WINETT, C. A.; MEYER, B.; GREENHOUSE, W. J.; MILLER, I. Social support and the course of bipolar disorder. *Journal of Abnormal Psychology*, v. 108, p. 558-566, 1999.

JOSEPH, M. F.; FRAZIER, T. W.; YOUNGSTROM, E. A.; SOARES, J. C. A quantitative and qualitative review of neurocognitive performance in pediatric bipolar disorder. *Journal of Child and Adolescent Psychopharmacology*, v. 18, p. 595-605, 2008.

JOYCE, P. R. Illness behaviour and rehospitalisation in bipolar affective disorder. *Psychological Medicine*, v. 15, p. 521-525, 1985.

JUDD, L. L.; AKISKAL, H. S.; SCHETTLER, P. J.; CORYELL, W.; ENDICOTT, J.; MASER, J. D. A prospective investigation of the natural history of the long-term weekly symptomatic status of bipolar II disorder. *Archives of General Psychiatry*, v. 60, p. 261-269, 2003.

JUDD, L. L.; AKISKAL, H. S.; SCHETTLER, P. J.; ENDICOTT, J.; MASER, J.; SOLOMON, D. A. The long-term natural history of the weekly sintomatic status of bipolar I disorder. *Archives of General Psychiatry*, v. 59, p. 530-537, 2002.

KATALINIC, N.; LAI, R.; SOMOGYI, A.; MITCHELL, P. B.; GLUE, P.; LOO, C. K. Ketamine as a new treatment for depression: A review of its efficacy and adverse effects. *Australian and New Zealand Journal of Psychiatry*, v. 47, n. 8, p. 710-727, 2013.

KENNA, H. A.; JIANG, B.; RASGON, N. L. Reproductive and metabolic abnormalities associated with bipolar disorder and its treatment. *Harvard Review of Psychiatry*, v. 17, p. 138- 146, 2009.

KESSLER, R. C.; ADLER, L.; BARKLEY, R.; BIEDERMAN, J.; CONNERS, C. K.; DEMLER, O. The prevalence and correlates of adult ADHD in the United States: Results from the National Comorbidity Survey Replication. *American Journal of Psychiatry*, v. 163, p. 716-723, 2006.

KESSLER, R. C.; BERGLUND, P.; DEMLER, O.; JIN, R.; WALTERS, E. E. Lifetime prevalence and age-of-onset distributions of DSM-IV disorders in the National Comorbidity Survey Replication. *Archives of General Psychiatry*, v. 62, p. 593-602, 2005.

KIM, E. Y.; MIKLOWITZ, D. J. Childhood mania, attention deficit hyperactivity disorder, and conduct disorder: A critical review of diagnostic dilemmas. *Bipolar Disorders*, v. 4, p. 215-225, 2002.

KISHI, T.; IKUTA, T.; MATSUNAGA, S.; MATSUDA, Y.; OYA, K.; IWATA, N. Comparative efficacy and safety of antipsychotics in the treatment of schizophrenia: A network meta-analysis in a Japanese population. *Neuropsychiatric Disease and Treatment*, v. 13, p. 1281-1302. 2017.

KIVILCIM, Y.; ALTINTAS, M.; DOMAC, F. M.; ERZINCAN, E.; GÜLEC, H. Screening for bipolar disorder among migraineurs: The impact of migraine-bipolar disorder comorbidity on disease characteristics. *Neuropsychiatric Disease and Treatment*, v. 13, p. 631-641, 2017.

KOCHMAN, F. J.; HANTOUCHE, E. G.; FERRARI, P.; LAN-CRENON, S.; BAYART, D.; AKISKAL, H. S. Cyclothymic temperament as a prospective predictor of bipolarity and suicidality in children and adolescents with major depressive disorder. *Journal of Affective Disorders*, v. 85, n. 1-2, p. 181-189, 2005.

KOCSIS, J. H.; SHAW, E. D.; STOKES, P. E.; WILNER, P.; ELLIOT, A. S.; SIKES, C. Neuropsychological effects of lithium discontinuation. *Journal of Clinical Psychopharmacology*, v. 13, p. 268-275, 1993.

KYAGA, S.; LANDÉN, M.; BOMAN, M.; HULTMAN, C. M.; LÅNGSTRÖM, N.; LICHTENSTEIN, P. Mental illness, suicide and creativity: 40-year prospective total population study. *Journal of Psychiatric Research*, v. 47, n. 1, p. 83-90, 2013.

LAN, W. H.; BAI, Y. M.; HSU, J. W.; HUANG, K. L.; SU, T. P.; LI, C. T. Comorbidity of ADHD and suicide attempts among adolescents and young adults with bipolar disorder: A nationwide longitudinal study. *Journal of Affective Disorders*, v. 176, p. 171-175, 2015.

LEIBENLUFT, E.; COHEN, P.; GORRINDO, T.; BROOK, J. S.; PINE, D. S. Chronic vs. episodic irritability in youth: A community-based, longitudinal study of clinical and diagnostic associations. *Journal of Child and Adolescent Psychopharmacology*, v. 16, n. 4, p. 456-466, 2006.

LEUCHT, S.; CIPRIANI, A.; SPINELI, L.; MAVRIDIS, D.; OREY, D.; RICHTER, F. Comparative efficacy and tolerability of 15 antipsychotic drugs in schizophrenia: A multiple-treatments meta-analysis. *Lancet*, v. 382, n. 9896, p. 951-962, 2013.

LEVIN, J. B.; KRIVENKO, A.; HOWLAND, M.; SCHLACHET, R.; SAJATOVIC, M. Medication adherence in patients with bipolar disorder: A comprehensive review. *CNS Drugs*, v. 30, n. 9, p. 819-835, 2016.

LEWINSOHN, P. M.; MUÑOZ, R. F.; YOUNGREN, M. A.; ZEISS, A. M. *Control your depression*. New York: Fireside; Simon & Schuster, 1992.

LEWINSOHN, P. M.; SEELEY, J. R.; KLEIN, D. N. Bipolar disorders during adolescence. *Acta Psychiatrica Scandinavica*, v. 418, suppl., p. 47-50, 2003.

LEWIS, K. J. S.; DI FLORIO, A.; FORTY, L.; GORDON-SMITH, K.; PERRY, A.; CRADDOCK, N. Mania triggered by sleep loss and risk of postpartum psychosis in women with bipolar disorder. *Journal of Affective Disorders*, v. 225, p. 624-629, 2018.

LEWIS, L. A consumer perspective concerning the diagnosis and treatment of bipolar disorder. *Biological Psychiatry*, v. 48, p. 442-444, 2000.

LEWIS, M. A.; ROOK, K. S. Social control in personal relationships: Impact on health behaviors and psychological distress. *Health Psychology*, v. 18, n. 1, p. 63-71, 1999.

LIN, P. Y.; SU, K. P. A meta-analytic review of double-blind, placebo-controlled trials of antidepressant efficacy of omega-3 fatty acids. *Journal of Clinical Psychiatry*, v. 68, n. 7, p. 1056-1061, 2007.

LINEHAN, M. M. The reasons for living inventory. *In*: KELLER, P. A.; RI, L. G. (Eds.). *Innovations in clinical practice: A source book*. Miami, FL: Professional Resource Exchange, 1985. p. 321.-330.

LINEHAN, M. M.; DEXTER-MAZZA, E. T. Dialectical behavior therapy for borderline personality disorder. *In*: BARLOW, D. H. (Ed.). *Clinical handbook of psychological disorders*. 4th ed. New York: Guilford Press, 2007. p. 365-420.

LINEHAN, M. M.; GOODSTEIN, J. L.; NIELSEN, S. L.; CHILES, J. A. Reasons for staying alive when you are thinking of killing yourself: The Reasons for Living Inventory. *Journal of Consulting and Clinical Psychology*, v. 51, p. 276-286, 1983.

LINEHAN, M. M.; WILKS, C. R. The course and evolution of dialectical behavior therapy. *American Journal of Psychotherapy*, v. 69, n. 2, p. 97-110, 2015.

LISH, J. D.; DIME-MEENAN, S.; WHYBROW, P. C.; PRICE, R. A.; HIRSCHFELD, R. M. The National Depressive and Manic-Depressive Association (NDMDA) survey of bipolar members. *Journal of Affective Disorders*, v. 31, p. 281-294, 1994.

LIU, H. Y.; POTTER, M. P.; WOODWORTH, K. Y.; YORKS, D. M.; PETTY, C. R.; WOZNIAK, J. R. Pharmacologic treatments for pediatric bipolar disorder: A review and meta-analysis. *Journal of the American Academy of Child and Adolescent Psychiatry*, v. 50, n. 8, p. 749-762, 2011.

LOBBAN, F.; TAYLOR, L.; Chandler, C.; TYLER, E.; KINDER-MAN, P.; KOLAMUNNAGE-DONA, R. Enhanced relapse prevention for bipolar disorder by community mental health teams: Cluster feasibility randomised trial. *British Journal of Psychiatry*, v. 196, n. 1, p. 59-63, 2010.

LOEBEL, A.; CUCCHIARO, J.; SILVA, R.; KROGER, H.; HSU, J.; SARMA, K.; SACHS, G. Lurasidone monotherapy in the treatment of bipolar I depression: A randomized, double-blind, placebo--controlled study. *American Journal of Psychiatry*, v. 171, n. 2, p. 160-168, 2014.

LOPEZ, R.; MICOULAUD-FRANCHI, J. A.; GALERA, C.; DAU-VILLIERS, Y. Is adult-onset attention deficit/hyperactivity disorder frequent in clinical practice? *Psychiatry Research*, v. 257, p. 238-241, 2017.

LUBY, J. L.; NAVSARIA, N. Pediatric bipolar disorder: Evidence for prodromal states and early markers. *Journal of Child Psychology and Psychiatry*, v. 51, n. 4, p. 459-471, 2010.

MACHADO-VIEIRA, R.; MANJI, H. K.; ZARATE, C. A. J. The role of lithium in the treatment of bipolar disorder: Convergent evidence for neurotrophic effects as a unifying hypothesis. *Bipolar Disorders*, v. 11, suppl. 2, p. 92-109, 2009.

MACPHERSON, H. A.; WEINSTEIN, S. M.; HENRY, D. B.; WEST, A. E. Mediators in the randomized trial of Child and Family--Focused Cognitive-Behavioral Therapy for pediatric bipolar disorder. *Behavior Research and Therapy*, v. 85, p. 60-71, 2016.

MACQUEEN, G.; PARKIN, C.; MARRIOTT, M.; BÉGIN, H.; HASEY, G. The long-term impact of treatment with electroconvulsive therapy on discrete memory systems in patients with bipolar disorder. *Journal of Psychiatry and Neuroscience*, v. 32, n. 4, p. 241-249, 2007.

MALHI, G. S.; ADAMS, D.; BERK, M. Medicating mood with maintenance in mind: Bipolar depression pharmacotherapy. *Bipolar Disorders*, v. 11, suppl. 2, p. 55-76, 2009.

MALHI, G. S.; BARGH, D. M.; COULSTON, C. M.; DAS, P.; BERK, M. Predicting bipolar disorder on the basis of phenomenology: Implications for prevention and early intervention. *Bipolar Disorders*, v. 16, n. 5, p. 455-470, 2014.

MALHI, G. S.; MORRIS, G.; HAMILTON, A.; OUTHRED, T.; MANNIE, Z. Is "early intervention" in bipolar disorder what it claims to be? *Bipolar Disorders*, v. 19, n. 8, p. 627-636, 2017.

MALKOFF-SCHWARTZ, S.; FRANK, E.; ANDERSON, B. P.; HLASTALA, S. A.; LUTHER, J. F.; SHERRILL, J. T. Social rhythm disruption and stressful life events in the onset of bipolar and unipolar episodes. *Psychological Medicine*, v. 30, p. 1005-1016, 2000.

MANJI, H. K. The role of synaptic and cellular plasticity cascades in the pathophysiology and treatment of mood and psychotic disorders. *Bipolar Disorders*, v. 11, suppl. 1, p. 2-3, 2009.

MANJI, H. K.; QUIROZ, J. A.; PAYNE, J. L.; SINGH, J.; LOPES, B. P.; VIEGAS, J. S.; ZARATE, C. A. The underlying neurobiology of bipolar disorder. *World Psychiatry*, v. 2, n. 3, p. 136-146, 2003.

MANSELL, W.; PEDLEY, R. The ascent into mania: A review of psychological processes associated with the development of manic symptoms. *Clinical Psychology Review*, v. 28, n. 3, p. 494-520, 2008.

MARANGELL, L. B.; SUPPES, T.; ZBOYAN, H. A.; PRASHAD, S. J.; FISCHER, G.; SNOW, D. A 1-year pilot study of vagus nerve stimulation in treatment-resistant rapid cycling bipolar disorder. *Journal of Clinical Psychiatry*, v. 69, n. 2, p. 183-189, 2008.

MARTELL, C. R.; DIMIDJIAN, S.; HERMAN-DUNN, R. *Behavioral activation for depression: A clinician's guide*. New York: Guilford Press, 2010.

MAYBERG, H. S.; LOZANO, A. M.; VOON, V.; MCNEELY, H. E.; SEMINOWICZ, D.; HAMANI, C. Deep brain stimulation for treatment-resistant depression. *Neuron*, v. 45, n. 5, p. 651-660, 2005.

MCCRADY, B. S. Alcohol use disorders. *In*: BARLOW, D. (Ed.). *Clinical handbook of psychological disorders*. 4th ed. New York: Guilford Press, 2007. p. 492-546.

MCCRAW, S.; PARKER, G.; FLETCHER, K.; FRIEND, P. Self-reported creativity in bipolar disorder: Prevalence, types and associated outcomes in mania versus hypomania. *Journal of Affective Disorders*, v. 151, n. 3, p. 831-836, 2013.

MCINTYRE, R. S.; SOCZYNSKA, J. K.; CHA, D. S.; WOLDEYOHANNES, H. O.; DALE, R. S.; ALSUWAIDAN, M. T. The prevalence and illness characteristics of DSM5-defined "mixed feature specifier" in adults with major depressive disorder and bipolar disorder: Results from the International Mood Disorders Collaborative Project. *Journal of Affective Disorders*, v. 172, p. 259-264, 2015.

MERIKANGAS, K. R.; AKISKAL, H. S.; ANGST, J.; GREENBERG, P. E.; HIRSCHFELD, R. M. A.; PETUKHOVA, M.; KESSLER, R. C. Lifetime and 12-month prevalence of bipolar spectrum disorder in the National Comorbidity Survey Replication. *Archives of General Psychiatry*, v. 64, n. 5, p. 543-552, 2007.

MERIKANGAS, K. R.; JIN, R.; HE, J. P.; KESSLER, R. C.; LEE, S.; SAMPSON, N. A. Prevalence and correlates of bipolar spectrum disorder in the World Mental Health Survey Initiative. *Archives of General Psychiatry*, v. 68, n. 3, p. 241-251, 2011.

MESMAN, E.; NOLEN, W. A.; REICHART, C. G.; WALS, M.; HILLEGERS, M. H. The Dutch Bipolar Offspring Study: 12-year follow-up. *American Journal of Psychiatry*, v. 170, n. 5, p. 542-549, 2013.

MICHALAK, E. E.; YATHAM, L. N.; MAXWELL, V.; HALE, S.; LAM, R. W. The impact of bipolar disorder upon work functioning: A qualitative analysis. *Bipolar Disorders*, v. 9, n. 1-2, p. 126-143, 2007.

MIKLOWITZ, D. J. *Bipolar disorder: A family-focused treatment approach*. 2nd ed. New York: Guilford Press, 2010.

MIKLOWITZ, D. J.; ALATIQ, Y.; GEDDES, J. R.; GOODWIN, G. M.; WILLIAMS, J. M. Thought suppression in bipolar disorder.

Journal of Abnormal Psychology, v. 119, n. 2, p. 355-365, 2010.

MIKLOWITZ, D. J.; BIUCKIANS, A.; RICHARDS, J. A. Early--onset bipolar disorder: A family treatment perspective. *Development and Psychopathology*, v. 18, n. 4, p. 1247-1265, 2006.

MIKLOWITZ, D. J.; CHUNG, B. D. Family-focused therapy for bipolar disorder: Reflections on 30 years of research. *Family Process*, v. 55, n. 3, p. 483-499, 2016.

MIKLOWITZ, D. J.; GEORGE, E. L. *The bipolar teen: What you can do to help your teen and your family*. New York: Guilford Press, 2007.

MIKLOWITZ, D. J.; GEORGE, E. L.; RICHARDS, J. A.; SIMONEAU, T. L.; SUDDATH, R. L. A randomized study of family-focused psychoeducation and pharmacotherapy in the outpatient management of bipolar disorder. *Archives of General Psychiatry*, v. 60, p. 904-912, 2003.

MIKLOWITZ, D. J.; GITLIN, M. J. *Clinician's guide to bipolar disorder*. New York: Guilford Press, 2014a.

MIKLOWITZ, D. J.; GITLIN, M. J. Psychosocial treatments for bipolar disorder. *Focus: Journal of Lifelong Learning in Psychiatry*, v. 12, n. 3, p. 359-371, 2014b.

MIKLOWITZ, D. J.; GOLDSTEIN, M. J.; NUECHTERLEIN, K. H.; SNYDER, K. S.; MINTZ, J. Family factors and the course of bipolar affective disorder. *Archives of General Psychiatry*, v. 45, p. 225-231, 1988.

MIKLOWITZ, D. J.; SCHNECK, C. D.; GEORGE, E. L.; TAYLOR, D. O.; SUGAR, C. A.; BIRMAHER, B. Pharmacotherapy and family-focused treatment for adolescents with bipolar I and II disorders: A 2-year randomized trial. *American Journal of Psychiatry*, v. 171, n. 6, p. 658-667, 2014.

MIKLOWITZ, D. J.; SCHNECK, C. D.; SINGH, M. K.; TAYLOR, D. O.; GEORGE, E. L.; COSGROVE, V. E. Early intervention for sintomatic youth at risk for bipolar disorder: A randomized trial of family-focused therapy. *Journal of the American Academy of Child and Adolescent Psychiatry*, v. 52, n. 2, p. 121-131, 2013.

MIKLOWITZ, D. J.; SCHNECK, C. D.; WALSHAW, P.; GARRETT, A. G.; SINGH, M. K.; SUGAR, C.; CHANG, K. D. Early intervention for youth at high risk for bipolar disorder: A multisite randomized trial of family-focused treatment. *Early Intervention in Psychiatry*, Aug. 4, 2017. [Epub]

MILLER, A. H.; MALETIC, V.; RAISON, C. L. Inflammation and its discontents: The role of cytokines in the pathophysiology of major depression. *Biological Psychiatry*, v. 65, p. 732-741, 2009.

MILLER, W. R.; ROLLNICK, S. *Motivational interviewing: Helping people change*. 3rd ed. New York: Guilford Press, 2012.

MILLETT, K. *The loony-bin trip*. New York: Simon & Schuster, 1990.

MODABBERNIA, A.; TASLIMI, S.; BRIETZKE, E.; ASHRAFI, M. Cytokine alterations in bipolar disorder: A meta-analysis of 30 studies. *Biological Psychiatry*, v. 74, n. 1, p. 15-25, 2013.

MONK, T. H.; KUPFER, D. J.; FRANK, E.; RITENOUR, A. M. The social rhythm metric (SRM): Measuring daily social rhythms over 12 weeks. *Psychiatry Research*, v. 36, p. 195-207, 1991.

MORENO, C.; Laje, G.; BLANCO, C.; JIANG, H.; SCHMIDT, A. B.; OLFSON, M. National trends in the outpatient diagnosis and treatment of bipolar disorder in youth. *Archives of General Psychiatry*, v. 64, n. 9, p. 1032-1039, 2007.

MORRIS, C. D.; MIKLOWITZ, D. J.; WISNIEWSKI, S. R.; GIESE, A. A.; ALLEN, M. H.; THOMAS, M. R. Care satisfaction, hope, and life functioning among adults with bipolar disorder: Data from the first 1,000 participants in the Systematic Treatment Enhancement Program. *Comprehensive Psychiatry*, v. 46, p. 98-104, 2005.

NEWBERG, A. R.; CATAPANO, L. A.; ZARATE, C. A.; MANJI, H. K. Neurobiology of bipolar disorder. *Expert Reviews in Neurotherapeutics*, v. 8, n. 1, p. 93-110, 2008.

NEWMAN, C.; LEAHY, R. L.; BECK, A. T.; REILLY-HARRINGTON, N.; GYULAI, L. *Bipolar disorder: A cognitive therapy approach*. Washington, DC: American Psychological Association, 2001.

NOVICK, D. M.; GONZALEZ-PINTO, A.; HARO, J. M.; BERTSCH, J.; REED, C.; PERRIN, E. Translation of randomised controlled trial findings into clinical practice: Comparison of olanzapine and valproate in the EMBLEM study. *Pharmacopsychiatry*, v. 42, n. 4, p. 145-152, 2009.

NOVICK, D. M.; SWARTZ, H. A.; FRANK, E. Suicide attempts in bipolar I and bipolar II disorder: A review and meta-analysis of the evidence. *Bipolar Disorders*, v. 12, n. 1, p. 1-9, 2010.

NUSSLOCK, R.; ALMEIDA, J. R.; FORBES, E. E.; VERSACE, A.; FRANK, E.; LABARBARA, E. J. Waiting to win: Elevated striatal and orbitofrontal cortical activity during reward anticipation in euthymic bipolar disorder adults. *Bipolar Disorders*, v. 14, 3, p. 249-260, 2012.

O'BRIEN, M. P.; MIKLOWITZ, D. J.; CANNON, T. D. A randomized trial of family focused therapy with youth at clinical high risk for psychosis: Effects on interactional behavior. *Journal of Consulting and Clinical Psychology*, v. 82, n. 1, p. 90-101, 2014.

OCCHIOGROSSO, M.; OMRAN, S. S.; ALTEMUS, M. Persistent pulmonary hypertension of the newborn and selective serotonin reuptake inhibitors: Lessons from clinical and translational studies. *American Journal of Psychiatry*, v. 169, n. 2, p. 134-140, 2012.

O'DONNELL, L. A.; DELDIN, P. J.; GROGAN-KAYLOR, A.; MCINNIS, M. G.; WEINTRAUB, J.; RYAN, K. A.; HIMLE, J. A. Depression and executive functioning deficits predict poor occupational functioning in a large longitudinal sample with bipolar disorder. *Journal of Affective Disorders*, v. 215, p. 135-142, 2017a.

O'DONNELL, L. A.; HIMLE, J. A.; RYAN, K.; GROGAN-KAYLOR, A.; MCINNIS, M. G.; WEINTRAUB, J. Social aspects of the workplace among individuals with bipolar disorder. *Journal of the Society for Social Work and Research*, v. 8, n. 3, p. 379-398, 2017b.

ÖHLUND, L.; OTT, M.; OJA, S.; BERGQVIST, M.; LUNDQVIST, R.; SANDLUND, M. Reasons for lithium discontinuation in men and women with bipolar disorder: A retrospective cohort study. *BMC Psychiatry*, v. 18, n. 1, p. 37, 2018.

OLDANI, L.; ALTAMURA, A. C.; ABDELGHANI, M.; YOUNG, A. H. Brain stimulation treatments in bipolar disorder: A review of the current literature. *World Journal of Biological Psychiatry*, v. 17, n. 7, p. 482-494, 2016.

OTTO, M. W.; REILLY-HARRINGTON, N.; SACHS, G. S.; KNAUZ, R. O.; MIKLOWITZ, D. J.; FRANK, E. *Collaborative care workbook: A workbook for individuals and families*. Boston: Partners Bipolar Treatment Center, Massachusetts General Hospital, 1999.

PALMIER-CLAUS, J. E.; BERRY, K.; BUCCI, S.; MANSELL, W.; VARESE, F. Relationship between childhood adversity and bipolar affective disorder: Systematic review and meta-analysis. *British Journal of Psychiatry*, v. 209, n. 6, p. 454-459, 2016.

PAVULURI, M. N.; BIRMAHER, B.; NAYLOR, M. W. Pediatric bipolar disorder: A review of the past 10 years. *Journal of the American Academy of Child and Adolescent Psychiatry*, v. 44, n. 9, p. 846-871, 2005.

PAVULURI, M. N.; WEST, A.; HILL, S. K.; JINDAL, K.; SWEENEY, J. A. Neurocognitive function in pediatric bipolar disorder: 3-year follow-up shows cognitive development lagging behind healthy youths. *Journal of the American Academy of Child and Adolescent Psychiatry*, v. 48, p. 299-307, 2009.

PERICH, T.; USSHER, J.; MEADE, T. Menopause and illness course in bipolar disorder: A systematic review. *Bipolar Disorders*, v. 19, n. 6, p. 434-443, 2017.

PERLIS, R. H.; MIYAHARA, S.; MARANGELL, L. B.; WISNIEWSKI, S. R.; OSTACHER, M.; DELBELLO, M. P.; STEP-BD Investigators. Long-term implications of early onset in bipolar disorder: Data from the first 1000 participants in the Systematic Treatment Enhancement Program for Bipolar Disorder (STEP-BD). *Biological Psychiatry*, v. 55, p. 875-881, 2004.

PERLIS, R. H.; OSTACHER, M. J.; MIKLOWITZ, D. J.; HAY, A.; NIERENBERG, A. A.; THASE, M. E.; SACHS, G. S. Clinical features associated with poor pharmacologic adherence in bipolar disorder: Results from the STEP-BD study. *Journal of Clinical Psychiatry*, 71(3), 296-303, 2010.

PERLIS, R. H.; OSTACHER, M. J.; PATEL, J.; MARANGELL, L. B.; ZHANG, H.; WISNIEWSKI, S. R. Predictors of recurrence in bipolar disorder: Primary outcomes from the Systematic Treatment Enhancement Program for Bipolar Disorder (STEP-BD). *American Journal of Psychiatry*, v. 163, n. 2, p. 217-224, 2006.

PHELPS, J. The bipolar spectrum. *In*: PARKER, G. (Ed.). *Bipolar II disorder: Modelling, measuring and managing*. 2nd ed. Cambridge, UK: Cambridge University Press, 2012. p. 10-34.

PHILLIPS, M. L.; SWARTZ, H. A. A critical appraisal of neuroimaging studies of bipolar disorder: Toward a new conceptualization of underlying neural circuitry and a road map for future research. *American Journal of Psychiatry*, v. 171, n. 8, p. 829-843, 2014.

PIGOTT, K.; GALIZIA, I.; VASUDEV, K.; WATSON, S.; GEDDES, J.; YOUNG, A. H. Topiramate for acute affective episodes in bipolar disorder in adults. *Cochrane Database of Systematic Reviews*, v. 9, Art. No. CD003384, 2016.

POST, R. M. Kindling and sensitization as models for affective episode recurrence, cyclicity, and tolerance phenomena. *Neuroscience and Biobehavioral Reviews*, v. 31, n. 6, p. 858-873, 2007.

POST, R. M.; ALTSHULER, L. L.; KUPKA, R.; MCELROY, S. L.; FRYE, M. A.; ROWE, M. More childhood onset bipolar disorder in the United States than Canada or Europe: Implications for treatment and prevention. *Neuroscience and Biobehavioral Reviews*, v. 74, pt. A, p. 204-213, 2017.

POST, R. M.; LEVERICH, G. S. The role of psychosocial stress in the onset and progression of bipolar disorder and its comorbidities: The need for earlier and alternative modes of therapeutic intervention. *Development and Psychopathology*, v. 18, n. 4, p. 1181-1211, 2006.

POST, R. M.; LEVERICH, G. S.; KUPKA, R. W.; KECK, P. E. J.; MCELROY, S. L.; ALTSHULER, L. L. Early-onset bipolar disorder and treatment delay are risk factors for poor outcome in adulthood. *Journal of Clinical Psychiatry*, v. 71, n. 7, p. 864-872, 2010.

RACHID, F. Maintenance repetitive transcranial magnetic stimulation (rTMS) for relapse prevention in patients with depression. *Psychiatry Research*, v. 262, p. 363-372, 2017a.

RACHID, F. Repetitive transcranial magnetic stimulation and treatment-emergent mania and hypomania: A review of the literature. *Journal of Psychiatric Practice*, v. 23, n. 2, p. 150-159, 2017b.

RASGON, N. L.; ALTSHULER, L. L.; FAIRBANKS, L.; ELMAN, S.; BITRAN, J.; LABARCA, R. Reproductive function and risk for PCOS in women treated for bipolar disorder. *Bipolar Disorders*, v. 7, n. 3, p. 246-259, 2005.

RASGON, N. L; BAUER, M.; GLENN, T.; ELMAN, S.; WHYBROW, P. C. Menstrual cycle related mood changes in women with bipolar disorder. *Bipolar Disorders*, v. 5, n. 1, p. 48-52, 2003.

REA, M. M.; TOMPSON, M.; MIKLOWITZ, D. J.; GOLDSTEIN, M. J.; HWANG, S.; MINTZ, J. Family focused treatment vs. individual treatment for bipolar disorder: Results of a randomized clinical trial. *Journal of Consulting and Clinical Psychology*, v. 71, p. 482-492, 2003.

REICHART, C. G.; NOLEN, W. A. Earlier onset of bipolar disorder in children by antidepressants or stimulants?: An hypothesis. *Journal of Affective Disorders*, v. 78, n. 1, p. 81-84, 2004.

REILLY-HARRINGTON, N.; SACHS, G. S. Psychosocial strategies to improve concordance and adherence in bipolar disorder. *Journal of Clinical Psychiatry*, v. 67, n. 7, e04, 2006.

REINARES, M.; ROSA, A. R.; FRANCO, C.; GOIKOLEA, J. M.; FOUNTOULAKIS, K.; SIAMOULI, M. A systematic review on the role of anticonvulsants in the treatment of acute bipolar depression. *International Journal of Neuropsychopharmacology*, v. 16, n. 2, p. 485-496, 2013.

ROSA, A. R.; FOUNTOULAKIS, K.; SIAMOULI, M.; GONDA, X.; VIETA, E. Is anticonvulsant treatment of mania a class effect?:

Data from randomized clinical trials. *CNS Neuroscience Therapeutics*, v. 17, n. 3, p. 167-177, 2011.

ROSSO, G.; ALBERT, U.; DI SALVO, G.; SCATÀ, M.; TODROS, T.; MAINA, G. Lithium prophylaxis during pregnancy and the postpartum period in women with lithium-responsive bipolar I disorder. *Archives of Women's Mental Health*, v. 19, n. 2, p. 429-432, 2016.

ROSSOUW, T. I.; FONAGY, P. Mentalization-based treatment for self-harming adolescents: A randomised controlled trial. *Journal of the American Academy of Child and Adolescent Psychiatry*, v. 51, n. 12, p. 1304-1313, 2012.

ROYBAL, K.; THEOBOLD, D.; GRAHAM, A.; DINIERI, J. A.; RUSSO, S. J.; KRISHNAN, V. Mania-like behavior induced by disruption of CLOCK. *Proceedings of the National Academy of Sciences of the USA*, v. 104, n. 15, p. 6406-6411, 2007.

RUSH, A. J.; TRIVEDI, M. H.; IBRAHIM, H. M.; CARMODY, T. J.; ARNOW, B.; KLEIN, D. N. The 16-item Quick Inventory of Depressive Symptomatology (QIDS), Clinician rating (QIDS-C), and Self-Report (QIDS-SR): A psychometric evaluation in patients with chronic major depression. *Biological Psychiatry*, v. 54, n. 5, p. 573-583, 2003.

RYBAKOWSKI, J. K. Response to lithium in bipolar disorder: Clinical and genetic findings. *ACS Chemical Neuroscience*, v. 5, n. 6, p. 413-421, 2014.

SACHS, G. S.; NIERENBERG, A. A.; CALABRESE, J. R.; MARANGELL, L. B.; WISNIEWSKI, S. R.; GYULAI, L. Effectiveness of adjunctive antidepressant treatment for bipolar depression. *New England Journal of Medicine*, v. 356, n. 17, p. 1711-1722, 2007.

SACHS, G. S.; THASE, M. E.; OTTO, M. W.; BAUER, M.; MIKLOWITZ, D.; WISNIEWSKI, S. R. Rationale, design, and methods of the systematic treatment enhancement program for bipolar disorder (STEP-BD). *Biological Psychiatry*, v. 53, p. 1028-1042, 2003.

SALA, R.; AXELSON, D. A.; CASTRO-Fornieles, J.; GOLDSTEIN, T. R.; HA, W.; LIAO, F. Comorbid anxiety in children and adolescents with bipolar spectrum disorders: Prevalence and clinical correlates. *Journal of Clinical Psychiatry*, v. 71, n. 10, p. 1344-1350, 2010.

SALCEDO, S.; GOLD, A. K.; SHEIKH, S.; MARCUS, P. H.; NIERENBERG, A. A.; DECKERSBACH, T.; SYLVIA, L. G. Empirically supported psychosocial interventions for bipolar disorder: Current state of the research. *Journal of Affective Disorders*, v. 201, p. 203-214, 2016.

SALISBURY, A. L.; O'GRADY, K. E.; BATTLE, C. L.; WISNER, K. L.; ANDERSON, G. M.; STROUD, L. R. The roles of maternal depression, serotonin reuptake inhibitor treatment, and concomitant benzodiazepine use on infant neurobehavioral functioning over the first postnatal month. *American Journal of Psychiatry*, v. 173, n. 2, p. 147-157, 2016.

SCHAFFER, A.; SINYOR, M.; REIS, C.; GOLDSTEIN, B. I.; LEVITT, A. J. Suicide in bipolar disorder: Characteristics and subgroups. *Bipolar Disorders*, v. 16, n. 7, p. 732-740, 2014.

SCHEFFER, R. E.; KOWATCH, R. A.; CARMODY, T.; RUSH, A. J. Randomized, placebo-controlled trial of mixed amphetamine salts for symptoms of comorbid ADHD in pediatric bipolar disorder after mood stabilization with divalproex sodium. *American Journal of Psychiatry*, v. 162, n. 1, p. 58-64, 2005.

SCHERK, H.; PAJONK, F. G.; LEUCHT, S. Second-generation antipsychotic agents in the treatment of acute mania: A systematic review and meta-analysis of randomized controlled trials. *Archives of General Psychiatry*, v. 64, n. 4, p. 442-455, 2007.

SCHLAEPFER, T. E.; COHEN, M. X.; FRICK, C.; KOSEL, M.; BRODESSER, D.; AXMACHER, N. Deep brain stimulation to reward circuitry alleviates anhedonia in refractory major depression. *Neuropsychopharmacology*, v. 33, n. 2, p. 368-377, 2008.

SCHLOESSER, R. J.; HUANG, J.; KLEIN, P. S.; MANJI, H. K. Cellular plasticity cascades in the pathophysiology and treatment of bipolar disorder. *Neuropsychopharmacology Reviews*, v. 33, n. 1, p. 110-133, 2008.

SCHNECK, C. D.; CHANG, K. D.; SINGH, M.; DELBELLO, M. P.; MIKLOWITZ, D. J. A pharmacologic algorithm for youth who are at high risk for bipolar disorder. *Journal of Child and Adolescent Psychopharmacology*, v. 27, n. 9, p. 796-805, 2017.

SCHNECK, C. D.; MIKLOWITZ, D. J.; MIYAHARA, S.; WISNIEWSKI, S.; GYULAI, L.; ALLEN, M. H. The prospective course of rapid cycling bipolar disorder. *American Journal of Psychiatry*, v. 165, n. 3, p. 370-377, 2008.

SCRANDIS, D. A. Bipolar disorder in pregnancy: A review of pregnancy outcomes. *Journal of Midwifery and Women's Health*, v. 62, n. 6, p. 673-683, 2017.

SEGAL, Z. V.; WILLIAMS, J. M.; TEASDALE, J. D. *Mindfulness-based cognitive therapy for depression*. 2nd ed. New York: Guilford Press, 2012.

SELIGMAN, M. E. P. *Authentic happiness*. New York: Simon & Schuster, 2002.

SELIGMAN, M. E. P.; REIVICH, K.; JAYCOX, L.; GILLHAM, J. *The optimistic child*. Boston: Houghton Mifflin, 1996.

SEVERUS, E.; TAYLOR, M. J.; SAUER, C.; PFENNIG, A.; RITTER, P.; BAUER, M.; GEDDES, J. R. Lithium for prevention of mood episodes in bipolar disorders: Systematic review and meta-analysis. *International Journal of Bipolar Disorders*, v. 2, n. 15, p. 1-17, 2014.

SHAPIRO, L. E. *Stopping the pain: A workbook for teens who cut and self-injure*. Oakland, CA: Instant Help; New Harbinger, 2008.

SHIM, I. H.; WOO, Y. S.; KIM, M. D.; BAHK, W. M. Antidepressants and mood stabilizers: Novel research avenues and clinical insights for bipolar depression. *International Journal of Molecular Psychiatry*, v. 18, n. 11, E2406, 2017.

SILVA, R. A.; MOGRABI, D. C.; CAMELO, E. V. M.; PEIXOTO, U.; SANTANA, C. M. T.; FERNANDEZ, J. L. The influence of current mood state, number of previous affective episodes and predominant polarity on insight in bipolar disorder. *International Journal of Psychiatry in Clinical Practice*, v. 21, n. 4, p. 266-270, 2017.

SINGLEY, D. B.; EDWARDS, L. M. Men's perinatal mental health in the transition to fatherhood. *Professional psychology: Research and Practice*, v. 46, n. 5, p. 309-316, 2015.

SIT, D. K.; MCGOWAN, J.; WILTROUT, C.; DILER, R. S.; DILLS, J. J.; LUTHER, J. Adjunctive bright light therapy for bipolar depression: A randomized double-blind placebo-controlled trial. *American Journal of Psychiatry*, v. 175, n. 2, p. 131-139, 2018.

SMITH, L. A.; CORNELIUS, V.; WARNOCK, A.; TACCHI, M. J.; TAYLOR, D. Pharmacological interventions for acute bipolar mania: A systematic review of randomized placebo-controlled trials. *Bipolar Disorders*, v. 9, n. 6, p. 551-560, 2007.

SMOLLER, J. W.; FINN, C. T. Family, twin, and adoption studies of bipolar disorder. *American Journal of Medical Genetics, Part C: Seminars in Medical Genetics*, v. 123, n. 1, p. 48-58, 2003.

SOLOMON, A. *Noonday demon: An atlas of depression*. New York: Scribner, 2002.

SOLOMON, D. A.; LEON, A. C.; ENDICOTT, J.; CORYELL, W. H.; MUELLER, T. I.; POSTERNAK, M. A.; KELLER, M. B. Unipolar mania over the course of a 20-year follow-up study. *American Journal of Psychiatry*, v. 160, p. 2049-2051, 2003.

STEWART, D. E. Depression during pregnancy. *New England Journal of Medicine*, v. 365, p. 1605- 1611, 2011.

STRAKOWSKI, S. M.; DELBELLO, M. P.; FLECK, D. E.; ARNDT, S. The impact of substance abuse on the course of bipolar disorder. *Biological Psychiatry*, v. 48, p. 477-485, 2000.

STROBER, M.; CARLSON, G. Bipolar illness in adolescents with major depression: Clinical, genetic, and psychopharmacologic predictors in a 3-4 year prospective follow-up investigation. *Archives of General Psychiatry*, v. 39, p. 549-555, 1982.

STROSAHL, K.; CHILES, J. A.; LINEHAN, M. Prediction of suicide intent in hospitalized parasuicides: Reasons for living, hopelessness, and depression. *Comprehensive Psychiatry*, v. 33, p. 366-373, 1992.

STYRON, W. *Darkness visible: A memoir of madness*. New York: Vintage Books, 1992.

SUN, Y. R.; HERRMANN, N.; SCOTT, C. J. M.; BLACK, S. E.; KHAN, M. M.; LANCTÔT, K. L. Global grey matter volume in adult bipolar patients with and without lithium treatment: A meta-analysis. *Journal of Affective Disorders*, v. 225, p. 599-606, 2018.

SUPPES, T.; DENNEHY, E. B.; GIBBONS, E. W. The longitudinal course of bipolar disorder. *Journal of Clinical Psychiatry*, v. 61, p. 23-30, 2000.

SUTO, M.; MURRAY, G.; HALE, S.; AMARI, E.; MICHALAK, E. E. What works for people with bipolar disorder?: Tips from the experts. *Journal of Affective Disorders*, v. 124, n. 1-2, p. 76-84, 2010.

SYLVIA, L. G.; HAY, A.; OSTACHER, M. J.; MIKLOWITZ, D. J.; NIERENBERG, A. A.; THASE, M. E. Association between therapeutic alliance, care satisfaction, and pharmacological adherence in bipolar disorder. *Clinical Psychopharmacology*, v. 33, n. 3, p. 343-350, 2013.

TEASDALE, J.; WILLIAMS, M.; SEGAL, Z. *The mindful way workbook: An 8-week program to free yourself from depression and emotional distress*. New York: Guilford Press, 2014.

THASE, M. E. Pharmacotherapy for adults with bipolar depression. *In*: MIKLOWITZ, D. J.; CICCHETTI, D. (Eds.). *Understanding bipolar disorder: A developmental psychopathology perspective*. New York: Guilford Press, 2010. p. 445-465.

TOHEN, M.; KRYZHANOVSKAYA, L.; CARLSON, G.; DELBELLO, M. P.; WOZNIAK, J.; KOWATCH, R. Olanzapine in the treatment of acute mania in adolescents with bipolar I disorder: A 3-week randomized double-blind placebo-controlled study. *Neuropsychopharmacology*, v. 30, suppl. 1, p. 176, 2005.

TOHEN, M.; VIETA, E. Antipsychotic agents in the treatment of bipolar mania. *Bipolar Disorders*, v. 11, n. 2, p. 45-54, 2009.

TORRENT, C.; BONNÍN, C. D. M.; MARTINEZ-ARAN, A.; VALLE, J.; AMANN, B. L.; GONZALEZ-PINTO, A.; VIETA, E.

Efficacy of functional remediation in bipolar disorder: A multicenter randomized controlled study. *American Journal of Psychiatry*, v. 170, n. 8, p. 852-859, 2013.

TOWNSEND, J.; ALTSHULER, L. L. Emotion processing and regulation in bipolar disorder: A review. *Bipolar Disorders*, v. 14, n. 4, p. 326-339, 2012.

TREMBLAY, C. H. Workplace accommodations and job success for persons with bipolar disorder. *Work*, v. 40, n. 4, p. 479-487, 2011.

TURVILL, J. L.; BURROUGHS, A. K.; MOORE, K. P. Change in occurrence of paracetamol overdose in UK after introduction of blister packs. *Lancet*, v. 355, n. 9220, p. 2048-2049, 2000.

VAN METER, A. R.; BURKE, C.; KOWATCH, R. A.; FINDLING, R. L.; YOUNGSTROM, E. A. Ten-year updated meta-analysis of the clinical characteristics of pediatric mania and hypomania. *Bipolar Disorders*, v. 18, n. 1, p. 19-32, 2016.

VAN METER, A. R.; BURKE, C.; YOUNGSTROM, E. A.; FAEDDA, G. L.; CORRELL, C. U. The bipolar prodrome: Meta-analysis of symptom prevalence prior to initial or recurrent mood episodes. *Journal of the American Academy of Child and Adolescent Psychiatry*, v. 55, n. 7, p. 543-555, 2016.

VAN METER, A. R.; YOUNGSTROM, E. A. Cyclothymic disorder in youth: Why is it overlooked, what do we know and where is the field headed? *Neuropsychiatry*, v. 2, n. 6, p. 509-519, 2012.

VAN METER, A. R.; YOUNGSTROM, E. A.; BIRMAHER, B.; FRISTAD, M. A.; HORWITZ, S. M.; FRAZIER, T. W. Longitudinal course and characteristics of cyclothymic disorder in youth. *Journal of Affective Disorders*, v. 215, p. 314-322, 2017.

VESCO, A. T.; YOUNG, A. S.; ARNOLD, L. E.; FRISTAD, M. A. Omega-3 supplementation associated with improved parent-rated executive function in youth with mood disorders: Secondary analyses of the omega 3 and therapy (OATS) trials. *Journal of Child Psychology and Psychiatry*, v. 59, n. 6, p. 628-636, 2018.

VIETA, E.; SALAGRE, E.; GRANDE, I.; CARVALHO, A. F.; FERNANDES, B. S.; BERK, M. Early intervention in bipolar disorder. *American Journal of Psychiatry*, v. 175, n. 5, p. 411- 426, 2018.

VIGUERA, A. C.; NEWPORT, D. J.; RITCHIE, J.; STOWE, Z.; WHITFIELD, T.; MOGIELNICKI, J. Lithium in breast milk and nursing infants: Clinical implications. *American Journal of Psychiatry*, v. 164, n. 2, p. 342-345, 2007.

VIGUERA, A. C.; NONACS, R.; COHEN, L. S.; TONDO, L.; MURRAY, A.; BALDESSARINI, R. J. Risk of recurrence of bipolar disorder in pregnant and nonpregnant women after discontinuing lithium maintenance. *American Journal of Psychiatry*, v. 157, n. 2, p. 179-184, 2000.

VIGUERA, A. C.; WHITFIELD, T.; BALDESSARINI, R. J.; NEWPORT, D. J.; STOWE, Z.; REMINICK, A. Risk of recurrence in women with bipolar disorder during pregnancy: Prospective study of mood stabilizer discontinuation. *American Journal of Psychiatry*, v. 164, n. 12, p. 1817-1824, 2007.

WALSHAW, P. D.; ALLOY, L. B.; SABB, F. W. Executive function in pediatric bipolar disorder and attention-deficit hyperactivity disorder: In search of distinct phenotypic profiles. *Neuropsychology Review*, v. 20, n. 1, p. 103-120, 2010.

WARD, S.; WISNER, K. L. Collaborative management of women with bipolar disorder during pregnancy and postpartum: Pharmacologic considerations. *Journal of Midwifery and Women's Health*, v. 52, n. 1, p. 3-13, 2007.

WEINTRAUB, M. J.; VAN DE LOO, M. M.; GITLIN, M. J.; MIKLOWITZ, D. J. Self-harm, affective traits, and psychosocial functioning in adults with depressive and bipolar disorders. *Journal of Nervous and Mental Disease*, v. 205, n. 11, p. 896-899, 2017.

WEISSMAN, M. M.; WICKRAMARATNE, P.; PILOWSKY, D. J.; POH, E.; BATTEN, L. A.; HERNANDEZ, M.; STEWART, J. W. Treatment of maternal depression in a medication clinical trial and its effect on children. *American Journal of Psychiatry*, v. 172, n. 5, p. 450-459, 2015.

WEOBONG, B.; WEISS, H. A.; MCDAID, D.; SINGLA, D. R.;

HOLLON, S. D.; NADKARNI, A.; PATEL, V. Sustained effectiveness and cost-effectiveness of the Healthy Activity Program, a brief psychological treatment for depression delivered by lay counsellors in primary care: 12-month follow-up of a randomised controlled trial. *PLOS Medicine*, v. 14, n. 9, e1002385, 2017.

WESSELOO, R.; KAMPERMAN, A. M.; MUNK-OLSEN, T.; POP, V. J.; KUSHNER, S. A.; BERGINK, V. Risk of postpartum relapse in bipolar disorder and postpartum psychosis: A systematic review and meta-analysis. *American Journal of Psychiatry*, v. 173, n. 2, p. 117-127, 2016.

WEST, A. E.; WEINSTEIN, S. M.; PETERS, A. T.; KATZ, A. C.; HENRY, D. B.; CRUZ, R. A.; PAVULURI, M. N. Child and family-focused cognitive-behavioral therapy for pediatric bipolar disorder: A randomized clinical trial. *Journal of the American Academy of Child and Adolescent Psychiatry*, v. 53, n. 11, p. 1168-1178, 2014.

WILKINSON, S. T.; BALLARD, E. D.; BLOCH, M. H.; MATHEW, S. J.; MURROUGH, J. W.; FEDER, A. The effect of a single dose of intravenous ketamine on suicidal ideation: A systematic review and individual participant data meta-analysis. *American Journal of Psychiatry*, v. 175, n. 2, p. 150-158, 2018.

WILLIAMS, J. B. W. A structured interview guide for the Hamilton Depression Rating Scale. *Archives of General Psychiatry*, v. 45, p. 742-747, 1988.

WILLIAMS, J. M.; CRANE, C.; BARNHOFER, T.; BRENNAN, K.; DUGGAN, D. S.; FENNELL, M. J. Mindfulness-based cognitive therapy for preventing relapse in recurrent depression: A randomized dismantling trial. *Journal of Consulting and Clinical Psychology*, v. 82, n. 2, p. 275-286, 2014.

WILLIAMS, J. M.; RUSSELL, I.; RUSSELL, D. Mindfulness-based cognitive therapy: Further issues in current evidence and future research. *Journal of Consulting and Clinical Psychology*, v. 76, n. 3, p. 524-529, 2008.

WILLIAMS, M.; TEASDALE, J.; SEGAL, Z.; KABAT-ZINN, J. *The mindful way through depression: Freeing yourself from chronic unhappiness*. New York: Guilford Press, 2007.

WILLIAMS, M.; TEASDALE, J.; SEGAL, Z.; KABAT-SINN, J. *Mindfulness contra a depressão: como libertar-se da infelicidade crônica*. [S.l.]: Climepsi, 2018.

WURTZEL, E. *Prozac nation*. New York: Riverhead Books, 1994.

YEN, S.; STOUT, R.; HOWER, H.; KILLAM, M. A.; WEINSTOCK, L. M.; TOPOR, D. R. The influence of comorbid disorders on the episodicity of bipolar disorder in youth. *Acta Psychiatrica Scandinavica*, v. 133, n. 4, p. 324-334, 2016.

YOUNG, R. C.; BIGGS, J. T.; ZIEGLER, V. E.; MEYER, D. A. A rating scale for mania: Reliability, validity, and sensitivity. *British Journal of Psychiatry*, v. 133, p. 429-435, 1978.

YOUNGSTROM, E. A.; FINDLING, R. L.; YOUNGSTROM, J. K.; CALABRESE, J. R. Towards an evidence-based assessment of pediatric bipolar disorder. *Journal of Clinical Child and Adolescent Psychology*, v. 34, n. 3, p. 433-448, 2005.

YOUNGSTROM, E. A.; FRAZIER, T. W.; DEMETER, C.; CALABRESE, J. R.; FINDLING, R. L. Developing a 10-item mania scale from the Parent General Behavior Inventory for Children and Adolescents. *Journal of Clinical Psychiatry*, v. 69, n. 5, p. 831-839, 2008.

ZARATE, C. A. J.; BRUTSCHE, N. E.; IBRAHIM, L.; FRANCO-CHAVES, J.; DIAZGRANADOS, N.; CRAVCHIK, A. Replication of ketamine's antidepressant efficacy in bipolar depression: A randomized controlled add-on trial. *Biological Psychiatry*, v. 71, n. 11, p. 939-946, 2012.

ZARATE, C. A. J.; PAYNE, J. L.; SINGH, J.; QUIROZ, J. A.; LUCKENBAUGH, D. A.; DENICOFF, K. D. Pramipexole for bipolar II depression: A placebo-controlled proof of concept study. *Biological Psychiatry*, v. 56, n. 1, p. 54-60, 2004.

ZUBIN, J.; SPRING, B. Vulnerability: A new view of schizophrenia. *Journal of Abnormal Psychology*, v. 86, p. 103-126, 1977.

ÍNDICE REMISSIVO

Nota: um *f* após o número de página indica uma figura.

A

Abuso físico, histórico de, 161, 171

Aceitação do tratamento, 257-259, 284. *Ver também* Medicação, concordância com

Aceitar o diagnóstico. *Ver também* Lidar com o diagnóstico; Diagnóstico
determinar a diferença entre personalidade/temperamento e sintomas, 134-136
histórico familiar e, 167-168
psicoterapia e, 244-246
reação emocional ao diagnóstico, 128-130
rejeição do diagnóstico, tratamento e sintomas, 80-81
visão geral sobre, 125-127, 144-147
vulnerabilidade biológica e, 175

Aceleração na energia, 69. *Ver também* Energia, níveis de

Ácido valproico. *Ver* Valproato

Adesão. *Ver* Medicação, concordância com

Adolescentes. *Ver também* transtorno bipolar infantil/transtorno do

déficit de atenção com hiperatividade (TDAH) e, 108-110
automutilação e, 581-582
determinar a diferença entre personalidade/temperamento e sintomas em, 137-138
diagnóstico de transtorno bipolar não específico e, 92-93
diagnóstico e, 604
medicação e, 604-605, 608-614
tendências suicidas e, 578-579
transtorno bipolar e, 576-578, 594-595
visão geral, 560-561

Agentes ansiolíticos, 27, 62. *Ver também* Medicação

Agentes de ação dupla (serotonina-norepinefrina), 229

Agitação
depressão e, 21
período pós-parto e, 479-480
tendências suicidas e, 436, 442

Agitação psicomotora, 72

Agressão, 574, 596

Ajustes, 534, 540-545

Ajustes para deficiências, 534-537, 540-545

Ajustes razoáveis, 534, 540-545

Álcool, uso de. *Ver também* Comportamentos de abuso de substâncias; Substâncias, uso de

como fator de risco, 292

comportamento sexual e, 367

episódios bipolares e, 179-180

fatores genéticos e, 166-167

gravidez e, 465-466

manter amizades mesmo evitando, 334-335

técnicas de autogestão e, 324-332

tendências suicidas e, 436

transtorno bipolar infantil e , 592-593

transtornos mentais induzidos por substância/medicação e, 121-124

visão geral, 78-82

Alcoólicos Anônimos, 327

Alegria excessiva, 59

Alprazolam, 237

Alucinações, 74-75, 116

Amamentação

medicação e, 476-478

riscos e benefícios da, 467, 474

sono e, 478-479

Ambiente de trabalho

estigma e, 273-275

estratégias de autocuidados para lidar com, 540-552

exemplo de, 46-48

funcionamento comprometido e, 59

lidar com, 46-49

passos preventivos em relação a, 364

programar atividades prazerosas e, 411

psicoterapia e, 246

transtorno bipolar infantil e, 571, 599-601

visão geral, 495-496, 526-541, 551-552

Ambiente escolar. *Ver também* Desempenho escolar

distinguir transtorno bipolar de TDAH e, 110

programar atividades prazerosas e, 411

psicoterapia e, 246

transtorno bipolar infantil e, 559-560, 598-601

Ambiente familiar. *Ver também* Histórico familiar; Membros da família

como fator de proteção, 292

exemplo de, 46, 50

funcionamento comprometido e, 59

lidar no, 46-50

melhorar os relacionamentos familiares, 501-526

não concordância e, 277-278

problemas encontrados após um episódio, 497-500

psicoterapia e, 246

tensão na família, 292

transtorno bipolar infantil e, 596, 602-605, 606-607

visão geral, 495-496, 551-552

Amigos. *Ver também* Círculo íntimo de apoio social; Relacionamentos; Apoio dos outros

comportamento sexual e, 365-367

conflitos com, 189-192

envolver seu médico e , 371-373

envolvimento em planos de prevenção de recaídas, 345-350
lidar com o diagnóstico e, 130
manter amigos enquanto se evita álcool ou drogas, 335, 337
oscilações de humor e sintomas nos outros e, 135-136
perceber o transtorno bipolar em, 135
perspectivas relacionadas a episódios de humor, 62, 70-71, 81-82
tendências suicidas e, 75-77, 435-437, 443-448

Amitriptilina, 491

Ansiedade. *Ver também* Transtornos de ansiedade
continuum do transtorno bipolar e, 19
curso do transtorno bipolar em mulheres, 461-462
diagnóstico e, 87
identificação de sintomas prodrômicos e, 353
mapear humores e, 303-304
medicação e, 237-238
psicoterapia e, 244
restabelecer a intimidade e, 525
tendências suicidas e, 436, 442
transtorno bipolar infantil e, 32, 571-572, 574

Anticoncepcionais orais, 482

Anticonvulsivantes. *Ver também* Estabilizadores do humor; *medicações individuais*
antipsicóticos de segunda geração (ASGs) e, 223-224
escolha de anticoncepcionais e, 482
gravidez e, 470, 472

período pós-parto e, 475-476

Antidepressivos. *Ver também* Medicação; *medicações individuais*
comparados com estabilizadores do humor, 201-203
curso do transtorno bipolar em mulheres, 460
enxaquecas e, 490
gravidez e, 472
junto com outras medicações, 228
período pós-parto e, 479-480
suplementos de tiroide junto com, 234
tendências suicidas e, 441-442
transtorno bipolar infantil e, 559, 560, 611
transtorno bipolar resistente a tratamento e, 233
transtornos de ansiedade e, 119-120
transtornos mentais induzidos por substância/medicação e, 121-122
uso de substâncias e, 329
visão geral, 26, 27, 61, 228-233

Antipsicóticos. *Ver também* Antipsicóticos de segunda geração (ASGs); *medicações individuais*
gravidez e, 468
período pós-parto e, 478
visão geral, 223

Antipsicóticos atípicos. *Ver* Antipsicóticos de segunda geração (ASGs)

Antipsicóticos de segunda geração (ASGs). *Ver também* Medicação; *medicações individuais*
antidepressivos e, 230-231
ciclo menstrual e, 483
curso do transtorno bipolar em mulheres, 460

efeitos colaterais e, 269

esquizofrenia e transtorno esquizoafetivo e, 116

gravidez e, 465, 467, 472

hipomania e mania e, 212

lítio e, 204, 214

perturbações do sono e, 322

peso e, 485

prevenção de episódio maníaco e, 375

tendências suicidas e, 441

transtorno bipolar infantil e, 559-560, 610, 614-615

transtorno bipolar resistente a tratamento e, 233

visão geral, 27, 62, 228-233

Apoio dos outros. *Ver também* Círculo íntimo de apoio social; Relacionamentos

como fator de proteção, 292

prevenção de recaídas e, 343-350

visão geral, 333-337

Apoio social. *Ver* Círculo íntimo de apoio social; Apoio dos outros

Aptidões de comunicação

ambientes de trabalho e, 547

escuta ativa, 509-511

localização de falhas, 520-525

pedidos positivos para mudar, 511-514

solução de problemas e, 514-525

visão geral, 508-525

Aptidões para procurar emprego, 548

Aripiprazol

mudanças no peso e, 485

transtorno bipolar infantil e, 610

visão geral, 223, 226, 227

Armodafinil, 238

Asenapina, 223, 228, 610

ASGs. *Ver* Antipsicóticos de segunda geração (ASGs)

Aspectos mistos, 86. *Ver também* Episódios mistos

Assumir riscos, 363-364, 435-436, 596

Atenção funcional

identificação de sintomas prodrômicos e, 353

mudanças na, 59, 75

transtorno bipolar infantil e, 582-584

Atenção plena [*mindfulness*]

depressão e, 393, 408-410

estratégia de ativação comportamental e, 406

gravidez e, 467, 481

perturbações do sono e, 323

tendências suicidas e, 442, 451-453

transtorno de personalidade borderline e, 113

visão geral, 28

Atividades sociais, 416. *Ver também* Atividades prazerosas

Autoavaliação. *Ver também* Avaliação

depressão e, 393-399

diagnóstico e, 96-98

fatores genéticos e, 164-174, 167*f*

Autoconfiança, 69

Autocuidados para pais, 572-573

Autoculpa, 43

Autodeclarações, 418-431

Automedicação, 327-331, 593-594. *Ver também* Uso de substâncias

Automutilação, 438-439, 574, 581-582

Autorrevelação em relação à doença, 532-541

Atividades prazerosas
estratégia de ativação comportamental e, 406
lista de, 407-409
programação de, 411-420

Atitude de superproteção dos membros da família, 499-500, 518-520

Atribuição causal, 498

Ausência de sintomas de humor, 353

Automutilação não suicida (AMNS), 438, 574, 581-582

Auxílio-doença, 550-551

Avaliação. *Ver também* Diagnóstico
autoavaliação e, 96-98
transtorno bipolar infantil e, 31-32, 556, 583-589
entrevista de diagnóstico e, 101-103

B

Bem-Estar, manutenção. *Ver* Técnicas de autogestão

Benefícios por deficiência da Previdência Social, 550-551

Benzodiazepínicos, 237-238, 442

Bloqueadores dos canais de cálcio, 221

Breve lista de sintomas depressivos: autorrelatório, 395-398

Bupropiona, 229, 230

C

Canais de cálcio (CACNA1C), 162

Carbamazepina
antipsicóticos de segunda geração (ASGs) e, 224

escolha de anticoncepcionais e, 482
gravidez e, 469
período pós-parto e, 478
visão geral, 219-220, 222

Cariprazina, 223, 227

Cascata de sinalização da proteína quinase C, 176

Cascatas de sinalização intracelular, 176

Causas do transtorno bipolar. *Ver também* Vulnerabilidade biológica; Estressores ambientais; Fatores genéticos; Estresse
educando membros da família quanto a, 503-505
modelo de vulnerabilidade ao estresse e, 154-157, 157*f*
visão geral, 151-154, 192-193

Cetamina, 28, 235-236. *Ver também* Medicação

Ciclagem ultradiana, 576

Ciclagem ultrarrápida, 576

Ciclo menstrual
curso do transtorno bipolar em mulheres, 460
mapear humores e, 308
visão geral, 482-483

Circuitos neurais, 175-177

Círculo íntimo de apoio social. *Ver também* Membros da família; Amigos; Apoio dos outros
envolver seu médico e, 372-373
formas do, 336
tendências suicidas e, 436-437, 444-448
visão geral, 335

Citalopram, 229

Clonazepam, 237, 321, 375

Clorpromazina, 223

Clozapina, 223

Coaching de emprego, 548, 550

Cognições, 19, 418-431. *Ver também* Pensamento

Combinação de olanzapina-fluoxetina, 610

Comorbidades
ansiedade, 88
diagnóstico e, 104-124
medicação e, 237-238
psicoterapia e, 246
transtorno bipolar infantil e, 568, 590-596
uso de substâncias e, 327
visão geral, 82, 106-108

Comportamento. *Ver também* Comportamento imprudente; Comportamento sexual
depressão e, 393
identificação de sintomas prodrômicos e, 354
visão geral, 62-64, 156

Comportamento ativado, 70-71. *Ver também* Episódios maníacos

Comportamentos autodestrutivos, 78-80

Comportamentos de abuso de substâncias, 78-80, 593-594. *Ver também* Álcool, uso de; Drogas, uso de; Substâncias, uso de

Comportamento imprudente, 59. *Ver também* Comportamento; Comportamento sexual

Comportamento sexual. *Ver também* Comportamento
gravidez e, 464, 468-470
passos preventivos em relação a, 364-367

problemas encontrados após um episódio, 500-501
restabelecer intimidade e, 525-526
transtorno bipolar infantil e, 595

Concordância. *Ver* Concordância com a medicação

Concordância com a medicação, 259-260, 280-283, 284. *Ver também* Aceitar o tratamento; Medicação; Não concordância

Condições limítrofes, 82

Conectividade neural (TENM4), 162

Conflitos com os outros
aptidões de comunicação e, 508-525
como fator de risco, 292
folgas e, 521
psicoterapia e, 246
solução de problemas e, 514-525
transtorno bipolar infantil e, 596
visão geral, 189-193

Conflitos interpessoais. *Ver* Conflitos com os outros

Consciência, 24

Consciência social, 19

Consequências de um episódio, 41-43

Consistência, 531

Contar às pessoas a respeito da doença, 532-541

Contexto dos sintomas. *Ver também* Sintomas
identificação de sintomas prodrômicos e, 354-355
identificando sinais de alerta de mania e, 358
transtorno bipolar infantil e, 596

Contracepção, 482

Contrato, escrito
  evitar um episódio maníaco e, 369-370, 379-387
  formas de, 380-382
  visão geral, 344, 345
Controle, falta de, 273-274
Controle de natalidade, 482
Cortar-se (comportamento). *Ver* Automutilação
Course and Outcome of Bipolar Youth (COBY), estudo, 600
Crenças
  reestruturação cognitiva, 418-431
  uso de substâncias e, 328-331
Crenças arraigadas, 418-431
Criatividade
  aceitação do diagnóstico e, 145
  ambientes de trabalho e, 528
  fatores genéticos e, 164
  lítio e, 211
  não concordância e, 267-268
Críticas, 508-525
Cuidados de emergência, 368-379, 440-443
Cuidados de saúde, 99-100
Culpa, 59, 76, 392, 510-511

D

Declarações reflexivas, 510-511
Delírios, 74-75, 116. *Ver também* Delírios de grandeza
Delírios de grandeza, 74-75. *Ver também* Delírios
Depressão. *Ver também* Episódios de transtorno do humor
  ambientes de trabalho e, 530, 537
  antipsicóticos de segunda geração (ASGs) e, 223-225
  apoios sociais e, 333-335
  baixas depressivas, 38
  cetamina e, 235-236
  classificação de humores e, 300-302
  como preditor de funcionamento, 25
  continuum do transtorno bipolar e, 19-20
  curso do transtorno bipolar em mulheres e, 460, 461
  desaceleração e, 70
  diagnóstico e, 55-57
  distinguir transtorno bipolar de transtorno de personalidade borderline e, 112
  educando membros da família quanto a, 501-508
  enfoques diferentes da, 61-81
  espiral do humor e, 401-405
  esquizofrenia e, 115-118
  estatísticas sobre, 61
  estratégia de ativação comportamental e, 406-418
  experiências de, 64, 65
  fatores genéticos e, 166
  grandiosidade e, 69
  gravidez e, 470-472
  identificação da, 394-398
  identificação de sintomas prodrômicos e, 353, 356
  lidar com, 393
  manifestações da, 399-401
  mapear o humor e, 300-304
  período pós-parto e, 475-476, 479
  perturbações do sono e, 77
  reestruturação cognitiva, 418-431

relacionamento familiar e, 497-526

tendências suicidas e, 437

transtorno bipolar infantil e, 554, 557, 559, 571-573, 577-581, 393, 400-401

transtorno ciclotímico e, 113-115

transtorno depressivo maior recorrente e, 190

transtornos da tiroide e, 489

uso de substâncias e, 327-331

visão geral, 60, 61, 389-393

Depression and Bipolar Support Alliance (DBSA), 30

Depressão pós-parto, 475-476

Depressão unipolar, 28
imprevisibilidade, 531

Desatenção, 353

Desenvolvimento de emprego, 547-548

Desenvolvimento fetal, 469-473. *Ver também* Gravidez

Designação de episódios, 86

Desempenho escolar, 567-568, 571, 582-584, 598-601. *Ver também* Função cognitiva; ambiente escolar

Desequilíbrio químico, 153-154, 174-180. *Ver também* Vulnerabilidade biológica

Desregulação imune, 177-179

Desvenlafaxina, 229

Diagnóstico. *Ver também* Aceitação do diagnóstico; Lidar com o diagnóstico
ausência de um teste definitivo para bipolaridade, 178
autoavaliação e, 96-98
como membros da família experimentam o, 497-501

confusão a respeito do, 135-136

continuum do transtorno bipolar e, 20

critérios de, 83-93

flutuações de humor e sintomas nos outros e, 135-136

histórico familiar e, 157-158, 169

oscilações de humor e, 64-67

passos em direção ao, 98, 99-104

perguntas que os médicos fazem e, 68

precisão do, 104-124

problema de personalidade *versus* transtorno, 133-141

progressão dos episódios bipolares e, 93-96, 94f

reações ao, 131

rejeição do, 80-81, 130-134

relacionamento familiar e, 501-526

repercussão emocional do, 128-129

revelação no ambiente de trabalho, 531-541

transtorno bipolar infantil e, 32, 556-558, 567-570, 583-589, 589-596, 604

uso de substâncias e, 80

visão geral, 32, 51, 55-58, 82, 83-85, 123-124, 125-126

Diagnostic and Statistical Manual of Mental Disorders [Manual Diagnóstico e Estatístico de Transtornos Mentais] (*DSM-5*)
continuum do transtorno bipolar e, 20-21
diagnóstico e, 84-86, 105
níveis de atividade e, 67
transtornos comórbidos e, 106

transstornos mentais induzidos por substância/medicação e, 121-122

Diagnóstico duplo, 327. *Ver também* Comorbidades; Diagnóstico

Diagnóstico incorreto, 104-124. *Ver também* Diagnóstico

Diazepam, 237

Dieta, saudável/balanceada, 22

Dificuldades de concentração, 59, 61, 75, 571, 601

Direção imprudente, 363-364, 436

Discinesia tardia, 223

Discriminação, 533-536

Discussões. *Ver* Conflitos com os outros

Dispersividade, 59

Divalproato de sódio. *Ver* Valproato

Doença. *Ver* Saúde física

Doenças médicas. *Ver* Saúde física

Dopamina, sistema
- episódios bipolares e, 180-181
- medicação e, 238
- vulnerabilidade biológica e, 175

Dor, condições que envolvem, 461

Drogas, uso de. *Ver também* Comportamentos de abuso de substâncias; Uso de substâncias
- como fator de risco, 292
- comportamento sexual e, 367
- fatores genéticos e, 166
- gravidez e, 466
- manter amizades apesar de evitar, 335, 337
- técnicas de autogestão e, 324-332
- tendências suicidas e, 436
- transtorno bipolar infantil e, 593
- transtornos mentais induzidos por substância/medicação e, 121-124

visão geral, 78-81

Duloxetina, 229

E

Educação da família e treinamento em aptidões de comunicação, 570-571

Educar os outros, 49, 501-509

Efeitos colaterais das medicações. *Ver também* Medicação
- antidepressivos e, 231
- antipsicóticos de segunda geração (ASGs) e, 223-227
- antipsicóticos e, 223
- carbamazepina e oxcarbazepina e, 219-220, 222
- cetamina e, 235-236
- curso do transtorno bipolar em mulheres, 460
- gravidez e, 469
- lamotrigina e, 218, 222
- lítio e, 208-212, 214, 222
- não concordância e, 269-272
- perturbações do sono e, 321
- peso e, 488
- transtorno bipolar infantil e, 559-560
- tratamento de depressão e, 389-390
- valproato e, 216-218, 222
- visão geral, 195

Efeitos colaterais do tratamento. *Ver também* Tratamento
- eletroconvulsoterapia (ECT), 240, 241
- estimulação cerebral profunda, 242

Eletroconvulsoterapia (ECT)
- gravidez e, 466

tendências suicidas e, 436

visão geral, 239-241

Emoção Expressa (EE), 191

Encaminhamento para diagnóstico, 99-100

Energia, níveis de, 59, 67-69, 354, 404

Entrevista para diagnóstico, 101-104, 585-586. *Ver também* Avaliação

Enxaqueca, 490-491

Episódios bipolares. *Ver também* Depressão; Sintomas hipomaníacos; Episódios maníacos; Oscilações de humor

    estresse e, 179-193

    progressão dos, 94-96, 94f

    visão geral, 59

    vulnerabilidade biológica e, 179-180

Episódios de transtorno do humor. *Ver também* Depressão; Episódios maníacos

    consequências dos, 41-43

    controle de, 38

    enxaquecas e, 490-491

Episódios maníacos. *Ver também* Mania; Episódios de transtorno do humor antidepressivos e, 229, 232

    ambientes de trabalho e, 530, 537, 544-545

    apoio dos outros e, 345-350

    como os outros experimentam, 71-73

    controle de, 40

    curso do transtorno bipolar em mulheres, 460

    educando membros da família quanto a, 501-509

    estatísticas sobre, 61

experiências de, 64-67

gravidez e, 471-472

mudanças no pensamento e na percepção e, 73

não concordância e, 262

período pós-parto e, 479

perturbações do sono e, 77

prevenção de, 350-387

relacionamento familiar e, 497-526

transtorno bipolar infantil e, 32, 555, 558

transtornos mentais induzidos por substância/medicação e, 121-123

visão geral, 59-60, 339-343

Episódios mistos

    curso do transtorno bipolar em mulheres, 460

    estatísticas sobre, 60

    manifestações de, 399-401

    período pós-parto e, 480

    tendências suicidas e, 438

    transtorno bipolar infantil e, 569

    visão geral, 60

Equilíbrio na vida, 22, 545-546

Escitalopram, 229

Escuta ativa, 509-511, 518-520. *Ver também* Aptidões de comunicação

Espessura cortical (NCAN), 162

Esquecer de tomar medicações, 278-280. *Ver também* Concordância com a medicação; Não concordância

Esquizofrenia, 19, 115-118

Estabilizadores do humor. *Ver também* Lítio; Medicação; *medicações individuais*

    antipsicóticos de segunda geração (ASGs) e, 224-227

    cetamina e, 235-236

criatividade e, 267

curso do transtorno bipolar em mulheres, 461

efeitos colaterais e, 269

esquizofrenia e transtorno esquizoafetivo e, 116

gravidez e, 465, 470, 472

período pós-parto e, 479

peso e, 488

prevenção de episódio maníaco e, 373-379

tendências suicidas e, 442, 454

tipos de, 204-222

transtorno bipolar infantil e, 560, 575, 614-615

transtorno bipolar resistente a tratamento e, 233-234

transtorno ciclotímico e, 115

visão geral, 26, 27, 61, 202-204, 221

Estados de ciclagem rápida

curso do transtorno bipolar em mulheres, 461

diagnóstico e, 93

distinguir o transtorno bipolar do transtorno de personalidade borderline e, 112

estatísticas sobre, 61

hipotiroidismo e, 489

medicação e, 234

prevenção de episódio maníaco e, 374

transtorno bipolar infantil e, 569

transtornos mentais induzidos por substância/medicação e, 121-123

tratamento de depressão e, 389-390

Estados de humor eutímicos, 61

Estados de humor "montanha-russa", 62-67. *Ver também* Oscilações de humor

Estados de humor normais. *Ver* Estados de humor eutímicos

Estatuto da Pessoa com Deficiência (Lei n.º 13.146/2015), 534

Constituição Federal, 534

Lei brasileira, 536

Estigma

ambientes de trabalho e, 528, 537

auxílio-doença e, 550

precisão do diagnóstico e, 127

psicoterapia e, 246

visão geral, 135-136

Estimulantes, 559, 612, 615. *Ver também* Medicação

Estimulação cerebral profunda, 242

Estimulação do nervo vago, 242

Estimulação magnética transcraniana, 241

estimulação do nervo vago, 242

Estimulação magnética transcraniana, 28, 241-243, 467

Estresse

ambientes de trabalho e, 544-545

ciclo menstrual e, 482

conflitos com os outros e, 189-193

episódios bipolares e, 179-193

gravidez e, 481

mapear o humor e, 305-307

modelo de vulnerabilidade ao estresse, 154-157, 157*f*

perturbações do sono e, 322

tendências suicidas e, 436, 441-443, 455

visão geral, 152-154

vulnerabilidade biológica e, 175

Estressores sociais, 305-307. *Ver também* Estresse

Estudos de gêmeos, 159-160. *Ver também* Fatores genéticos

Estudos farmacogênicos, 27

Estratégia de ativação comportamental
depressão e, 393, 403-418
eficácia da, 417-418
transtorno bipolar infantil e, 569-572

Estratégias cognitivas, 113, 406

Estratégias de distração, 394, 442, 447

Estratégias focadas nas emoções, 394

Estratégias para lidar, 46-49, 393, 394. *Ver também* Lidar com o diagnóstico

Estratégias para lidar com o cognitivo, 394

Estressores ambientais. *Ver também* Estresse
episódios bipolares e, 180
psicoterapia e, 246
visão geral, 155
vulnerabilidade genética e, 155-157, 168, 171

Estudo Holandês sobre Filhos Bipolares, 571

Eventos celulares, 155

Eventos da vida. *Ver também* Estresse
ações preventivas em relação a, 264
como fator de risco, 292
eventos estressantes, 183-185
mapear o humor e, 305-307
menopausa e, 491
tendências suicidas e, 436, 441-443, 454

visão geral, 181-183

Evitar, 144

Exercício de prevenção de recaídas. *Ver também* Prevenção
envolver seu médico, 368-379
identificando sinais de alerta de mania, 351-358
montando um contrato de prevenção da mania, 379-387
passos preventivos, 359-367
visão geral, 343-345, 386-387

Expansividade, 59

Experiências psicóticas, 105, 223. *Ver também* Delírios; Delírios de grandeza; Alucinações

Explosões temperamentais, 21, 569. *Ver também* Transtorno disruptivo da desregulação do humor (TDDH)

Expressões embotadas, 72, 116

F

Farmacoterapia. *Ver* Medicação

Fase aguda da doença, 94, 497-501

Fase ativa da doença, 94

Fase de recuperação, 22-23, 94, 257-259

Fase prodrômica, 94, 351-353

Fase residual, 94

Fator neurotrófico derivado do cérebro (BDNF)
cetamina e, 235
lítio e, 208
visão geral, 162

Fatores de proteção, 291-293

Fatores de risco
gravidez e, 466
tendências suicidas e, 436-437
transtorno bipolar infantil e, 554

uso de substâncias e, 326-327

visão geral, 290-292

Fatores financeiros. *Ver também* Gestão do dinheiro

auxílio-doença e, 550-551

encaminhamento para diagnóstico e, 99-100

passos preventivos relacionados a, 359-363

Fatores genéticos. *Ver também* Histórico familiar

exame da própria família, 164-174, 167*f*

fatores ambientais e, 156, 168, 171

implicações práticas dos, 168-172

lítio e, 208

papel dos, 157-164, 159*f*

sistemas de classificação e, 19-20

transtorno bipolar infantil e, 554, 587

visão geral, 27-28, 153, 154-157

vulnerabilidade biológica e, 175

Fatores moleculares, 155, 161-163

Fatores neurológicos

estresse e, 183-184

transtorno bipolar infantil e, 582

visão geral, 152-156, 174-180

Férias de medicação, 262. *Ver também* Não concordância

Ferramentas para "melhorar o momento", 451-452

Flufenazina, 223

Fluoxetina, 229, 610

Fluvoxamina, 229, 480

Folgas, 521. *Ver também* Aptidões de comunicação

Fraqueza pessoal, 273-274

Frustração, 498

Fuga, 434-435

Funcionamento, 19, 596-603. *Ver também* Funcionamento comprometido

Funcionamento cerebral

estresse e, 183

transtorno bipolar infantil e, 582

visão geral, 152-156, 174-180

Funcionamento cognitivo

como preditor de funcionamento, 25

distinguir transtorno bipolar de TDAH e, 108

lítio e, 211-212

medicação e, 238

reconhecimento do, 25-26

sistemas de classificação e, 19

transtorno bipolar infantil e, 556, 582-584

Funcionamento comprometido. *Ver também* Funcionamento

distinguir transtorno bipolar de TDAH e, 108-111

transtorno bipolar infantil e, 596-603

visão geral, 60

Funcionamento interpessoal, 311, 313

Funcionamento social, 59

G

Gabapentina, 221

Gatilhos, observar e monitorar, 292, 294-295. *Ver também* Tabelas do humor

Gene SLC6A4, 162

Gênero. *Ver também* Mulheres com transtorno bipolar

tendências suicidas e, 436

transtorno bipolar infantil e, 578

Genes clock, 162

Gestão de cuidados, 99–100

Gestão do dinheiro, 360–363. *Ver também* Fatores financeiros

Grandiosidade, 59, 69–70

Grau de recuperação, 22

Gravidez
aulas de atenção plena durante a, 481
curso do transtorno bipolar em mulheres, 461
interromper medicações durante a, 477
visão geral, 463–474

Grupos de apoio, 253–255, 573. *Ver também* Psicoterapia

Grupos de apoio à família, 255. *Ver também* Psicoterapia

Grupos de apoio mútuo, 253–255. *Ver também* Psicoterapia

H

Haloperidol, 223

Herdabilidade, 159–161, 164. *Ver também* Fatores genéticos

Hesitação, 571

HIPAA, 100

Hiperatividade, 108

Hipertimia, 138

Hipertiroidismo, 490

Hipervigilância, 572

Hipótese da estabilidade do ritmo social, 186–189

Hipotiroidismo, 234, 489

Histórico de abuso emocional, 161

Histórico de abuso sexual, 161, 171, 366

Histórico familiar. *Ver também* Ambiente familiar; Fatores genéticos

ausência de, 170–172

exame da própria família, 164–174, 167f

manifestação precoce da bipolaridade e, 31–32

possibilidades de transmissão do transtorno, 172–174

prevenção e, 173

transtorno bipolar infantil e, 616

tratamento e, 174

visão geral, 158–159, 159f

Hospitalização. *Ver* Tratamento de internados

Hostilidade, 596

Humor eufórico, 59, 65–66

Humor exaltado
identificação de sintomas prodrômicos e, 352, 354–355
transtorno bipolar infantil e, 571, 596
visão geral, 59

Humor irritável
identificação de sintomas prodrômicos e, 354
mapear humores e, 304–305
transtorno bipolar infantil e, 569, 574–577, 596
visão geral, 59, 61

Humores. *Ver também* Tabelas de humores; Oscilações de humor
descrição dos humores, 300–302
identificação de sintomas prodrômicos e, 354–355, 404–405
menopausa e, 491–493
Métrica do Ritmo Social (MRS), 311–314
observar e monitorar, 292, 300–304

transtorno bipolar infantil e, 569-573, 576, 596

uso de substâncias e, 329

visão geral, 61-63

I

Imagem corporal, problemas com, 462

Imprudência ao dirigir, 363-364, 436

Impulsividade

tendências suicidas e, 436

transtorno do déficit de atenção com hiperatividade (TDAH) e, 108

visão geral, 60-61, 78-81

Inconsistência com medicação. *Ver* Concordância com medicação

Individualidade, 17-18, 21-23

Inibidor da monoamina oxidase (MAOI), 232. *Ver também* Antidepressivos

Inibidores seletivos da recaptação de serotonina (ISRS). *Ver também* Antidepressivos; Medicação

gravidez e, 472

período pós-parto e, 479

visão geral, 27, 231-232

Inquietação, 436

Insônia, 78, 571. *Ver também* Sono

Instabilidade, 531, 596

Interesse, perda de, 59

Interromper medicações. *Ver* Concordância com medicação; Não concordância

Interrupções na medicação. *Ver* Concordância com a medicação; Não concordância

Intervenções comportamentais, 322, 570. *Ver também* Estratégia de ativação comportamental

Intervenções educacionais, 343, 501-508

Intimidade, 500-501, 525-526

Inventário Geral de Comportamentos (P-IGC-10M), 562-567

formas da, 563-566

transtorno bipolar infantil e, 562, 567

Isolamento, 406, 436

K

"Kit esperança", 451-453

L

Labilidade dos humores, 352

Lamotrigina

escolha de anticoncepcionais e, 482

gravidez e, 470

período pós-parto e, 478

peso e, 488

visão geral, 27, 218-220, 222

Levotiroxina, 234, 490

LGPD, 532

Lidar com o diagnóstico. *Ver também* Aceitar o diagnóstico; Estratégias para lidar; Diagnóstico

determinar a diferença entre personalidade/temperamento e sintomas, 135-136

flutuações de humor e sintomas nos outros e, 135-136

histórico familiar e, 168-170

psicoterapia e, 246

reação emocional ao diagnóstico, 128-129

rejeição do diagnóstico, tratamento e sintomas, 82-83, 130-134 superidentificação como forma de lidar, 142–144

visão geral, 125–128, 145–147

Liotironina, 234

Lítio. *Ver também* Medicação; Estabilizadores do humor

  antipsicóticos de segunda geração (SGAs) e, 223–224, 226

  ciclo menstrual e, 483

  comparado ao valproato, 215

  criatividade e, 268

  descoberta do, 205–206

  dosagem de, 206, 214

  efeitos colaterais e, 208–212, 269

  enxaquecas e, 490–491

  exames de sangue para toxicidade e, 212–214

  gravidez e, 466–468, 469, 476–478

  como funciona o, 207–208

  não concordância e, 262

  período pós-parto e, 476–478

  peso e, 488

  prevenção de episódio maníaco e, 373–374

  reação ao, 208, 209

  tendências suicidas e, 442

  transtorno bipolar infantil e, 610, 612

  transtornos da tiroide e, 234, 489

  visão geral, 27, 28, 204–214, 222

  vulnerabilidade biológica e, 177

Livros, 624–627

Loquacidade, 59

Lorazepam, 237, 375

Lurasidona, 223, 227, 228, 611

M

Mania. *Ver também* Episódios maníacos

  antipsicóticos de segunda geração (ASGs) e, 223–224

  classificação de humores e, 300–302

  diagnóstico e, 55–57

  diferentes pontos de vista sobre, 62–81

  gravidez e, 468–470

  identificar sinais de alerta de, 351–359

  mapear o humor e, 300–304

  medicação e, 212

  não concordância e, 265–266

  ter saudades, 265–266

  transtorno bipolar infantil e, 571

  transtorno do déficit de atenção com hiperatividade (TDAH) e, 108

  uso de substâncias e, 328–331

Manifestação da depressão de tipo recorrente clássico, 399

Manifestação de dupla depressão, 400

Manifestação precoce do transtorno bipolar, 31–33, 571–573. *Ver também* Transtorno bipolar infantil

Manutenção, 204, 612. *Ver também* Técnicas de autogestão

  aceitação e, 147, 257–259

  amamentação e, 476–478

  benefícios da, 197–198

  ciclo menstrual e, 483

  combinar mais de uma, 203, 225, 228

  como fator de proteção, 292

  compreensão, 43–44

  comunicação com os médicos em relação a, 43

  continuum de transtorno bipolar e, 19–21

curso do transtorno bipolar em mulheres, 460, 461

depressão e, 389–390

desregulação imune e, 177

diagnóstico e, 84, 90–92

distinguir transtorno bipolar de TDAH e, 108

dosagem, 613

educando membros da família quanto a, 506

eficácia da, 275

escolha de anticoncepcionais e, 482

esquizofrenia e transtorno esquizoafetivo e, 117

estabilizadores do humor, 202–222

evitar um episódio maníaco e, 371–372

extensão de tempo em você pode esperar tomar, 201–202

fatores genéticos e, 171–172

funcionamento cognitivo e, 25–27

gravidez e, 464–466, 466–468, 470–473

Medicação. *Ver também* Antidepressivos; Antipsicóticos atípicos; Estabilizadores do humor; Não concordância; Antipsicóticos de segunda geração (ASGs); Efeitos colaterais das medicações; Tratamento; *medicações individuais*

para condições comórbidas, 237–238

período pós-parto e, 476–478

perturbações do sono e, 322

peso e, 488

pesquisa relacionada a, 196–197

prós e contras da, 280–283

psicoterapia e, 245, 246, 250

razões alegadas para parar com, 263–273

rejeição do diagnóstico, tratamento e sintomas, 127

tendências suicidas e, 441, 454

transtorno bipolar infantil e, 32, 559, 576, 583, 593, 601, 604–605, 608–614

transtorno bipolar resistente a tratamento e, 233–237

transtorno ciclotímico e, 115

transtorno de personalidade borderline e, 112–113

transtornos de ansiedade e, 120

transtornos mentais induzidos por substância/medicação e, 121–124

tratamento agudo *versus* preventivo e, 199–200

visão geral, 27–30, 38, 52, 61–62, 195–196, 202, 255–256

vulnerabilidade biológica e, 174–177

Medicações adjuvantes, 272–273. *Ver também* Medicação

Médicos. *Ver também* Profissionais de saúde mental

comunicação com, 44

desconforto com, 371–372

diagnóstico e, 96, 99–104

efeitos colaterais e, 269–273

gravidez e, 468

mapeamento do humor e, 308

perguntas feitas pelos, 68

pontos de vista em relação a episódios de humor, 63

precisão do diagnóstico e, 104–106

prevenção de episódio maníaco e, 368-379

rejeição do diagnóstico, tratamento e sintomas, 82

tendências suicidas e, 76-77, 440-444

Medo, 572

Membros da família. *Ver também* Círculo íntimo de apoio social; Ambiente familiar; Apoio dos outros

aptidões de comunicação e, 508-525

conflitos com, 189-193

educação sobre o transtorno bipolar, 501-508

envolver seu médico e, 372-373

envolvimento em planos de prevenção de recaídas, 345-350

flutuações de humor e sintomas nos outros e, 135-136

lidar com o diagnóstico e, 82, 130

observando transtorno bipolar em, 135-136

perturbações do sono e, 77-78

pontos de vista relativos a episódios de humor, 62, 71-73, 81-82

reações emocionais negativas de, 497-499

tendências suicidas e, 76-77, 436-437, 444-449

uso de substâncias e, 80

visão geral, 495

Menopausa, 491-493

Metformina, 488

Métrica do Ritmo Social (MRS). *Ver também* Rotinas

exemplo de, 313-316

formulários para, 312

resistência a, 319-321

visão geral, 310-316

Mirtazapina, 229

Modafinil, 238

Modelos dimensionais, 19-20

Monitorar em excesso, 518-520

Monitoramento de humores e gatilhos, 292. *Ver também* Tabelas de humores

Monoamina oxidase A (MAOA), 162

Mudanças na memória

eletroconvulsoterapia (ECT) e, 241

não concordância e, 278-280

transtorno bipolar infantil e, 582-584

visão geral, 73-76

Mudanças no apetite, 59

Mulheres com transtorno bipolar

ciclo menstrual, 308, 461, 482-484

condições físicas relacionadas a, 485-491

curso do transtorno bipolar em mulheres, 460-461

enxaquecas e, 490-491

escolha de anticoncepcionais e, 482

gravidez, 461-474

menopausa, 491-493

período pós-parto, 474-481

visão geral, 459-461, 492-494

N

Não adesão. *Ver* Não concordância

Não concordância. *Ver também* Medicação; Concordância com a medicação

como fator de risco, 292

consequências da, 260-262

gravidez e, 476-477

razões para, 263-272

resumo dos prós e contras da medicação e, 280-283

visão geral, 259, 284

Narcolepsia, 238

Narcóticos Anônimos, 327

National Comorbidity Survey Replication, 107

Neuroestimulantes, 238. *Ver também* Medicação

Neuroimagem, estudos, 25, 582

Nimodipina, 221

Níveis de atividade, 59, 67-68, 354, 404-405

NMDA (*N-metil-d-aspartato*) receptor de glutamato, 162

Noção de si mesmo, perda da, 346

Norepinefrina, níveis de, 175

Novos antidepressivos, 229

O

Obesidade, 487-488

Observar humores e gatilhos, 292. *Ver também* Tabelas do humor

Olanzapina

período pós-parto e, 478

peso e, 488

transtorno bipolar infantil e, 610

visão geral, 223-227

Óleo de peixe (ácidos graxos ômega 3), 28-29, 237

Ômega 3, ácidos graxos (óleo de peixe)

gravidez e, 466

transtorno bipolar infantil e, 613

visão geral, 28-29, 236-237

Organizações internacionais, 619-622

Oscilações de humor. *Ver também* Depressão; Sintomas hipomaníacos; Mania; Humores; Sintomas

confusão relacionada a sintomas e diagnóstico e, 134-136

determinar a diferença entre personalidade/temperamento e sintomas, 134-142

diagnóstico e, 65-67

fatores genéticos e, 161

menopausa e, 491-493

não concordância e, 261-262

transtorno bipolar infantil e, 562

tratamento da depressão e, 389-390

visão geral, 56-61, 64-67

Otimismo, 361

Oxcarbazepina, 219-220, 482

P

Pai ou mãe "helicóptero", 556. *Ver também* Parentalidade

Paliperidona, 223, 227

Parentalidade, 47, 50, 556, 572-573. *Ver também* Ambiente familiar

Paroxetina, 229, 480

Pedidos positivos, 511-514. *Ver também* Aptidões de comunicação

Pensamento. *Ver também* Cognições; Pensamento negativo na depressão bipolar, 429

depressão e, 393

identificação de sintomas prodrômicos e, 354-355, 404-405

reestruturação cognitiva, 418-431

visão geral, 58-63, 73-76

Pensamento hiperpositivo, 360-361

Pensamento negativo
depressão e, 401-402
desafiar, 424-427
gravidez e, 481
identificar, 420-424
na depressão bipolar, 429
reestruturação cognitiva, 418-431
Pensamentos acelerados, 58-63, 73-76
Pensamentos negativos automáticos
depressão e, 401-402
desafio a, 424-427
reestruturação cognitiva, 418-431
gravidez e, 481
identificação de, 420-424
na depressão bipolar, 429
Pensamentos quentes. *Ver também*
Cognições
desafiar, 424-428
identificar, 420-424
na depressão bipolar, 428-430
visão geral, 419-420
Percepção, mudanças na, 59, 73-76, 355, 404
Perda de interesse, 59. *Ver também*
Depressão
Perimenopausa, 493
Período pós-parto, 461, 474-481
Personalidade, traços de
depressão e, 392-393
distinguir dos sintomas de transtorno bipolar, 126-127, 136-141
mudanças como resultado do transtorno bipolar, 141-142
Perturbações metabólicas
antipsicóticos de segunda geração (ASGs) e, 223, 224
mulheres com transtorno bipolar e, 487-489

transtorno bipolar infantil e, 559-560
Peso, mudanças
ciclo menstrual e, 482-483
curso do transtorno bipolar em mulheres, 461
efeitos colaterais da medicação e, 321
mapear humores e, 308
mulheres com transtorno bipolar e, 487-489
síndrome do ovário policístico (SOP) e, 485-486
síndrome metabólica e, 487-489
transtorno bipolar infantil e, 559-560
visão geral, 59
Plano de prevenção ao suicídio. *Ver também* Tendências suicidas
círculo íntimo de apoio social e, 446
formulários para, 455-457
visão geral, 454-455
Plano de saúde, 99-100, 532
Plano escrito
formulários para, 380-382
visão geral, 344-345
prevenir um episódio maníaco com, 369, 379-387
Plasticidade sináptica anormal, 154
Pontos fortes, 146
Pramipexol, 238
Prevenção. *Ver também* Exercício de prevenção de recaídas; Tratamento
desenvolver um plano de prevenção do suicídio, 454-457
envolver seu médico na, 368-379
episódios maníacos e, 341-343, 360-368

estratégia de ativação comportamental e, 406-418

família e outros fatores sociais na, 49

hipomania e mania e, 212-213

listar medidas preventivas, 344-345

não concordância e, 266-267

reestruturação cognitiva, 418-431

rejeição do diagnóstico, tratamento e sintomas, 129

tendências suicidas e, 77, 437-453

visão geral, 199-201, 386-387

Previsibilidade, 319-321, 531. *Ver também* Rotinas

Problemas no emprego. *Ver* Ambientes de trabalho

Processamento visual, 583

Processos neurocognitivos, 154

Processos psicológicos, 154, 275-277

Profissionais de saúde mental. *Ver também* Médicos; Psiquiatras; Terapeutas

como achar o profissional certo, 588-589

encaminhamento para diagnóstico e, 100

precisão do diagnóstico e, 104-106

transtorno bipolar infantil e, 583-589

Programa de Melhora Sistemática do Tratamento para Transtorno Bipolar (STEP-BD), 294, 486

Programas de assistência a emprego, 547-548

Programas de doze passos, 327

Prolactina, elevação da, 486-487

Psicoestimulantes, 27. *Ver também* Medicação

Psicoterapia. *Ver também* Tratamento

duração da, 249-250

escolha da terapia certa, 248-249

gravidez e, 467

grupos de apoio mútuo e psicoeducacional, 253-255

medicação e, 195-196

pesquisa referente a, 196-197

psicoterapia individual, 250-252

razões para tentar, 245-248

terapia familiar e de casal, 252-253

transtorno de personalidade borderline e, 112-113

visão geral, 30-31, 38, 244-256

Psicoterapia individual, 250-252. *Ver também* Psicoterapia

Psiquiatras. *Ver também* Profissionais de saúde mental; Terapeutas

encaminhamento para diagnósticos e, 100

encontrar o provedor certo, 588-589

precisão do diagnóstico e, 104-106

prevenção de episódio maníaco e, 368-379

tendências suicidas e, 436-437, 440-444

transtorno bipolar infantil e, 583-589

Puberdade, 578

Q

Questionário sobre transtorno do humor: lista de checagem para a autogestão, 96-98

Quetiapina

gravidez e, 473

perturbações do sono e, 321

peso e, 488

transtorno bipolar infantil e, 610

visão geral, 223-227

R

Raiva, 60, 498

Rastreamento do ritmo social, 250-252

Reabilitação vocacional, 548-550

Recaída dos sintomas, 261, 465. *Ver também* Exercício de prevenção de recaídas

Reconhecimento do transtorno bipolar pela sociedade, 25-27

Recorrências, 261, 465

Recursos, 619-627

Redução do afeto, 116

Reestruturação cognitiva, 418-431, 442

Reforço positivo, 406

Registrar humores, 44, 49-51. *Ver também* Tabelas do humor

Registros de pensamentos, 421-424

Registros médicos, revisão, 100-101

Regulação das emoções, 19, 522

Rejeição de diagnóstico. *Ver* Lidar com o diagnóstico; Negação; Diagnóstico

Relacionamento conjugal. *Ver também* Ambiente familiar; Membros da família; Relacionamentos

aptidões de comunicação e, 508-525

conflitos e, 189-193

exemplo de, 46-47, 49-50

envolver o cônjuge/parceiro(a) em planos de prevenção de recaídas, 345-350

não concordância e, 277-278

gravidez e, 469

solução de problemas e, 514-525

psicoterapia e, 246

restabelecer intimidade e, 525-526

Relacionamentos. *Ver também* Círculo íntimo de apoio social; Membros da família; Amigos; Relacionamento conjugal; Relacionamentos entre companheiros; Apoio dos outros;

círculo íntimo de apoio social, 335-336

conflitos e, 189-193

estigma e, 274-275

flutuações de humor e sintomas nos outros e, 135-136

mantê-los e ao mesmo tempo evitar álcool ou drogas, 335, 337

melhorar os relacionamentos familiares, 501-526

não concordância e, 277-278

problemas encontrados após um episódio, 497-501

programar atividades prazerosas e, 411-412

restabelecer intimidade e, 525-526

tendências suicidas e, 444-449

Relacionamentos com companheiros, 560. *Ver também* Amigos; Relacionamentos

Remédios de ervas, 28

Representação do transtorno bipolar na mídia, 23-24

Research Domain Criteria (RDoC), sistema, 19–20
Resiliência, 21–23
Responsabilização, 531
Retardo psicomotor, 72
Revelação do diagnóstico, 532–541
Riscos à saúde
  curso do transtorno bipolar em mulheres, 461
  grandiosidade e, 69
  gravidez e, 469
  peso e, 488
  tendências suicidas e, 436
Risperidona
  enxaquecas e, 490–491
  gravidez e, 472
  peso e, 488
  transtorno bipolar infantil e, 610
  visão geral, 223, 226, 228
Ritmos circadianos, 162, 186, 235
Ritmos de sono-vigília. *Ver também* Sono
  amamentação e, 479
  ambientes de trabalho e, 544–545
  estresse e, 186–189
  exemplo de, 50
  identificação de sintomas prodrômicos e, 354–355, 404–405
  medicação e, 238
  Métrica do Ritmo Social (MRS), 311–315
  técnicas de autogestão e, 44–45
  transtorno bipolar infantil e, 570–571
  visão geral, 22, 78, 187–189
Rotina de exercícios
  ciclo menstrual e, 482
  como fator de proteção, 292

Métrica do Ritmo Social (MRS), 313
  tendências suicidas e, 453
  visão geral, 22
Rotinas
  como fator de proteção, 292
  desafios para manter, 318–319
  gravidez e, 467
  Métrica do Ritmo Social (MRS), 315–319
  perturbações do sono e, 321–324
  preencher tabelas de humores, 309
  regular e manter, 316–319
  resistência a, 319–321
  técnicas de autogestão e, 44–45
  visão geral, 310–324
Rótulo de doença, 273–274
Rótulos, 127–128, 273–274
Ruminações, 76–77, 601

S

Saúde física
  transtorno bipolar infantil e, 594–595
  curso do transtorno bipolar em mulheres, 461
  gravidez e, 468
  psicoterapia e, 246
  tendências suicidas e, 436
  peso e, 487
Segundas opiniões, 105–106
Sentimentos de desânimo, 435, 436, 445
Sertralina, 229, 231, 480
Sinais de alerta. *Ver também* Sintomas envolvendo outras pessoas em planos de prevenção de recaídas e, 345–349

identificando, 343-345, 349-359, 402-405

psicoterapia e, 246

transtorno bipolar infantil e, 555, 571-572

Síndrome de Stevens-Johnson, 482

Síndrome do ovário policístico (SOP), 485-486

Sintomas. *Ver também* Depressão; Sintomas hipomaníacos; Mania; Oscilações de humor; Sinais de alerta; *sintomas individuais*

aceitação do diagnóstico e, 126

autoavaliação e, 96-98

confusão em relação a, 135-136

continuum do transtorno bipolar e, 19

diagnóstico e, 65-67, 85-93

distingui-los de personalidade e temperamento, 136-141

educando membros da família quanto aos, 501-508

enfoques diferentes dos, 62-81

episódios maníacos e, 58-60

flutuações de humor e sintomas nos outros e, 135-136

progressão de episódios bipolares e, 94-96, 94f

rejeição dos, 81-82

transtorno bipolar infantil e, 32, 555, 560-566, 568-574

transtornos comórbidos e, 104-124

tratamento agudo *versus* preventivo e, 199

visão geral, 56-62, 64-81

Sintomas hipomaníacos. *Ver também* Episódios maníacos; Sintomas

ambiente de trabalho e, 530-532, 537-539, 544-547

como os outros experimentam, 72-73

curso do transtorno bipolar em mulheres, 461

deixando de perceber, 265-266

diagnóstico e, 55-56, 89-92

educando membros da família quanto a, 501-508

estatísticas sobre, 61

experiências de, 65-66

grandiosidade e, 70

gravidez e, 468-470

identificação de sintomas prodrômicos e, 357

medicação e, 212

não concordância e, 261-262, 265-266

período pós-parto e, 479-480

transtorno ciclotímico e, 113-115

transtorno depressivo maior recorrente e, 118-119

transtornos mentais induzidos por substância/medicação e, 121-124

uso de substâncias e, 330

visão geral, 59-60, 340-343

Sintomas prodrômicos

contexto em que eles ocorrem, 258-259

depressão e, 401-405

identificação de, 344-345, 351-358

lista de, 353-358, 404-405

passos para prevenção e, 360-367

transtorno bipolar infantil e, 571-572

Sintomas subliminares, 566, 574. *Ver também* Sintomas

Sistema de ativação comportamental, 183

Sistema de inibição comportamental, 183

Sistema de serotonina, 175, 180

Sistemas de classificação, 19-20. *Ver também* Diagnóstico

Sistemas de segundo mensageiro, 175-176

Sites, 623-624

Solução de problemas. *Ver também* Aptidões de comunicação
  localização de falhas, 520-525
  membros da família superprotetores e, 518-520
  visão geral, 514-525

Sono. *Ver também* Ritmos de sono--vigília
  continuum do transtorno bipolar e, 20
  diminuição da necessidade de, 59
  mapear o humor e, 305
  Métrica do Ritmo Social (MRS), 310-315
  privação de, 292
  rotinas e, 316
  sono desmesurado, 317
  transtorno bipolar infantil e, 571, 577, 596
  visão geral, 60-61, 77-78, 321-324

Subidentificação com o diagnóstico, 132-133, 144-145, 498 *Ver também* Lidar com o diagnóstico; Negação; Diagnóstico

Superidentificação com o diagnóstico, 131, 142-145, 498. *Ver também* Lidar com o diagnóstico; Diagnóstico

Supressão do pensamento, 132

Surtos de pânico, 436, 462

Surtos de violência, 436

Suscetibilidade, 59

T

Tabelas do humor. *Ver também* Técnicas de autogestão; Registrar humores
  ciclo menstrual e, 483
  eficácia da medicação e, 275
  exemplo de, 49-51, 297
  formulários para, 298, 606-607
  gravidez e, 467
  não concordância e, 280
  prevenção de recaídas e, 348-350
  problemas com, 309
  técnicas de autogestão e, 44-45
  transtorno bipolar infantil e, 604-607
  visão geral, 293-310

Tarefas para fazer em casa, 25-27

Técnicas de autogestão. *Ver também* Tabelas de humores; Rotinas; Ritmos de sono-vigília; Apoio dos outros
  aceitação do diagnóstico e, 145-147
  ambientes de trabalho e, 528, 541-552
  apoios sociais e, 333-337
  após um episódio e, 43
  aptidões de comunicação e, 508-509
  depressão e, 389-390, 395, 430
  estratégia de ativação comportamental, 406-418
  evitar álcool e drogas recreativas, 324-332
  exemplo de, 50

Exercício de manutenção do bem-estar e, 331-332

manter rotinas regulares e, 310-324

manter uma tabela do humor e, 293-310

prevenção de episódio maníaco e, 368

reestruturação cognitiva, 418-431

tendências suicidas e, 443

visão geral, 38, 44-45, 284, 289-293, 337

Técnicas de estimulação elétrica

eletroconvulsoterapia (ECT), 239-241, 442, 467

estimulação magnética transcraniana, 241-243

Técnicas de relaxamento, 442, 451-452, 546-547

Temperamento, 136-141. *Ver também* Personalidade, traços de

Tendências suicidas. *Ver também* Plano de prevenção ao suicídio

ajuda profissional e, 440-444

antidepressivos e, 229

cetamina e, 235-236

círculo íntimo de apoio social e, 444-448

continuum do transtorno bipolar e, 19-20

fatores de risco para, 436-437

fatores genéticos e, 166

ferramentas para "melhorar o momento", 451-452

lítio e, 205

montar um plano de prevenção ao suicídio, 454-457

prevenir ações suicidas e, 437-453

revisar razões para viver, 448-451

transtorno bipolar infantil e, 559-560, 578-581

visão geral, 59-60, 76-77, 390, 433-435, 454-455

Terapeutas. *Ver também* Profissionais de saúde mental; Psiquiatras

encontrar o profissional certo, 588-589

mapear humores e, 308-309

período pós-parto e, 479-480

tendências suicidas e, 76-77, 440-444

transtorno bipolar infantil e, 584-589

Terapia. *Ver* Tratamentos psicossociais; Psicoterapia; Tratamento

Terapia baseada em mentalização, 113, 522-523, 581

Terapia cognitiva baseada em atenção plena (TCBM), 462, 481

Terapia cognitivo-comportamental (TCC)

funcionamento cognitivo e, 25-27

psicoterapia individual e, 251

reestruturação cognitiva, 418-431

tendências suicidas e, 442

transtornos de ansiedade e, 120

uso de substâncias e, 327

visão geral, 253

Terapia comportamental dialética (TCD)

automutilação e, 581

tendências suicidas e, 442

transtorno de personalidade borderline e, 112-113

Terapia da luz branca brilhante, 28, 243-244

Terapia de casal, 252-253. *Ver também* Psicoterapia

Terapia de reposição hormonal (TRH), 492

Terapia familiar, 252-253, 570-571. *Ver também* Psicoterapia

Terapia focada na família (TFF)
exercício de prevenção da recaída e, 343
transtorno bipolar infantil e, 508-509
visão geral, 252-253

Terapia interpessoal (TIP), 250-251

Terapia interpessoal e de ritmo social (IPSRT), 252, 311

Teste BALANCE, 215

Teste vocacional, 548

Tomada de decisões, 59

Tomar bebida alcoólica. *Ver* Álcool, uso de

Topiramato, 221, 482

Toxicidade do lítio, 213. *Ver também* Lítio

Trabalho voluntário, 549. *Ver também* Ambientes de trabalho

Traços quantitativos, estudos de, 163-164

Tranilcipromina, 232

Transdutores de sinal, 175-176

Transportador de serotonina (SERT), 162

Transtorno bipolar de manifestação pediátrica. *Ver* Transtorno bipolar infantil

Transtorno bipolar em geral. *Ver também* Transtorno bipolar I; Transtorno bipolar II; Transtorno bipolar infantil;

Sintomas
após um episódio, 41-43

educando a família em relação a, 501-508
exemplo de, 37-41, 44-49, 49-51
visão geral, 38-49, 55-62, 81-82, 126-128

Transtorno bipolar I
aspectos do curso, 89
criatividade e, 267
diagnóstico e, 86-88
manifestação na infância, 574
mudanças no pensamento e na percepção e, 74
tratamento e, 90-92
visão geral, 61-62

Transtorno bipolar II
antidepressivos e, 231
criatividade e, 267
curso do transtorno bipolar em mulheres, 461
diagnóstico e, 87-92
manifestação na infância, 574
tratamento e, 90-92
visão geral, 61-62

Transtorno bipolar induzido por medicação, 121-124

Transtorno bipolar infantil. *Ver também* Adolescentes; Manifestação precoce do transtorno bipolar
atributos do, 574-584
avaliação e, 583-589
curso do, 596-603
depressão e, 578-581
determinar a diferença entre personalidade/temperamento e sintomas em, 136-137
diagnóstico e, 567-570, 604
diagnóstico e, 92-93
estágios iniciais do, 570-574
família e, 602-605, 606-607

fatores genéticos e, 166–167, 172–174

funcionamento cognitivo e, 582–584

histórico do, 556–560

medicação e, 604–605, 608–614

perturbações do sono e, 577

preocupações com, 44–45

riscos de, 464

sintomas e sinais do, 560–566, 570–574

tendências suicidas e, 578–581

transtorno bipolar não específico

transtorno do déficit de atenção com hiperatividade (TDAH) e, 108–110

transtornos comórbidos e, 568–569, 589–596

tratamento e, 174, 604–605, 608–617

visão geral, 31–33, 553–556, 616–617

Transtorno bipolar não especificado de outro modo. *Ver* Transtorno bipolar não específico

Transtorno bipolar não específico

diagnóstico e, 88, 92–93

episódios depressivos maiores e, 118

transtorno bipolar infantil e, 574

Transtorno bipolar resistente a tratamento

curso do transtorno bipolar em mulheres, 461

cetamina e, 235–236

medicação e, 27–29, 233–237

suplementos de tiroide e, 234–235

Transtorno ciclotímico, 113–115, 138, 574

Transtorno de ansiedade generalizado, 119–120, 558. *Ver também* Transtornos de ansiedade

Transtorno de ansiedade social, 119

Transtorno de estresse pós-traumático (TEPT), 119–120

Transtorno de pânico, 119

Transtorno de personalidade borderline, 111–113

Transtorno depressivo distímico

determinar a diferença entre personalidade/temperamento e sintomas, 138

manifestação de dupla depressão e, 400

visão geral, 61

Transtorno depressivo maior, 118–119. *Ver também* Depressão

Transtorno depressivo persistente, 61

Transtorno desafiador de oposição (TDO), 32, 558, 560

Transtorno disruptivo da desregulação do humor (TDDH), 21, 592–593

Transtorno do déficit de atenção com hiperatividade (TDAH)

medicação e, 27

transtorno bipolar infantil e, 32, 558, 559, 568, 569, 589–592, 612

visão geral, 108–111

Transtorno do espectro bipolar, 59

Transtorno esquizoafetivo, 116

Transtorno obsessivo-compulsivo (TOC), 119

Transtornos da alimentação, 166, 462

Transtornos da tiroide e suplementos, 234–235, 489–490. *Ver também* Medicação

Transtornos de ansiedade, 119, 569. *Ver também* Ansiedade

Transtornos de conduta, 558, 560

Transtornos de personalidade, 111-113

Transtornos do espectro autista, 21

Transtornos do humor sazonais, 243-244

Tratamento. *Ver também* Tratamento de internados; Medicação; Tratamento ambulatorial; Tratamentos psicossociais

  aceitação do diagnóstico e, 145-146

  automutilação e, 581-582

  como fator de proteção, 292

  compreensão, 43

  comunicação com médicos a respeito de, 44

  consequências de um episódio e, 41-43

  continuum do transtorno bipolar e, 19

  curso do transtorno bipolar em mulheres, 462

  depressão e, 389-390

  desregulação imune e, 177-178

  diagnóstico e, 84, 90-92

  distinguir transtorno bipolar de TDAH e, 108-109, 110-111

  educando membros da família quanto a, 506-507

  eletroconvulsoterapia (ECT), 239-241

  enxaquecas e, 490-491

  esquizofrenia e transtorno esquizoafetivo e, 116-117

  estimulação magnética transcraniana, 241-243

  fatores genéticos e, 171-172

  gravidez e, 466, 468-469

  grupos de apoio mútuo e psicoeducacional, 253-255

  mapear o humor e, 307-308

  passos em direção a, 98-99, 99-104

  período pós-parto e, 474-481

  perturbações do sono e, 321, 577-578

  pesquisa relacionada a, 196-197

  reestruturação cognitiva, 418-431

  rejeição do, 80-82, 127

  tendências suicidas e, 434-435, 440-443, 454-455

  transtorno bipolar infantil e, 32, 556, 559, 560, 570-572, 577, 581, 604-605, 608-614, 614-617

  transtorno ciclotímico e, 115

  transtorno de personalidade borderline e, 112-113

  transtornos de ansiedade e, 119

  tratamento à base de luz, 243-244

  tratamento preventivo agudo *versus* preventivo, 199-201

  tratamentos alternativos e complementares e, 27

  tratamentos médicos, 27-30

  visão geral, 32-33, 81-82, 255-256

  vulnerabilidade biológica e, 175-177

Tratamento à base de luz, 28, 243-244

Tratamento agudo, 199-201, 378, 610-612. *Ver também* Tratamento

Tratamento ambulatorial, 38-39, 370-371. *Ver também* Tratamento

Tratamento de internados. *Ver também* Tratamento

exemplo de, 37–40

prevenção de um episódio maníaco e, 368, 376–379

tendências suicidas e, 436, 440

visão geral, 38–39

Tratamento psicoeducacional em grupo, 253–255. *Ver também* Psicoterapia

Tratamentos alternativos. *Ver também* Tratamentos complementares; Tratamento

gravidez e, 466–467

transtorno bipolar infantil e, 613

visão geral, 27–30

Tratamentos complementares, 27–30. *Ver também* Tratamentos alternativos; Tratamento

Tratamentos médicos, 27–30. *Ver também* Tratamento

Tratamentos psicológicos. *Ver também* Tratamento

como fator de proteção, 292

transtorno bipolar infantil e, 614–617

visão geral, 30–31

Trauma, 161, 171

Trazodona, 229

Treino de aptidões, 581

Tricíclicos, 232, 491

Tristeza, 59

Turbilhão de ideias, 73–76

U

Uso de substâncias

tendências suicidas e, 436

transtornos mentais induzidos por substância/medicação e, 121–124

Uso de substâncias. *Ver também* Comportamentos de abuso de substâncias; Álcool, uso de; Drogas, uso de

como fator de risco, 292

comportamento sexual e, 237

episódios bipolares e, 180

fatores genéticos e, 166

gravidez e, 466

manter amizades enquanto se evita, 335–337

não concordância e, 278–280

psicoterapia e, 246

técnicas de autogestão e, 324–332

transtorno bipolar infantil e, 593

visão geral, 78–81

V

Valproato

antipsicóticos de segunda geração (ASGs) e, 224, 226

ciclo menstrual e, 483

comparado ao lítio, 215–216

efeitos colaterais e, 217–218, 272, 273

escolha de anticoncepcionais e, 482

gravidez e, 467, 469, 472

período pós-parto e, 478

peso e, 488

prevenção de episódio maníaco e, 373–374

transtorno bipolar infantil e, 611

visão geral, 214–216, 222

vulnerabilidade biológica e, 176–177

Venlafaxina, 229, 231, 232

Verapamil, 221

Vergonha

auxílio-doença e, 550

grandiosidade e, 69

não concordância e, 273-275
precisão do diagnóstico e, 127-128
ruminações e, 76
Viagens, 323-324
Vitaminas, 22, 28, 466-468
Vulnerabilidade, 154-157, 157*f*
Vulnerabilidade ao estresse, modelo, 154-157, 157*f*, 276. *Ver também* Estresse
Vulnerabilidade biológica
  compreensão, 43-45
  continuum do transtorno bipolar e, 19
  educando membros da família quanto a, 503-508
  episódios bipolares e, 179-180

mulheres com transtorno bipolar e, 464
não concordância e, 275-277
tratamento de pacientes internados e, 377-379
visão geral, 153-156, 174-180

Z

Zeitgebers sociais, 186-187
Zeitstorer, 186-188
Ziprasidona
peso e, 488
transtorno bipolar infantil e, 610
visão geral, 223, 226-228
  Zolpidem, 321
  Zonisamida, 227

SOBRE O AUTOR

Dr. David J. Miklowitz é professor de psiquiatria no Instituto Semel de Neurociência e Comportamento Humano, da Universidade da Califórnia, Los Angeles, e Pesquisador Clínico Sênior no Departamento de Psiquiatria da Universidade de Oxford, Reino Unido. O dr. Miklowitz é autor de dois livros premiados para profissionais: *Bipolar Disorder: A Family-Focused Treatment Approach*; e, com Michael J. Gitlin, *Clinician's Guide to Bipolar Disorder*. Tem recebido importantes premiações como Pesquisador Destacado da Brain and Behavior Research Foundation, da Depression and Bipolar Support Alliance, da International Society for Bipolar Disorders e da Society for a Science of Clinical Psychology.

Este livro foi composto com tipografia Adobe Garamond Pro
e impresso em papel Off-White 70g/m² na Gráfica Plena Print.